"十四五"职业教育国家规划教材

"十三五"精品资源共享课程配套教材
中国石油和化学工业优秀教材一等奖

药用基础化学

（下册）

第二版
The Second Edition

陈任宏　王秀芳　卫月琴　主编

化学工业出版社
·北京·

《药用基础化学（下册）》主要内容包括烷烃、烯烃、炔烃、芳香烃、卤代烃、醇、酚、醚、醛、酮、醌、羧酸及其衍生物、取代羧酸等有机化合物的结构、分类和命名法，理化性质及其应用。以官能团及其构效关系为主线，同时介绍了含氮有机化合物、杂环化合物和生物碱、对映异构、生物有机化合物等与药学及药品类专业密切相关的应用知识。内容由浅入深，循序渐进，兼顾不同层次学生的基础，尽量降低理论难度，精选15个实训项目供选用，体现"必需、够用、实用"原则，以专业工作过程和工作任务为导向，实训项目为载体，实践技能训练为重点，突出现代高等职业教育特色。为方便教学，本书配套有动画、视频、微课、图片及电子课件等数字资源，可以通过扫描书中二维码获取。更多的教学资源，也可通过学银在线（www.xueyinonline.com）获取。

本书是"十四五"职业教育国家规划教材，供全日制普通教育或继续教育高职高专药学及药品类专业师生教学使用，同时，可供医学、护理、检验、化工、生物和食品等相关专业师生教学使用或作参考用书，也作为资源库、精品资源共享课程的配套教材。

图书在版编目（CIP）数据

药用基础化学．下册/陈任宏，王秀芳，卫月琴主编．—2版．—北京：化学工业出版社，2019.2（2024.11重印）
高等职业教育药学类专业"十三五"规划教材　"十三五"精品资源共享课程配套教材　中国石油和化学工业优秀教材一等奖

ISBN 978-7-122-33593-7

Ⅰ.①药⋯　Ⅱ.①陈⋯②王⋯③卫⋯　Ⅲ.①药物化学-高等职业教育-教材　Ⅳ.①R914

中国版本图书馆CIP数据核字（2019）第001546号

责任编辑：旷英姿　林　媛　　　　装帧设计：王晓宇
责任校对：宋　夏

出版发行：化学工业出版社（北京市东城区青年湖南街13号　邮政编码100011）
印　　装：河北延风印务有限公司
787mm×1092mm　1/16　印张20　字数516千字　2024年11月北京第2版第10次印刷

购书咨询：010-64518888　　　售后服务：010-64518899
网　　址：http://www.cip.com.cn
凡购买本书，如有缺损质量问题，本社销售中心负责调换。

定　　价：49.00元　　　　　　　　　　　　　　　　　　　版权所有　违者必究

《药用基础化学（下册）》（第二版）编写人员

主　　编　陈任宏　王秀芳　卫月琴
副 主 编　黄艳萍　冼昶华　刘　意　邱　红　利健文
编　　委　（按姓氏笔画排序）
　　　　　卫月琴（山西药科职业学院）
　　　　　王　静（山东药品食品职业学院）
　　　　　王秀芳（广东药科大学）
　　　　　石　晓（广东食品药品职业学院）
　　　　　田　勇（广东药科大学）
　　　　　冯　伟（广东岭南职业技术学院）
　　　　　伍伟杰（广东食品药品职业学院）
　　　　　刘　意（广东药科大学）
　　　　　刘文杰（广东药科大学）
　　　　　利健文（广东食品药品职业学院）
　　　　　邱　红（北京联合大学）
　　　　　陈任宏（广东食品药品职业学院）
　　　　　冼昶华（清远职业技术学院）
　　　　　黄艳萍（广东食品药品职业学院）
　　　　　崔　英（广东食品药品职业学院）

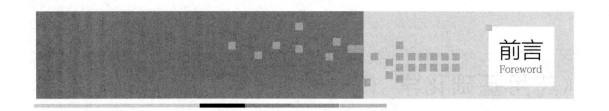

　　《药用基础化学（下册）》修订是根据高等职业教育药学及药品类专业人才培养目标，以培养高端技能型人才为目的，从注重基础、降低教材理论难度、加强应用性和实用性出发，以实训项目为载体，突出以实践技能训练为重点的现代高等职业教育特色。本书自2013年第1版出版以来，得到多所高等职业院校师生的普遍好评，2014年被评为中国石油和化学工业优秀教材一等奖。为全面贯彻和落实《国家中长期教育改革和发展规划纲要》（2010—2020年）和"十三五"规划关于教育教学改革等指导文件精神，进一步深化教育教学改革，实施高等职业教学质量工程建设，提高教学质量，特组织本教材的修订编写工作。第二版教材修订编写仍保留第一版基本框架，具有以下几方面特色。

　　1. **职业特色**　本次修订编写依据专业人才培养目标和职业岗位的要求，以职业能力为核心，突破传统化学学科体系，进行课程内容的有机融合、优化、删减或简化理论内容，以"必需、够用、实用"为原则，注重基础及应用，为药所用，突出职业性、应用性和实践性，力求教学内容更贴近生产、检验、储存养护、流通和销售等实际工作，更符合药学及药品类专业人才的培养目标。

　　2. **药学特色**　根据药学及药品类专业特点，充分体现基础化学在专业中的应用，知识、技能与专业课程内容对接，体例与药学及药品类专业内容紧密结合。强调教学内容的实践性，加大实训内容的比例，以实践技能训练为重点，理论实践一体化，培养学生具有较强的实践能力，良好的职业素养和较强的岗位适应性。

　　3. **编写特色**　根据药学及药品类专业的实用性精选实践教学内容，理论围绕实践内容展开，实现理论和实践的有机融合，充分体现基础理论与应用技术的一体化。创新编写模式，采用项目教学模块编写教材，按学习目标（知识）、技能（能力）要求（任务驱动）、知识内容（以必需、够用、实用为原则，为实践项目教学奠定基础）、课堂互动（知识应用）、拓展阅读（结构、机理阅读拓展及应用，较深奥理论知识的介绍、应用及趣闻逸事）、重点小结、目标检测、实训项目（项目导向）等格式模块编写。做到循序渐进，由浅入深，实现"理实一体化"。

　　4. **可教特色**　本次修订按照传统化学课学时数删减30%编写，教材内容难易适中。配套多媒体PPT电子课件、书网互动测试，便于师生教与学。

　　5. **可读特色**　设计生动活泼、栏目新颖，通过栏目增加教材的信息量，"有机化学与专业"使教材更具可读性和应用性；"案例导入"充分体现教材的职业性和专业性；"课堂互动"有利于师生教学的互动；"拓展阅读"便于学生了解知识背景和应用，以及专业发展的新知识和信息；"重点小结"便于自学，复习巩固所学知识；"目标检测"在于加强训练，使教、学、做一体化。

　　本书第8次印刷有机融入了党的二十大精神，落实立德树人的根本任务，培养学生的家国情怀；引导学生树立奋发向上、勇攀科学高峰的精神。

　　本教材供全国高等职业教育药学、中药学、中药制药技术、生物制药技术、化学制药技术、药物制剂技术、药品质量与安全和药品经营与管理等专业教学使用，同时，可作为基础化学精品课程配套教材。

本教材修订由陈任宏、冯伟和黄艳萍负责统稿。具体编写分工如下：陈任宏编写第一、第十五章；崔英编写第二章；冯伟编写第三、第九章，实训项目十二；伍伟杰编写第四章；利健文编写第五章；石晓编写第六章；邱红编写第七章；卫月琴编写第八、第十三章，实训项目七、十一；刘文杰编写第十章；刘意编写第十一章，实训项目五、六；王秀芳编写第十二章，实训项目八、十；冼昶华编写第十四章，实训项目一、九；王静编写第十六章；田勇编写实训项目二、三、四；黄艳萍编写实训项目十三、十四、十五。

鉴于编者对高等职业教育的认识及编写水平有限，加之时间仓促，难免有不当和疏漏之处，敬请广大读者斧正。

编者

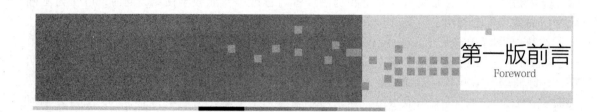

第一版前言
Foreword

本书根据高职高专药学及药品类专业人才培养目标，以行业为依托，专业为导向，职业能力为核心，构建与专业相对接的知识模块。总结了各兄弟院校多年化学课程内容体系的改革实践与研究成果以及精品课程建设经验，突破传统化学体系，重整、优化课程内容，按照"需用为准、够用为度、实用为先"原则，本书编写有以下几方面特色。

1. 体现教材"适应性、职业性、实用性"，力求内容更贴近药品的生产、检验、销售和储存与养护的实际以及专业课教学的需要。内容包含药学及药品类专业学生必需的基础化学知识和技能，为学生能更好学习药物化学、天然药物化学、生物化学、药物制剂技术和药物分析技术等专业课奠定基础。

2. 充分考虑高等职业教育特点，内容体现"工学结合"特色，按需用为准，尽量降低理论难度，每个章节内容的引入均采用相关药物或以与医学、药学联系的化合物的化学现象及应用为实例，强调基础化学在医学、药学领域及专业中的适用性、应用性和实用性。

3. 以有机化合物知识为基础，能力应用为核心，实践为载体，实训项目为主线，突出以实践技能训练为中心的现代职业教育特色。根据药学及药品类专业的应用性精选实践教学内容，理论知识以够用为度，充分体现基础知识和技能与应用技术的一体化。

4. 按"知识、能力目标（任务驱动）—知识内容（以够用、实用为原则，为实践实训项目教学奠定基础）—课堂互动（知识应用）—知识链接或阅读与应用（介绍知识、趣闻）—本章小结—目标检测—实训项目（以项目导向）"采用知识及项目模块编写，内容由浅入深，循序渐进，教材具有较强的可教性和可读性。

5. 兼顾不同层次学生基础，适当降低起点，文字叙述力求简明、具体，尽量使用图示和表格表达有关内容，避免繁长的论述，做到浅显易懂。在适当章节，简单介绍化合物的历史、来源、发现历史、作用等趣闻逸事，开阔学生的视野，增加学生的学习兴趣。

为适应现代教育教学理念，以及"教学做和理实一体化"教学模式的需要，本书引入理论内容模块化、实训内容项目化进行编写。模块Ⅰ有机化合物基础知识（必修模块），重点介绍各类有机物的命名、结构特点和有机化合物的变化及应用，使学生理解有机化合物的结构及官能团决定性质这一规律，进而掌握有机化合物性质变化及其应用。模块Ⅱ应用拓展（限选模块），根据各专业需要选用教学内容。例如，药学及中药专业可考虑选用第十一、十二、十三、十四章；药物制剂技术专业可考虑选用第十一、十二、十三、十五章；化学制药技术专业可考虑选用第十一、十二、十六章。考虑到生物制药技术专业设置"生物化学"课程将介绍"氨基酸和蛋白质、核酸"内容，故本书第十三章只简单介绍蛋白质的组成、结构和化学性质，"核酸"内容将不做介绍。模块Ⅲ实训项目精选十三个实训项目供各专业选用，同时，每章小结对各类有机化合物基础知识进行归纳和总结，目标检测在于强化训练及巩固所学知识。

本书由陈任宏、王秀芳、卫月琴主编，陈任宏负责全书统稿。具体编写分工如下：陈任宏编写第一章；王静编写第二、第三、第十六章；伍伟杰编写第四章；利健文编写第五章；石晓编写第六章；邱红编写第七章；卫月琴编写第八、第十三章，实训项目十、十二；詹海莺编写第九章；刘文杰编写第十章；刘意编写第十一章，实训项目五、六；王秀芳编写第十二章，实训项目七、九；冼昶华编写第十四章；袁萍编写第十五章，实训项目一；田勇编写实训项目二、三、四；黄艳萍编写实训项目八、十一、十三。

  本书供全国高职高专药学、中药学、中药制药技术、生物制药技术、化学制药技术、药物制剂技术、药物分析技术及药品经营与管理等专业教学使用，同时，也可作基础化学精品课程配套教材。本书配有电子课件，供教学使用。

  鉴于编者对高等职业教育的理解及学术水平有限，加之编写时间仓促，难免有不当之处，敬请广大读者批评指正。

编者

2012 年 11 月

目录 CONTENTS

第一篇 有机化合物基础知识

第一章 有机化合物概述 002
  一、有机化合物和有机化学 002
  二、有机化合物的结构 003
  三、有机化合物的特性 007
  四、有机化合物的反应类型 007
  五、有机化合物的分类 009
  重点小结 011
  目标检测 012

第二章 饱和烃 013
  第一节 烷烃 014
    一、烷烃的通式、同系列和同系物 014
    二、烷烃的结构 014
    三、烷烃的同分异构现象 016
    四、烷烃的命名 019
    五、烷烃的性质 022
  第二节 环烷烃 023
    一、脂环烃的分类和命名 024
    二、环烷烃的结构 025
    三、环烷烃的同分异构现象 026
    四、环烷烃的性质 028
  重点小结 029
  目标检测 030

第三章 不饱和烃 032
  第一节 烯烃 033
    一、烯烃的结构和异构现象 033
    二、烯烃的命名 036
    三、烯烃的性质 039
  第二节 炔烃 043
    一、炔烃的结构和异构现象 044
    二、炔烃的命名 045
    三、炔烃的性质 046

  第三节 二烯烃 049
   一、二烯烃的分类和命名 049
   二、共轭二烯烃的结构和共轭效应 050
   三、共轭二烯烃的性质 051
 重点小结 052
 目标检测 053

第四章 芳香烃 056

  一、芳香烃的分类 057
  二、苯的结构 057
  三、单环芳烃的命名 058
  四、苯及其同系物的性质 061
  五、苯环上亲电取代反应的定位效应 065
  六、多环芳烃 066
  七、休克尔规则 069
 重点小结 070
 目标检测 071

第五章 卤代烃 073

  一、卤代烃的分类 074
  二、卤代烃的命名 074
  三、卤代烷的性质 076
 重点小结 081
 目标检测 081

第六章 醇、酚、醚 084

 第一节 醇 085
  一、醇的分类和命名 085
  二、醇的性质 087
  三、邻二醇的特性 090
 第二节 酚 090
  一、酚的分类和命名 090
  二、酚的性质 091
 第三节 醚 093
  一、醚的分类和命名 093
  二、醚的性质 094
 重点小结 095
 目标检测 096

第七章 醛、酮、醌 099

  一、醛、酮、醌的分类和命名 100
  二、醛、酮的结构 103
  三、醛、酮的性质 103
 重点小结 110
 目标检测 110

第八章 羧酸及取代羧酸 ········ 113
第一节 羧酸 ········ 114
一、羧酸的分类和命名 ········ 114
二、羧酸的结构 ········ 115
三、羧酸的性质 ········ 116
第二节 取代羧酸 ········ 119
一、卤代酸 ········ 119
二、羟基酸 ········ 120
三、酮酸 ········ 122
重点小结 ········ 124
目标检测 ········ 124

第九章 羧酸衍生物 ········ 128
第一节 羧酸衍生物 ········ 129
一、羧酸衍生物的分类和命名 ········ 129
二、羧酸衍生物的性质 ········ 131
第二节 碳酸衍生物 ········ 140
一、碳酰氯 ········ 140
二、碳酰胺 ········ 140
三、丙二酰脲 ········ 141
四、硫脲 ········ 142
五、胍 ········ 142
重点小结 ········ 143
目标检测 ········ 143

第二篇 应用拓展

第十章 含氮有机化合物 ········ 148
第一节 胺 ········ 149
一、胺的分类和命名 ········ 149
二、胺的结构 ········ 151
三、胺的性质 ········ 151
第二节 重氮盐和偶氮化合物 ········ 156
一、重氮化反应 ········ 157
二、重氮盐的性质 ········ 157
三、偶氮化合物 ········ 159
重点小结 ········ 160
目标检测 ········ 161

第十一章 杂环化合物和生物碱 ········ 163
一、杂环化合物的分类 ········ 164
二、杂环化合物的命名 ········ 165
三、常见的五元杂环化合物 ········ 166
四、常见的六元杂环化合物 ········ 171

  五、稠杂环化合物 174
  六、生物碱 175
 重点小结 178
 目标检测 178

第十二章　对映异构 180

 一、旋光性物质的基本概念 182
 二、含1个手性碳原子化合物的对映异构 186
 三、含2个手性碳原子化合物的对映异构 189
 四、外消旋体的拆分 191
 重点小结 191
 目标检测 192

第十三章　生物有机化合物 194

 第一节　单糖 195
  一、单糖的结构 195
  二、单糖的性质 199
 第二节　双糖 203
  一、还原性双糖 203
  二、非还原性双糖 204
 第三节　多糖 205
  一、淀粉和糖原 205
  二、纤维素 207
 第四节　氨基酸和蛋白质 207
  一、氨基酸的分类和命名 209
  二、氨基酸的性质 210
  三、多肽 211
  四、蛋白质的分类和结构 212
  五、蛋白质的性质 213
 第五节　油脂 215
  一、油脂的组成和结构 215
  二、油脂的性质 216
 重点小结 218
 目标检测 219

第十四章　萜类和甾体化合物 222

 第一节　萜类化合物 223
  一、萜类化合物的结构 223
  二、萜类化合物的分类 224
 第二节　甾体化合物 227
  一、甾体化合物的结构 227
  二、甾体化合物的命名 228
  三、甾体化合物的分类 229
 重点小结 233
 目标检测 233

第十五章　药用高分子材料 …… 236
　　一、高分子化合物 …… 237
　　二、药用高分子材料 …… 238
　重点小结 …… 239
　目标检测 …… 240

第十六章　有机合成基础 …… 241
　　一、有机合成中合成路线的设计思路 …… 242
　　二、碳链的增长或缩短 …… 244
　　三、官能团的引入及转化的方法 …… 246
　　四、有机合成中的基本反应及典型试剂的应用 …… 248
　　五、有机合成设计实例 …… 251
　　六、有机化合物的提纯和鉴定 …… 252
　重点小结 …… 256
　目标检测 …… 256

第三篇　实训项目

　实训项目一　有机化学实训基础知识 …… 259
　实训项目二　熔点的测定 …… 265
　实训项目三　常压蒸馏和沸点测定 …… 268
　实训项目四　水蒸气蒸馏 …… 271
　实训项目五　折射率的测定 …… 273
　实训项目六　萃取与洗涤 …… 275
　实训项目七　葡萄糖旋光度的测定 …… 277
　实训项目八　醇、酚的性质 …… 279
　实训项目九　醛和酮的性质 …… 281
　实训项目十　羧酸及其衍生物、取代羧酸的性质 …… 282
　实训项目十一　糖的性质 …… 284
　实训项目十二　氨基酸、蛋白质和油脂的性质 …… 286
　实训项目十三　茶叶中咖啡因的提取 …… 287
　实训项目十四　乙酸乙酯的制备 …… 289
　实训项目十五　乙酰水杨酸的制备 …… 290

目标检测参考答案 …… 293

参考文献 …… 307

第一篇 有机化合物基础知识

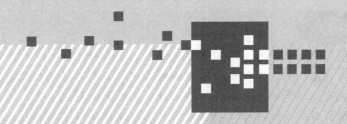

第一章 有机化合物概述

有机化合物概述

学习目标

知识要求
1. 掌握有机化合物的特性，结构式的书写和分类方法。
2. 熟悉有机化合物共价键属性与性质的关系。
3. 了解有机化合物的起源和概念。

能力要求
1. 能说出有机化合物的概念和特性。
2. 能认出一些常见有机化合物的官能团及名称。

案例导入

案例 吗啡（Morphine）是鸦片类毒品的一种，1806 年德国化学家泽尔蒂纳首次将其从鸦片中分离出来，并使用希腊梦神的名字将其命名。吗啡是一种含有生物碱的天然有机化合物，具有麻醉和极强的镇痛作用，以口服或针剂形式为主。其衍生物盐酸吗啡是临床上常用的解除剧烈疼痛的麻醉剂，能缓解病人疼痛，还可用作镇痛剂、镇咳剂和止泻剂。

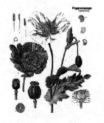

吗啡(Morphine)

讨论 1. 吗啡属于哪一类有机化合物？分子结构中含有哪些元素和官能团？
2. 你是否了解有机化合物的组成、特性和分类？

一、有机化合物和有机化学

有机化合物对人类的生命、生活、生产有极重要的意义，地球上所有的生命体中都含有大量有机化合物。人们对有机化合物和有机化学的认识是逐步深化的，自从近代化学奠基人拉瓦锡和李比希创立有机化合物分析方法之后，19 世纪初人们发现所有的有机化合物均含有碳元素，葛美林凯库勒认为碳是有机化合物的基本元素，有机化合物被定义为含碳的化

第一章 有机化合物概述

合物。

有机化合物简称有机物，从组成上来看，有机化合物除含有碳元素外，绝大多数含有氢元素，有些还含有卤素、氧、氮、硫和磷等元素，按照现代的观点，有机化合物是指碳氢化合物及其衍生物。二氧化碳、碳酸、碳酸盐等化合物虽然组成上是含碳元素化合物，但是它们与典型的无机化合物性质相似，不在有机化合物之列。

有机化学是研究有机化合物的组成、来源、制备、结构、性质和有机化合物相互之间变化规律及其应用的一门学科。有机化学是化学学科的一个分支，它的研究对象是有机化合物，有机化合物的组成影响结构，进一步决定其特性，有机化合物的变化规律主要表现为官能团的反应性能（构效关系），为我们学习药物的结构与性质的关系（药效关系）奠定基础。

> **拓展阅读** **有机化合物的起源、发展史**
>
> 人类使用有机化合物的历史悠久，据记载很早以前已掌握了酿酒、造醋和制饴糖的技术，15世纪早期曾得到了一些较纯的有机化合物如没食子酸、甘露醇和乌头碱等；16世纪后期科学家制得了乙醚、硝酸乙酯、氯乙烷等；19世纪初从鸦片中提取得到吗啡，奎宁是继吗啡后发现的另一种生物碱，从金鸡纳树皮中提取得到，用于预防和治疗疟疾。由于这些有机化合物都是直接或间接来自动植物体，因此，人们仅将从生物体（植物或动物）等有机体内获得的物质称为有机化合物。
>
> 直至1828年，史称"化学合成之父"的德国化学家维勒首次用无机化合物氰酸铵合成有机化合物尿素（俗称脲），1844年柯尔柏合成了醋酸，1854年柏赛罗制备了油脂，有机化学才进入合成时代，从而打破有机化合物与无机化合物的界限。
>
> $$NH_4CNO \xrightarrow{\Delta} H_2NCONH_2$$
> 氰酸铵　　　尿素
>
> 随后，大量的有机化合物用人工合成的方法被合成出来，1899年诞生了历史悠久的解热镇痛药物阿司匹林，1928年科学家首次发现了世界上第一种抗生素——青霉素，分离纯化并应用于临床治疗传染病；1965年中国科学家人工合成治疗糖尿病的多肽类药物——结晶牛胰岛素等。1963年美国有机化学家伍德沃德与他的团队花了10年时间研究，成功全合成复杂结构的生物分子维生素B_{12}，史称有机合成经典之作，标志着有机化学进入合成具有复杂结构的天然有机化合物时代。1972年中国药学家屠呦呦，从黄花蒿中发现并分离出高效、速效的抗疟疾新药——青蒿素，她因创制青蒿素和双氢青蒿素的卓越贡献，2015年荣获诺贝尔生理学或医学奖，这是中国医药界迄今为止取得的最高荣誉，也是继2012年中国作家莫言获得诺贝尔文学奖，又一位中国本土科学家荣登宝座，这是几百年的中国梦，值得中华儿女自豪和骄傲。
>
>
> 屠呦呦与青蒿素
>
> 有机化学与药物化学、生物化学、食品化学和化学工业等分支学科相互渗透、交叉，合成了数以千万计、不同用途的化合物如抗生素药物、沙星类药物、维生素B_{12}和多肽类药物，以及三聚氰胺、苏丹红、胭脂红等，已广泛应用于药品、食品添加剂、生物制药和化妆品等领域中，促进了医药、食品、生物化工等行业快速发展。

二、有机化合物的结构

（一）有机化合物的一般研究方法

迄今人类已知的有机化合物近数千万种，绝大多数为人工合成。通过合成方法得到一个新的有机化合物，首先要将它分离纯化，保证达到应有的纯度，利用分离提纯方法如萃取、蒸馏、重结晶、升华、层析法以及离子交换法等得到纯净的有机化合物。其次对其纯度进行检验，有机化合物有固定的物理常数如熔点、沸点、相对密度、旋光度和折射率等，测定有机化合物的物理常数可检验其纯度，纯的化合物的熔程或沸程很小。然后对其组成元素进行定性和定量分析，找出分子中存在原子的种类以及各种原子的相对数目，确定实验式，利用核磁共振谱（NMR）、质谱（MS）等现代物理分析方法确定各种原子的实际数目，测定相对分子质量得出分子式；根据红外光谱（IR）、紫外光谱（UV）、X射线衍射法（XRD）等确定结构。

（二）有机化合物的结构

1857年凯库勒和古柏尔在前人科学实践的基础上，建立了经典的有机化学结构理论，提出了有机化合物结构式的书写原则：①有机化合物分子中碳原子都是四价；②碳原子之间相互结合，以单键、双键或三键连接成碳链或环状化合物。碳原子不仅能与C、H、O、S、N等原子形成共价键，而且也能通过共享一对或几对电子与另一碳原子结合成碳碳单键、碳碳双键或碳碳三键。例如：

C—C	C=C	C≡C
碳碳单键	碳碳双键	碳碳三键

碳原子之间连接成一条或长或短的、首尾不相连的碳链称为链状碳链；碳原子之间首尾相连形成环状的碳链称为环状碳链。

结构式（又称构造式）是指有机化合物分子结构在平面上的投影式，是表示有机化合物分子中原子或原子团的连接顺序和方式的化学式，结构式一般采用简易表达式（即结构简式）表示（见表1-1）。

表1-1 一些有机化合物的结构式

名称	凯库勒结构式	结构简式	名称	凯库勒结构式	结构简式
乙烷	H-C(H)(H)-C(H)(H)-H	CH_3CH_3	环己烷	(六元环结构式)	(六边形)
乙烯	H(H)C=C(H)H	$CH_2=CH_2$			
乙炔	H—C≡C—H	CH≡CH	苯	(苯环结构式)	(带圆圈六边形)
氯乙烷	H-C(H)(H)-C(H)(H)-Cl	CH_3CH_2Cl			

1861年布特列洛夫提出了分子结构的观点，所谓分子结构是指分子中各原子以一定化学力按照一定次序结合，原子的种类、数目、结合顺序和排列方式不同，分子的性质也不同，而分子结构又是从其性质推导出来的，分子中各原子之间存在着相互影响。凯库勒的结构式并不能真实反映有机化合物分子的空间结构，1874年，范特霍夫和勒贝尔分别提出碳四面体构型学说，建立了碳原子的立体概念，认为甲烷是正四面体结构，碳原子位于四面体的中心，4个相同的共价键伸向以碳原子为中心的四面体的4个顶点，各键之间的夹角均为109.5°（见图1-1）。现代物理分析方法如X射线衍射法能准确测出碳原子的立体结构，实验已经证明有机化合物分子结构理论预测的正确性。

20世纪30年代鲍林提出了杂化轨道理论，他认为有机化合物分子中碳原子之间形成共价键的过程可分为激发、杂化和重叠3个步骤。基态碳原子在成键时不但可以变成激发态，而且能量相近的原子轨道可以重新组合形成杂化态，碳原子通常以不同的杂化形式进行，例如，甲烷中的碳原子为 sp³ 杂化，4个 sp³ 杂化轨道为正四面体构型，碳原子 sp³ 杂化轨道与4个氢原子 s 轨道形成4个 C—H 键，这与路易斯（1916年）提出的现代共价键理论的观点，有机化合物分子中碳原子为四价及甲烷是正四面体的立体结构相吻合（见图 1-2）。

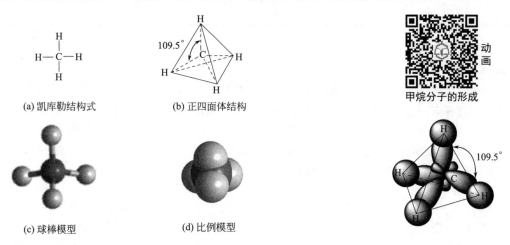

图 1-1　甲烷分子的结构

图 1-2　甲烷的 sp³ 杂化轨道及构型

课堂互动

请试着用球、棒拼出丙烷、丙烯和丙炔的立体模型，你能说出它们的立体结构、结构式和结构简式吗？

（三）有机化合物的共价键属性

在物质结构中，我们已对分子结构有了粗浅认识，有机化合物分子中碳及其他非金属原子之间是以共价键结合，键长、键角、键能、分子的偶极矩是共价键的基本属性，键的极性或极化性也是共价键的重要参数，根据这些数据，对有机化合物的性质及其立体结构可以有进一步的了解。

1. 键长

键长是指以共价键结合的两个原子核中心之间的距离，单位为 nm。共价键的键长随原子半径变大而增长；相同原子的共价键的键长按单键、双键和三键顺序逐渐减短。例如，C—C、C＝C、C≡C 的键长分别为 0.154nm、0.134nm、0.120nm，依次递减。

2. 键能

键能是指由 A 和 B 原子（气态）结合生成 1molA—B 分子（气态）时所放出的能量，或 1molA—B 分子中共价键断裂成 A 和 B 原子时，需吸收的能量，其单位为 J·mol⁻¹。例如，C—C、C＝C、C≡C 的键能分别为 346J·mol⁻¹、610J·mol⁻¹、836J·mol⁻¹，依次递增。一些常见共价键的键长、键能见表 1-2。

键长和键能是影响分子化学反应活性的重要因素，一般情况下，共价键的键长愈长，键能愈小，键愈不牢固，表现在该有机化合物的化学性质上就愈活泼。例如，乙烷中 C—H 键的键长、键能分别为 0.109nm、414.4J·mol⁻¹，氯乙烷中 C—Cl 键的键长、键能分别为 0.177nm、339.1J·mol⁻¹，可以看出，C—Cl 键比 C—H 键容易断裂，氯乙烷比乙烷容易

表 1-2 一些常见共价键的键长和键能

共价键	键长/nm	键能/(kJ/mol)	共价键	键长/nm	键能/(kJ/mol)
C—H	0.109	414.4	C—C	0.154	346
C—Cl	0.177	339.1	C=C	0.134	610
C—Br	0.191	284.6	C≡C	0.120	836
C—I	0.212	217.8	C=O	0.122	736.7(醛)
C—O	0.143	360	O—H	0.096	464.4
C—N	0.147	305.6	N—H	0.103	389.3

发生取代反应。

3. 键角

键角是指 2 个共价键之间的夹角，键角是决定有机化合物分子空间构型的主要因素，是有机化合物产生某些化学特性的原因。键角的大小与成键原子的杂化状态及分子中其他原子的影响有关。例如，甲烷 sp^3 杂化正四面体型∠HCH=109.5°、乙烯 sp^2 杂化平面三角型∠HCC=121.7°、乙炔 sp 杂化直线型∠HCC=180°，三甲胺 sp^3 杂化四面体型∠CNC=108°，各类杂化的相关知识将在后续章节作详细介绍。

甲烷　　　　乙烯　　　　乙炔　　　　三甲胺

4. 共价键的极性、极化性

共价键的极性、极化性和分子的极性与有机化合物的反应性能密切相关，在决定有机化合物的性质方面，也起着重要的作用。

(1) 键的极性　共价键分为非极性共价键（如 C—C 键）和极性共价键（如 C—H 键、C—Cl 键）两种。由于成键原子的电负性不同，吸引电子能力也就不同，常用符号 δ^+ 表示电负性小的原子电子云密度较低，带部分正电荷；δ^- 表示电负性大的原子电子云密度较高，带部分负电荷。例如，$\overset{\delta^+}{H_3C}\longrightarrow\overset{\delta^-}{Cl}$ 这种共价键有极性。键的极性大小通常以偶极矩来度量，单位为库仑·米（C·m），偶极矩是用来衡量键极性的物理量，为一矢量，有方向性，通常规定用"⟶"表示，方向指向键的负电荷一端。双原子分子的偶极矩就是键的偶极矩，多原子分子的偶极矩是所有共价键的偶极矩的向量之和。例如，甲烷、乙炔为非极性分子，分子偶极矩向量和为零；氯甲烷为极性分子，分子偶极矩向量和为 6.24×10^{-30} C·m。

甲烷　　　　　　　乙炔　　　　　　　氯甲烷
$\mu=0$　　　　　　$\mu=0$　　　　　　$\mu=6.24\times10^{-30}$ C·m

(2) 键的极化性　共价键的极性受到外加电场的影响而发生变化称为键的极化性，键的极化性用键的极化度度量，成键原子的体积越大，电负性越小，键的极化度就越大。

课堂互动

根据表 1-2 中碳碳单键、双键和三键的键长、键能的数据，你能比较乙烷、乙烯和乙炔的化学活性大小吗？

三、有机化合物的特性

由于有机化合物的分子结构千差万别，组成和结构的差异决定它们的性质存在着某些不同之处。但是有机化合物是碳的化合物，原子之间的化学键主要都是共价键，决定了有机化合物有其共性，与无机化合物比较，绝大多数有机化合物的理化性质和结构有以下特性（表1-3）。

表1-3 有机化合物和无机化合物的特性比较

特 性	有机化合物	无机化合物
可燃性	容易燃烧。例如，汽油、酒精、胶水等，燃烧产物是二氧化碳和水，可用于区别有机化合物与无机化合物	不易燃烧。例如，食盐、铁丝
耐热性	熔点、沸点较低，受热不稳定容易分解或被氧化。有机化合物的熔点一般小于300℃，例如，肉桂酸的熔点为133℃	熔点、沸点较高，受热稳定
溶解性	难溶于水，易溶于有机溶剂。除少数例外，大多数不溶于水，易溶于苯、酒精、乙醚、丙酮等有机溶剂	易溶于水，难溶于有机溶剂
反应特点	反应复杂，反应速率比较慢，常伴随有副反应的发生。往往生成主要产物和副产物的混合物，反应不完全，产率不高	反应速率快、完全，产率高
结构特点	结构复杂，常普遍存在同分异构现象	不存在同分异构现象

表1-3中有机化合物的特性，只是一般情况，例外的也有很多。例如，四氯化碳不但不燃烧，反而能够灭火，可用作灭火剂；酒精在水中可无限混溶；梯恩梯（TNT）加热到240℃发生爆炸，反应瞬时发生，它是一种重要的烈性炸药。所以，在认识有机化合物共性时，也要考虑它们的个性。在书写反应式时，只需写主要产物，不用写副产物，可用箭号表示反应方向，箭号上、下方，分别注明试剂和反应条件，可表示如下：

$$\text{有机物} \xrightarrow[\text{条件}]{\text{试剂}} \text{主要产物}$$

应该指出的是，有机化学反应是在分子结构水平上进行的，反应主要发生在分子结构中的某一部位的活性基团上，分子碰撞发生反应概率小，而且过程复杂，反应速率比较慢，往往需要加热或光照、催化剂等条件以加快反应。同时，有机化合物普遍存在同分异构现象，它是造成有机化合物种类繁多、数目庞大、性质差异的主要原因。例如，分子式为 C_2H_6O 代表2个有机化合物，一个是液体乙醇（CH_3CH_2OH），是酒精饮料中的"兴奋物"；另一个是气体甲醚（CH_3OCH_3），是麻醉剂。它们的分子组成（分子式）相同，但分子中各原子的排列次序不同，性质的差别也比较大。这种分子组成相同而各原子排列次序（结构式）不同的化合物，彼此互称同分异构体，这种现象称为同分异构现象。

乙醇，沸点78.5℃，使$KMnO_4$褪色　　　　二甲醚，沸点-24.8℃，不使$KMnO_4$褪色

四、有机化合物的反应类型

有机化学反应过程复杂，但都是按照一定反应规律，以某一反应类型进行的。

1. 有机化学反应类型

（1）取代反应　在一定条件下，有机化合物分子中的原子或原子团被其他原子或原子团取代的反应称为取代反应。例如，甲烷在光照下与氯发生卤代反应得到三氯甲烷（氯仿）。

$$CH_4 + 3Cl_2 \xrightarrow{光照} CHCl_3 + 3HCl$$
$$三氯甲烷(氯仿)$$

(2) **加成反应** 有机化合物分子中的 π 键断裂，形成两个新的 σ 键的反应称为加成反应。例如，丙烯与溴的四氯化碳溶液发生加成反应得到1,2-二溴丙烷。

$$CH_3CH=CH_2 + Br_2 \xrightarrow{CCl_4} CH_3\underset{Br}{C}H\underset{Br}{C}H_2$$

丙烯 　　　　　　　　　　1,2-二溴丙烷

(3) **消除反应** 在一定条件下，有机化合物分子内脱去小分子化合物（如卤化氢、水或醇等），生成不饱和化合物的反应称为消除反应。例如，1-丁醇在硫酸催化下发生脱水反应得到1-丁烯。

$$CH_3CH_2\underset{OH}{C}H_2 \xrightarrow[\triangle]{H_2SO_4} CH_2CH_2CH=CH_2 + H_2O$$

1-丁醇 　　　　　　　　1-丁烯

(4) **氧化反应** 有机化合物加氧或去氢的反应称为氧化反应。例如，异丙醇被酸性重铬酸钾溶液氧化生成丙酮。

$$CH_3\underset{OH}{C}HCH_3 \xrightarrow[H^+]{K_2Cr_2O_7} CH_3COCH_3$$

异丙醇 　　　　　丙酮

(5) **还原反应** 有机化合物加氢或去氧的反应称为还原反应。例如，乙醛在 Pt、Ni、Pd 等催化下与氢气的加成反应生成乙醇。

$$CH_3-\overset{O}{\underset{\|}{C}}-H + H_2 \xrightarrow[高温]{Ni} CH_3CH_2OH$$

乙醛

(6) **聚合反应** 由小分子聚合成高分子（或较大分子）的反应称为聚合反应。例如，乙烯在高温、催化剂下聚合，生成聚乙烯的反应。

$$nCH_2=CH_2 \xrightarrow[100℃]{TiCl_4} \{CH_2-CH_2\}_n$$

聚乙烯

(7) **重排反应** 由于有机化合物分子本身稳定性的原因，或在其他因素如试剂、加热或催化剂等条件的影响下，分子中的某些原子或基团发生转移或碳链的骨架发生改变的反应。例如，乙炔在硫酸汞、硫酸的催化下，与水发生加成及重排的反应。

$$CH\equiv CH + H_2O \xrightarrow[H_2SO_4]{HgSO_4} [CH_2=\underset{OH}{C}H] \xrightarrow{重排} CH_3CHO$$

乙烯醇(不稳定) 　　　乙醛

2. 共价键的断裂

进行化学反应时，有机化合物或无机试剂中的共价键首先必须发生断裂，再形成新的化学键，从而得到新的化合物。共价键的断裂有两种方式：均裂和异裂。

(1) **均裂** 是指成键的一对电子断裂平均分给两个原子或原子团，生成带单电子的原子或原子团，称为游离基（或自由基）。

$$A:B \longrightarrow A\cdot + B\cdot$$
自由基

(2) **异裂** 是指成键的一对电子断裂后保留在电负性较大的原子或原子团的一方，此

方为带负离子，另一方为带正离子。

$$A{:}B \longrightarrow \underset{\text{正离子}}{A^{+}} + \underset{\text{负离子}}{:B^{-}}$$

3. 反应机理

反应机理又称反应历程，是指化学反应所经历的途径或过程。大多数有机化学反应都有明确的反应机理，按照反应机理不同，可分为自由基反应和离子型反应。经过均裂方式生成自由基的反应，称为自由基反应（或游离基反应），例如，甲烷的取代反应属于自由基反应。经异裂方式形成正、负离子所进行的化学反应称离子型反应，离子型反应可分为亲电性和亲核性；亲电性反应又分为亲电取代如苯环的取代反应和亲电加成如烯烃与卤素的加成反应；亲核性反应又分为亲核取代如卤代烷的取代反应和亲核加成如醛、酮的加成反应，这些反应机理将在以后有关章节加以详细讨论。

- 反应机理
  - 自由基反应
  - 离子型反应
    - 亲电性反应
      - 亲电加成
      - 亲电取代
    - 亲核性反应
      - 亲核加成
      - 亲核取代

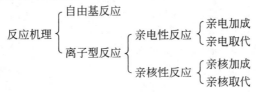

五、有机化合物的分类

有机化合物一般根据碳架和官能团进行分类。

（一）按碳架分类

根据分子中碳原子的结合方式（碳架）不同，分为三大类。

1. 链状化合物

碳原子之间相互结合连接成链状化合物，由于它们最初是在油脂中发现的，所以又称脂肪族化合物。例如：

$CH_3CH_2CH_3$ 丙烷　　CH_3CH_2Br 溴乙烷

2. 碳环化合物

由头尾的碳原子相互连接成环状化合物，它们分子中含有完全由碳原子组成的碳环，根据碳环的结构特点又分为两类。

（1）脂环族化合物　它们的性质与脂肪族化合物相似，又称脂环族化合物。例如：

环丁烷

环戊烷

环己醇

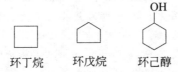

（2）芳香族化合物　大多数含有苯环，是一类具有特殊性质的化合物。例如：

苯

苯酚

3. 杂环化合物

组成环的原子除碳原子外，还含有氮、氧、硫等杂原子的化合物。例如：

呋喃

吡咯

吡啶

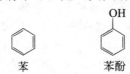

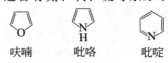

(二) 按官能团分类

官能团又称功能基团，是指决定有机化合物化学性质的原子或原子团，例如，—X（卤原子）、—OH（羟基）、—COOH（羧基）等。按照所含的官能团，有机化合物可以分为烃、卤代烃、醇、酚、醚、醛、酮、羧酸等，有机化学反应主要发生在官能团上，含有相同官能团的化合物，它们的化学性质相似。本教材主要按官能团分类体系来讨论各类化合物，一些常见的官能团及有机化合物的类别如表1-4所示。

表1-4 一些常见的官能团及有机化合物的类别

官能团	官能团名称	有机化合物	实	例
$\mathrm{C{=}C}$	碳碳双键	烯烃	$CH_3CH{=}CH_2$	丙烯
—C≡C—	碳碳三键	炔烃	$CH_3C{\equiv}CH$	丙炔
—X	卤原子	卤代烃	CH_3CH_2Cl	氯乙烷
—OH	醇羟基	醇	CH_3CH_2OH	乙醇
	酚羟基	酚	C_6H_5OH	苯酚
—C—O—C—	醚键	醚	$C_2H_5OC_2H_5$	乙醚
—CHO (O=C—H)	醛基	醛	CH_3CHO	乙醛
—C(=O)—	酮基	酮	CH_3COCH_3	丙酮
—COOH	羧基	羧酸	CH_3COOH	乙酸
—NO$_2$	硝基	硝基化合物	$C_6H_5NO_2$	硝基苯
—NH$_2$	氨基	胺	$C_6H_5NH_2$	苯胺

拓展阅读 》》》 有机化学与药学

有机化学是药学及药品类专业中的一门重要基础课程，它与药物化学、天然药物化学、生物化学、药理学、药物质量检验技术和药物制剂技术等专业课程密不可分，无论是药物的合成、精制、理化常数的测定以及药物的定性定量分析，还是药物剂型的制备等都需要具备扎实的有机化学知识。学习有机化合物基础知识和技能，掌握有机化合物的构效关系，以便能更好地理解药物的药效关系，进一步为药品的生产、营销、质量控制与检验和药物的储存与养护等实际工作奠定基础。

有机化学是药物化学的重要基础，药物的合成以及药物的改性都离不开有机化学。19世纪有机化学工业的迅速发展，相继合成了一些药物，1847年意大利化学家索布雷洛合成了硝酸甘油，具有扩张血管作用，迅速而短暂，常制成600μg硝酸甘油片剂，舌下给药，治疗冠状动脉狭窄引起的心绞痛，至今仍在使用。1895年德国化学家由苯酚合成了水杨酸，进而制成了乙酰水杨酸——阿司匹林，是一种历史悠久的解热镇痛药，通常使用是它的复方APC，以增强它的解热镇痛药效。1928年英国细菌学家弗莱明首先发现了世界上第一种抗生素——青霉素，对青霉素的分离纯化、化学结构和性质进行了研究，并临床应用于治疗葡萄球菌、链球菌和白喉杆菌等人类全身性的传染病，弗莱明与弗洛里、钱恩3位科学家共同获得1945年诺贝尔生理学或医学奖。青霉素的发现引发了医学界寻找抗生素新药的高潮，人类进入了合成新药的时代。由于天然青霉素过敏反应较大，人们对青霉素进行化学改造，得到了一些有效的半合成青霉素——青霉素G（苄青霉素，第一代）、氨苄青霉素（第二代），发展到如今已合成了过敏反应小、疗效强的第三代抗生素新药——羟氨苄青霉素（阿莫西林）。

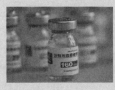

青霉素

药物的构效关系也是药物化学中的一项重要内容，如前所述，吗啡是一种镇痛药，它属于异喹啉类生物碱，常制成吗啡盐酸盐，天然品为左旋体。吗啡含有酚羟基，与氯化铁作用而显蓝色；酚羟基、苯环上烷氧基使芳环活化，导致吗啡易被氧化变质；C-2位与对氨基苯磺酸的重氮盐发生偶联反应，生成偶氮化合物呈黄色。这些都与有机化学知识有着密切的联系，吗啡的性质涉及有机化合物的多种官能团，熟悉这些官能团的特性学习药物的理化性质就驾轻就熟，以及能正确合理使用药物，为人类健康服务。

大多数的天然药物也属于有机化合物，天然药物有效成分的分离提取、鉴定也需要有机化学知识，其中一些水溶性较大的物质可用水作溶剂将其浸出，而水溶性较小的物质可利用其酸性或碱性将其与碱或酸成盐而增大其水溶性，或利用酸及有机溶剂（药用酒精）溶解（如生物碱类物质），再用碱沉淀，进一步萃取、蒸馏除去有机溶剂。利用有机化合物各类官能团的特性，也可以对天然药物结构进行鉴定，或对其进行定性和定量分析。

有机化学对药理学也起到非常重要的作用。例如，脂溶性维生素，具有较好的脂（油）溶性，易形成肝肠循环，难被排出体外，过量服用易造成中毒反应；而水溶性维生素则易随尿液等排泄物被排出体外，不易形成肝肠循环；根据药物理化性质可以更好地理解药物配伍禁忌，例如，氢氧化铝与四环素类药物不能合用，因为两者会形成配合物而导致药效的消失。此外，生物化学中涉及的糖、蛋白质、氨基酸、核酸等特殊的生物有机化合物，学习有机化学可以更好地理解物质的理化性质和生物活性。总而言之，有机化学是药物的合成、分离、精制和检验等实际工作的重要基础。

重点小结

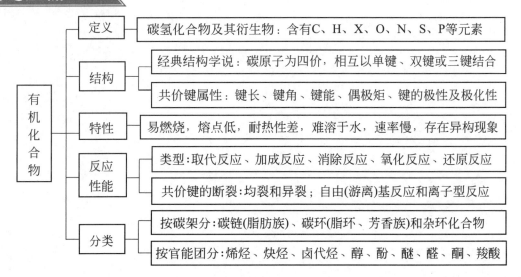

第一篇 有机化合物基础知识

目标检测

一、选择题

（一）单项选择题

1. 下列物质为极性分子的是（ ）。
   A. CH_4　　　　　B. CH_3Cl　　　　　C. CCl_4　　　　　D. C_2H_4

2. 下列不属于有机化合物的官能团的是（ ）。
   A. 甲基　　　　　B. 羧基　　　　　C. 羟基　　　　　D. 卤原子

3. 下列不属于有机化合物的特性的是（ ）。
   A. 反应速率慢　　　B. 易溶于有机溶剂　　　C. 不易燃烧　　　D. 受热不稳定

（二）多项选择题

1. 下列属于有机化合物特性的是（ ）。
   A. 易燃烧　　　　　B. 熔点低　　　　　C. 难溶于水
   D. 反应速率慢　　　E. 存在同分异构现象

2. 影响有机化合物活性的主要因素是（ ）。
   A. 色散力　　　　　B. 氢键　　　　　C. 键长
   D. 键能　　　　　E. 键的极性

二、简答题

1. 乙醇与甲醚的分子式相同，为什么室温下乙醇的沸点比甲醚要高？

2. 指出下列化合物的官能团，它们各属于哪一类有机化合物？

   (1) CH_3CH_2Br　　　　(2) 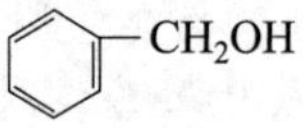 苯-CH_2OH　　　　(3) 萘-OH

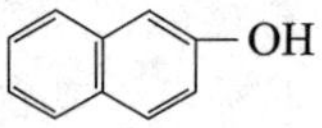

   (4) $CH_3CH_2OCH_2CH_3$　　(5) 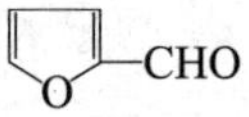 呋喃-CHO　　　　(6) 环己酮

   (7) 苯-$COOH$　　　　(8) 苯-NH_2

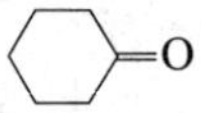

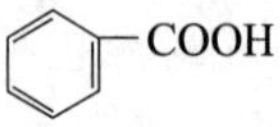

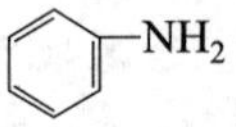

（陈任宏）

第二章 饱和烃

电子课件

饱和烃

学习目标

知识要求

1. 掌握烷烃和环烷烃的通式，烷烃、简单环烷烃的命名法；烷烃、大环环烷烃的卤代反应，小环环烷烃的开环加成反应。
2. 熟悉烷烃、环烷烃分子中碳原子sp^3杂化的特点，结构与理化性质的关系；碳原子和氢原子的类型；环烷烃的稳定性。
3. 了解烷烃和环烷烃的同分异构现象，环己烷的优势构象；烷烃的卤代反应机理。

能力要求

1. 熟练应用系统命名法命名简单的烷烃和环烷烃，能辨别烷烃分子中碳原子和氢原子的类型。
2. 能根据烷烃的结构、σ键的特征，理解烷烃的结构与反应性能的关系。

案例导入

案例 可燃冰是一种含有甲烷成分的天然气水合物，是由甲烷和水在低温高压条件下形成的类冰状的结晶物质，因其外貌像冰雪，类似固体酒精，遇火即可燃烧，故被称为“可燃冰”或者“固体瓦斯”。可燃冰在自然界广泛分布于大陆高寒冻土层，沉睡于海底，散布于泥巴，外观洁白如冰，点火即燃，在我国南海的储量十分巨大，被誉为“21 世纪最有希望的战略资源”。

讨论 甲烷是哪一类物质？你了解烷烃的结构和性质吗？

仅由碳氢两种元素组成的有机化合物称为碳氢化合物，简称烃。烃是各类有机化合物的母体，其他各类有机化合物可看成烃的衍生物。按照烃的来源、碳链的骨架和碳原子的连接方式等，可分类如下：

- 烃
  - 脂肪烃
    - 饱和烷烃
      - 烷烃
      - 环烷烃
    - 不饱和烷烃
      - 烯烃、环烯烃
      - 炔烃、环炔烃
      - 二烯烃、环二烯烃
  - 芳香烃

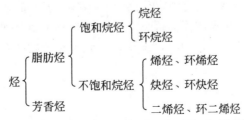

根据碳原子连接方式的不同，烃可分为饱和烃及不饱和烃两类。烷烃和环烷烃是饱和

烃，前者属于链烃，后者则为环烃；烯烃、环烯烃及炔烃、环炔烃和二烯烃、环二烯烃属于不饱和烃，本章主要介绍饱和烃。

有机化学与药学

饱和烃广泛存在于自然界中，如石油、煤等。石蜡为高级烷烃，无臭无味，性质稳定，体内不易被吸收，可与多种药物配伍。医药上，液体石蜡常用于肠道润滑的缓泻剂或滴鼻剂的溶剂。固体石蜡还可用于蜡疗、中成药的密封材料和药丸的包衣。抗菌药物环丙沙星、广谱抗生素药物氨环烷青霉素（环己西林）含有环烷烃的结构。

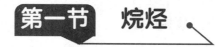

环丙沙星(抗菌药)　　　　　　　　　氨环烷青霉素(抗生素药)

第一节　烷烃

一、烷烃的通式、同系列和同系物

链状的饱和烃又称为烷烃，是指分子中碳原子之间以单键相连接，其余的价键均与氢原子结合的烃。烷烃分子中，碳原子数与氢原子数的比例达到了最高值。一些简单的烷烃结构式见表 2-1。

表 2-1　一些简单的烷烃结构式

结构简式	分子式	名称
CH_4	CH_4	甲烷
CH_3CH_3	C_2H_6	乙烷
$CH_3CH_2CH_3$	C_3H_8	丙烷
$CH_3CH_2CH_2CH_3$	C_4H_{10}	丁烷
$CH_3CH_2CH_2CH_2CH_3$	C_5H_{12}	戊烷
……	……	……

甲烷是最简单的烷烃，分子式为 CH_4，依次为乙烷、丙烷、丁烷和戊烷等，它们的分子式分别为 C_2H_6、C_3H_8、C_4H_{10} 和 C_5H_{12}，相邻烷烃分子均增加 CH_2，可以看出，当碳原子数为 n，则氢原子数一定为 $2n+2$，因此，可用通式 C_nH_{2n+2}（$n \geqslant 1$）来表示烷烃的分子组成（带支链的烷烃也符合此通式）。

上述的一系列烷烃，通式相同，组成上相差 1 个或若干个 CH_2 的一系列化合物称为同系列，CH_2 称为同系差。同系列中的各化合物之间互称为同系物，同系列中同系物之间结构相似，它们的理化性质也几乎相同。因此，只需了解同系列中典型代表物的结构和性质，便可推知其他化合物的一般性质。同时，还要注意到各化合物间存在着结构的差异而呈现的特性。

二、烷烃的结构

烷烃分子中碳原子是 sp^3 杂化，C—C 键和 C—H 键都是 σ 键。现代物理方法测定甲分子呈正四面体，碳原子位于正四面体的中心，它的 4 个 C—Hσ 键分别伸向正四面体的 4 个顶点，键角为 109.5°。乙烷是烷烃同系列中最简单的含有碳碳单键的烷烃，与甲烷的结构相似，乙烷的分子结构（a）和立体模型（b）和（c）如图 2-1 所示。

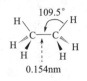
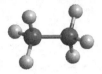

(a) 乙烷的四面体结构　　　(b) 球棍模型　　　(c) 比例模型　　　乙烷分子结构

图 2-1　乙烷的分子结构

拓展阅读 》》　　碳原子的 sp³ 杂化

碳原子核外电子排布式为 $1s^2 2s^2 2p_x^1 2p_y^1$，烷烃分子中碳原子并不是以 2 个 2p 轨道成键，而是以 sp³ 杂化轨道成键。20 世纪 30 年代诺贝尔奖获得者鲍林提出了杂化轨道理论，对此做了很好的解释，他认为碳原子的 1 个 2s 轨道和 3 个 2p 轨道通过 sp³ 杂化形成 4 个具有相同能量的 sp³ 杂化轨道，其杂化过程可表示如下：

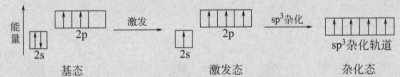

碳原子在成键时，2s 轨道上的 1 个电子吸收能量跃迁到 $2p_z$ 空轨道，形成不稳定的激发态，其电子排布为 $2s^1 2p_x^1 2p_y^1 2p_z^1$。1 个 2s 轨道和 3 个 2p 轨道重新组合形成 4 个具有相同能量与方向的"新"轨道，这个过程称为 sp³ 杂化，这 4 个能量完全相同的"新"轨道称为 sp³ 杂化轨道，它们的形状均为一头大，另一头小，sp³ 杂化轨道对称分布分别伸向以碳原子为中心的四面体 4 个顶点，为正四面体构型，轨道间夹角为 109.5°，见图 2-2。

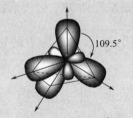

sp³ 杂化

图 2-2　烷烃碳原子的 sp³ 杂化轨道

碳原子的 sp³ 杂化轨道与氢原子的 1s 轨道，沿对称轴方向"头碰头"正面重叠 C—Hσ 键，如图 2-3 所示。

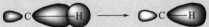

图 2-3　烷烃分子中 C—Hσ 键的形成

其中碳原子的 sp³ 杂化轨道与另一个碳原子的 sp³ 杂化轨道之间，沿对称轴方向"头碰头"正面重叠 C—Cσ 键，如图 2-4 所示。

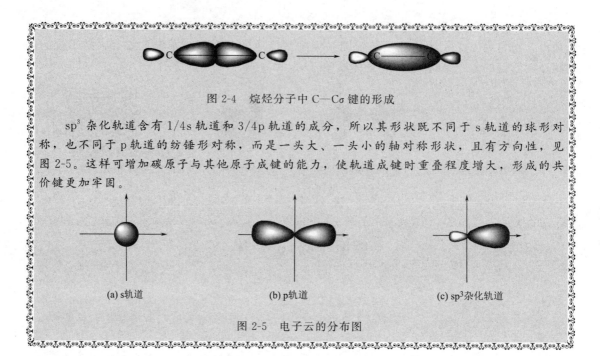

图 2-4　烷烃分子中 C—Cσ 键的形成

sp^3 杂化轨道含有 1/4s 轨道和 3/4p 轨道的成分,所以其形状既不同于 s 轨道的球形对称,也不同于 p 轨道的纺锤形对称,而是一头大、一头小的轴对称形状,且有方向性,见图 2-5。这样可增加碳原子与其他原子成键的能力,使轨道成键时重叠程度增大,形成的共价键更加牢固。

(a) s轨道　　　　(b) p轨道　　　　(c) sp^3 杂化轨道

图 2-5　电子云的分布图

乙烷分子结构的形成过程如图 2-6。

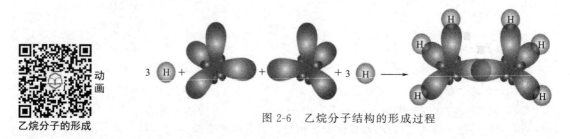

图 2-6　乙烷分子结构的形成过程

烷烃分子中碳碳单键不是呈直线形,而是按照曲折呈锯齿形排列的。例如,丙烷的结构式表示为：$\underset{H_3C\quad CH_3}{\overset{H_2}{C}}$，实际上为键线结构式：∧，结构中的每一个拐点即表示碳原子,所有原子均可省略。

由此可见,烷烃分子中碳碳单键是 σ 键,由 2 个碳原子的 sp^3 杂化轨道正面重叠形成,重叠程度大,σ 电子云不易极化,σ 键稳定,性质不活泼,烷烃不加成、不易被氧化。

三、烷烃的同分异构现象

(一) 构造异构

烷烃的同分异构现象包括构造异构和构象异构。分子式相同,分子中各原子的连接方式和次序不同而产生的异构现象,称为构造异构。含 1~3 个碳原子的烷烃分子中,碳原子只有一种连接顺序,无构造异构。含 4 个或 4 个以上碳原子的烷烃,可以有若干个不同的结构。例如,丁烷分子中碳原子有 2 种不同的连接方式,有 2 种不同的碳链结构。

$$CH_3CH_2CH_2CH_3 \qquad \underset{\quad\;CH_3}{CH_3CHCH_3}$$

第二章 饱和烃

像丁烷分子具有相同的分子式，由于碳链结构不同而产生的构造异构，称为碳链异构。例如，戊烷分子中碳原子有 3 种不同的连接方式，有 3 种不同的碳链结构。

$$CH_3CH_2CH_2CH_2CH_3 \qquad CH_3CHCH_2CH_3 \qquad H_3C-\underset{\underset{CH_3}{|}}{\overset{\overset{CH_3}{|}}{C}}-CH_3$$
$$\qquad\qquad\qquad\qquad\underset{CH_3}{|}$$

烷烃分子中，随着碳原子数的增多，碳原子的连接方式更加繁杂，同分异构体的数目也随之急剧增加（见表 2-2）。

表 2-2 其他烷烃的同分异构体

分子式	异构体数目	分子式	异构体数目
C_6H_{14}	5	$C_{10}H_{22}$	75
C_7H_{16}	9	$C_{11}H_{24}$	159
C_9H_{20}	35	$C_{20}H_{42}$	366319

从烷烃的异构体中可以发现，碳原子在碳链中所处的位置不同，它们所连接的碳原子和氢原子的数目也不相同。据此，可以把碳原子分为 4 类：将碳原子只与 1 个碳原子直接相连的碳原子称为一级（伯或 1°）碳原子；与 2 个碳原子直接相连的碳原子称为二级（仲或 2°）碳原子；与 3 个碳原子直接相连的碳原子称为三级（叔或 3°）碳原子；与 4 个碳原子直接相连的碳原子称为四级（季或 4°）碳原子。例如：

$$\overset{1°}{CH_3}-\overset{2°}{CH_2}-\overset{3°}{CH}-\overset{4°}{\underset{\underset{CH_3}{|}}{C}}-\overset{\overset{CH_3}{|}}{\underset{\underset{CH_3}{|}}{C}}H_3$$

相应的氢原子只有 3 种类型：与伯、仲、叔碳原子直接相连的氢原子分别称为伯（1°）、仲（2°）、叔（3°）氢原子。受碳原子及其他基团的影响，它们在反应活性上表现出一定的差异。

课堂互动

1. 试着写出己烷的所有同分异构体。
2. 请找出下列化合物中的 1°、2°、3° 氢原子。

(1) $H_3C-\underset{\underset{CH_3}{|}}{\overset{\overset{CH_3}{|}}{C}}-CH_3$

(2) $CH_3CHCH\underset{\underset{CH_3}{|}}{}CH_2CH_3$ 其中第二个 CH 上接 CH_3

（二）构象异构

由于烷烃分子中 C—C σ键可以沿键轴自由旋转，使碳原子上连接的原子或原子团在空间排列不同，呈现不同的立体形象称为异构构象。这种围绕键轴旋转产生的异构体称为构象异构体，构象异构体的构造式相同，空间排列不同，所以构象异构属于立体异构的一种。构象异构体之间的区别只是原子或原子团在三维空间的相对位置或排列方式不同。

1. 乙烷的构象

乙烷分子中，由于 C—C σ键的旋转，可以产生无数个构象异构体。其中交叉式构象和重叠式构象是乙烷的两种典型构象，常用锯架式和纽曼投影式来表示，见图 2-7。

锯架式是从价键的侧面观察分子，用实线表示位于纸平面的价键，楔形线表示纸平面前的价键，虚线表示纸平面后的价键，它能直接反映出碳原子和氢原子的空间排列情况。纽曼

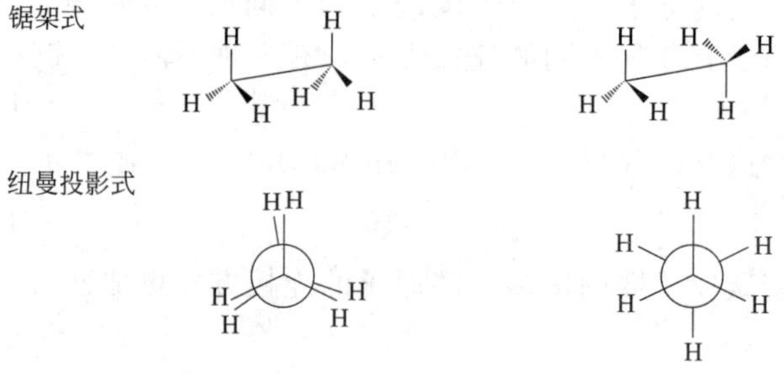

第一篇 有机化合物基础知识

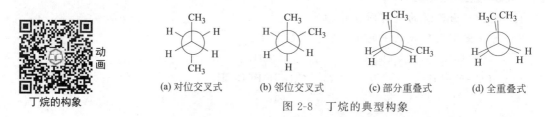

图 2-7 乙烷的典型构象

投影式是沿价键的方向投影，以 ⊥ 表示前面的原子和价键，以 ○ 表示后面的原子和价键。

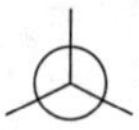

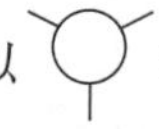

在乙烷分子的交叉式构象中，两个碳原子上的氢原子间夹角为 60°，距离最远，因此相互间排斥力最小，能量最低，分子最稳定，这种构象称为乙烷的优势构象。而重叠式构象中，2 个碳原子上的氢原子距离最近，排斥力最大，能量最高，分子最不稳定。乙烷分子的重叠式和交叉式构象间的能量差为 12.6 kJ·mol^{-1}，室温下，乙烷分子间相互碰撞产生的能量已超过此能量差，足以使 C—C σ 键自由旋转，各种构象间在不断迅速地相互转化，不可能分离出单一构象的乙烷分子。因此室温下的乙烷分子是各种构象的动态平衡混合体系，达到平衡时，交叉式构象（优势构象）所占比例较大。只有在接近绝对零度低温时才可能得到单一的乙烷交叉式稳定构象。

2. 丁烷的构象

丁烷分子中，有 3 个 C—C σ 键，围绕键轴旋转可以产生无数个构象异构体。因为丁烷的 C-2 和 C-3 上都连有一个体积比氢原子大的甲基，这 2 个甲基在空间的排列方式对分子的能量有较大的影响，故这里主要讨论围绕 C-2 和 C-3 之间的 σ 键旋转时，所得到的 4 种典型构象，即对位交叉式、邻位交叉式、部分重叠式及全重叠式（见图 2-8）。

(a) 对位交叉式　　(b) 邻位交叉式　　(c) 部分重叠式　　(d) 全重叠式

图 2-8 丁烷的典型构象

在这 4 种典型构象中，由于对位交叉式的 2 个甲基相距最远，排斥力最小，因此，能量最低，分子最稳定，为优势构象；其次是邻位交叉式，能量较低，较稳定；部分重叠式能量较高，较不稳定；而全重叠式 2 个甲基相距最近，排斥力最大，能量最高，分子最不稳定。因此丁烷的 4 种典型构象的稳定性次序为：对位交叉式＞邻位交叉式＞部分重叠式＞全重叠式。与乙烷相似，丁烷分子也是许多构象异构体的动态平衡混合体系，在室温下，以对位交叉式构象（优势构象）为主。

拓展阅读 》》　药物的构象异构对药效的影响

药物分子的不同构象异构体的生物活性是有差异的。药物与受体分子相互作用时，必须考虑药物分子的构象，药物与受体分子的作用是一种构象动态匹配过程，受体只能与药物分子多种构象中的一种结合，这种构象称为药效构象，即药物分子中与受体相应部位结合基团的空间排列，要完全适应受体的立体结构要求，才能产生药效。药效构象未必是能量最低的优势构象。

抗震颤麻痹药多巴胺存在多种构象，通过量子化学计算和核磁共振测定证明，只有以反式构象存在时才有作用。反式构象由于儿茶酚基的旋转，可以得到反式α-偏转体和反式β-偏转体，它的活性构象是反式β-偏转体。

反式α-偏转体   反式β-偏转体

课堂互动

试着用球棍模型拼接组成戊烷的分子模型，围绕 C-2、C-3 σ 键旋转，观察构成戊烷分子不同的空间排列方式，找出其优势构象。

四、烷烃的命名

有机化合物结构复杂，种类数目众多，正确命名有机化合物是有机化学中最基本而又一项十分重要的内容。

（一）普通命名法

结构比较简单的烷烃常采用普通命名法来命名。根据分子中碳原子的数目称为某烷，对于 1~10 个碳原子的烷烃用"10 大天干"名称，即甲、乙、丙、丁、戊、己、庚、辛、壬、癸为词头；11 或 11 个以上碳原子的烷烃用中文数字十一、十二、十三……表示。例如：

$CH_3(CH_2)_5CH_3$ $CH_3(CH_2)_8CH_3$ $CH_3(CH_2)_{14}CH_3$
庚烷   癸烷   十六烷

为了区别烷烃的同分异构体，常在烷烃名称前冠以词头"正""异""新"表示。在烷烃名称前冠以"正"表示直链结构，称为正某烷；支链结构烷烃则用"异"表示碳链的一端具有 $(CH_3)_2CH—$ 结构的烷烃，称为异某烷；"新"表示碳链的一端具有 $(CH_3)_3C—$ 结构的烷烃，称为新某烷。例如：

$CH_3CH_2CH_2CH_2CH_3$ $CH_3CHCH_2CH_3$ $H_3C—\underset{\underset{CH_3}{|}}{\overset{\overset{CH_3}{|}}{C}}—CH_3$
                              $\underset{CH_3}{|}$

正戊烷   异戊烷   新戊烷

随着碳原子数的增加，同分异构体数目也相应增多，烷烃的结构更加复杂，此时可采用系统命名法来命名。

（二）系统命名法

系统命名法又称 IUPAC 命名法，是由国际纯粹和应用化学联合会（International Union of Pureand Applied Chemistry）制定的，并经过多次修改，再结合我国的汉字特点，

经过中国化学会讨论通过而采用的一套命名方法。其命名原则如下:

1. 选主链

选择一条最长的连续碳链作为主链,根据主链上的碳原子的数目,命名为"某烷"。若有几条等长碳链时应选择支链较多的为主链,将支链作为取代基,称为烷基。

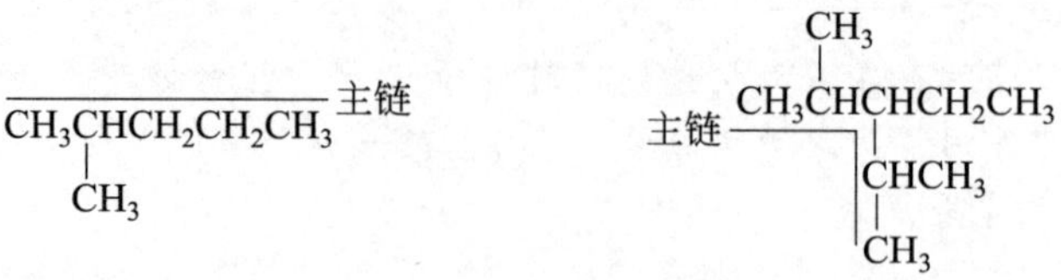

$$\overline{CH_3CHCH_2CH_3}\ \text{主链} \qquad \text{主链}\ \begin{array}{c} CH_3 \\ | \\ CH_3CHCH_2CH_3 \\ | \\ CHCH_3 \\ | \\ CH_3 \end{array}$$

烷烃(RH)分子中去掉1个氢原子后剩余的基团,称为烷基。用 R— 或 C_nH_{2n+1}— 表示,常见的烷基见表2-3。

$$RH \xrightarrow{\text{去掉—H}} \underset{\text{烷基}}{R—}$$

表2-3 一些常见的烷基

烷烃	烷基	名称
CH_4	CH_3—(Me—)	甲基
CH_3CH_3	CH_3CH_2— 或 C_2H_5—(Et—)	乙基
$CH_3CH_2CH_3$	$CH_3CH_2CH_2$—	正丙基
	CH_3CH— 或 $(CH_3)_2CH$— $\ \ \ \ \ \ \ \ \ \|$ $\ \ \ \ \ \ \ \ CH_3$	异丙基
$CH_3CH_2CH_2CH_3$	$CH_3CH_2CH_2CH_2$—	正丁基
	CH_3CH_2CH— $\ \ \ \ \ \ \ \ \ \|$ $\ \ \ \ \ \ \ \ CH_3$	仲丁基
CH_3CH—CH_3 $\ \ \ \ \ \|$ $\ \ \ CH_3$	CH_3CHCH_2— 或 $(CH_3)_2CHCH_2$— $\ \|$ CH_3	异丁基
	CH_3 $\ \ \|$ CH_3—C— 或 $(CH_3)_3C$— $\ \ \|$ $\ CH_3$	叔丁基

2. 编号

主链上有取代基时,从靠近取代基的一端开始编号,以确定取代基的位置。将主链上的碳原子用阿拉伯数字依次编号,如果两个不同取代基的位次相同,则应考虑对较小的取代基优先编号。例如:

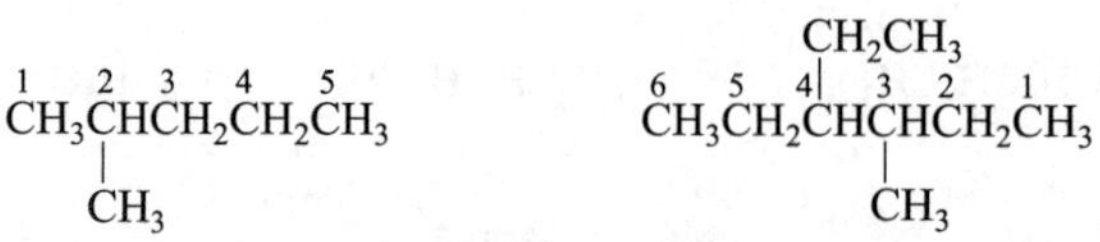

$$\overset{1}{C}H_3\overset{2}{C}H\overset{3}{C}H\overset{4}{C}H_2\overset{5}{C}H_3 \qquad \overset{6}{C}H_3\overset{5}{C}H_2\overset{4}{C}H\overset{3}{C}H\overset{2}{C}H_2\overset{1}{C}H_3$$
$$\ \ \ \ \ \ \ \ |\ |\ \ \ \ \ \ |$$
$$\ \ \ \ \ \ CH_3 \ CH_2CH_3\ CH_3$$

如果主链上有多个相同取代基,从两个方向分别给主链上的碳原子编号,以取代基的位次和最小者,为正确的编号顺序。例如:

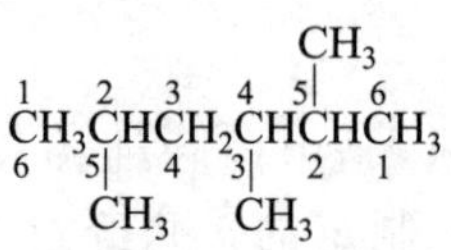

$$\overset{1}{C}H_3\overset{2}{C}H\overset{3}{C}H_2\overset{4}{C}H\overset{5}{C}H\overset{6}{C}H_3$$
$$\overset{6}{\ }\ \overset{5}{|}\ \overset{4}{\ }\overset{3}{|}\ \overset{2}{\ }\overset{1}{\ }$$
$$\ \ CH_3\ \ \ \ \ CH_3\ CH_3$$

从左至右编号，取代基的位次为：2，4，5；从右至左编号，取代基的位次为：2，3，5。所以，正确的编号是从右向左。

3．命名

以主链为母体，将取代基的名称写在母体名称的前面，并逐一标明取代基的位次，表示各位次的数字间用逗号隔开，取代基的位次与名称之间加半字线。若主链上有几个相同的取代基，应将其进行合并，在取代基名称前冠以二、三、四等表示数目；如果取代基不同时，则按照取代基由小到大的顺序，小的取代基在前，大的取代基在后。常见烷基的大小顺序为：异丙基＞丙基＞乙基＞甲基。例如：

$$\underset{\substack{1\ \ 2\ \ 3\ \ 4\ \ 5\\ \text{CH}_3\text{CHCH}_2\text{CH}_2\text{CH}_3\\ |\\ \text{CH}_3}}{}\qquad \underset{\substack{6\ \ 5\ \ 4\ \ 3\ \ 2\ \ 1\\ \text{CH}_3\text{CHCH}_2\text{CHCHCH}_3\\ |\quad\quad |\\ \text{CH}_3\ \ \ \text{CH}_3}}{\overset{\text{CH}_3}{}}\qquad \underset{\substack{6\ \ 5\ \ 4\ \ 3\\ \text{CH}_3\text{CHCH}_2\text{CHCH}_2\text{CH}_3\\ |\\ 2\ \text{CHCH}_3\\ |\\ 1\ \text{CH}_3}}{\overset{\text{CH}_3}{}}$$

2-甲基戊烷　　　　　　2,3,5-三甲基己烷　　　　　　2,5-二甲基-3-乙基己烷

具有复杂支链的取代基的烷烃，其命名方法与烷烃相似，从与主链相连的碳原子开始，将支链依次编号，它的名称可放在括号中，也可用带撇的编号来表示。例如：

$$\underset{\substack{1\ 2\ 3\ 4\ 5\ 6\ 7\ 8\ 9\\ \text{CH}_3\text{CCH}_2\text{CH}_2\text{CHCH}_2\text{CH}_2\text{CH}_2\text{CH}_3\\ |\quad\quad\quad\ \ |\\ \text{CH}_3\quad\ \ 1'\ \text{CH}_2\\ \quad\quad\quad\ \ |\\ \quad\quad\quad\ \ 2'\ \text{CHCH}_3\\ \quad\quad\quad\ \ |\\ \quad\quad\quad\ \ 3'\ \text{CH}_3}}{\overset{\text{CH}_3}{}}$$

2,2-二甲基-5-(2-甲基丙基)壬烷或2,2-二甲基-5-2′-甲基丙基壬烷

🟥 课堂互动

1．尝试用系统命名法命名戊烷的所有同分异构体。

2．你能用系统命名法命名下列化合物吗？

(1) $\underset{\substack{\text{CH}_2\text{CH}_3\\ |\\ \text{CH}_3\text{CH}_2\text{CHCH}_2\text{CH}_3}}{}$　　　(2) $\underset{\substack{\quad\quad\ \ \text{CH}_3\\ \quad\quad\ \ |\\ \text{CH}_3\text{CH}_2\text{CHCH}_3\\ \ |\\ \text{H}_3\text{C}-\text{C}-\text{CH}_3\\ \ |\\ \ \text{CH}_3}}{}$　　　(3) $\underset{\substack{\text{CH}_2\text{CH}_3\\ |\\ \text{CH}_3\text{CH}_2\text{CHCH}_2\text{CH}_2\text{CH}_3\\ |\\ \text{CH}_3}}{}$

拓展阅读 》》》　　　烷烃的主要用途

甲烷大量存在于自然界中，石油、沼气、天然气以及深海底的"可燃冰"主要成分为甲烷，主要用作能源。甲烷得到的一氯甲烷、二氯甲烷、三氯甲烷（氯仿）和四氯甲烷（四氯化碳）都是重要的有机溶剂。

石蜡和凡士林是高级烷烃的混合物。石蜡分为液体石蜡和固体石蜡。液体石蜡无臭无味，性质稳定，不酸败，体内不易被吸收，可与多种药物配伍，医药上常用于肠道润滑的缓泻剂或滴鼻剂的溶剂，固体石蜡还可用于蜡疗、中成药的密封材料和药丸的包衣等；凡士林可用作各种软膏的基质。

五、烷烃的性质

(一) 物理性质

有机化合物的物理性质通常是指化合物的状态、熔点、沸点、相对密度、溶解度和旋光度等,各类化合物的物理性质呈现相同的变化规律。

在常温常压下,1～4个碳原子的正烷烃是无色气体,5～17个碳原子的正烷烃是无色液体,18个碳原子以上的正烷烃是固体。直链烷烃的沸点随着分子量增加而逐渐升高,但并非简单的直线关系,沸点曲线是一条平滑上升的曲线,每增加一个 CH_2 沸点升高的数值逐渐减小。在同分异构体中,支链异构体比直链烷烃的沸点略低,支链越多,沸点越低。直链烷烃的熔点也是伴随分子量的增大而呈锯齿形曲折上升的规律。

所有烷烃的相对密度都小于1,比水轻。烷烃是非极性分子,不溶于水,能溶于某些有机溶剂,如苯、氯仿、四氯化碳和石油醚等。

(二) 化学性质

烷烃分子中的 C—C σ 键和 C—H σ 键都比较牢固,不易极化,键长短,键能高,十分稳定。因此,烷烃的化学性质很不活泼,在常温条件下,一般不与强酸、强碱和强氧化剂等发生反应。但烷烃的稳定性也是相对的,在高温、光照或催化剂条件下,烷烃可发生卤代反应、氧化反应等。

1. 卤代反应

烷烃分子中的氢原子被卤原子取代的反应称为卤代反应。在高温或光照下,能发生卤代反应,卤素的反应活性顺序为:$F_2 > Cl_2 > Br_2 > I_2$。由于氟的卤代反应非常激烈,难以控制,而碘的卤代反应却非常缓慢,因此,卤代反应通常指氯代反应和溴代反应。例如,甲烷和氯气的混合物在常温和黑暗中几乎不发生反应,但在紫外光作用下或加热到250℃以上,则可发生氯代反应,甲烷中的4个氢原子可逐步被氯原子取代,生成一氯甲烷、二氯甲烷、三氯甲烷、四氯甲烷4种氯代烷的混合物。

甲烷氯代反应历程

$$CH_4 + Cl_2 \xrightarrow{光照} CH_3Cl + HCl$$

或

$$CH_4 \xrightarrow[光照]{Cl_2} \underset{\text{一氯甲烷}}{CH_3Cl} \xrightarrow[光照]{Cl_2} \underset{\text{二氯甲烷}}{CH_2Cl_2} \xrightarrow[光照]{Cl_2} \underset{\substack{\text{三氯甲烷}\\\text{(氯仿)}}}{CHCl_3} \xrightarrow[光照]{Cl_2} \underset{\substack{\text{四氯甲烷}\\\text{(四氯化碳)}}}{CCl_4}$$

上述产物中氯仿和四氯化碳都是良好的有机溶剂,但反应最终得到的是4种氯代烷的混合物,由于分离这些产物比较困难,通常不经分离就把混合物直接作为溶剂使用。

其他烷烃的卤代反应与甲烷相似,但随着分子中碳原子数目的增加,反应产物较复杂。例如,丙烷的一氯代可以得到2种产物。

$$CH_3CH_2CH_3 \xrightarrow[h\nu]{Cl_2} \underset{\text{1-氯丙烷(43\%)}}{CH_3CH_2CH_2Cl} + \underset{\text{2-氯丙烷(57\%)}}{CH_3\underset{|}{\overset{}{C}}HCH_3}$$
$$Cl$$

通过烷烃的氯代反应实验表明,不同类型的氢原子被卤原子取代的难易程度不同。不同氢原子被卤原子取代时,由易到难的次序是:$3°H > 2°H > 1°H$。

拓展阅读 》》》 烷烃的卤代反应机理

烷烃的卤代反应条件的选择和控制、生成的产物与卤代反应的反应机理有关。根据实验事实以及其他一些反应现象，认为甲烷与氯气的卤代反应是自由基链锁反应，可分为链的引发、链的增长和链的终止3个阶段进行。

(1) 链的引发　氯分子吸收来自光照或加热的能量，氯原子间的共价键发生均裂产生氯自由基，氯自由基具有较高的能量和较强的反应活性。反应一经引发，就像1个链锁，一环扣一环连续进行下去，故称为链锁反应。它的反应实质是共价键均裂引起的自由基链锁反应。自由基的产生是链锁反应的第一阶段，称为链的引发。

$$Cl {+} Cl \xrightarrow{光照} 2Cl \cdot$$

(2) 链的增长　氯自由基有强烈的配对电子倾向，非常活泼，它与甲烷分子碰撞，产生甲基自由基；甲基自由基同样非常活泼，可以进攻另一氯气分子，生成一氯甲烷和1个新的氯自由基，生成新的自由基是链增长的主要特征；新的氯自由基不但能夺取甲烷分子中的氢原子，也可以夺取氯甲烷分子中的氢原子，生成氯甲基自由基，氯甲基自由基与氯分子反应生成二氯甲烷；反应如此循环进行，可以得到三氯甲烷及四氯化碳。甲烷的氯代反应，每一步都会消耗1个自由基，同时又为下一步的反应产生新的自由基，反应不断进行，周而复始。这是链锁反应的第二个阶段，称为链的增长。

$$Cl \cdot + H-CH_3 \longrightarrow CH_3 \cdot + HCl$$
$$CH_3 \cdot + Cl-Cl \longrightarrow CH_3Cl + Cl \cdot$$
$$Cl \cdot + H-CH_2Cl \longrightarrow \cdot CH_2Cl + HCl$$
$$\cdot CH_2Cl + Cl-Cl \longrightarrow CH_2Cl_2 + Cl \cdot$$

(3) 链的终止　随着反应的不断进行，甲烷被迅速消耗，甲烷分子浓度急剧下降，自由基的浓度不断上升，使自由基之间碰撞结合成分子的机会逐步增加，最后自由基大量减少直至消失，卤代反应便逐渐终止，这是链锁反应的第三阶段，称为链的终止。

$$Cl \cdot + \cdot CH_3 \longrightarrow CH_3Cl$$
$$Cl \cdot + Cl \cdot \longrightarrow Cl_2$$
$$\cdot CH_3 + \cdot CH_3 \longrightarrow CH_3CH_3$$

链锁反应历经链的引发、链的增长和链的终止3个阶段，才能完成反应。烷烃的卤代反应一旦发生，就很难停留在某一步，必须连续不断进行下去，直至终结为止，所以卤代反应生成的产物为几种氯代烷的混合物。

2. 氧化反应

烷烃容易燃烧，燃烧时发出光和大量的热，如果氧气充足，可完全氧化生成二氧化碳和水。

$$C_nH_{2n+2} + (3n+1)/2 O_2 \xrightarrow{点燃} nCO_2 + (n+1)H_2O + 热量$$

汽油、柴油等燃料的主要成分是由不同碳原子数的烷烃组成的混合物，燃烧时可以获得大量的热能，它们都是重要的燃料。

第二节　环烷烃

环烃是由碳和氢两种元素组成的环状化合物。根据它们的结构和性质，又分为脂环烃和芳香烃两大类。脂环烃包括环烷烃、环烯烃、环炔烃和环二烯烃。环烷烃可看作是烷烃碳链首尾两端的两个碳原子相互连接而成。一般而言，环烷烃的结构、性质与烷烃相似，也属于饱和烃。本节主要讨论环烷烃。

一、脂环烃的分类和命名

1. 脂环烃的分类

根据分子中有无不饱和键，脂环烃可分为饱和脂环烃和不饱和脂环烃，饱和脂环烃即环烷烃，不饱和脂环烃又可分为环烯烃、环炔烃和环二烯烃。

根据分子中碳环的数目，脂环烃可分为单环、多环脂环烃。单环脂环烃按照成环碳原子数目，又可分为小环（$C_3 \sim C_4$）、普通环（$C_5 \sim C_6$）、中环（$C_7 \sim C_{12}$）及大环（C_{12}以上）。多环脂环烃根据环间的连接方式不同，又分为螺环烃和桥环烃两类。

2. 环烷烃的命名

单环烷烃比开链烷烃少 2 个氢原子，通式为 C_nH_{2n}（$n \geqslant 3$）。单环烷烃的命名与烷烃相似，只需在相同数目碳原子的烷烃名称前冠以"环"字词头，称为环某烷。一般用键线式（几何多边形）表示环烷烃。例如：

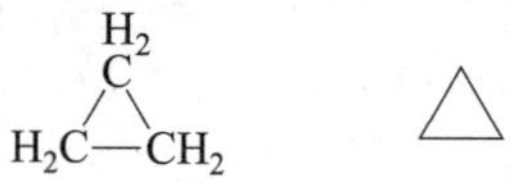

环丙烷 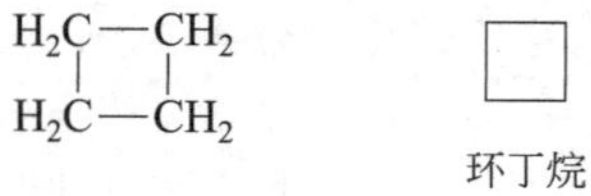　　　　　　　　　　环丁烷

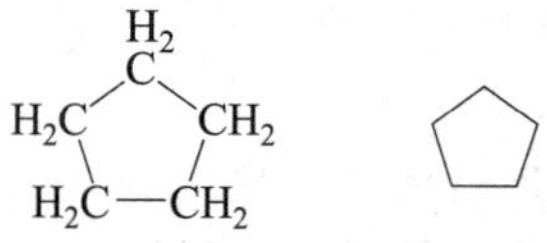

环戊烷 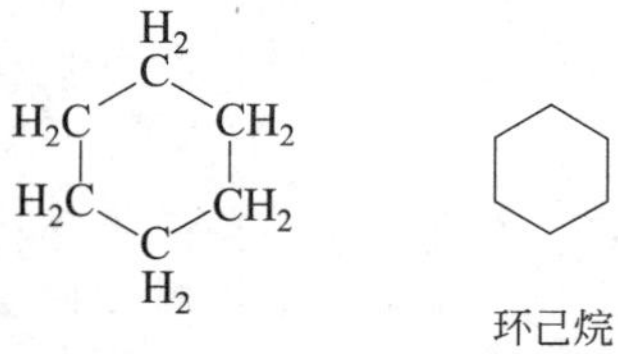　　　　　　　　　　环己烷

当单环环烷烃环上连有简单的烷基时，以烷基作为取代基，环烷烃为母体来命名，从烷基连接的环上碳原子开始编号。若环上连有多个取代基时，一般从小的取代基进行编号，使取代基遵循位次最小的原则。例如：

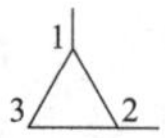

1,2-二甲基环丙烷 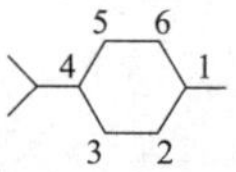　　　　1-甲基-4-异丙基环己烷(萜烷)

1-甲基-4-异丙基环己烷又称萜烷，萜烷是薄荷醇（或薄荷脑）的基本骨架。当单环环烷烃环上连有复杂的烷基时，则将环烷基看作取代基命名。例如：

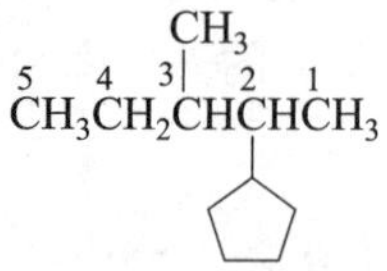

3-甲基-2-环戊基戊烷

拓展阅读 》》　不饱和脂环烃、螺环烃和桥环烃的命名

不饱和脂环烃包括环烯烃、环炔烃和环二烯烃，命名时，在相应的不饱和烃名称前冠以"环"字，编号时从不饱和碳原子开始，使所有不饱和键编号位次最小。例如：

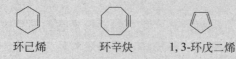

环己烯　　　　环辛炔　　　　1,3-环戊二烯

螺环烃是指分子中仅共用1个碳原子的多环脂环烃，共用的碳原子称为螺原子，含1个螺原子的称为单螺脂环烃。单螺环烷烃命名时，根据螺环上碳原子数称为螺某烷。螺字后面的括号内阿拉伯数字表示每个环中碳原子的数目（螺原子除外），并按从小到大的顺序排列，数字间用下角圆点隔开。环的编号从螺原子的邻位碳开始，先编小环，经螺原子后再编大环，并在此基础上尽量使取代基的编号位次最小。例如：

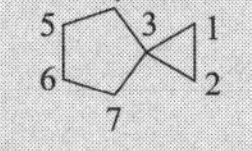

螺[2.4]庚烷 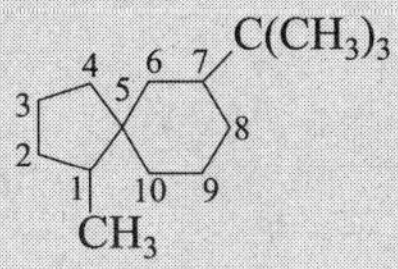　　　1-甲基-7-叔丁基螺[4.5]癸烷

桥环烃是指分子中共用2个或2个以上碳原子的多环脂环烃，共用的碳原子称为"桥"碳原子，连接在桥头碳原子之间的碳链则称为"桥路"。

双环桥环烷烃命名时，以"双环"为词头，括号内用阿拉伯数字标出各桥路除桥头碳原子以外所含的碳原子数，并按从大到小的顺序排列，数字间用下角圆点隔开。再根据桥环烃中的碳原子数称为某烷。编号时，从其中1个桥头碳原子开始，沿最长的桥路到另1个桥头碳原子，然后沿次长的桥路回到第1个桥头碳原子，再到最短桥路并使取代基的编号位次最小。例如：

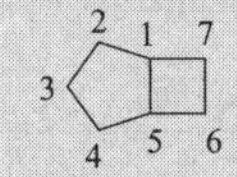

双环[3.2.0]庚烷 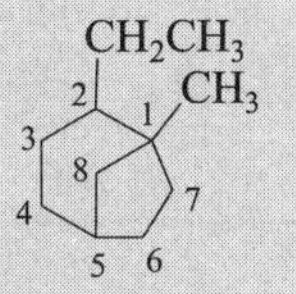　　　1-甲基-2-乙基双环[3.2.1]辛烷

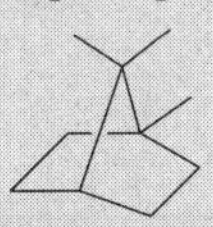

1,7,7-三甲基双环[2.2.1]庚烷(2-莰烷) 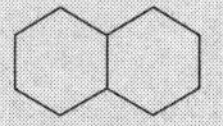　双环[4.4.0]癸烷(十氢化萘)

桥环烃是萜类、甾体等重要天然化合物的衍生物，1,7,7-三甲基二环[2.2.1]庚烷（2-莰烷）是冰片、樟脑（萜类化合物）的母体；胆固醇、甾体激素等甾体化合物含有双环[4.4.0]癸烷（十氢化萘）的结构单元。

课堂互动

1. 请写出符合分子式 C_5H_{10}（环烷烃）的所有同分异构体，并命名之。
2. 尝试用系统命名法写出下列化合物的名称。

(1) 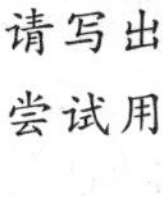　(2) 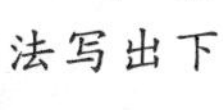 　(3) 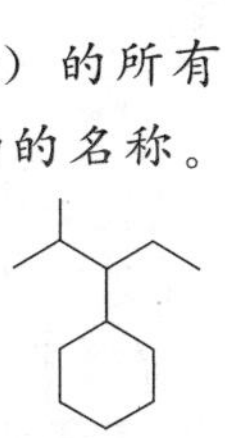 　(4)

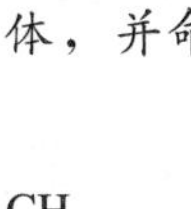

二、环烷烃的结构

1. 环丙烷的结构

环烷烃分子中碳原子为 sp^3 杂化，它们的杂化轨道间夹角应为 $109.5°$，根据物理方法测定，环丙烷环上3个碳原子在一个平面上，夹角只有 $105.5°$，比 $109.5°$ 小，但比碳碳单键

(几何形状夹角为60°) 大得多。由于2个成键碳原子的 sp^3 杂化轨道不能沿键轴方向进行最大程度重叠,而是偏离一定角度(偏差角最大),在非键轴方向部分重叠(重叠程度小)形成弯曲的 C—C σ 键,形似"香蕉",通常称为"香蕉键"(或"弯曲键"),如图2-9所示。环丙烷分子中存在一种达到最大重叠倾向的"张力",此张力也称角张力。因此,整个分子像拉紧的弓一样,碳环容易断裂并恢复原有键角的趋势,环丙烷的结构最不稳定。其他环烷烃也有类似的张力存在,张力越大,分子的能量越高,环的稳定性越差。

环丙烷分子的形成

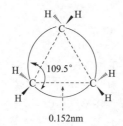

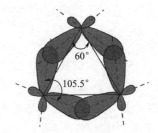

图 2-9　环丙烷的分子结构

2. 环烷烃的稳定性

环烷烃分子能量的高低和稳定性的大小可以通过燃烧热反映出来。燃烧热是指1mol化合物分子完全燃烧生成二氧化碳和水时所释放的能量。分子的平均燃烧热越高,说明分子的能量越高,分子的稳定性越差,一些环烷烃的燃烧热和张力能见表2-4。

表 2-4　一些环烷烃的燃烧热和张力能

化合物	平均每摩尔 CH_2 的燃烧热/kJ·mol^{-1}	张力能/kJ·mol^{-1}
环丙烷	692.9	42.7
环丁烷	682.0	31.8
环戊烷	659.8	9.6
环己烷	654.8	0

由表2-4中可见,从环丙烷至环己烷,每摩尔 CH_2 的燃烧热逐渐降低,说明环越小,能量越大,越不稳定。而烷烃分子非常稳定,不论分子中含有多少个碳原子,每摩尔 CH_2 的燃烧热都接近于 $654.8kJ·mol^{-1}$,环烷烃的每摩尔 CH_2 的燃烧热比烷烃的每摩尔 CH_2 的燃烧热高出的能量就叫做张力能,环己烷分子中 CH_2 的燃烧热与烷烃的相同,张力能为零,说明环己烷分子的能量最低,环己烷为无张力环,最稳定。因此,环烷烃的稳定性大小顺序为:环己烷＞环戊烷＞环丁烷＞环丙烷。

三、环烷烃的同分异构现象

1. 顺反异构

环烷烃与烷烃的异构现象相似,除取代基的碳链异构外,还要考虑碳环异构以及取代基在碳环上的位置不同产生的构造异构体。此外,由于碳环的存在,环烷烃中的 C—C σ 键不能自由旋转,所以在二元或以上取代的环烷烃分子中,环上的取代基在空间的排列形式不同,从而产生顺反异构体。例如,1,4-二甲基环己烷分子中,环上的2个甲基分布在碳环的同侧时,称为顺式异构体,分布在碳环的异侧为反式异构体。

顺-1,4-二甲基环己烷　　　反-1,4-二甲基环己烷这两种顺反异构体,属于立体异构。从结构上看,上述 2 个异构体之间原子或原子团的连接次序及结合方式上是相同的,但在空间的排列方式不同。分子中的原子或原子团在空间的排列方式不同称为构型异构,这种由于 C—C σ 键不能自由旋转,导致分子的构型不同而引起的异构现象称为顺反异构现象。对于顺、反异构体的命名,需用词头"顺"或"反"标明其构型。又如:

顺-1-甲基-4-乙基环己烷　　　　反-1-甲基-4-乙基环己烷

2. 环己烷的构象

环己烷是一类重要的脂环烃,其结构稳定,许多天然化合物中存在这个结构单元。环己烷分子中 6 个碳原子不是排列在同一平面上（C_4 及 C_4 以上的环烷烃,环上的碳原子并不都在同一个平面上）,通过环内 C—C σ 键的旋转,可以得到无数种构象,因此环己烷分子是许多构象异构体的动态平衡体系。其中两种最典型的构象为椅式构象和船式构象,两种构象可以通过 C—C σ 键的旋转相互转变。在这两种构象异构体中几乎没有角张力,它们环上所有 C—C 键角均接近 109.5°,见图 2-10。

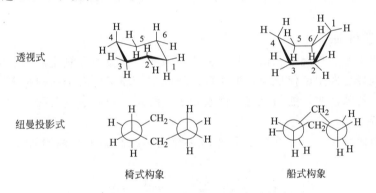

图 2-10　环己烷的椅式构象和船式构象

从图 2-10 可以看出,椅式构象中碳原子成键的角度与自然键角一致,完全消除了角张力的影响。环上任何相邻的 2 个碳原子间形成类似于丁烷的邻位交叉式构象,彼此相距较远,扭转张力很低。因而椅式构象是环己烷能量最低、最稳定的一种构象,称为优势构象。而在船式构象中,船底两边的 C-2、C-3、C-5 和 C-6 在同一平面上,C-2 和 C-3、C-5 和 C-6 间的碳氢键处于重叠位置,能量较高,2 个船头 C-1 和 C-4 上的两个碳氢键向内伸展,彼此相距较近,存在由于空间拥挤而引起的范德华斥力,是一种不稳定的构象。船式构象比椅式构象能量高 29.7 kJ·mol^{-1},因此,船式构象不如椅式构象稳定,尽管两种构象可以相互转换,并组成动态平衡,但在室温下,环己烷分子绝大多数以椅式构象存在。

环己烷椅式构象中,环上 6 个碳原子 C-1、C-3、C-5 形成一个平面,C-2、C-4、C-6 处在另一个平面上,两个平面互相平行。环上有 12 个 C—H 键,可以分为 2 种类型,垂直于两个平面的 6 个 C—H 键,称为 a 键（或竖键、直立键）,其中 3 个向上,另 3 个向下,在环上交替排列。另外 6 个 C—H 键则向外伸出,与各自所在平面形成一定的小角度,称为 e 键（或横键、平伏键）,其中 3 个向左,另 3 个向右。环上每个碳原子上的 a 键和 e 键形成大约 109.5° 的夹角,因此在同一个碳原子上的两个碳氢键,如果一个是 a 键,另一个一定是 e 键,并且方向相反,见图 2-11。

环己烷的椅式构象和船式构象是可以通过分子中 C—C 键的扭转互相转化。同时也可以使一种椅式构象通过C—C的转动变成另一种椅式构象，称为构象的翻转作用。经过翻转后，原来的a键全部变成e键，而原来的e键全部变成a键，但其空间取向不变。当6个碳原子上连的都是氢时，两种构象是同一构象，当连的是不同基团时，则构象不同，见图2-12。

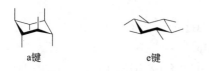

图2-11 环己烷椅式构象中的a键和e键

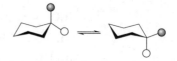

图2-12 环己烷两种椅式构象的翻转

四、环烷烃的性质

（一）物理性质

常温常压下，小环（如环丙烷、环丁烷）为气体，普通环（如环戊烷、环己烷）为液体，中环和大环为固体。一般不溶于水。环烷烃的熔点、沸点和相对密度都较碳原子数目相同的烷烃高。这是因为环烷烃中C—C键旋转受到一定程度的限制，分子具有一定的对称性和刚性的原因。

（二）化学性质

环烷烃的化学性质与烷烃相似，它们都不与强酸、强碱和强氧化剂等发生反应。五元环烷烃和六元环烷烃易发生卤代反应，但小环即环丙烷、环丁烷由于结构稳定性较差，具有一些不同于烷烃的特殊性质，能与氢气、卤素和氢卤酸发生开环加成反应。

1. 卤代反应

与甲烷的卤代反应一样，环戊烷和环己烷在光照或高温下与卤素可发生自由基取代反应。例如：

$$\text{环戊烷} + Cl_2 \xrightarrow{\text{光照}} \text{1-氯环戊烷} + HCl$$

$$\text{环己烷} + Cl_2 \xrightarrow{\text{光照}} \text{1-氯环己烷} + HCl$$

2. 加成反应

环丙烷和环丁烷不稳定，在一定条件下易开环与氢气、卤素和氢卤酸发生加成反应。

（1）催化加氢　在催化剂作用下，环丙烷、环丁烷与氢进行加成反应，生成烷烃。例如：

$$\triangle + H_2 \xrightarrow[80℃]{Ni} CH_3CH_2CH_3$$

$$\square + H_2 \xrightarrow[200℃]{Ni} CH_3CH_2CH_2CH_3$$

环戊烷比较稳定，必须在更高的温度下才能进行催化加氢。

$$\pentagon + H_2 \xrightarrow[300℃]{Ni} CH_3CH_2CH_2CH_2CH_3$$

不难看出，环烷烃与氢气反应活性顺序为：环丙烷＞环丁烷＞环戊烷＞环己烷。

（2）加卤素　环丙烷与卤素在室温下就可发生加成反应。例如，环丙烷与溴开环加成，生成1,3-二溴丙烷。

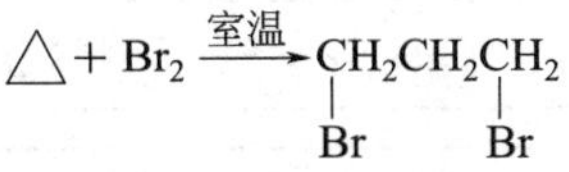

第二章 饱和烃

$$\triangle + Br_2 \xrightarrow{室温} \underset{Br}{CH_2}\underset{}{CH_2}\underset{Br}{CH_2}$$

1,3-二溴丙烷

甲基环丙烷在常温下与溴发生加成反应,一般是碳环中含氢最少的和含氢最多之间的碳碳键发生断裂,生成1,3-二溴丁烷。

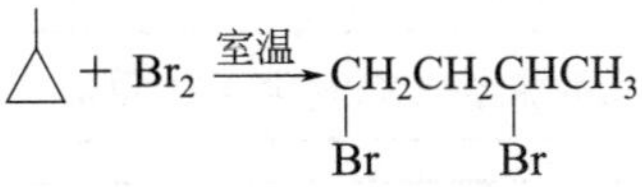

$$\triangle + Br_2 \xrightarrow{室温} \underset{Br}{CH_2}\underset{}{CH_2}\underset{Br}{CH}CH_3$$

1,3-二溴丁烷

环丁烷需要在加热的条件下才能与卤素发生加成反应;而环戊烷以上的环烷烃很难与卤素发生加成反应。

(3) 加卤化氢 环丙烷与氢溴酸可发生加成反应生成1-溴丙烷。烷基取代环丙烷与卤化氢发生加成时,碳环的断裂规律也是发生在含氢最少和含氢最多的碳碳键,而且生成的产物为氢加到含氢较多的碳原子上,卤素加到含氢较少的碳原子上。例如:

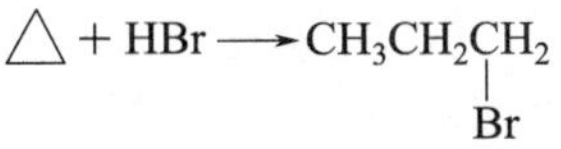

$$\triangle + HBr \longrightarrow CH_3CH_2\underset{Br}{CH_2}$$

1-溴丙烷

$$\triangle + HBr \xrightarrow{室温} CH_3CH_2\underset{Br}{CH}CH_3$$

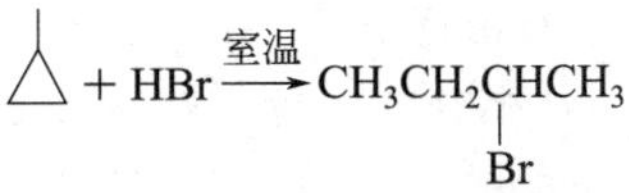

2-溴丁烷

常温下,环丁烷、环戊烷及更高级的环烷烃与卤化氢不起反应。

综上所述,普通环环烷烃(环戊烷、环己烷)性质和烷烃相似,在光照或加热条件下易发生卤代反应;小环环烷烃(环丙烷、环丁烷)性质和烯烃类似,易开环发生加成反应,能使溴水褪色,以此区分烷烃和环烷烃。

课堂互动

试一试写出1,1-二甲基环丙烷与溴化氢的反应式。

重点小结

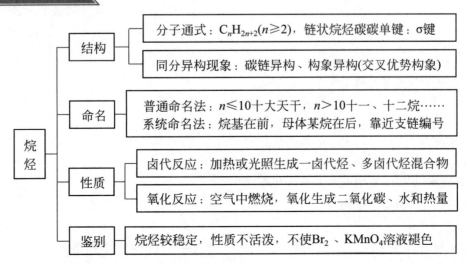

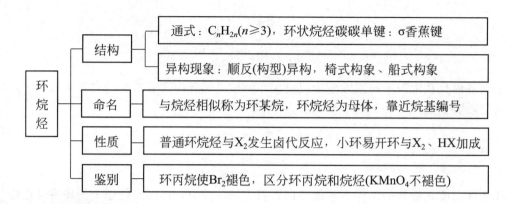

目标检测

一、选择题

(一) 单项选择题

1. 下列物质中不属于烃的是（　　）。
   A. CH_4 B. C_6H_6 C. C_2H_5OH D. C_4H_{10}

2. 烷烃分子中碳原子的空间几何构型是（　　）。
   A. 四面体型 B. 平面四边形 C. 线型 D. 平面三角形

3. 某烃的一氯代物只有两种，二氯代物有四种，则该烃是（　　）。
   A. 甲烷 B. 异戊烷 C. 2-甲基丙烷 D. 丙烷

4. 烷烃的沸点：甲烷，-162℃；乙烷，-89℃；丁烷，-1℃；戊烷，36℃。根据以上数据推断丙烷的沸点可能是（　　）。
   A. 约-40℃ B. 低于-162℃ C. 低于-89℃ D. 高于36℃

5. 下列说法正确的是（　　）。
   A. 分子量相同的物质是同种物质
   B. 分子式相同的不同有机物一定是同分异构体
   C. 具有同一通式的物质属于同系物
   D. 分子中含有碳和氢的化合物是烃类

6. 下列烷烃既有伯氢、仲氢又有叔氢的是（　　）。
   A. $CH_3CH_2CH_2CH_3$ B. $(CH_3)_2CHCH_2CH_3$
   C. $(CH_3)_4C$ D. $(CH_3)_2CHCH_3$

7. 下列环烷烃分子中有顺反异构体的是（　　）。

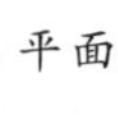

8. 下列环烷烃中最不稳定的是（　　）。
   A. 环丙烷 B. 环丁烷 C. 环戊烷 D. 环己烷

9. 下列用于区分烷烃和环丙烷的试剂是（　　）。
   A. 氢氧化钠 B. 溴化氢 C. 高锰酸钾 D. 溴水

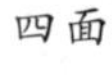

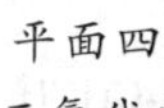

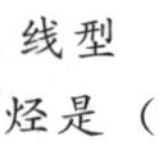

10. 化合物 $CH_3CH-\underset{\underset{CH_2CH_3}{|}}{\overset{\overset{CH_3}{|}}{C}}-CH_3$ 的正确名称是（　　）。

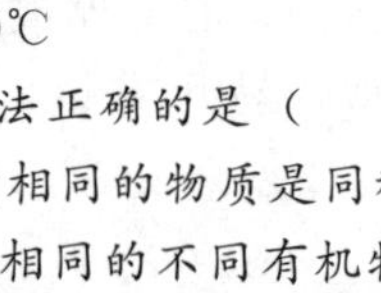

    A. 2,2,3-三甲基戊烷 B. 2,3,3-三甲基戊烷

C. 3,3,4-三甲基戊烷　　　　　　　　　　D. 2,2,3-三甲基己烷

(二) 多项选择题

1. 下列是己烷的同分异构体的是（　　）。
A. 2-甲基戊烷　　　B. 3-甲基戊烷　　　C. 2,3-二甲基丁烷
D. 2-甲基丁烷　　　E. 2,2-二甲基丁烷

2. 对于环己烷椅式构象中的a键和e键，下列叙述中正确的是（　　）。
A. a键也称竖键
B. e键也称横键
C. 船式构象不如椅式构象稳定
D. 环己烷的椅式构象和船式构象是可以通过分子中C—C键的扭转互相转化
E. 环己烷分子是许多构象异构体的动态平衡体系

3. 关于环烷烃的化学性质，下列描述正确的是（　　）。
A. 室温下环丙烷能使溴水褪色　　　　　B. 环丁烷能被高锰酸钾氧化
C. 环戊烷不能被高锰酸钾氧化　　　　　D. 环己烷可以发生卤代反应
E. 室温下环己烷可与溴化氢发生加成反应

二、写出下列化合物的名称或结构式

1. $CH_3CH_2\underset{\underset{CH_3}{|}}{\overset{\overset{C_2H_5}{|}}{C}H}CH_2CH_3$

2. $CH_3CH_2\underset{\underset{CH_3}{|}\atop CH-CH_3}{\overset{\overset{CH_3}{|}}{C}H}CHCH_3$

3. （环己基连一个仲丁基结构）

4. （环己烷，两个H在上方，一个异丙基CH(CH₃)₂）

5. 2,3-二甲基戊烷　　　　　　　　　　6. 甲基环己烷

7. 2,3-二甲基-4-乙基己烷　　　　　　　8. 反-1-甲基-4-乙基环戊烷

三、完成下列反应式

1. ⬡ + Br₂ $\xrightarrow{300℃}$

2. △ + Br₂ $\xrightarrow{室温}$

3. （甲基环丙烷）+ HBr ⟶

4. $CH_3CH_2CH_3$ + Cl₂ $\xrightarrow{光照}$

四、区分下列各组化合物

1. 丙烷和环丙烷　　　　2. 1,1-二甲基环丙烷和环己烷

五、推测结构

1. 分子式为 C_5H_{12} 的烃，其3种异构体在300℃时分别氯化，A得到3种不同的一氯化物，B只得到一种一氯化物，C可得到4种不同的一氯化物，试推测A、B、C的结构式。

2. 化合物A的分子式为 C_5H_{10}，室温下能与溴化氢作用，生成化合物2-甲基-2-溴丁烷，但不能使高锰酸钾溶液褪色，试写出A的结构式。

(崔英)

第三章 不饱和烃

学习目标

知识要求

1. 掌握烯烃、炔烃和二烯烃的通式、命名法及主要的化学性质，烯烃的顺反异构现象及标示法。
2. 熟悉烯烃的sp^2杂化、炔烃sp杂化的特点，诱导效应和共轭效应以及对有机化合物性质的影响。
3. 了解亲电加成反应历程及反应的选择性，二烯烃的分类。

能力要求

1. 熟练应用系统命名法命名简单的烯烃、炔烃和二烯烃，能正确标示顺反异构体的构型。
2. 能用简单的化学方法区分不饱和烃和饱和烃；根据π键的特征，理解不饱和烃的结构与反应性能的关系。

案例导入

案例 "乙烯利"纯品为白色针状结晶，是蔬菜和水果的催熟剂。工业品为淡棕色液体，易溶于水、甲醇、丙酮、乙二醇等，不溶于石油醚，可用做农用植物生长刺激剂。"乙烯利"溶水后，会释放出乙烯气体，外源乙烯对水果产生催熟作用，同时进一步诱导水果内源乙烯的产生，合理使用"乙烯利"等植物生长调节剂可加速水果成熟。但若超量、超标使用，导致水果催熟剂含量超标，对人体有害。如果担心"乙烯利"超标，可用苏打水浸泡去除残留。当然，最好还是选购正规渠道有质量保障的水果。

讨论 乙烯属于哪一类有机化合物？你了解烯烃的命名、结构和性质及用途吗？

分子中含有不饱和键（碳碳双键或三键）的烃统称为不饱和烃，包括烯烃、炔烃和二烯烃等，碳碳双键或三键不太牢固，容易断裂发生亲电加成反应、氧化反应和聚合反应等。

有机化学与药学

在自然界中，某些含碳碳双键或三键的化合物具有重要的生理活性。例如，柠檬烯含有碳碳双键，存在于柠檬和橙橘中，具有良好的镇咳、祛痰和抗菌作用，复方柠檬烯在临床上可用于利胆、溶石、促进消化液分泌和排除肠内积气。左旋炔诺孕酮含有碳碳三键，是一种孕激素药物，有抑制排卵作用，系短效和长效避孕药。

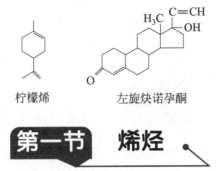

柠檬烯　　　　左旋炔诺孕酮

第一节　烯烃

烯烃是指分子中含有碳碳双键的不饱和烃，包括链状烯烃和环状烯烃，其官能团为碳碳双键。相对于饱和烷烃，烯烃分子每增加 1 个双键则减少 2 个氢原子，故链状烯烃的通式为 C_nH_{2n}（$n \geq 2$）。

一、烯烃的结构和异构现象

（一）烯烃的结构

碳碳双键是烯烃的结构特征，以最简单的烯烃——乙烯为例来了解烯烃的结构，乙烯的分子式为 C_2H_4，结构简式为：$CH_2 = CH_2$，分子中所有原子均在同一个平面上，碳碳双键与碳氢单键之间的夹角为 120°，分子为平面三角形构型。碳碳双键由 1 个 σ 键和 1 个 π 键构成，而不是由两个碳碳单键（σ键）叠加而成。乙烯的平面三角形构型（a）和立体模型图（b）和（c）如图 3-1 所示。

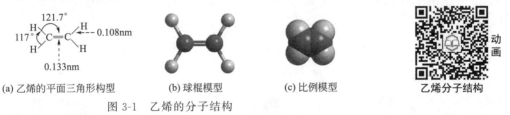

(a) 乙烯的平面三角形构型　　(b) 球棍模型　　(c) 比例模型　　乙烯分子结构

图 3-1　乙烯的分子结构

拓展阅读》》　碳原子的 sp² 杂化

鲍林杂化轨道理论认为，乙烯分子中碳原子在成键过程中，处于激发态的 1 个 2s 轨道和 2 个 2p 轨道进行杂化，形成 3 个能量相同的 sp² 杂化轨道，其过程称为 sp² 杂化，可表示为：

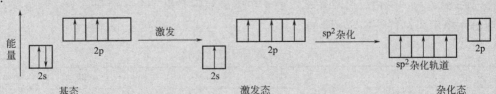

形成的 3 个 sp² 杂化轨道中，每个含有 1/3 的 s 轨道成分和 2/3 的 p 轨道成分，形状是一头大，一头小；3 个 sp² 杂化轨道的对称轴分布在同一平面上，夹角为 120°，呈平面三角形构型，每个碳原子还有一个未参与杂化的 $2p_z$ 轨道，其对称轴垂直于 3 个 sp² 杂化轨道的

对称轴所形成的平面（见图3-2）。

sp²杂化

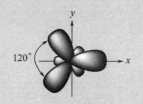
(a) 3个sp²杂化轨道

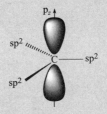
(b) 未杂化的p_z轨道

图 3-2　碳原子的 sp² 杂化轨道

形成乙烯分子时，其中2个碳原子各以1个sp²杂化轨道从正面以"头碰头"重叠形成1个C—Cσ键，同时，每个碳原子剩余的2个sp²杂化轨道与2个氢原子的s轨道，同样以"头碰头"正面重叠分别形成2个C—Hσ键，共形成了5个σ键，均在同一个平面上，因此，乙烯为平面型分子，见图3-3(a)。碳原子上未参与杂化的2个p_z轨道从侧面以"肩并肩"重叠形成1个C—Cπ键，见图3-3(b)。π键垂直于5个σ键所在的平面，电子云对称分布在乙烯分子平面的上下方，见图3-3(c)。

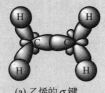
(a) 乙烯的σ键

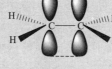
(b) p_z轨道的重叠

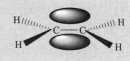
(c) π电子云

图 3-3　乙烯的 σ 键和 π 键形成

乙烯分子结构的形成过程如图3-4。

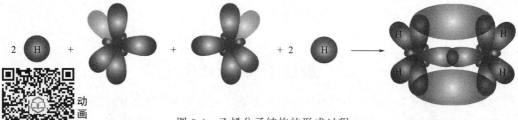

图 3-4　乙烯分子结构的形成过程

乙烯分子的形成

由此可见，乙烯分子中碳碳双键是由1个σ键和1个π键组成，σ键与π键的性质不同，特点各异（见表3-1）。

表 3-1　σ 键与 π 键的比较

项目	σ 键	π 键
键的形成	轨道"头碰头"正面重叠	未杂化轨道"肩并肩"侧面重叠
键能	键能较大，键较稳定	键能较小，键不稳定
键的极化	较小	较大
存在形式	单独存在	不能单独存在，必与σ键共存
键的旋转	成键原子可沿键轴自由旋转	成键原子不能沿键轴旋转

由于π键是由2个p轨道侧面重叠形成的，重叠程度小，电子云分布于键轴上下，键能较小，同时，由于π键电子云离原子核较远，受核束缚力较弱，容易被外电场极化，所以π键不稳定，比σ键容易断裂，易发生加成、氧化和聚合等反应。

σ键、π键的区别

（二）烯烃的同分异构

1. 构造异构

烯烃的构造异构比烷烃要复杂得多，除碳链异构外，还存在由于碳碳双键的位置不同而引起的位置异构。例如，丁烯有3种构造异构体，其中（a）和（b）属于碳链异构，（a）和（c）属于位置异构。

$$CH_2=CHCH_2CH_3 \qquad CH_2=C-CH_3 \qquad CH_3CH=CHCH_3$$
$$\qquad\qquad\qquad\qquad\qquad\quad |$$
$$\qquad\qquad\qquad\qquad\qquad\ CH_3$$

（a） （b） （c）

2. 顺反异构

π键不能像σ键那样自由旋转，使得碳碳双键也不能自由旋转，当双键的2个碳原子分别连接2个不同原子或原子团时，则有两种空间排列方式，即形成两种顺反异构体。

其中，a≠b，d≠e

例如，2-丁烯，它们的分子组成和结构式都相同，但原子或原子团在空间的排列方式有2种不同的情况，相同原子（—H）或原子团在碳碳双键同侧为顺式，反之则为反式。

顺-2-丁烯　　　反-2-丁烯

像这种由于碳碳双键不能自由旋转，而导致分子中原子或原子团在空间的排列方式不同所产生的异构现象，称为顺反异构，又称几何构型，属于立体异构的一种。并不是所有含碳碳双键的烯烃，都具有顺反异构，产生顺反异构必须满足两个条件：①双键或脂环；②双键的每个碳原子所连接的2个原子或原子团各不相同。相同的两个原子或原子团不能在同一个碳原子上，否则没有顺反异构。例如，（a）或（b）无顺反异构；（c）有顺反异构。

（a）—H相同，无顺反异构　　（b）—CH_3相同，无顺反异构　　（c）有顺反异构

顺反异构体的化学性质基本相同，但物理性质（熔点、沸点等）不同，顺反异构体是不同的物质，其生理活性亦有很大差异。

拓展阅读》》》　　顺反异构体对药物的生理活性影响

顺反异构体属于不同的化合物，产生性质差异的原因，主要是由于碳碳双键中碳原子所连的原子或原子团的空间距离差异较大引起的，其相互作用力大小也不同，导致物理性质，如熔点、溶解度和pK_a等都不相同，使药物的吸收、分布和排泄速率不同，因而药物生理活性存在很大的差异。例如，反己烯雌酚两个羟基间距离较大，生理活性较强，是可供药用的雌性激素，而顺式异构体由于两个羟基间距离较小，其生理活性较弱。

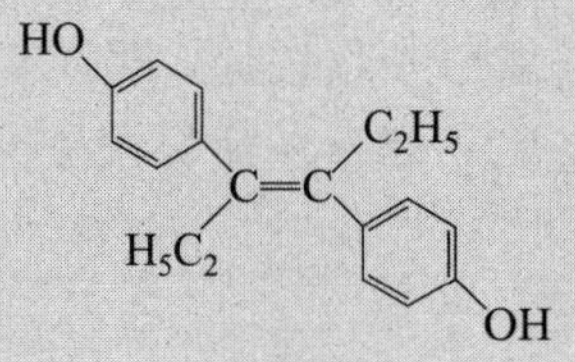

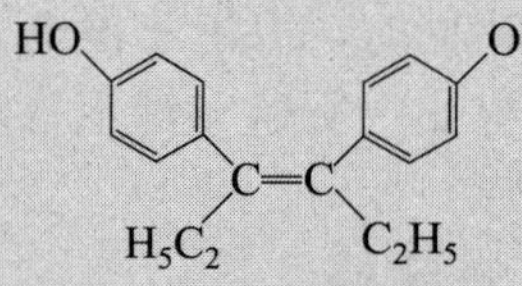

反己烯雌酚　　　　　　　　　顺己烯雌酚

> **课堂互动**
>
> 你能判断下列化合物是否有顺反异构现象吗？若有，请写出其顺、反异构体。
> (1) 2-甲基-2-丁烯　　(2) 2,3-二甲基-2-己烯　　(3) 2,3-二溴-2-戊烯

二、烯烃的命名

(一) 普通命名法

结构简单的烯烃可采用普通命名法命名，命名方法与烷烷相似，只需将"烷"改为"烯"即可，称为"某烯"。例如：

$CH_2=CHCH_3$　　　　　$CH_2=C-CH_3$
　　　　　　　　　　　　　　　　　$|$
　　　　　　　　　　　　　　　　　CH_3
　丙烯　　　　　　　　　　异丁烯

(二) 系统命名法

当烯烃的结构相对比较复杂时，普通命名法无法满足命名要求，此时，可采用系统命名法，原则如下。

1. 选主链

选择含有碳碳双键的最长碳链作为主链，如果有两条或更多具有等长的碳链，则选择其中支链最多的碳链作为主链，根据主链碳原子的数目，称为某烯，支链作为取代基。

2. 编号

从靠近双键的碳端开始编号，优先碳碳双键，后取代基，使编号位次最小为原则。

3. 命名

取代基的位次、数目和名称写在最前面，其次是双键的位次、烯烃的名称，其中，位次、数目和名称之间用半字线隔开。例如：

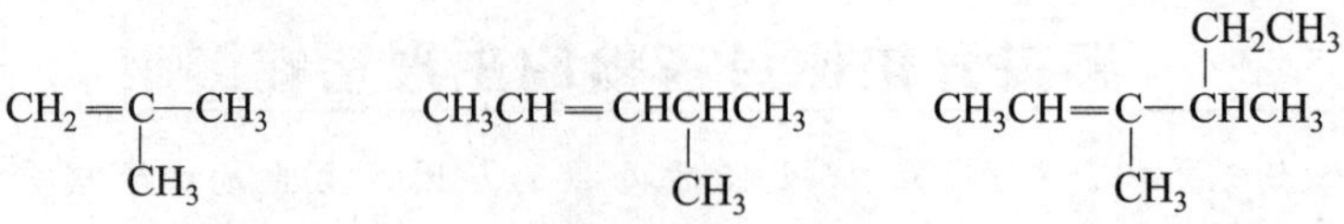

2-甲基-1-丙烯　　4-甲基-2-戊烯　　3,4-二甲基-2-己烯

烯烃分子中去掉1个氢原子余下的基团称为烯基，也可用 R—表示。常见的烯基如下：

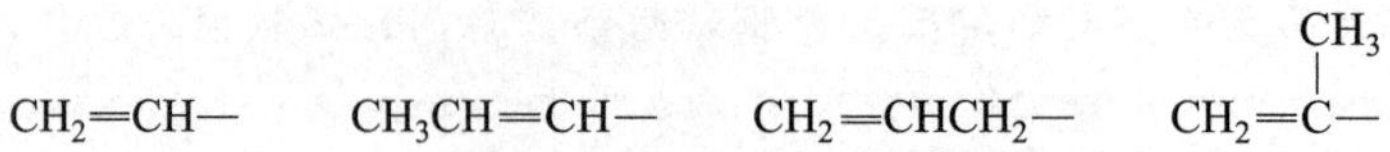

$CH_2=CH-$　　$CH_3CH=CH-$　　$CH_2=CHCH_2-$　　$CH_2=C-$
　　　　　　　　　　　　　　　　　　　　　　　　　　　　　　　　　　　　$|$
　　　　　　　　　　　　　　　　　　　　　　　　　　　　　　　　　　　　CH_3
　乙烯基　　　　　丙烯基　　　　　　烯丙基　　　　　　异丙烯基

（三）顺反异构体的命名

顺反异构体的命名方法有两种，即顺、反标示法和 Z、E 标示法。

1. 顺、反标示法

如果碳碳双键碳原子上 2 个相同的原子或原子团处于双键同侧称为顺式；碳碳双键碳原子上 2 个相同的原子或原子团处于双键异侧称为反式。命名时，顺或反写在名称前面，例如：

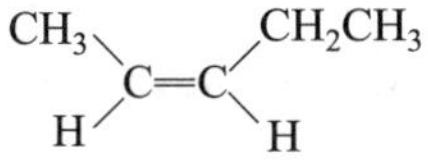

$$\underset{\text{顺-2-戊烯}}{\overset{CH_3}{\underset{H}{>}}C=C\overset{CH_2CH_3}{\underset{H}{<}}} \qquad \underset{\text{反-2-戊烯}}{\overset{H}{\underset{CH_3}{>}}C=C\overset{CH_2CH_3}{\underset{H}{<}}}$$

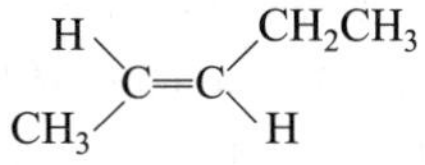

课堂互动

下列化合物能用顺反标示法命名吗？如果可以，请命名之。

1. 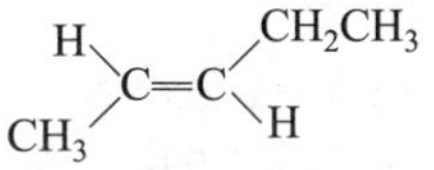 $\overset{H}{\underset{CH_3}{>}}C=C\overset{CH_2CH_3}{\underset{H}{<}}$
2. $\overset{CH_3}{\underset{C_2H_5}{>}}C=C\overset{C_2H_5}{\underset{CH_2CH_2CH(CH_3)_2}{<}}$
3. 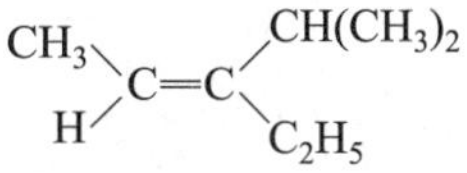 $\overset{CH_3}{\underset{H}{>}}C=C\overset{CH(CH_3)_2}{\underset{C_2H_5}{<}}$
4. 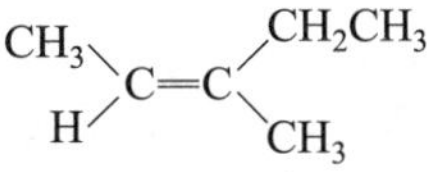 $\overset{CH_3}{\underset{H}{>}}C=C\overset{CH_2CH_3}{\underset{CH_3}{<}}$

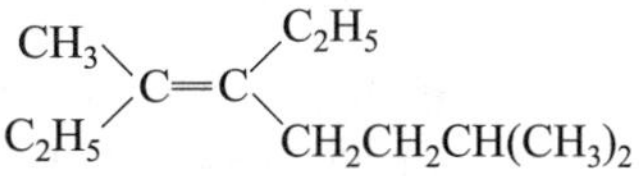

2. Z、E 标示法

如果碳碳双键碳原子上所连接的 4 个原子或原子团（基团）各不相同时，难以用顺反标示法命名，为了解决此问题，IUPAC 命名法规定了采用 Z、E 分别标记顺反异构体的方法，称为 Z、E 标示法。

使用 Z、E 标示法命名烯烃时，首先要按照"次序规则"对双键碳原子上所连接的 4 个基团进行排序，判断双键同一个碳原子上所连接的 2 个基团哪一个较优。若 2 个双键碳原子上的较优基团在同侧称为 Z 型（Z 是德语 zusammen 的第一个字母，是"共同"的意思）；如果较优基团在双键异侧则为 E 型（E 是德语 entgegen 的第一个字母，是"相反"的意思）。例如：

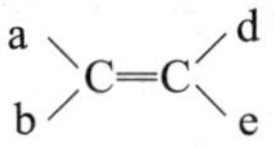

$$\underset{(Ⅰ)}{\overset{a}{\underset{b}{>}}C=C\overset{d}{\underset{e}{<}}} \qquad \underset{(Ⅱ)}{\overset{a}{\underset{b}{>}}C=C\overset{e}{\underset{d}{<}}}$$

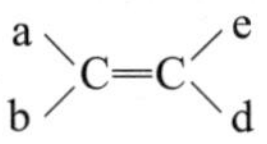

如果 $a>b$，$d>e$，则上述结构式中（Ⅰ）为 Z 型结构，（Ⅱ）为 E 型结构。

其中，碳碳双键上基团的先后次序按照"次序规则"进行判断，要点如下：

① 首先由与双键碳原子直接相连原子的原子序数决定。如果与双键上每个碳原子直接相连的第一原子不相同时，则原子序数较大的原子为优先基团；原子序数相同时，原子量较大的为优先基团。一些常见的原子或基团的优先次序为：

$$—I>—Br>—Cl>—SH>—P>—OH>—NH_2>—CH_3>—D>—H$$

② 如果与双键碳原子相连的第一个原子相同，则用"延伸法"比较与它们相连的其他原子的原子序数，先比较其中原子序数最大者，若仍然相同，按照上述方法比较第 2 个、或第 3 个原子的原子序数，直至确定出较优基团次序为止。例如：

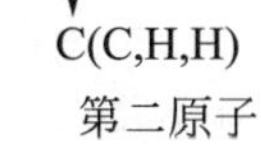

$$\underset{\text{第二原子}}{\underset{C(C,H,H)}{\overset{↓}{—CH_2CH_3}}} \qquad \underset{\text{第二原子}}{\underset{C(H,H,H)}{\overset{↓}{—CH_3}}}$$

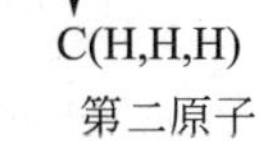

—CH₂CH₃ 和—CH₃ 比较较优基团次序时，与双键碳相连的第一个原子都是 C，则延伸比较碳原子所连接的其他原子的原子序数，在—CH₂CH₃ 中，与第一个 C 相连的其他原子是 2 个 H 和 1 个 C，在—CH₃ 中，与第一个 C 相连的其他原子是 3 个 H，各自都有 3 个原子相连，将其对比，共同点在于都有 2 个 H，不同点在于 1 个 C 和 1 个 H，显然，C 的原子序数大于 H，因此，—CH₂CH₃ 优先于—CH₃。以此类推，可以判断一些常见烷基的优先次序为：

$$-C(CH_3)_3 > -CH(CH_3)_2 > -CH_2CH_2CH_3 > -CH_2CH_3 > -CH_3$$

③ 如果双键上碳原子连接有不饱和基团时，则将双键或三键看作是碳原子以单键与 2 个或 3 个相同的原子相连接。例如：

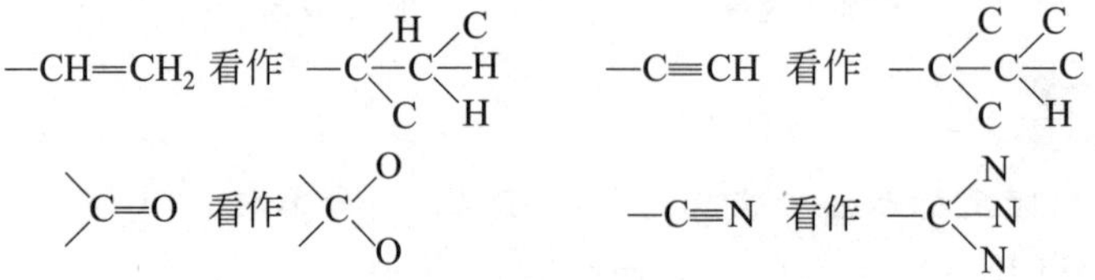

—CH=CH₂ 看作 ─C─C─H 的结构；—C≡CH 看作 ─C─C─C 的结构；

C=O 看作 ─C─O 的结构；—C≡N 看作 ─C─N 的结构。

—CH=CH₂，第一个碳原子相当于与 1 个 H 和 2 个 C 相连；—C≡CH，第一个碳原子相当于与 3 个 C 相连；—CO—和—CN 则分别看成 2 个 O 和 3 个 N 与 C 相连。常见含有双键或三键的基团按下列优先次序排列：

$$-COOH > -CN > -CHO > -C\equiv CH > -C_6H_5 > -CH=CH_2 > -CH_2CH_3$$

根据次序规则和 Z、E 标示法可以命名所有顺反异构体。例如：

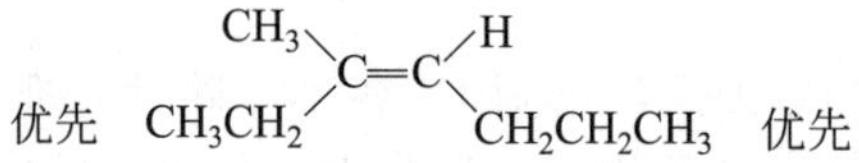

(Z)-3-甲基-3-庚烯 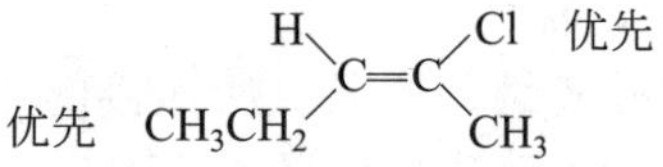　　　　　　　　　　　(E)-2-氯-2-戊烯

需要注意的是，顺、反标示法命名范围有它的局限性，而 Z、E 标示法可以命名所有的顺反异构体。顺、反标示法和 Z、E 标示法是两种不同的构型标示法，两者之间没有必然的联系，顺与 Z、反与 E 没有对等关系。例如：

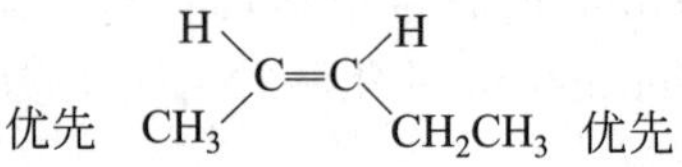

顺或(Z)-2-戊烯 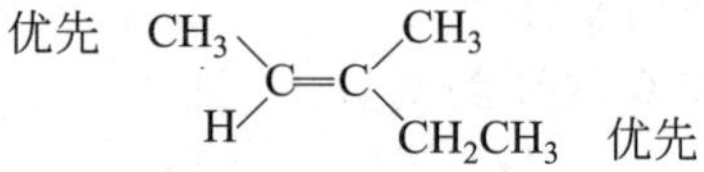　　　　　　　　　　　　顺或(E)-3-甲基-2-戊烯

课堂互动

试着用 Z、E 标示法命名下列化合物。

(1) 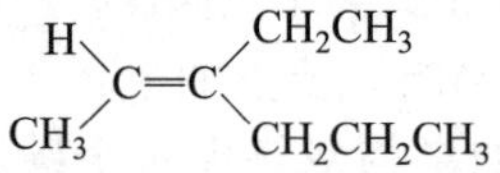　　　　　　　　(2) 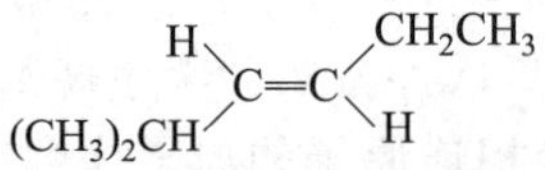　　　　　　　　(3)

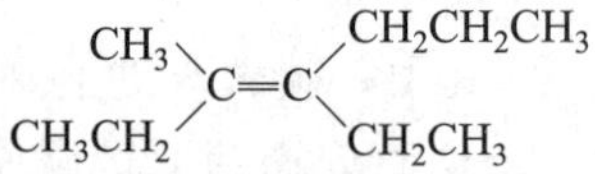

拓展阅读》》　烯烃在医药化工中的主要用途

乙烯、丙烯是石油经热裂提炼分离得到的气体，是合成树脂、纤维和橡胶的重要原料。乙烯在医药上与氧气混合可作麻醉剂。工业品"乙烯利"为淡棕色液体，可以释放出乙烯，它是一种植物生长调节剂，具有促果实成熟作用，常用作水果和蔬菜的催熟剂。丙烯广泛应用于有机合成中，丙烯聚合后生成的聚丙烯相对密度小，机械强度比聚乙烯高，耐热性好，容易加工成型，主要用作薄膜、纤维、医疗器械和耐热、耐化学腐蚀的管道及装置等。

三、烯烃的性质

（一）物理性质

烯烃为无色物质，碳原子数目不同，其状态也不一样，在常温常压下，含 $C_2\sim C_4$ 的烯烃为气体，$C_5\sim C_{15}$ 的烯烃为液体，高级烯烃为固体。烯烃的相对密度小于1，但比相应烷烃的密度略高。烯烃的极性很弱，几乎不溶于水，易溶于有机溶剂。

烯烃的熔点和沸点随着碳原子数的增加而升高。对于相同碳原子数的烯烃顺反异构体，其熔点：反式＞顺式，沸点：顺式＞反式；直链烯烃的熔点、沸点略高于带支链的异构体，同分异构体中，支链越多，沸点越低。

（二）化学性质

烯烃的特征官能团为碳碳双键，是由1个σ键和1个π键组成，π键的键能小于σ键，电子云较松散，较σ键更容易被破坏，易断裂参与反应，为电子供给体。因此，烯烃易发生亲电加成、氧化和聚合反应；α-位碳相连的氢原子易发生取代反应。

$$\underset{\text{加成反应和氧化反应}}{-\overset{\overset{\displaystyle H\;\longleftarrow\;\alpha\text{-氢取代反应}}{|}}{C}=\overset{}{C}-}$$

1. 催化氢化

在金属催化剂 Pt、Ni 和 Pd 等催化作用下，烯烃与氢气发生加成反应得到相应的烷烷。例如：

$$\text{>C=C<} + H_2 \xrightarrow[\text{或Ni}]{\text{Pt,Pd}} -\overset{H}{\underset{|}{C}}-\overset{H}{\underset{|}{C}}-$$

常用催化剂的催化效果顺序为：Pt＞Rh＞Pd＞Ni。烯烃催化加氢反应的产率高，产物纯度高，产物容易分离，是实验室和工业上合成纯粹烷烃的重要方法。例如，丙烯催化加氢可制得丙烷。

$$CH_3CH=CH_2 + H_2 \xrightarrow{Pt} CH_3CH_2CH_3$$

2. 亲电加成反应

烯烃能与卤素、卤化氢、硫酸、水等试剂发生亲电加成反应，得到相应的加成产物。

$$\text{>C=C<} + A-B \longrightarrow -\overset{A}{\underset{|}{C}}-\overset{B}{\underset{|}{C}}-$$

$A-B: X_2、HX、HOSO_3H、HOH$

（1）加卤素　烯烃与氟、氯、溴、碘等卤素发生加成反应，生成二卤代烃。烯烃与卤素的反应活性顺序为：氟＞氯＞溴＞碘，氟与烯烃反应非常剧烈，难以控制；碘不活泼，与烯烃一般难以加成，通常加卤素是指加氯或加溴。例如，丙烯与溴水发生加成反应，生成1,2-二溴丙烷。

$$CH_3CH=CH_2 + Br_2 \longrightarrow \underset{\text{1,2-二溴丙烷}}{CH_3\underset{\underset{Br}{|}}{C}H-\underset{\underset{Br}{|}}{C}H_2}$$

在室温条件下，烯烃与溴水或溴的四氯化碳溶液反应，溴的红棕色很快褪去，可利用烯烃与卤素反应颜色变化，对烯烃进行定性和定量分析。

拓展阅读 烯烃的亲电加成反应机理

在不同介质中，乙烯与溴发生加成反应，可以得到不同的产物，如下所示：

动画
烯烃与溴的亲电
加成反应机理

$$CH_2=CH_2 \begin{array}{l} \xrightarrow[NaCl]{Br_2} \underset{Br\ Br}{CH_2-CH_2} + \underset{Br\ Cl}{CH_2-CH_2} \\ \quad\quad 1,2\text{-二溴乙烷}\quad 1\text{-氯-}2\text{-溴乙烷} \\ \xrightarrow[H_2O]{Br_2} \underset{Br\ Br}{CH_2-CH_2} + \underset{Br\ OH}{CH_2-CH_2} \\ \quad\quad\quad\quad\quad\quad\quad 2\text{-溴乙醇} \end{array}$$

上述两个反应产物除了 1,2-二溴乙烷外，在 NaCl 介质中，还有 1-氯-2-溴乙烷，在水介质中，还有 2-溴乙醇，说明反应是分步进行的，两个溴原子不是同时加到双键碳原子上，否则产物只有 1,2-二溴乙烷。

实验结果表明，烯烃与卤素的加成反应机理是共价键异裂的离子型亲电加成反应，分两步进行。

第一步，形成三元环正离子活性中间体，是反应速率较慢的一步，决定整个反应速率。

当亲电试剂 Br_2 与烯烃不断接近时，受乙烯 π 电子的影响分子发生 σ 键极化成 $\overset{\delta^+}{Br}-\overset{\delta^-}{Br}$，极化后带微量正电荷的一端与乙烯中 π 电子结合，形成不稳定的含溴带正电的三元环活性中间体，称为溴鎓离子。

$$\overset{}{C}=\overset{}{C} + \overset{\delta^+}{Br}-\overset{\delta^-}{Br} \xrightleftharpoons{\text{慢}} \underset{\underset{Br}{+}}{\overset{}{C}-\overset{}{C}} + Br^-$$
溴鎓离子

第二步，溴鎓离子不稳定，溴负离子很快从背面进攻它，生成反式邻二溴代物。如果反应介质中还有 Cl^- 负离子，也可以进攻溴鎓离子，形成相应的产物。这一步反应是离子之间的反应，是反应速率较快的一步。

$$\underset{\underset{Br}{+}}{\overset{}{C}-\overset{}{C}} + Br^- \xrightarrow{\text{快}} \underset{Br}{\overset{}{C}}-\underset{}{\overset{Br}{C}}$$
1,2-二溴乙烷

烯烃与氯、溴的加成通常生成反式加成产物；环己烯与溴的加成，只得到一种立体异构体，说明环烯烃的亲电加成反应也是分步进行的。例如，环己烯与溴的加成，生成反-1,2-二溴环己烷。

$$\bigcirc + Br_2 \xrightarrow{CCl_4} \underset{H\ Br}{\overset{Br\ H}{\bigcirc}}$$
反-1,2-二溴环己烷

烯烃与卤化氢、硫酸、水的加成反应也按亲电加成反应机理进行。

(2) 加卤化氢 烯烃与卤化氢或浓的氢卤酸溶液发生加成反应，生成相应的卤代烷。

$$CH_2=CH_2 + HBr \longrightarrow \underset{Br}{CH_3-CH_2}$$

不同卤化氢的加成反应的活性大小顺序为：$HI > HBr > HCl$。乙烯是对称分子，与卤化氢加成只得到一种产物。不对称烯烃的加成反应生成的产物可能有两种。例如，丙烯与卤化氢的加成反应，生成的产物可能是 1-溴丙烷或 2-溴丙烷。

$$CH_2=CHCH_3 + HBr \longrightarrow \begin{cases} CH_2CH_2CH_3 \\ | \\ Br \end{cases} \text{1-溴丙烷} \\ \begin{cases} CH_3CHCH_3 \\ | \\ Br \end{cases} \text{2-溴丙烷}$$

实验证明，丙烯与溴化氢加成主要产物是 2-溴丙烷，这个反应为选择性加成反应。俄国化学家马尔柯夫尼柯夫（Markovnikov）根据大量化学实验事实，总结出一条规则：当不对称烯烃与不对称极性试剂（如 HX、H_2SO_4、H_2O 等）发生加成反应时，不对称试剂中带正电荷的部分总是加到含氢较多的双键碳原子上，而带负电荷部分则加到含氢较少或不含氢的双键碳原子上，这一规律简称为马氏规则。

拓展阅读 》》　　诱导效应和马氏加成产物的解释

有机化合物分子中原子间的相互影响和空间排列决定了化合物的性质。在不同原子形成的共价键中，成键电子云偏向电负性较大的一方，使共价键出现极性。一个键的极性影响到分子中其他部分，从而使整个分子的电子云密度分布发生一定程度的改变。这种由于成键原子间电负性不同而产生极性，并通过静电引力沿着碳链向某一方向传递，使分子中电子云密度分布发生改变的现象称为诱导效应。

诱导效应的方向是以 C—H 键中的氢作为比较标准，当其他原子或基团取代了 C—H 键中氢原子后，电子云密度分布就发生了改变，若取代原子或基团 X 的电负性大于氢原子，则电子云偏向 X，X 就为吸电子基。由吸电子基引起的诱导效应称为吸电子诱导效应，常以 $-I$ 表示。反之，当取代原子或基团 Y 的电负性小于氢原子时，电子云偏向碳原子，Y 就为供电子基。由供电子基引起的诱导效应称为供电子诱导效应，常以 $+I$ 表示。

$$—C \rightarrow X \qquad —C—H \qquad —C \leftarrow Y$$
$$-I\text{效应} \qquad \text{比较标准} \qquad +I\text{效应}$$

常见基团电负性的顺序为：

吸电子基：$—F > —Cl > —Br > —I > —OCH_3 > —OH > —NHCOCH_3 > —C_6H_5 > —CH=CH_2 > —H$

供电子基团：$—H > —CH_3 > —C_2H_5 > —CH(CH_3)_2 > —C(CH_3)_3$

诱导效应可沿分子链通过 σ 键由近及远依次传递，但效应会逐渐减弱。一般经过 3～4 个键以后影响已经很小，而诱导效应很好地解释了马氏规则，如丙烯分子由于—CH_3 的供电子性，则：

$$CH_3—\overset{\delta^+}{CH}=\overset{\delta^-}{CH_2} + HBr \xrightarrow{\text{慢}} CH_3\overset{+}{CH}CH_3 \xrightarrow[\text{快}]{Br^-} CH_3CHCH_3 \\ \phantom{CH_3—CH=CH_2 + HBr \xrightarrow{\text{慢}} CH_3CHCH_3 \xrightarrow[\text{快}]{Br^-} CH_3CH}| \\ \phantom{CH_3—CH=CH_2 + HBr \xrightarrow{\text{慢}} CH_3CHCH_3 \xrightarrow[\text{快}]{Br^-} CH_3C}Br$$

2-溴丙烷

马氏加成产物可用诱导效应解释，还可以根据碳正离子的稳定性。烯烃和卤化氢的反应中，H^+ 进攻碳碳双键形成碳正离子活性中间体的快慢，决定整个反应的反应速率，也决定加成反应的取向，形成的碳正离子越稳定，反应越容易进行。碳正离子的稳定性取决于所带电荷的分散程度，烷基越多，正电荷越分散，碳正离子越稳定。常见碳正离子的稳定性如下：

$$(CH_3)_3\overset{+}{C} > (CH_3)_2\overset{+}{C}H > CH_3\overset{+}{C}H_2 > \overset{+}{C}H_3$$

例如，丙烯与溴化氢的加成反应。

$$CH_2=CHCH_3 + HBr \longrightarrow \begin{matrix} CH_3\overset{+}{C}HCH_3 \\ (I) \end{matrix} \longrightarrow \begin{matrix} CH_3CHCH_3 \\ | \\ Br \end{matrix} \quad 2\text{-溴丙烷}$$
$$\qquad\qquad\qquad\qquad\quad \searrow \begin{matrix} \overset{+}{C}H_2CH_2CH_3 \\ (II) \end{matrix} \longrightarrow \begin{matrix} CH_2CH_2CH_3 \\ | \\ Br \end{matrix} \quad 1\text{-溴丙烷}$$

碳正离子的稳定性（I）>（II），表明形成碳正离子（I）时较容易，因此丙烯与溴化氢加成时遵循马氏规则，以2-溴丙烷为主要产物。

利用马氏规则，可以预测反应的主要产物。例如：

$$CH_3CH_2\underset{\underset{CH_3}{|}}{C}=CH_2 + HBr \longrightarrow CH_3CH_2\underset{\underset{Br}{|}}{\overset{\overset{CH_3}{|}}{C}}CH_3 + CH_3CH_2\underset{\underset{Br}{|}}{\overset{\overset{CH_3}{|}}{C}}HCH_2$$

2-甲基-2-溴丁烷　　2-甲基-1-溴丁烷
（主要产物）　　　（次要产物）

如果有少量过氧化物存在时，则加成反应生成反马氏规则的产物。例如：

$$CH_3CH=CH_2 + HBr \xrightarrow{\text{过氧化物}} CH_3CH_2CH_2Br$$
1-溴丙烷

研究证明，该条件下的加成反应不是离子型的加成反应，而是由于过氧化物的作用均裂成自由基，加成反应按自由基加成机理进行，故称为过氧化物效应，最常用的过氧化物是过氧化苯甲酰。

（3）加硫酸　烯烃与浓硫酸发生加成反应，按照马氏规则产物为硫酸氢酯；硫酸氢酯易溶于硫酸，在加热条件下水解生成醇，这是工业上制备醇的方法之一，称为醇的烯烃间接水合法。例如：

$$CH_3CH=CH_2 + H_2SO_4 \longrightarrow CH_3\underset{\underset{OSO_3H}{|}}{C}HCH_3 \xrightarrow[\triangle]{H_2O} CH_3\underset{\underset{OH}{|}}{C}HCH_3$$

硫酸氢丙酯　　　2-丙醇

烯烃与硫酸反应形成均相混合物，烷烃则不与硫酸发生加成反应，反应物之间分层明显，因此可以用浓硫酸除去烷烃中的少量烯烃。

（4）加水　烯烃在酸催化下，可直接与水发生加成反应，生成醇。例如：

$$CH_2=CHCH_3 + H_2O \xrightarrow[195℃,7MPa]{H_3PO_4} CH_3\underset{\underset{OH}{|}}{C}HCH_3$$

3. α-H 的卤代反应

α-H 是指在烯烃分子中与碳碳双键直接相连的第一个碳原子上的氢原子。由于受碳碳双键的影响，α-H 表现出较强的活性，在高温或光照条件下可与卤素发生卤代反应。例如，在 500℃ 条件下，丙烯与氯气可发生卤代反应，生成 3-氯丙烯。

$$CH_2=CHCH_3 + Cl_2 \xrightarrow{500℃} CH_2=CH\underset{\underset{Cl}{|}}{C}H_2$$

3-氯丙烯

第三章 不饱和烃

4. 氧化反应

在氧化剂存在条件下，烯烃分子中碳碳双键易断裂被氧化，氧化剂和反应条件不同，得到的氧化产物也不同。在中性或碱性条件下，烯烃与冷、稀的高锰酸钾溶液发生氧化反应，双键中的π键断裂，生成邻二醇。

$$R-CH=CH_2 \xrightarrow[OH^-]{KMnO_4} R-CH-CH_2$$
$$\phantom{R-CH=CH_2 \xrightarrow[OH^-]{KMnO_4} R-CH}\underset{OH}{}\underset{OH}{}$$

该反应容易进行，反应速率较快，随着反应的进行，高锰酸钾溶液的紫红色很快消失，生成褐色的二氧化锰沉淀，现象明显且易于观察，常用于定性鉴别分子中是否有碳碳双键或三键的存在。

由于酸性高锰酸钾具有很强的氧化性，烯烃能被氧化，双键中不仅σ键断裂，π键也发生断裂，并且与双键相连的碳氢键也发生氧化。根据烯烃结构不同，得到不相同的氧化产物。例如：

$$CH_2=CHCH_3 \xrightarrow[H^+]{KMnO_4} CO_2\uparrow + CH_3COOH$$

$$(CH_3)_2C=CHCH_3 \xrightarrow[H^+]{KMnO_4} CH_3\overset{O}{\overset{\|}{C}}CH_3 + CH_3COOH$$

由以上反应可知，烯烃被酸性高锰酸钾氧化所得到的产物有如下规律：若双键碳原子上含有2个氢原子，断裂后碎片 $CH_2=$ 被氧化得到二氧化碳；若双键碳原子上含有1个氢原子，断裂后 $RCH=$ 被氧化得到羧酸；若双键碳原子上没有氢原子，断裂后碎片 $R_2C=$ 被氧化得到酮。因此，根据上述规律，根据烯烃与酸性高锰酸钾溶液发生氧化反应得到的产物，可以推测烯烃分子的结构。

课堂互动

1. 司可巴比妥钠又名速可眠，是一种良好的催眠、镇静药物，其结构中含有烯丙基，试用所学知识，找出鉴别其中碳碳双键的方法。

司可巴比妥钠

2. 某烯烃分子式为 C_5H_{10}，通过酸性条件下高锰酸钾氧化后，得到的产物为 CH_3COCH_3（丙酮）和 CH_3COOH（乙酸），试推测该烯烃的结构式。

5. 聚合反应

在催化剂或引发剂的作用下，烯烃的π键断裂发生分子间加聚反应，生成分子量较大的高分子化合物，这种由低分子化合物生成高分子化合物的反应，称为聚合反应。例如，乙烯在高温、高压作用下，发生聚合反应生成聚乙烯，n 为聚合度。例如：

$$nCH_2=CH_2 \xrightarrow[\text{高温/高压}]{\text{自由基引发剂}} \text{\textemdash}CH_2-CH_2\text{\textemdash}_n$$
聚乙烯

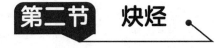

第二节 炔烃

炔烃是分子中含有碳碳三键的不饱和链烃。碳碳三键是炔烃的官能团。含有一个碳碳三键的链烃，比相应的烷烃少 4 个碳原子，其通式为 C_nH_{2n-2}（$n \geqslant 2$）。

一、炔烃的结构和异构现象

1. 炔烃的结构

乙炔是最简单的炔烃，分子式为 C_2H_2，结构简式为：$CH \equiv CH$，分子中 4 个原子都在同一直线上，碳碳三键与碳氢单键之间的夹角为 180°，分子为直线形构型。碳碳三键是乙炔的官能团，其中含有 1 个 σ 键、2 个 π 键。乙炔分子的直线型结构（a）和立体模型（b）、（c）如图 3-5 所示。

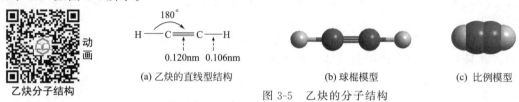

(a) 乙炔的直线型结构　　(b) 球棍模型　　(c) 比例模型

图 3-5　乙炔的分子结构

拓展阅读 》》　碳原子的 sp 杂化和两个 π 键

杂化轨道理论认为，乙炔分子中碳原子在成键时，碳原子的 1 个 2s 轨道和 1 个 2p 轨道进行杂化，形成 2 个能量等同的 sp 杂化轨道，这种杂化方式称为 sp 杂化，其杂化过程如下所示：

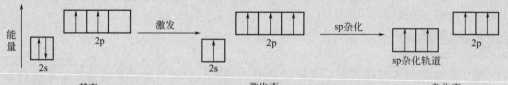

基态　　　　　　　　　激发态　　　　　　　　　杂化态

每个 sp 杂化轨道均含有 1/2 的 s 轨道成分和 1/2 的 p 轨道成分，与 sp^3 和 sp^2 杂化轨道相似，形状为一头大一头小，2 个 sp 杂化轨道的对称轴处于一条直线上，相互之间的夹角为 180°。同时，每个碳原子上两个未杂化相互垂直的 p_y、p_z 轨道，分别垂直于 sp 杂化轨道的对称轴，如图 3-6 所示。

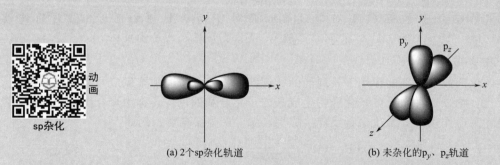

(a) 2 个 sp 杂化轨道　　(b) 未杂化的 p_y、p_z 轨道

图 3-6　碳原子的 sp 杂化

在形成乙炔分子时，每个碳原子各以 1 个 sp 杂化轨道以"头碰头"的方式从正面重叠，形成 1 个 C—C σ 键，另一个 sp 杂化轨道与 1 个氢原子的 s 轨道同样通过"头碰头"正面重叠，形成 1 个 C—H σ 键，如图 3-7(a) 所示。乙炔分子中碳原子上未杂化的 p_y、p_z 轨道，

从侧面以"肩并肩"方式重叠，形成两个彼此相互垂直的π键，见图3-7(b)。2个π键的电子云围绕在碳碳σ键的周围，形成一个圆筒形电子云，如图3-7(c)所示。

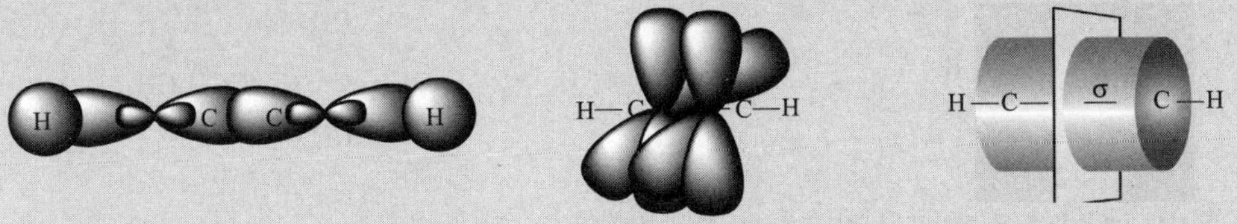

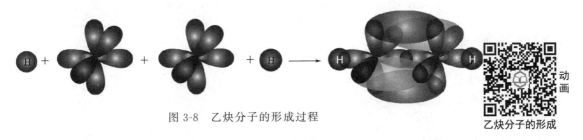

(a) 乙炔的σ键　　(b) p_y、p_z轨道的重叠　　(c) 圆筒形π电子云

图3-7　乙炔分子中的σ键和π键

乙炔分子的形成过程如图3-8。

图3-8　乙炔分子的形成过程

炔烃的π键与烯烃类似，具有较大的反应活性。但也有不同，碳碳三键是由1个σ键和2个π键组成的，比双键多1个π键，sp杂化轨道中s成分较多，电子云的形状更粗、更短，发生重叠时的两个碳原子靠得更近，键长更短，三键的键能大于双键，活性不如双键。

课堂互动

你能判断烯烃和炔烃的化学活性吗？请根据共价键形成的特点和键参数进行解释。

2. 异构现象

炔烃的同分异构现象与烯烃类似，包括碳链异构和位置异构。炔烃分子中碳碳三键上不含氢的碳原子没有碳链异构体，与相同碳原子数的烯烃相比，炔烃的异构体数目较少。同时，由于碳碳三键呈直线型构型，因此炔烃也没有顺反异构体。例如：丁炔只有两种异构体，即只有位置异构，没有碳链异构。

$$CH \equiv C-CH_2CH_3 \qquad CH_3-C \equiv C-CH_3$$

戊炔则有碳链异构和位置异构，有如下3种构造异构体。

$$CH \equiv CCH_2CH_2CH_3 \qquad CH_3C \equiv CCH_2CH_3 \qquad CH \equiv C-CHCH_3$$
$$\qquad\qquad\qquad\qquad\qquad\qquad\qquad\qquad\qquad\qquad\qquad\qquad\qquad | $$
$$\qquad\qquad\qquad\qquad\qquad\qquad\qquad\qquad\qquad\qquad\qquad\qquad\qquad CH_3$$

二、炔烃的命名

炔烃的命名方法和烯烃类似，只需将"烯"字改为"炔"即可。采用系统命名法命名炔烃时，步骤如下：

(1) **选主链** 选择含碳碳三键官能团的最长链作为主链,根据碳原子数称为某"炔"。
(2) **编号** 从靠近官能团的一端开始编号,使取代基和官能团的位次尽可能最小。
(3) **命名** 将取代基的位次、数目及名称写在母体前面,并标记官能团的位次。例如:

$$CH_3C\equiv CCH_3 \qquad (CH_3)_2CHC\equiv CH \qquad CH_3-\underset{\underset{CH_3}{|}}{\overset{\overset{CH_3}{|}}{C}}-C\equiv CCH_2CH_3$$

2-丁炔   3-甲基-1-丁炔   2,2-二甲基-3-己炔

分子中同时含有碳碳双键和三键的不饱和链烃,称为烯炔。命名时首先选择同时含有双键和三键的最长碳链作为主链,称为"某烯炔"。编号从靠近不饱和键的一端开始;如果双键、三键在碳链两端的位置相同,则优先考虑双键的编号。例如:

$$CH_3CH=CHC\equiv CH \qquad\qquad CH_2=CHCH_2C\equiv CH$$

3-戊烯-1-炔   1-戊烯-4-炔

炔烃分子中去掉1个氢原子后余下的基团称为炔基,常见的炔基如下:

$$CH\equiv C- \qquad\qquad CH_3-C\equiv C- \qquad\qquad CH\equiv C-CH_2-$$

乙炔基   丙炔基   炔丙基

课堂互动

1. 写出炔烃 C_6H_{10} 的所有同分异构体,并用系统命名法命名。
2. 用系统命名法命名下列化合物。

(1) $CH_3-\underset{\underset{CH_3}{|}}{\overset{\overset{CH_3}{|}}{C}}\equiv CCHCHCH_3$ (2) $CH_3CH-C\underset{\underset{CH_3}{|}}{\overset{\overset{CH_3}{|}}{-}}C\equiv CCH_3$

拓展阅读 》》 乙炔的主要用途

乙炔俗称电石气,易溶于酒精、丙酮、苯、乙醚等有机溶剂,为易燃、易爆气体。乙炔在室温下是一种无色、极易燃的气体,燃烧产生高达2800℃的温度,主要用于工业焊接或切割钢铁及其他金属。纯乙炔是无臭的,有麻醉作用,工业用乙炔由于含有硫化氢、磷化氢等杂质,因而有一股大蒜的气味。乙炔也是有机合成的重要原料,可用于合成四氯乙烷、醋酸、丁醇、聚氯乙烯、聚丁橡胶和树脂等多种化工产品。

三、炔烃的性质

(一) 物理性质

炔烃的物理性质与烷烃及烯烃相似,随着炔烃分子量的增加,炔烃的性质也呈现规律性的变化。低级炔烃在常温、常压下是气体,但沸点比相应碳原子数的烯烃略高,如乙炔、丙炔和丁炔。随着碳原子数目的增加,炔烃的沸点也相应升高,炔烃的碳碳三键在碳链中间时的熔点和沸点比在碳链末端时要高。炔烃都是无色物质,不溶于水,溶于有机溶剂。

(二) 化学性质

炔烃的化学性质主要由官能团碳碳三键决定,与烯烃相似,也可发生加成、氧化和聚合

等反应，这些反应都发生在碳碳三键上，但由于炔烃为 sp 杂化，其 π 键呈闭合的圆筒形结构，碳碳三键不如碳碳双键活泼，此外，对于碳碳三键碳原子上连接有氢原子的端基炔烃，还能够发生一些特殊反应。

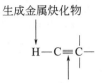

1. 催化加氢

在 Pt、Ni、Pd 等催化剂作用下，炔烃能与两分子氢发生加成反应，生成相应的烯烃或烷烃，其中烯烃阶段一般难以控制。例如：

$$RC\equiv CR' + 2H_2 \xrightarrow{Pt} RCH_2CH_2R'$$

若使用活性较低的催化剂，则可以实现部分加氢，控制炔烃的催化加氢停留在生成烯烃阶段。如使用活性较低的林德拉（Lindlar）催化剂（Pd-BaSO$_4$/喹啉：将金属钯吸附在碳酸钙沉淀上，再用醋酸铅处理制得），能使炔烃选择性加氢得到顺式烯烃。例如：

$$RC\equiv CR' + H_2 \xrightarrow{\text{Lindlar催化剂}} \begin{array}{c} R \\ \diagdown \\ H \end{array} C=C \begin{array}{c} R' \\ \diagup \\ H \end{array}$$

2. 亲电加成反应

与烯烃一样，炔烃能与卤素、卤化氢和水等试剂发生亲电加成反应，加成产物遵循马氏规则。

（1）加卤素　炔烃可以与卤素发生加成反应，较常见为炔烃与氯或溴的加成反应，反应分两步进行，先加一分子卤素生成二卤代烯，若卤素足量，则继续加成得到四卤代烷。例如：

$$RC\equiv CR' + Br_2 \longrightarrow \underset{Br}{\underset{|}{RC}}=\underset{Br}{\underset{|}{CR'}} \xrightarrow{Br_2} \underset{Br\ Br}{\underset{|\ \ |}{RC-CR'}}\ \underset{Br\ Br}{\underset{|\ \ |}{}}$$

由于溴水为红棕色，加成得到的产物四溴代烷为无色产物，随着反应的进行，溴的红棕色褪去，可利用这一特性来鉴别炔烃。

（2）加卤化氢　炔烃与卤化氢的加成反应也是分两步进行，首先生成卤代烯，继续发生加成反应得到二卤代烷。炔烃加卤化氢的反应活性顺序为：HI＞HBr＞HCl，炔烃与溴化氢加成，在暗处即可发生反应，而与氯化氢加成较困难，必须有催化剂存在下才能进行。例如：

$$RC\equiv CH + HBr \longrightarrow \underset{Br}{\underset{|}{RC}}=CH_2 \xrightarrow{HBr} \underset{Br}{\underset{|}{RC}}-CH_3$$

与烯烃一样，炔烃与卤化氢发生加成反应的产物遵循马氏规则。若在过氧化物存在下，则生成反马氏规则的产物。

（3）加水　炔烃直接水合比较困难，但在硫酸汞的硫酸溶液存在下可与水发生加成反应，首先生成结构不稳定的烯醇式中间体，再发生分子重排，生成稳定的羰基化合物。如果乙炔加水则最终产物为乙醛；其它炔烃的最终产物都为酮。例如：

$$CH\equiv CH + H_2O \xrightarrow[H_2SO_4]{HgSO_4} \left[\begin{array}{c} H-O \\ CH_2=CH \end{array} \right] \xrightarrow{分子重排} CH_3CHO \quad 乙醛$$

$$CH\equiv C-R + H_2O \xrightarrow[H_2SO_4]{HgSO_4} \left[\begin{array}{c} H-O \\ CH_2=C-R \end{array} \right] \xrightarrow{分子重排} CH_3-\underset{酮}{\overset{O}{C}}-R$$

由于$HgSO_4$是一种剧毒化合物，废料难以处理且易导致环境污染，现在一般使用三氟化硼、铜盐等非汞催化剂代替汞盐。

3. 氧化反应

在氧化剂高锰酸钾溶液的作用下，炔烃分子中碳碳三键断裂，氧化产物为羧酸和二氧化碳。例如：

$$RC\equiv CH \xrightarrow[H_2O]{KMnO_4} RCOOH + CO_2\uparrow$$

$$RC\equiv CR' \xrightarrow[H_2O]{KMnO_4} RCOOH + R'COOH$$

炔烃的氧化反应满足以下规律：若碳碳三键碳原子上含有1个氢原子，则氧化断键后得到对应的产物是二氧化碳；若碳碳三键碳原子没有氢原子，则氧化断键后得到相应的羧酸。可以根据炔烃氧化后得到的产物来推测炔烃的结构。

由于高锰酸钾溶液为紫红色，炔烃与之发生氧化反应，使高锰酸钾溶液的紫红色褪去，但褪色的速度比烯烃慢，可根据这一特性来鉴别炔烃。

4. 聚合反应

相对于烯烃，炔烃较难聚合成高分子化合物，在不同的催化剂等条件下，发生二聚或三聚反应生成链状或环状的低聚化合物。例如，两分子乙炔在催化作用下聚合生成1-丁烯-3-炔，该产物是合成橡胶的重要原料；3分子乙炔在高温高压条件及金属催化剂作用下，可发生聚合生成环状产物——苯。

$$2CH\equiv CH \xrightarrow[NH_4Cl]{Cu_2Cl_2} \underset{\text{1-丁烯-3-炔}}{CH\equiv C-CH=CH_2}$$

$$3CH\equiv CH \xrightarrow[高温,高压]{催化剂} \underset{苯}{\bigcirc}$$

5. 端基炔氢的反应

炔烃分子中碳碳三键处于链端的炔烃称为端基炔，常用—$C\equiv CH$结构表示。由于碳碳三键碳原子为sp杂化，s成分相对于烯烃和烷烃为最大，碳原子表现出较大的电负性，碳氢键极性增大，从而使端基炔上氢原子显示出弱酸性，能被某些金属原子取代生成金属炔化物。例如，端基炔在熔融的金属钠中与液氨或氨基钠作用得到炔化钠。

$$RC\equiv CH \xrightarrow[NH_3]{NaNH_2} \underset{炔化钠}{RC\equiv CNa}$$

炔化钠性质很活泼，可与卤代烷作用，引入烷基，增长碳链，是制备高级炔烃的重要方法之一。例如：

$$RC\equiv CNa + R'X \longrightarrow RC\equiv CR' + NaX$$

端基炔与硝酸银的氨溶液或氯化亚铜的氨溶液反应，则分别生成白色的炔化银或棕红色的炔化亚铜沉淀。

$$R-C\equiv CH + [Ag(NH_3)_2]^+ \longrightarrow R-C\equiv CAg\downarrow$$

$$R-C\equiv CH + [Cu(NH_3)_2]^+ \longrightarrow R-C\equiv CCu\downarrow$$

上述反应十分灵敏，现象也很明显，常用此方法鉴别炔烃分子中是否含 RC≡CH 结构。烷烃、烯烃和 RC≡CR′ 的炔烃均无此反应。由于生成的重金属炔化物在溶液中较稳定，但干燥时或受撞击易发生爆炸，为避免危险，反应结束后应立即加入稀硝酸使其分解。

课堂互动

试用所学知识鉴别乙烷、乙烯和乙炔。

第三节 二烯烃

二烯烃是指分子中含有两个碳碳双键的不饱和烃，开链的二烯烃通式为 C_nH_{2n-2}（$n \geqslant 3$），与炔烃属于同分异构体。

一、二烯烃的分类和命名

（一）二烯烃的分类

根据二烯烃中两个碳碳双键的相对位置不同，可分为以下 3 种类型。

1. 聚集二烯烃

聚集二烯烃又称累积二烯烃，是指分子中 2 个双键连接在同一个碳原子上的二烯烃。例如，丙二烯 $CH_2=CH=CH_2$，这类二烯烃性质不稳定，一般较少见，主要用于立体化学的研究。

2. 隔离二烯烃

隔离二烯烃又称孤立二烯烃，是指分子中 2 个双键中间隔 2 个或 2 个以上单键的二烯烃。例如，1,4-戊二烯 $CH_2=CH-CH_2-CH=CH_2$，这类二烯烃 2 个双键距离较远，可看作独立的双键，相互影响小，其性质与一般单烯烃相似。

3. 共轭二烯烃

共轭二烯烃是指 2 个双键中间隔 1 个单键（即单键、双键交替）的二烯烃。例如，1,3-丁二烯 $CH_2=CH-CH=CH_2$，是最简单的共轭二烯烃，该化合物是一类重要的烯烃，具有特殊的结构和性质。

（二）二烯烃的命名

二烯烃的命名与烯烃相似，首先选择含有 2 个碳碳双键的最长碳链为主链，根据主链上碳原子数目称为"某二烯"；从靠近碳碳双键的一端开始编号，将 2 个双键的位次标示于某二烯之前，由小到大排列，并用逗号隔开；命名时将取代基名称及位次写在前，某二烯名称及位次写在后。例如：

$$CH_2=C-CH=CH_2 \qquad CH_2=C-CH-CH=CH_2$$
$$\quad\;\;|\qquad\qquad\qquad\qquad |\quad\; |$$
$$\;\;CH_3\qquad\qquad\qquad CH_3\; C_2H_5$$

2-甲基-1,3-丁二烯　　　2-甲基-3-乙基-1,4-戊二烯

有顺反异构体存在时，用 Z 或 E 标明其构型，例如：

$$\begin{array}{c}CH_3\quad\;\; H\\ \;\;\;C=C\\ H\quad\;\; \;\;\;\;\;\;\;C=C\\ \qquad\;\;\; CH_3\quad\;\;\; H\end{array} \begin{array}{c}CH_3\\H\end{array}$$

(2Z,4E)-3-甲基-2,4-己二烯

拓展阅读 》》 β-胡萝卜素的主要用途

胡萝卜素有α、β、γ 3种异构体，其中β-胡萝卜素的活性最高，摄入人体消化器官后，可以转化成维生素A，是目前最安全的补充维生素A的产品。维生素A、β-胡萝卜素的结构中存在多个共轭双键，为天然存在的共轭多烯。

维生素A

β-胡萝卜素

β-胡萝卜素是自然界中普遍存在也是最稳定的天然色素。许多天然植物中如蔬菜、甘薯、胡萝卜、菠菜、木瓜、芒果等绿色蔬菜和黄色的水果，皆含有丰富的β-胡萝卜素，其中胡萝卜中含量最高。β-胡萝卜素可以防止和消除体内生理代谢过程产生的"自由基"，它能提高人体免疫力，是维护人体健康不可缺少的营养素，在预防心血管疾病、防衰老、防癌抗癌、防治白内障及抗氧化上有显著的功能，具有改善夜盲症和抗射线对人体的损伤等功效，并进而防止老化引起的多种退化性疾病。

二、共轭二烯烃的结构和共轭效应

1. 共轭二烯烃的结构

共轭二烯烃由于结构的特殊性，而表现出独特的性质。1,3-丁二烯简称丁二烯，是最简单的共轭二烯烃，分子中4个碳原子和6个氢原子都在同一平面上，键角均接近于120°，1,3-丁二烯为平面型分子。碳碳单键键长为0.148nm，比烷烃碳碳单键键长0.154nm短，而双键键长为0.137nm，比乙烯的碳碳双键键长0.134nm要长，因此，1,3-丁二烯分子中的单键与双键键长趋向于平均化。

1,3-丁二烯分子中碳原子为sp^2杂化，相邻碳原子之间以sp^2杂化轨道沿轴向正面重叠形成3个C—Cσ键，其余的sp^2杂化轨道分别与氢原子的1s轨道沿轴向正面重叠形成6个C—Hσ键，所有σ键在同一平面上。每个碳原子未杂化的p_z轨道垂直于分子平面且彼此间相互平行，不仅C-1与C-2、C-3与C-4的p_z轨道从侧面相互重叠，而且C-2与C-3的p_z轨道也发生了一定程度的重叠，形成了包含4个碳原子的大π键，这样形成的π键称为共轭π键，像1,3-丁二烯这样具有共轭π键的特殊结构体系，称为π-π共轭体系。如图3-9所示。

丁二烯分子的结构及形成

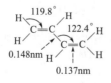
(a) 丁二烯的平面构型

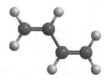
(b) 球棒模型

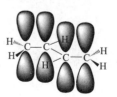
(c) 共轭π键形成

图3-9 1,3-丁二烯的分子结构

2. 共轭效应

在 1,3-丁二烯分子中，π 电子的活动范围不是局限在成键原子之间，而是扩散到整个分子，即发生了 π 电子的离域，使得体系中电子云密度平均化，键长趋于平均化，体系能量降低，分子更稳定，这种效应称为共轭效应。常用符号 "C" 表示。

与诱导效应不同，共轭效应是共轭体系的内在性质，只存在于共轭体系中，沿共轭链传递，其强度不因共轭链的增长而减弱；当共轭体系中碳的一端受到试剂等外加电场的影响，这种影响会沿着共轭链传递到整个共轭体系，同时在共轭链上产生交替极化现象。例如，1,3-丁二烯在与氯化氢发生加成反应时，C-1 受到氯化氢的影响，整个分子的 π 电子云向一个方向移动，并产生交替极化现象。

$$\overset{\delta+}{\underset{4}{CH_2}}=\overset{\delta-}{\underset{3}{CH}}-\overset{\delta+}{\underset{2}{CH}}=\overset{\delta-}{\underset{1}{CH_2}} \quad \overset{\delta+}{H}-\overset{\delta-}{Cl}$$

共轭体系有多种类型，常见的有 π-π、p-π 共轭和 σ-π、σ-p 超共轭等共轭体系。

课堂互动

下列结构中是否存在共轭效应？如果有，请指出共轭体系的类型。
(1) $CH_3CH=CHCH=CH_2$ (2) $CH_2=CH-C\equiv N$
(3) $CH_3CH=CH-Cl$ (4) $(CH_3)_3C^+$

三、共轭二烯烃的性质

（一）物理性质

共轭二烯烃的物理性质与烷烃、烯烃相似。低级的共轭二烯烃为气体，例如，1,3-丁二烯为气体，沸点 −4℃。高级的共轭二烯烃为液体，例异戊二烯为液体，沸点 34℃。它们均不溶于水而溶于有机溶剂。

（二）化学性质

共轭二烯烃分子中含有不饱和碳碳双键，具有烯烃的一般通性，易发生加成、氧化、聚合等反应；由于它的共轭体系结构的特殊性，还表现出一些特殊的化学性质。

1. 1,2-加成与 1,4-加成

以 1,3-丁二烯为例，1,3-丁二烯可以与卤素、卤化氢等试剂进行亲电加成反应，一般有 1,2-加成和 1,4-加成，对应的产物可得到两种。例如：

$$CH_2=CH-CH=CH_2 \xrightarrow{Br_2} \underset{\text{1,2-加成产物}}{CH_2-CH-CH=CH_2} + \underset{\text{1,4-加成产物}}{CH_2-CH=CH-CH_2}$$
$$ \xrightarrow{HBr} CH_3-CH-CH=CH_2 + CH_3-CH=CH-CH_2$$
$$ Br Br$$

丁二烯的 1,2-加成与 1,4-加成

1,4-加成又称共轭加成，是共轭二烯烃的特殊性质，共轭二烯烃的 1,2-加成和 1,4-加成是同时发生的，哪一种反应占优势，与反应物的结构、反应的温度、产物的稳定性和溶剂的极性等有关。在 40℃、极性溶剂中反应时，1,2-加成产物只占 20%，1,4-加成产物却占 80%，而在 −80℃、非极性溶剂中，1,2-加成产物占 80%，1,4-加成产物占 20%。由此可见，非极性溶剂、较低温度有利于 1,2-加成，极性溶剂、较高温度有利于 1,4-加成。

共轭二烯烃的共轭加成与烯烃的亲电加成反应机理相同，反应分两步进行，首先受亲电试剂极性的影响，使 1,2-丁二烯分子出现正负电荷交替的极化；接着试剂的正离子部分进

攻 1,2-丁二烯生成碳正离子的中间体，然后，试剂中的负离子与碳正离子中间体马上发生反应得到共轭加成产物。例如：

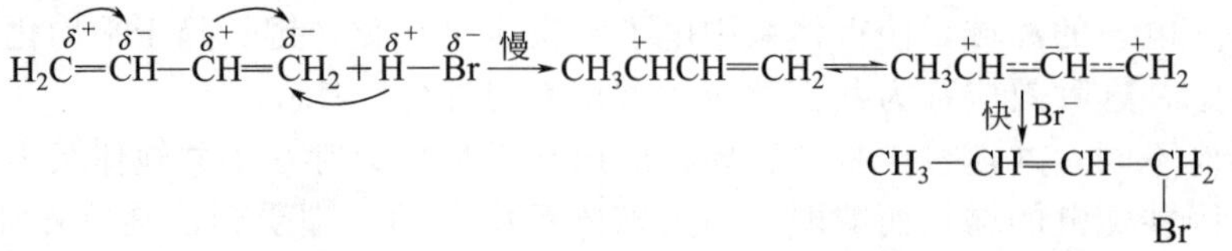

$$H_2\overset{\delta^+}{C}=\overset{\delta^-}{CH}-\overset{\delta^+}{CH}=\overset{\delta^-}{CH_2}+\overset{\delta^+}{H}-\overset{\delta^-}{Br}\xrightarrow{慢}CH_3\overset{+}{C}HCH=CH_2 \rightleftharpoons CH_3\overset{+}{CH}=CH=CH_2 \xrightarrow[快]{Br^-} CH_3-CH=CH-CH_2 | Br$$

2. 双烯合成（狄尔斯-阿尔德反应）

双烯合成又称狄尔斯-阿尔德（简称 D-A）反应，是指在光照或加热条件下，共轭二烯烃与含碳碳双键的不饱和化合物能发生 1,4-加成反应，生成六元环状化合物。这一反应是由德国化学家狄尔斯（O. Diels）和阿尔德（K. Alder）在 1928 年发现的，两人也因此荣获 1950 年诺贝尔化学奖。

双烯合成中，反应物均为不饱和烯烃，通常将共轭二烯烃称为双烯体，另一化合物称为亲双烯体，当亲双烯体连接有吸电子基团如—NO_2、—CN、—CHO、—COOR 等时，环合反应更容易进行。

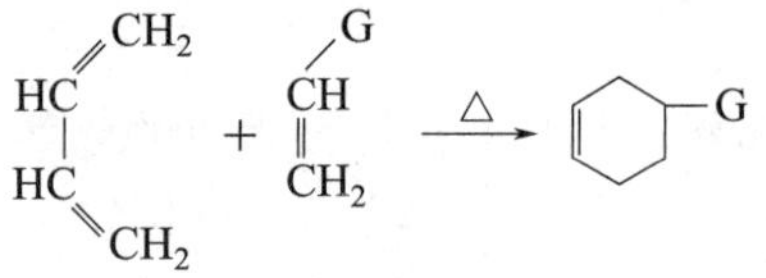

—G：—NO_2、—CN、—CHO、—COOH、—COOR

例如：

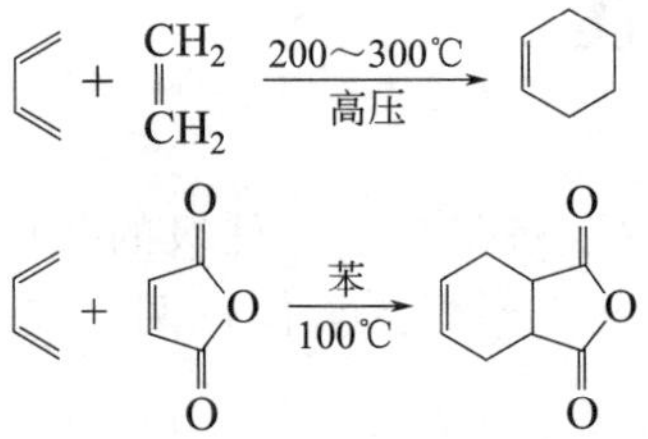

双烯合成反应是一步完成的，旧键的断裂与新键的生成同时进行，没有活性中间体生成，这类反应称为协同反应。该反应有很好的实际应用价值，可利用这一特性来合成多种环状化合物，是有机合成领域的重要应用方法之一。

重点小结

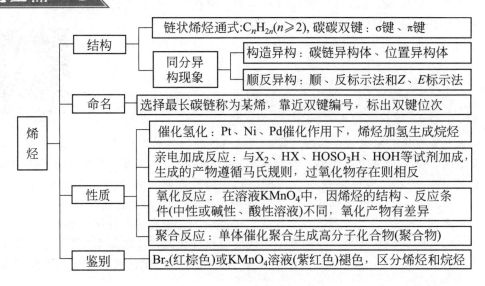

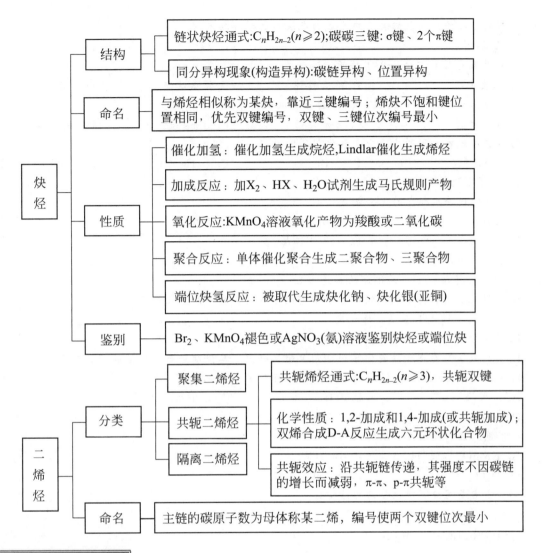

目标检测

一、选择题

(一) 单项选择题

1. 下列化合物有顺反异构的是（　　）。

A. 丙烯　　　　　　　　B. 2-甲基丙烯　　　　　　C. 1-苯基丙烯　　　　　　D. 1-丁烯

2. 丙烯与氢溴酸反应得到的主要产物是（　　）。

A. 1-溴丙烷　　　　　　B. 2-溴丙烷　　　　　　C. 丙烷　　　　　　D. 1,2-二溴丙烷

3. 下列碳正离子最稳定的是（　　）。

A. $CH_3\overset{+}{C}HCH_3$　　　　B. $CH_3\overset{+}{C}CH_3$ CH_3　　　　C. 苯基-$\overset{+}{C}H_2$　　　　D. $CH_3CH_2\overset{+}{C}H_2$

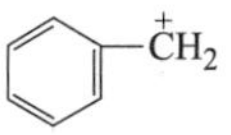

4. 下列可用于鉴别丙烯和环丙烷的试剂是（　　）。

A. HCl　　　　　　　　B. H_2/Ni　　　　　　　　C. Br_2/CCl_4　　　　　　　　D. $KMnO_4$/H^+

5. 下列基团属于给电子基的是（　　）。

A. —NO_2　　　　　　B. —OH　　　　　　C. —Cl　　　　　　D. —CH_2CH_3

6. 下列与硝酸银的氨溶液反应生成白色沉淀的化合物是（   ）。
   A. 乙炔   B. 乙烯   C. 乙烷   D. 2-丁炔

7. 可用来鉴别1-丁炔和2-丁炔的溶液是（   ）。
   A. 三氯化铁   B. 高锰酸钾   C. 银氨溶液   D. 溴水

8. 化合物 $CH_2=CH-CH=CH_2$ 存在的共轭体系是（   ）。
   A. p-π共轭   B. π-π共轭   C. σ-π共轭   D. σ-p共轭

9. 按次序规则，下列基团中是最优基团的是（   ）。
   A. —OCH_3 B. —Br   C. —H   D. —CH_3

（二）多项选择题

1. 下列能使溴水褪色的化合物是（   ）。
   A. 乙炔   B. 乙烯   C. 乙烷
   D. 环丙烷   E. 1,3-丁二烯

2. 下列说法错误的是（   ）。
   A. 分子式符合 C_nH_{2n} 的化合物都是烯烃
   B. π键比σ键容易断裂，炔烃分子中有两个π键，所以炔烃比烯烃活泼。
   C. 1,3-戊二烯比1,4-戊二烯稳定
   D. 烯烃分子都存在顺反异构
   E. 共轭效应只存在于共轭体系中，沿共轭链传递，其强度随着共轭链的增长而减弱

3. 下列化合物用酸性高锰酸钾溶液氧化，有 CO_2 生成的是（   ）。
   A. 1-戊炔   B. 丙烯   C. 3-甲基环己烯
   D. 环丙烷   E. 1-丁烯

4. 鉴别烯烃和烷烃可选用的试剂是（   ）。
   A. $KMnO_4$ 溶液/H^+ B. Br_2/CCl_4 C. NaOH
   D. H_2O E. $AgNO_3$

二、命名或写出下列化合物的结构式

1. $CH_3CH_2CHCH=CCH_2CH_3$ （带 CH_3 取代基）

2. （结构式：CH_3、H 连接 C=C 连接 CH_2CH_3、Cl）

3. $CH_3C≡CCHCHCH_3$ （带 CH_3、CH_3 取代基）

4. $CH_2=CHCHCH_2CH=CH_2$ （带 CH_3 取代基）

5. $CH_3CH=CHCH(CH_3)C≡CCH_3$

6. (E)-3,4-二甲基-3-庚烯   7. 3-甲基-2-戊炔

8. 3-溴-1,3-戊二烯   9. 3-甲基-2-己烯-4-炔

10. 顺-3,4-二氯-3-己烯

三、完成下列反应式

1. $CH_3CHCH=CH_2$ （带 CH_3）$+ HBr \longrightarrow$

2. $CH_2=CHCH_3 + HBr \xrightarrow{\text{过氧化物}}$

3. $CH_3C=CHCH_3$ （带 CH_3）$\xrightarrow[H^+]{KMnO_4}$

4. $C_6H_{11}\text{-}C\equiv CH + H_2O \xrightarrow[H_2SO_4]{HgSO_4}$

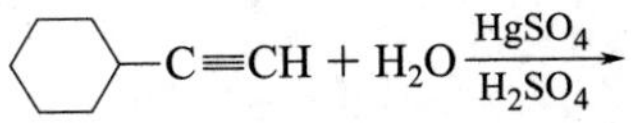

5. $CH_3CH_2C\equiv CH \xrightarrow{Na}{\Delta} \xrightarrow{CH_3I}$

6. 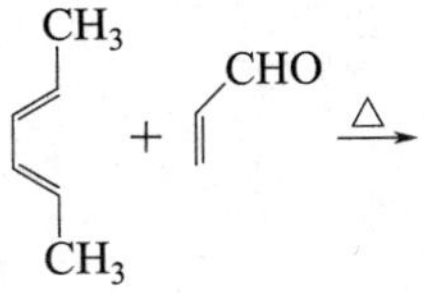 $CH_3CH=CHCH_3 + CH_2=CHCHO \xrightarrow{\Delta}$

7. $CH_2=CHCH=CH_2 + Br_2 \xrightarrow{1,4\text{-}加成}$

8. $CH_3C\equiv CH + HBr \xrightarrow{HBr}$

四、区分下列各组化合物

1. 丙烷、丙烯、丙炔
2. 1-戊炔、2-戊炔

五、利用所给的化合物作为原料（无机试剂任选）合成有机物

以乙炔为原料合成1-丁炔。

六、推测结构

1. 有 A、B 两种烯烃的分子式都是 C_6H_{12}，用酸性高锰酸钾氧化后，A 只生成酮，B 的产物中一个是羧酸，另一个是酮，试推测 A、B 的结构。

2. 有一链烃 A 的分子式为 C_6H_8，无顺反异构体，无共轭效应，用银氨溶液处理得到白色沉淀，用 Lindlar 试剂氢化得化合物 B，其分子式为 C_6H_{10}，B 也无顺反异构体。A 和 B 与高锰酸钾发生氧化反应都得到 $2\text{mol } CO_2$ 和另一化合物 C，C 分子中有酮基，试写出 A、B、C 的结构式。

（冯伟）

第四章 芳香烃

芳香烃

学习目标

知识要求
1. 掌握芳香烃的命名，单环芳烃及萘的主要化学性质。
2. 熟悉苯环的结构，常见的定位基及其定位效应。
3. 了解芳香烃概念、分类。

能力要求
1. 熟练应用定位效应正确预测一元取代苯发生取代反应的主要产物，选择合适的反应路线合成苯及其衍生物。
2. 能用酸性高锰酸钾溶液鉴别含 α-H 的烷基苯。

案例导入

案例 香蕉水又名"天那水"，是多种有机溶剂的混合物，主要成分为苯、甲苯、乙酸丁酯、环己酮、乙酸异戊酯等，因其具有乙酸戊酯或乙酸异戊酯等香蕉味故得名。香蕉水极易挥发，易燃烧，为无色透明液体，微溶于水，能溶于各种有机溶剂，主要用作粘鞋胶、喷漆的溶剂和稀释剂。其蒸气剧毒，长期吸入会损害造血器官和神经系统，引起白细胞数目减少和头晕乏力等症状，长期接触可发生再生障碍性贫血、急性白血病等。

《中国药典》（2015年版）中，苯常用作中药薄层色谱法鉴别的展开剂，由于毒性较大，常用毒性稍低的甲苯、环己烷、乙酸乙酯等代替。

讨论　1. 苯、甲苯属于哪一类化合物？
2. 苯环的结构如何？苯具有哪些特殊性质？

芳香烃属于环烃，是芳香族化合物的母体。最初，人们将一些从天然植物中香精油或香树脂例如安息香酸（来源于安息香树）中得到的具有芳香气味的化合物称为芳香族化合物，此类化合物的结构往往含有苯环及取代基，例如—OCH$_3$、—CHO、—COOH 等。后来，人们发现，并非所有含苯环的化合物都有香味，而有的物质尽管具有芳香气味，但不一定属于芳香化合物，因此，"芳香"两字已经失去了原有的含义。芳香烃包括苯和化学性质类似苯的一类环状结构的化合物，通常含有苯环结构，少数不含苯环，但这些化合物都具有难加成、难氧化和易取代的性质，这种性质称为芳香性，具有芳香性的烃类称为芳香烃，简称芳烃，具有芳香性的物质称为芳香族化合物。

第四章 芳香烃

有机化学与药学

在合成药物及天然药物中，很多含有苯环结构。例如，镇静催眠、抗惊厥、抗癫痫并能增强麻醉作用的地西泮；具有抗高血压的心得安。

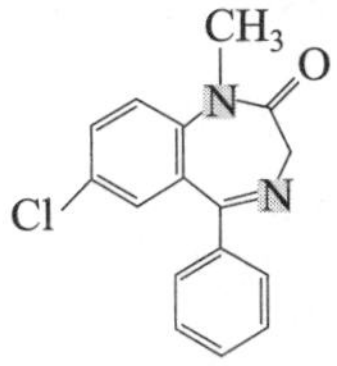

地西泮(镇静催眠药) 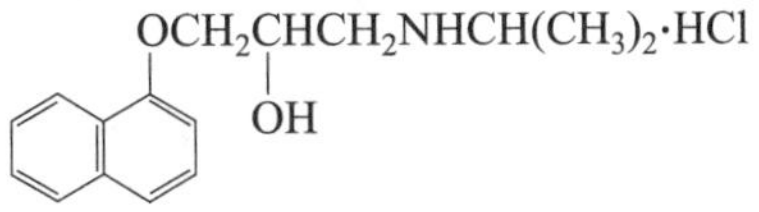　　　　心得安(抗高血压药)

一、芳香烃的分类

芳烃根据是否含有苯环，苯环的数目以及连接方式，分类如下：

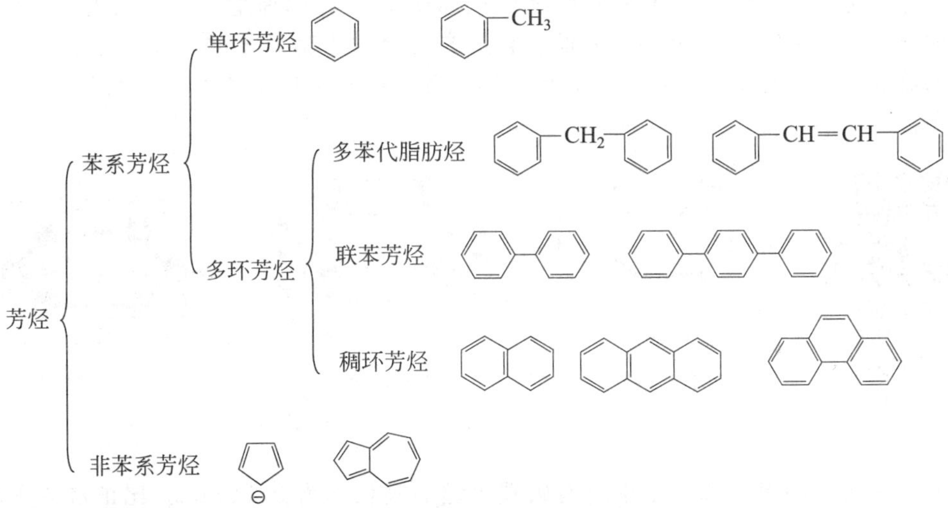

- 苯系芳烃
  - 单环芳烃
  - 多环芳烃
    - 多苯代脂肪烃
    - 联苯芳烃
    - 稠环芳烃
- 非苯系芳烃

本章讨论苯系芳烃，其中，苯是单环芳烃中最简单而又最典型的化合物。

二、苯的结构

1. 苯的凯库勒结构

通过元素的定性定量分析以及分子量的测定可知，苯由碳氢两种元素组成，相对分子质量为78，分子式为 C_6H_6。从苯的组成来看，碳氢两种元素的比例为1∶1，苯应具有很高的不饱和性，像不饱和烃一样容易发生加成、氧化和聚合反应。但事实上，苯却是一种非常稳定的化合物，一般情况下难发生加成反应，也难被氧化，而容易发生取代反应。据此，德国化学家凯库勒（Kekule）于1865年提出了关于苯分子结构的构想，他认为，苯分子中的6个碳原子以单双键交替的形式相互连接，构成正六边形平面结构，每个碳原子与1个氢原子相连，凯库勒苯的结构表示为：

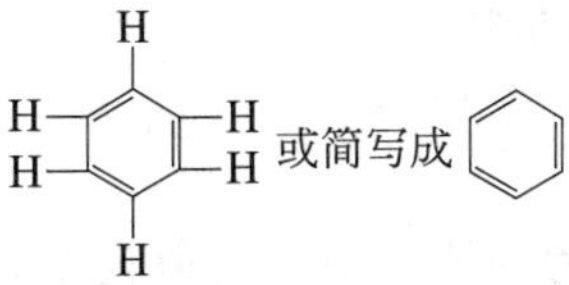

事实上，苯的一些性质也支持了凯库勒关于苯分子结构的构想，例苯催化加氢后可得到环己烷；苯的一元取代物只有一种，但是，苯的凯库勒结构式无法解释如下现象：

（1）苯的凯库勒结构式中含有3个双键，但在一般条件下，苯却不易发生加成反应而容易发生取代反应。

（2）根据苯的凯库勒结构式，苯的邻位二元取代物应该有两种，但事实上只有一种。

可见，苯的凯库勒结构式存在缺陷。

2. 现代价键理论的苯分子结构

现代价键理论认为，苯环中的每个碳原子均为 sp^2 杂化。每个碳原子的3个 sp^2 杂化轨道分别与2个相邻碳原子的 sp^2 杂化轨道和1个氢原子的s轨道"头碰头"正面重叠，形成2个C—Cσ键和1个C—Hσ键，这样6个碳原子正好形成一个对称的正六边形结构，分子中6个C—Cσ键和6个C—Hσ键都在同一平面上，键角都是120°，如图4-1(a)所示。此外，每个碳原子还剩下1个未参加杂化的 p_z 轨道，其对称轴垂直于正六边形平面，6个 p_z 轨道相互平行，彼此"肩并肩"侧面重叠形成闭合的共轭大π键，大π电子云对称而均匀地分布在整个正六边形平面的上下，形成闭合的环状π-π共轭体系。如图4-1(b)、图4-1(c)所示。

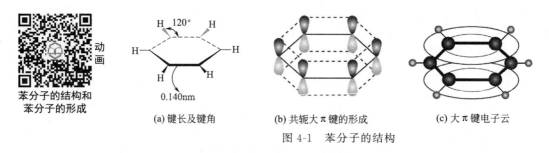

(a) 键长及键角　　　(b) 共轭大π键的形成　　　(c) 大π键电子云

图4-1　苯分子的结构

现代物理方法测得，苯分子中所有碳碳单键的键长均为0.140nm，比正常的碳碳单键（0.154nm）要短，而比正常的碳碳双键（0.134nm）要长，如图4-1(a)所示。在这个共轭体系中，π电子高度离域，使电子云密度完全平均化，键长趋向平均化。体系能量降低，苯分子的这种特殊结构使苯具有独特的化学性质——芳香性。

现代价键理论将苯分子的结构简式表示为⬡，在书写时，一般用凯库勒式⌬表示。

三、单环芳烃的命名

（一）苯及其同系物的命名

苯及其同系物（单环芳烃）的通式为 C_nH_{2n-6}（$n \geqslant 6$），例如，C_6H_6（苯）、C_7H_8（甲苯）、C_8H_{10}（乙苯）和 C_9H_{12}（丙苯），它们是含有单个苯环的一系列化合物，相邻同系物之间仅差 CH_2（同系差），结构可以看成苯分子中的一个或多个氢原子被烷基所取代，而得到的一元或多元烷基苯及其同系物。

苯及其同系物的命名主要遵循如下规则。

1. 简单结构的烷基苯

（1）一元烷基苯　通常以苯为母体，烷基为取代基，称为"某烷基苯"，"基"字常省略。例如：

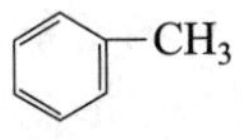

甲苯 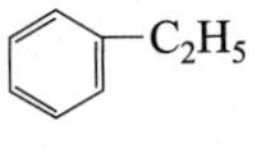　　　乙苯 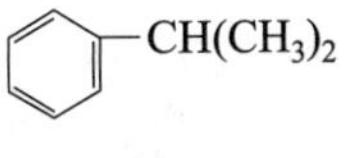　　　异丙苯

(2) 二元烷基苯　可用 1,2 或邻、o-(ortho-)，1,3 或间、m-(meta-)，1,4 或对、p-(para-) 等词头分别表示两个烷基的相对位置。例如：

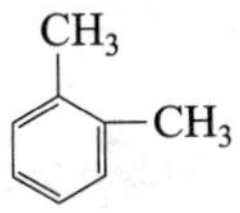

1,2-甲苯　　　　　　1,3-二甲苯　　　　　　1,4-二甲苯
或邻二甲苯(o-二甲苯)　间二甲苯(m-二甲苯)　对二甲苯(p-二甲苯)

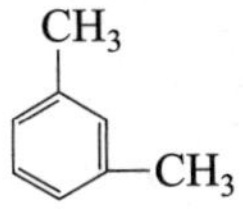

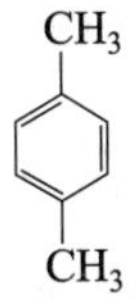

(3) 三元取代苯　可用 1,2,3 或连，1,2,4 或偏，1,3,5 或均等词头分别表示三个烷基的相对位置。例如：

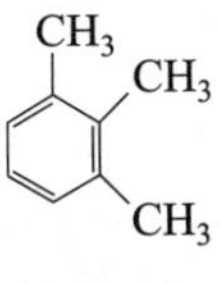

1,2,3-三甲苯　　1,2,4-三甲苯　　1,3,5-三甲苯
或连三甲苯　　　或偏三甲苯　　　或均三甲苯

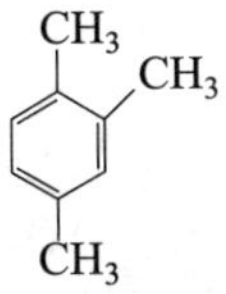

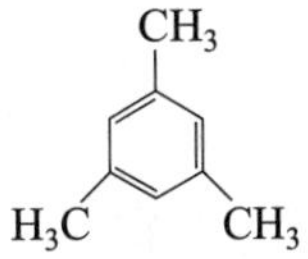

需要注意的是，在上述命名中，用中文表示多个烷基的相对位置时，中文后面没有间隔短线；而用阿拉伯数字或英文词头表示时，则阿拉伯数字或英文词头的后面要间隔短线。

苯环上有多个烷基，编号时要遵循取代基位次的最低系列原则；命名时要先简后繁，同类合并；如果其中有一个是甲基，也可以甲苯为母体。例如：

1-甲基-4-乙基苯(对甲乙苯)　　1-甲基-2-乙基-4-异丙基苯　　1,3-二甲基-4-乙基苯
或 4-乙基甲苯 (对乙基甲苯)　　或 2-乙基-4-异丙基甲苯　　　或 4-乙基-1,3-二甲苯

2. 复杂结构的烷基苯

以烷烃为母体，芳烃基为取代基。例如：

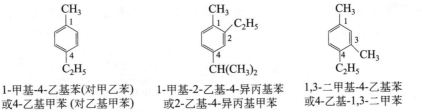

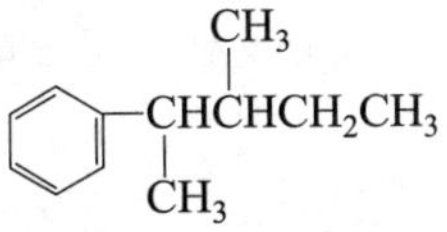

3-甲基-2-苯基戊烷

3. 苯代不饱和脂肪链烃

以芳烃基为取代基，不饱和链烃为母体。例如：

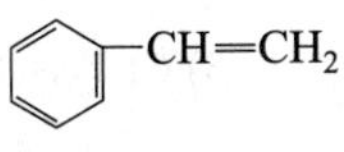

苯乙烯 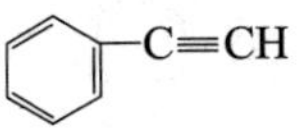　　　苯乙炔 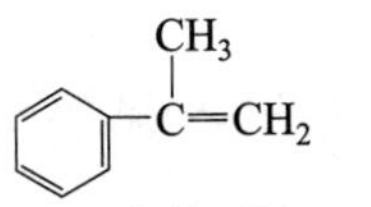　　　2-苯基丙烯

需要指出的是，苯及其同系物的衍生物是一类十分重要的芳香族化合物，通常这类化合物苯环上连有—COOH、—OH、—X、—NO₂等官能团，常见的官能团及优先顺序如下：
—COOH＞—SO₃H＞—CHO＞—OH＞—NH₂＞—C≡CH＞—CH=CH₂＞H＞—NO₂＞—X

苯及其同系物的衍生物，命名分为两种情况：

① 苯环上连有—H后面的官能团时，以苯环作为母体命名。例如：

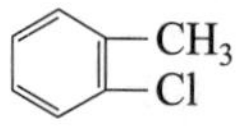

邻氯甲苯 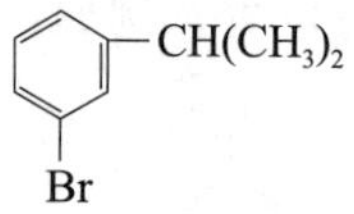　　　间溴异丙苯 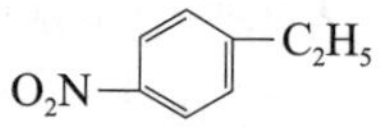　　　对硝基乙苯

② 苯环上连有—H前面的官能团时，则将苯环看作取代基命名；如果连有两个或两个以上官能团，按上述官能团的优先顺序，对排在前面的官能团优先编号，该官能团对应的化合物作为母体，其他官能团作为取代基。例如：

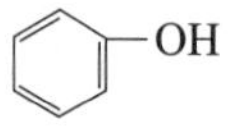

苯酚 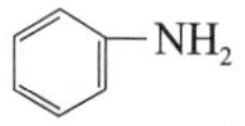　　　苯胺 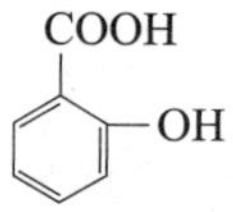　　　邻羟基苯甲酸 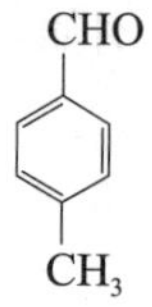　　　对甲基苯甲醛

注意不要把官能团优先顺序与次序规则混淆，官能团优先顺序用于选择母体，次序顺序规则用于命名时判断取代基的优先次序。

（二）芳烃基的命名

芳烃分子中去掉1个氢原子后剩下的基团称为芳烃基，一般用Ar—表示。苯去掉1个氢原子后剩下的基团称为苯基，可用C_6H_5—或Ph—表示。

甲苯分子中甲基上去掉1个氢原子后得到的基团称为苯甲基，又称苄基；而去掉苯环上1个氢原子后得到的基团为甲苯基，分为邻甲苯基、间甲苯基和对甲苯基三种。"甲苯基"是上述三种基团的统称。

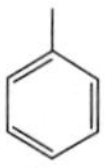

苯基　或C_6H_5—、Ph—　　　苯甲基(苄基)

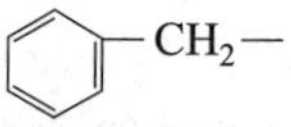

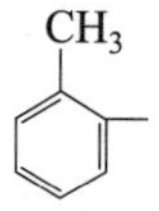

邻甲苯基 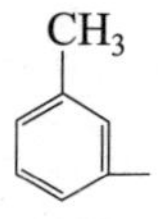　　　间甲苯基 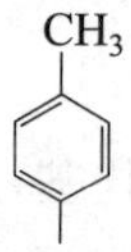　　　对甲苯基

课堂互动

1. 请写出符合分子式C_9H_{12}（单环芳烃）的所有同分异构体，并命名之。
2. 你能写出下列化合物的名称吗？

(1) 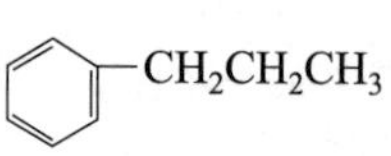 ⌬—CH₂CH₂CH₃　　(2) 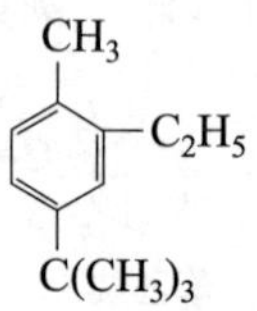 二甲基乙基苯结构　　(3) 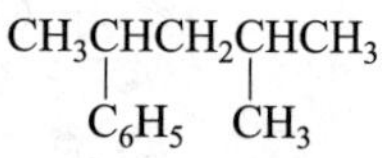 CH₃CHCH₂CHCH₃
　　　　　　　　　　　　　　　　　　　　　　　　　　　C_6H_5　CH₃

四、苯及其同系物的性质

(一) 物理性质

苯及其同系物多数为无色透明有特殊气味的液体，相对密度一般在 0.86～0.90 之间，不溶于水而易溶于有机溶剂。苯和甲苯都是良好的有机溶剂，其蒸气有毒，长期吸入会损害造血器官和神经系统，引起白细胞数目减少和头晕乏力等症状。

> **拓展阅读》》 化学防晒和物理防晒孰优孰劣**
>
> 化学防晒即化学防晒剂，又称紫外线吸收剂，化学防晒剂为一种透光物质，可利用它吸收紫外线的原理来防晒。化学防晒成分经皮肤表皮吸收，吸收有害的紫外线后再以一种较低的能量形态释放出来，避免了紫外线的直接损伤，吸收过程发生在皮肤，并由人体代谢而清除。由于需要先经表皮吸收，所以化学性防晒成分必须先涂抹 30min 后才有效果。
>
> 常见的化学防晒霜成分有水杨酸乙基己酯、对氨基苯甲酸系列衍生物等，后者于 2017 年 10 月 27 日，被世界卫生组织国际癌症研究机构列为 3 类致癌物清单初步整理参考。
>
> $$H_2N-\!\!\!\bigcirc\!\!\!-COOH$$
> 对氨基苯甲酸
>
> 物理防晒又称物理防晒剂，是防晒剂的另一种类型，区别于化学防晒，主要成分是二氧化钛和氧化锌，主要是靠反射或散射作用，阻挡掉紫外线来达到防晒的目的。因此，物理防晒相对于化学防晒更安全。

(二) 化学性质

由于苯环结构的特殊性，苯及其同系物具有芳香性，表现在化学性质上，苯环稳定，难加成、难氧化、易取代，所以，苯环上的取代反应是苯及其同系物最重要的化学性质。

1. 苯环上的亲电取代反应

在一定的条件下，苯环上的氢原子容易被其他原子或原子团所取代而发生卤代、硝化、磺化和傅-克反应。

(1) 卤代反应（引入—X） 在催化剂铁粉或卤化铁的作用下，苯与卤素反应，苯环上的氢原子被卤素（—X）原子取代，生成卤代苯。

$$\text{C}_6\text{H}_5\text{H} + X-X \xrightarrow{\text{Fe粉}\atop\text{或FeX}_3} \text{C}_6\text{H}_5{-}X + HX$$
卤代苯

例如：

$$\bigcirc + Br_2 \xrightarrow{\text{Fe粉}\atop\text{或FeBr}_3} \bigcirc\!\!-Br + HBr$$
溴苯

苯的同系物的卤代反应比苯更容易进行，主要生成邻位和对位取代产物。例如：

$$2\,\underset{}{\bigcirc}\!\!-CH_3 + 2Br_2 \xrightarrow{\text{FeBr}_3} \underset{\text{邻溴甲苯}}{\overset{CH_3}{\bigcirc}\!\!-Br} + \underset{\text{对溴甲苯}}{\overset{CH_3}{\bigcirc}\!\!-Br} + 2HBr$$

此外,苯的同系物如甲苯在光照或加热的条件下,主要发生在苯环侧链上 α-H 的卤代反应。例如:

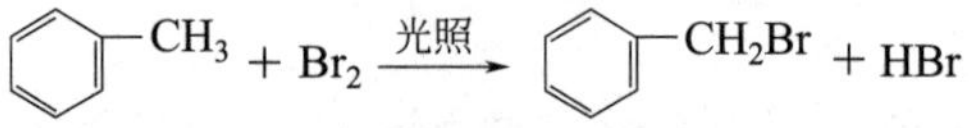

$$C_6H_5-CH_3 + Br_2 \xrightarrow{光照} C_6H_5-CH_2Br + HBr$$

溴化苄(苄溴)

(2) 硝化反应(引入—NO_2) 苯与混酸(浓硝酸、浓硫酸的混合酸)反应,苯环上的氢原子被硝基(—NO_2)取代,生成硝基苯。例如:

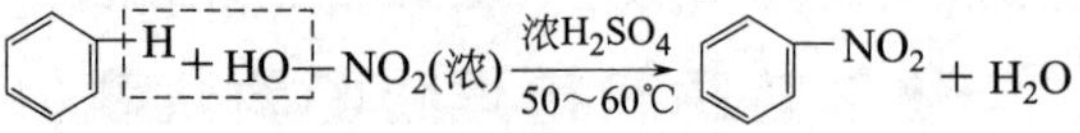

$$C_6H_5-H + HO-NO_2(浓) \xrightarrow[50\sim60℃]{浓H_2SO_4} C_6H_5-NO_2 + H_2O$$

硝基苯

硝基苯是微黄色具有苦杏仁味的油状液体,可用作有机合成中间体及药物合成的原料。硝基苯与发烟硝酸及更高温度可以继续硝化,主要生成间二硝基苯。

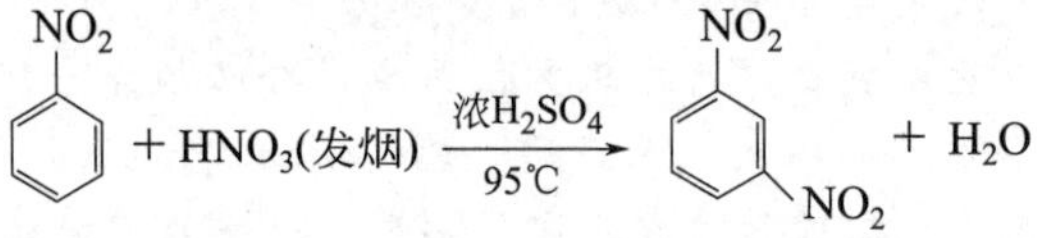

$$C_6H_5NO_2 + HNO_3(发烟) \xrightarrow[95℃]{浓H_2SO_4} 间-C_6H_4(NO_2)_2 + H_2O$$

间二硝基苯

可见,硝基苯的硝化反应比苯要难。苯的同系物的硝化反应比苯更容易进行,甲苯的硝化反应速率是苯的 25 倍。主要生成邻位和对位取代产物。例如:

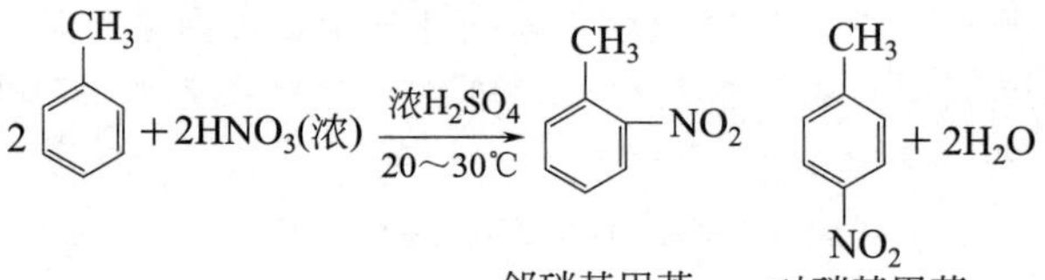

$$2\,C_6H_5CH_3 + 2HNO_3(浓) \xrightarrow[20\sim30℃]{浓H_2SO_4} 邻-CH_3C_6H_4NO_2 + 对-CH_3C_6H_4NO_2 + 2H_2O$$

邻硝基甲苯　对硝基甲苯

甲苯如果在较高的温度(100℃)下发生硝化反应,则生成 2,4,6-三硝基甲苯(TNT)炸药。

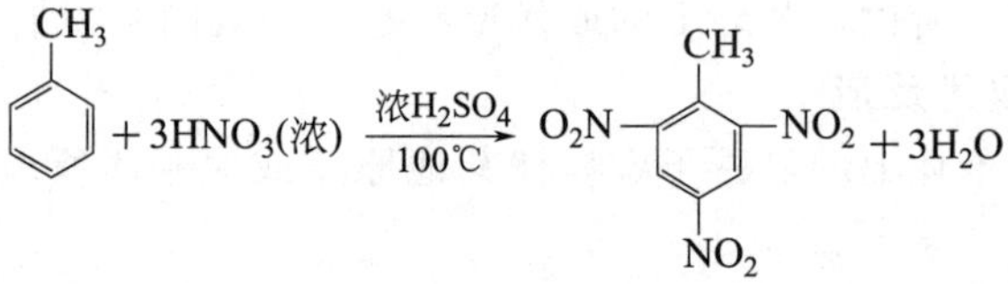

$$C_6H_5CH_3 + 3HNO_3(浓) \xrightarrow[100℃]{浓H_2SO_4} C_6H_2(NO_2)_3CH_3 + 3H_2O$$

2,4,6-三硝基甲苯(TNT)

拓展阅读 》》》　　TNT炸药的发明

三硝基甲苯(俗称TNT,梯恩梯)是一种烈性炸药,由J·威尔勃兰德发明。呈黄色粉末状,难溶于水。可用于水下爆破,威力巨大,但性质稳定,不易爆炸,需要雷管进行引爆,爆炸后呈负氧平衡,产生有毒气体。局部皮肤接触三硝基甲苯会染成橘黄色发生皮炎,吸入高浓度三硝基甲苯粉尘,可发生紫绀、胸闷、呼吸困难等高铁血红蛋白的败血症中毒现象。

(3) 磺化反应(引入—SO_3H) 苯与浓硫酸或发烟硫酸共热,苯环上的氢原子被磺酸基(—SO_3H)取代,生成苯磺酸。

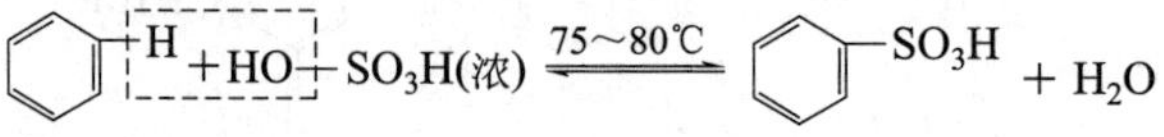

$$C_6H_5-H + HO-SO_3H(浓) \underset{}{\overset{75\sim80℃}{\rightleftharpoons}} C_6H_5-SO_3H + H_2O$$

苯磺酸

第四章 芳香烃

磺化反应是可逆的，为了防止生成的苯磺酸发生水解，通常用过量的浓硫酸或用发烟硫酸（$H_2SO_4 \cdot SO_3$）在室温下进行。

$$\text{C}_6\text{H}_6 \xrightarrow{H_2SO_4 \cdot SO_3} \text{C}_6\text{H}_5\text{SO}_3\text{H}$$

（4）傅-克反应　傅瑞德（C. Friedel）和克拉夫茨（J. M. Crafts）反应简称傅-克（F-C）反应，包括傅-克烷基化反应（引入—R）和傅-克酰基化反应（引入—COR）。

在无水氯化铝的催化下，苯及其同系物与卤代烷反应，苯环上的氢原子被烷基取代，生成烷基苯，称为傅-克烷基化反应。例如：

$$\text{C}_6\text{H}_5\boxed{\text{H}+\text{X}}+\text{R} \xrightarrow{\text{无水}AlCl_3} \text{C}_6\text{H}_5\text{—R} + \text{HX}$$

例如：

$$\text{C}_6\text{H}_6 + CH_3Cl \xrightarrow[\triangle]{\text{无水}AlCl_3} \text{C}_6\text{H}_5\text{—}CH_3 + HCl$$

3 个或 3 个以上碳原子的卤代烷发生傅-克烷基化反应时，常因碳正离子的重排而得到不止一种产物。例如：

$$\text{C}_6\text{H}_6 + CH_3CH_2CH_2Cl \xrightarrow[\triangle]{\text{无水}AlCl_3} \text{C}_6\text{H}_5\text{—}CH(CH_3)_2 + \text{C}_6\text{H}_5\text{—}CH_2CH_2CH_3$$
　　　　　　　　　　　　　　　　　　　　　主要产物　　　　　　　次要产物

在傅-克烷基化反应中，常用的烷基化试剂除了卤代烷外，还有烯烃、醇等。

在无水氯化铝的催化下，苯及其同系物与酰卤、酸酐等反应，苯环上的氢原子被酰基取代，生成芳香酮。

$$\text{C}_6\text{H}_5\boxed{\text{H}+\text{Z}}\text{—}\overset{O}{\underset{\|}{C}}\text{—R} \xrightarrow{\text{无水}AlCl_3} \text{C}_6\text{H}_5\text{—}\overset{O}{\underset{\|}{C}}\text{—R} + HZ$$
　　Z: X、RCOO
　　酰卤或酸酐　　　　　　　　　芳香酮

例如：

$$\text{C}_6\text{H}_6 + CH_3\text{—}\overset{O}{\underset{\|}{C}}\text{—Cl} \xrightarrow[\triangle]{\text{无水}AlCl_3} \text{C}_6\text{H}_5\text{—}\overset{O}{\underset{\|}{C}}\text{—}CH_3 + HCl$$
　　　　　　乙酰氯　　　　　　　　　　　　苯乙酮

在傅-克酰基化反应中，常用的酰基化试剂除了酰卤外，还有酸酐、酯、羧酸等。当苯环上连有—NO_2、—SO_3H、RCO—等强吸电子基团时，会使苯环钝化，不再发生傅-克酰基化反应。

拓展阅读》》》　　　苯环的亲电取代反应机理

实验证明，苯环上的取代反应，是由试剂中的正离子或带正电荷的部分首先进攻苯环上电子云密度较高的碳原子而引起的。最后，试剂中的正离子或带正电荷的部分取代了这个碳原子上的氢原子，所以称为亲电取代反应，带正离子或带正电荷的试剂称为亲电试剂（E^+）。苯环上所发生的取代反应，大多数都是亲电取代反应。

亲电取代反应又称为离子型亲电取代反应，其反应机理是亲电试剂（E^+）进攻苯环而生成一种不稳定的中间体（称为 σ-配合物），此时碳原子的杂化态由 sp^2 转变为 sp^3，E^+ 与此碳原子形成新的σ键而破坏了原来苯环稳定的共轭体系。然后，σ-配合物分解，此碳原子上的碳氢σ键减弱，以H^+的形式离去，生成取代苯，碳原子的杂化态又恢复为sp^2。其反应历程如下：

动画
苯环上的亲电取代反应历程

$$\text{苯} + E^+ \longrightarrow \text{σ配合物} \longrightarrow \text{取代苯} + H^+$$

E^+: X^+、NO_2^+、SO_3、R^+等

2. 氧化反应

苯环稳定，难氧化。但是，苯环上含α-H的侧链却容易被氧化。在强氧化剂（$KMnO_4/H^+$、$K_2Cr_2O_7/H^+$等）作用下，不管侧链多长，都被氧化成羧基；氧化成羧基的数目和相对位置与侧链相对应。例如：

$$\text{C}_6\text{H}_5\text{—CH}_3 \xrightarrow{KMnO_4/H^+} \text{C}_6\text{H}_5\text{—COOH} \xleftarrow{KMnO_4/H^+} \text{C}_6\text{H}_5\text{—CH(CH}_3)_2$$
苯甲酸

$$H_3C\text{—C}_6H_4\text{—CH}_2CH_3 \xrightarrow{KMnO_4/H^+} HOOC\text{—C}_6H_4\text{—COOH}$$
对苯二甲酸

若侧链不含α-H，则不能被氧化，此反应常用于鉴别侧链含α-H苯的同系物。

课堂互动

1. 写出下列化合物被酸性高锰酸钾氧化的产物。

结构：2-CH_3, 1-CH(CH_3)_2, 4-C(CH_3)_3 取代苯 $\xrightarrow{KMnO_4/H^+}$?

2. 鉴别苯和甲苯

3. 加成反应

苯环难加成，但在一定的条件下也可以发生加成反应。

（1）加氢　在催化剂（Ni等）、高温、高压条件下，苯可与氢发生加成反应，生成环己烷。

$$\text{C}_6\text{H}_6 + 3H_2 \xrightarrow[180\sim 250℃]{Ni} \text{环己烷}$$

（2）加氯　在紫外线作用下，苯与氯气发生加成反应，生成六氯环己烷，俗称"六六六"。

$$\text{C}_6\text{H}_6 + 3Cl_2 \xrightarrow{\text{紫外线}} \text{C}_6H_6Cl_6$$
六氯环己烷

五、苯环上亲电取代反应的定位效应

在前面有关苯环亲电取代反应的讨论中可知,甲苯的硝化反应比苯容易进行,主要生成邻位和对位取代产物;硝基苯的硝化反应比苯要难进行,主要生成间位取代产物。由此可见,苯环取代反应的难易,新引入的取代基进入苯环的位置,受到苯环上原有取代基的影响:有的取代基例如甲基,能活化苯环,使苯环的取代反应更容易进行,新引入的取代基主要进入它的邻位和对位;有的取代基例如硝基,能钝化苯环,使苯环的取代反应更难进行,新引入的取代基主要进入它的间位。这种由于苯环上原有取代基能决定苯环取代反应的难易,并对新引入的取代基进入苯环的位置起决定支配作用的效应称为定位效应。环上原有的取代基称为定位基。定位基分为邻、对位定位基和间位定位基两大类。

(一) 邻、对位定位基

邻、对位定位基大多数使苯环活化(卤素除外),使苯环的取代反应更容易进行,新引入的取代基主要进入它的邻位和对位。常见的邻、对位定位基有:

$$-NR_2 \quad -NHR \quad -NH_2 \quad -OH \quad -OR \quad -NHCOR \quad -R \quad -X$$

这类定位基的结构特征是:与苯环直接相连的原子均以单键与其原子相连,且大多带有孤对电子或负电荷。

(二) 间位定位基

间位定位基一般使苯环钝化,使苯环的取代反应更难进行,新引入的取代基主要进入它的间位。常见的间位定位基有:

$$-N^+R_3 \quad -NO_2 \quad -CN \quad -SO_3H \quad -CHO \quad -COOH$$

这类定位基的结构特征是:与苯环直接相连的原子一般都含有重键或带正电荷。

上述两类定位基的活化或钝化强弱不同,其强度次序见表 4-1。

表 4-1 常见邻、对位和间位定位基的定位效应强弱

邻、对位定位基	定位效应强弱	间位定位基
$-NR_2$、$-NHR$、$-NH_2$	强	$-N^+R_3$
$-OH$	↓	$-NO_2$
$-OR$		$-CN$
$-NHCOR$		$-CHO$
$-R$		$-SO_3H$
$-X$	弱	$-COOH$

(三) 定位效应的应用

1. 预测反应产物

当苯环上已有两个取代基,再引入第三个取代基时,新的取代基进入位置的确定有如下几种情况。

(1) 两个取代基定位方向一致 当两个取代基定位效应一致时,它们的定位作用具有加和性,下列实线箭头方向为新的取代基进入的主要位置,生成主要产物;而虚线箭头方向为生成少量产物。例如:

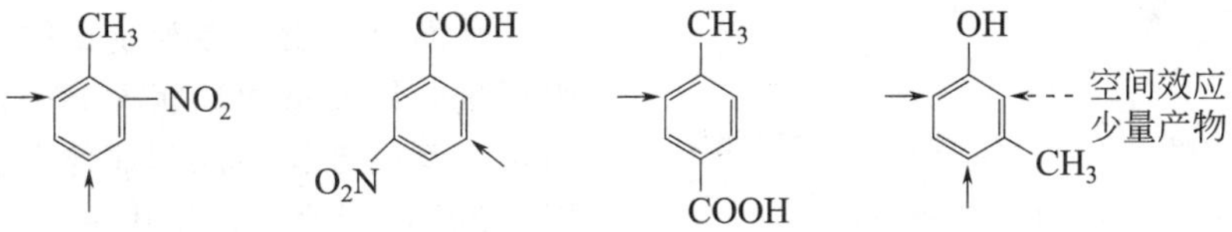

（2）两个取代基定位方向不一致　当两个取代基定位方向不一致时，分为下列三种情况。

① 两个取代基都是邻、对位定位基，但是强弱不同，由强的取代基起主导作用。例如：

② 一个是邻、对位定位基，另一个是间位定位基，由邻、对位定位基起主导作用。例如：

③ 两个取代基都是间位定位基，而两者的定位效应又相互矛盾时则反应很难发生。
在讨论新取代基进入的位置时，除了考虑定位效应外，还要注意空间效应。

2. 定位效应在有机合成中的应用

在有机合成中，利用定位效应，可选择适当的合成路线，从而提高效率，降低成本，获得较好的经济效益。例如，由苯合成邻硝基苯甲酸。

课堂互动

请用提供的原料合成下列化合物。
1. 由苯合成间硝基苯甲酸　　2. 由甲苯合成对溴苄氯

六、多环芳烃

多环芳烃是指分子中含 2 个或 2 个以上苯环的芳烃。包括多苯代脂肪烃、联苯或联多苯和稠环芳烃，本章主要介绍稠环芳烃。

稠环芳烃是指由 2 个或 2 个以上的苯环共用 2 个相邻碳原子而形成的多环芳烃。常见的稠环芳烃有萘、蒽和菲等，它们是合成染料、药物的重要原料。

（一）萘

萘是煤焦油中含量最高的芳烃，萘是制药以及染料中间体的重要原料。

1. 萘的结构

萘的分子式为 $C_{10}H_8$，分子具有平面结构，两个苯环共用两个碳原子稠合在一起。萘成键的方式与苯类似，萘分子中的每个碳原子均为 sp^2 杂化，所有的碳、氢原子都在同一平面上，没有参与杂化的 p 轨道从侧面平行重叠组成平面环状大 π 键，如图 4-2(a) 所示。萘的键长不像苯那样完全平均化，如图 4-2(b) 所示。分子中 α-位电子云密度要

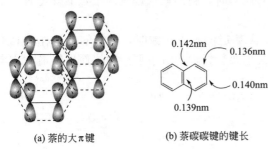

(a) 萘的大π键　　(b) 萘碳碳键的键长

图 4-2　萘分子结构

比 β-位电子云密度大。因此，萘的稳定性比苯差，则反应活性比苯高，无论是取代反应、加成反应还是氧化反应都比苯容易进行。

2. 萘的衍生物的命名

萘环碳原子的编号如图 4-3 所示，其中 1,4,5,8-位是等同的，又称为 α-位；2,3,6,7-位也是等同的，又称为 β-位。共用的两个碳原子上由于没有氢原子，不会发生取代反应，所以无需标明位置，故一元取代萘有 2 个位置异构体，即 α-取代物和 β-取代物。

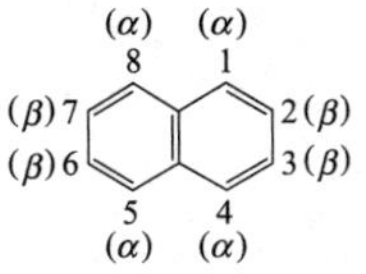

图 4-3 萘环碳原子的编号

一元取代萘命名时可用阿拉伯数字或用希腊字母 α、β 标明取代基的位置。多元取代萘命名时则要用阿拉伯数字标明取代基的位置。例如：

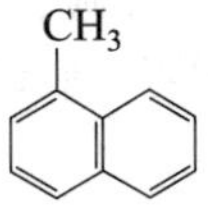

1-甲基萘(α-甲基萘) 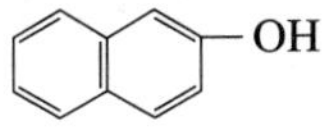　　　2-萘酚(β-萘酚) 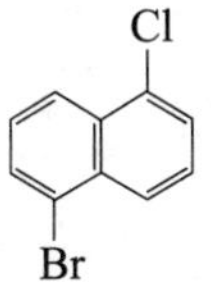　　　1-氯-5-溴萘

3. 萘的物理性质

萘是白色片状晶体，熔点 80.55℃，沸点 218℃，易升华，难溶于水而易溶于热的乙醇等有机溶剂，有特殊的难闻气味。萘有防虫作用。

4. 萘的化学性质

（1）取代反应　萘可发生类似苯的亲电取代反应，但反应活性比苯大，反应条件比较温和，主要生成 α-取代物。例如：

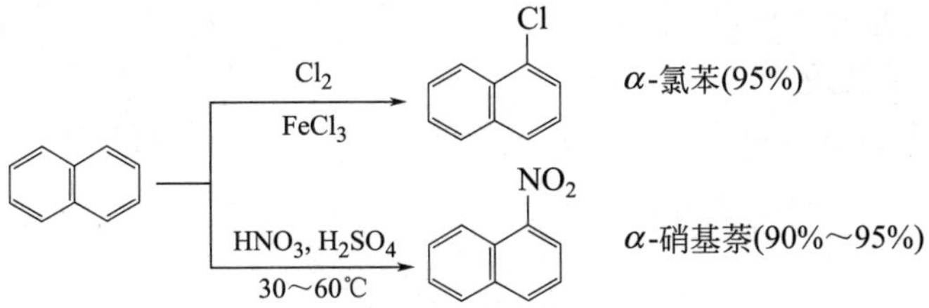

α-氯萘(95%)

α-硝基萘(90%~95%)

磺化反应则温度不同，反应产物也就不同。例如：

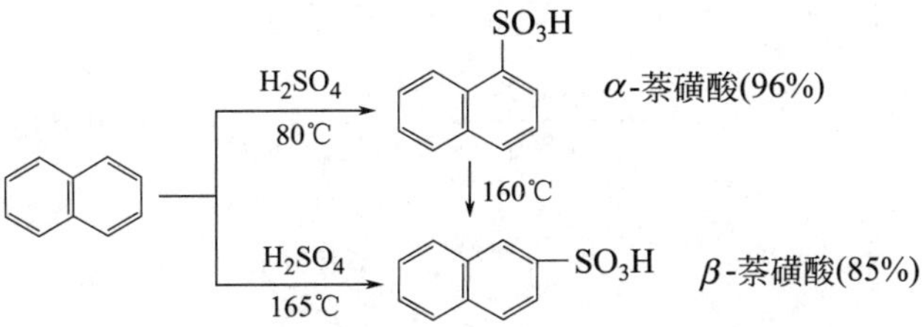

α-萘磺酸(96%)

β-萘磺酸(85%)

（2）加成反应　萘比苯容易发生加成反应，在不同的条件下生成不同的氢加成物。例如：

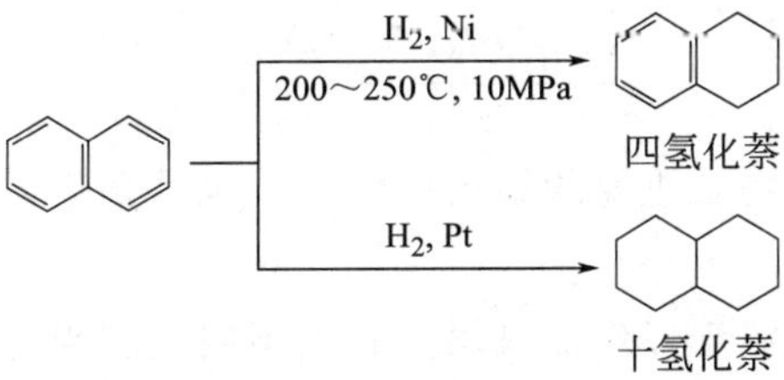

四氢化萘

十氢化萘

（3）氧化反应　萘比苯易氧化，氧化反应发生在 α-位。在温和条件下，萘被氧化生成 1,4-萘醌。例如：

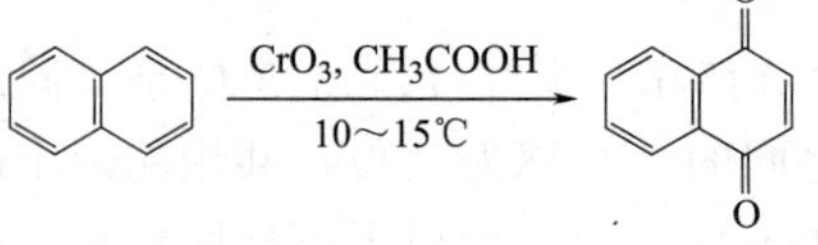
CrO_3, CH_3COOH
10～15℃
O
O

1,4-萘酯

（二）蒽和菲

1. 蒽和菲的结构

蒽和菲的分子式都为 $C_{14}H_{10}$，各由 3 个苯环稠合而成，蒽为直线型稠合，菲为品字型稠合，二者互为同分异构体。它们的结构与萘相似，分子中所有碳、氢原子都在同一平面上，存在着共轭大 π 键，碳碳键的键长和电子云密度同样不能完全平均化。它们的结构式及碳原子编号如图 4-4 所示。

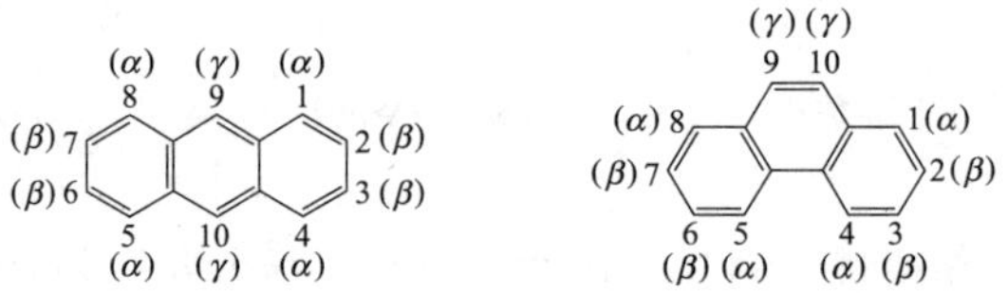
(α) (γ) (α)
8 9 1
(β)7
2(β)
(β)6
3(β)
5 10 4
(α) (γ) (α)
(γ)(γ)
9 10
(α)8
1(α)
(β)7
2(β)
6 5 4 3
(β) (α) (α) (β)

蒽　　　菲

图 4-4　蒽和菲碳原子的编号

2. 蒽和菲的物理性质

蒽和菲都存在于煤焦油中。蒽为白色片状晶体，熔点 216℃，沸点 340℃；菲为具有光泽的白色片状晶体，熔点 101℃，沸点 340℃。

3. 蒽和菲的化学性质

蒽和菲具有一定的不饱和性，在一定的条件下，在 9,10-位可以发生加成反应和氧化反应。例如：

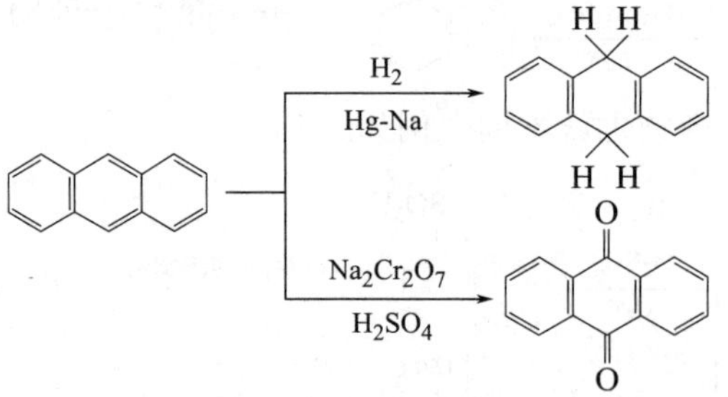
H_2
Hg-Na
H H
H H
$Na_2Cr_2O_7$
H_2SO_4
O
O

9,10-二氢蒽

9,10-蒽醌

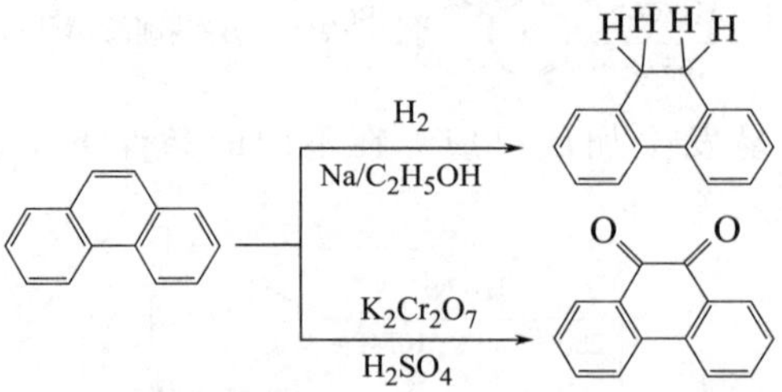
H_2
Na/C_2H_5OH
H H H H
$K_2Cr_2O_7$
H_2SO_4
O O

9,10-二氢菲

9,10-菲醌

氧化产物蒽醌及其衍生物是重要的染料中间体，也是某些天然药物的重要成分。

（三）致癌芳烃

蒽或菲的衍生物主要来源于煤焦油或煤、石油不完全燃烧的产物，其中有一些具有明显致癌作用的稠环芳烃，称为致癌芳烃。已经证明，它们的致癌作用是由于能与 DNA 结合，从而导致 DNA 突变，增加致癌的风险。

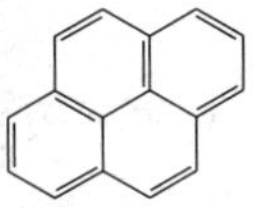

芘 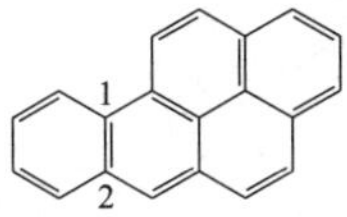　　　　　1,2-苯并芘

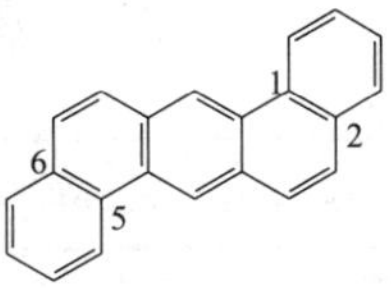

1,2,5,6-二苯并蒽 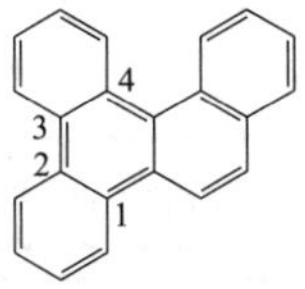　　　　　1,2,3,4-二苯并菲

> **拓展阅读**　　**烧烤食品、熏肉中 1,2-苯并芘的危害**
>
> 　　露天烧烤食品、熏制肉类，藏匿着许多食品卫生安全隐患，据专家分析，由于鸡肉、牛肉和鱼等直接在高温下进行烧烤，被分解的脂肪与肉里的蛋白质作用会产生一种称为苯并芘的致癌物质，其中，1,2-苯并芘具有较强的致癌性，危害极大，可诱发胃癌、肠癌。烧烤肉和熏制肉类，还有高温烧焦的食物，1,2-苯并芘含量较高，因此，专家提醒，烧烤及熏制肉类食品应少吃。

七、休克尔规则

上述讨论可知，苯、萘、蒽和菲它们的分子都是由苯环组成，都是闭合的共轭体系，结构稳定，不易破环，它们都具有芳香性。但是，有些烃类分子中并不含苯环，它们也具有芳香性，人们把这类化合物称为非苯系芳烃。那么，如何判断一个化合物是否具有芳香性呢？

1931 年，休克尔（E. Hückel）在研究环状化合物的芳香性时，从分子轨道理论的角度提出了判断芳香化合物的规则，称为休克尔规则。根据休克尔规则，具有芳香性的化合物，必须同时满足下列 3 个条件：①组成环的原子在同一平面上；②闭合的共轭体系；③π 电子数目满足 $4n+2$ 个（$n=0,1,2,3,\cdots$）。例如，苯、萘、蒽等，符合休克尔规则都具有芳香性。

环戊二烯和环戊二烯负离子，它们都是环状平面结构，但环戊二烯不存在闭合共轭体系，π 电子数为 4，也不符合 $4n+2$ 规则，故不具有芳香性；而环戊二烯负离子，p 轨道有 1 对电子参与形成闭合的共轭体系，这时 π 电子数为 $4+2=6$，符合 $4n+2$（$n=1$）规则，所以具有芳香性。

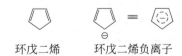

环戊二烯　　环戊二烯负离子

薁分子是环状平面结构，两个环形成闭合的共轭体系，π 电子数为 10，符合 $4n+2$（$n=2$）规则，具有芳香性。薁属于非苯系芳烃，是一类最重要的化合物，它的衍生物 1,4-二甲基-7-异丙基薁也称愈创蓝油烃（或愈创木薁），可用于治疗冻疮及促进伤口愈合等。

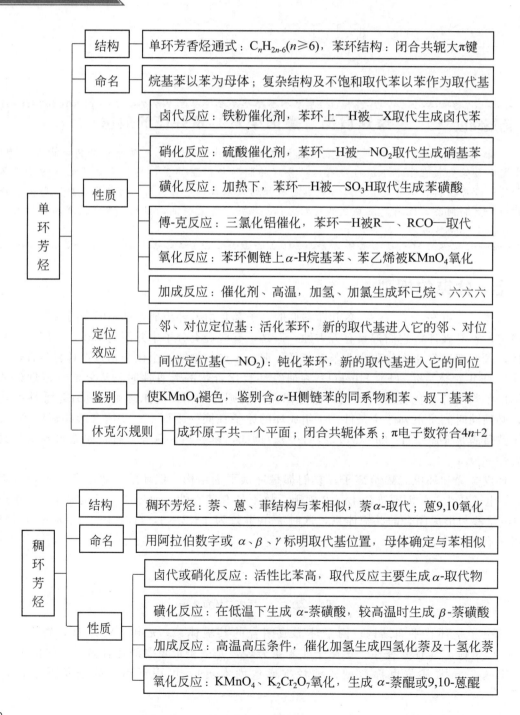

薁   1,4-二甲基-7-异丙基薁(愈创木薁)

重点小结

单环芳烃
- 结构：单环芳香烃通式：$C_nH_{2n-6}(n\geqslant 6)$，苯环结构：闭合共轭大π键
- 命名：烷基苯以苯为母体；复杂结构及不饱和取代苯以苯作为取代基
- 性质：
  - 卤代反应：铁粉催化剂，苯环上—H被—X取代生成卤代苯
  - 硝化反应：硫酸催化剂，苯环—H被—NO_2取代生成硝基苯
  - 磺化反应：加热下，苯环—H被—SO_3H取代生成苯磺酸
  - 傅-克反应：三氯化铝催化，苯环—H被R—、RCO—取代
  - 氧化反应：苯环侧链上α-H烷基苯、苯乙烯被$KMnO_4$氧化
  - 加成反应：催化剂、高温，加氢、加氯生成环己烷、六六六
- 定位效应：
  - 邻、对位定位基：活化苯环，新的取代基进入它的邻、对位
  - 间位定位基(—NO_2)：钝化苯环，新的取代基进入它的间位
- 鉴别：使$KMnO_4$褪色，鉴别含α-H侧链苯的同系物和苯、叔丁基苯
- 休克尔规则：成环原子共一个平面；闭合共轭体系；π电子数符合$4n+2$

稠环芳烃
- 结构：稠环芳烃：萘、蒽、菲结构与苯相似，萘α-取代；蒽9,10氧化
- 命名：用阿拉伯数字或α、β、γ标明取代基位置，母体确定与苯相似
- 性质：
  - 卤代或硝化反应：活性比苯高，取代反应主要生成α-取代物
  - 磺化反应：在低温下生成α-萘磺酸，较高温时生成β-萘磺酸
  - 加成反应：高温高压条件，催化加氢生成四氢化萘及十氢化萘
  - 氧化反应：$KMnO_4$、$K_2Cr_2O_7$氧化，生成α-萘醌或9,10-蒽醌

第四章 芳香烃

目标检测

一、选择题

（一）单项选择题

1. 下列基团中，属于邻、对位定位基的是（ ）。
   A. —COOH B. —OH C. —NO₂ D. —SO₃H
2. 下列基团中，属于间位定位基的是（ ）。
   A. —NH₂ B. —OH C. —Cl D. —CHO
3. 下列基团中，能活化苯环的是（ ）。
   A. —SO₃H B. —NH₂ C. —NO₂ D. —CN
4. 下列基团中，能钝化苯环的是（ ）。
   A. —Cl B. —NH₂ C. —CH₃ D. —OCH₃
5. 下列试剂中，能区分苯和异丙苯的是（ ）。
   A. 溴水 B. 托伦试剂 C. 酸性高锰酸钾溶液 D. 氯化铁溶液
6. 苯分子中的碳原子杂化形式是（ ）。
   A. sp B. sp² C. sp³ D. sp²d

（二）多项选择题

1. 能使高锰酸钾溶液褪色的化合物是（ ）。
   A. 异丙苯 B. 乙苯 C. 邻二甲苯
   D. 苯乙烯 E. 叔丁基苯
2. 下列化合物能发生傅-克酰基化反应的是（ ）。

   A.   B. (苯) C. (氯苯)
   D.  E. (硝基苯)

3. 下列具有芳香性的化合物是（ ）。

   A. (萘) B.  C.  D. (环丁二烯) E. (环戊二烯负离子)

二、命名或写出下列化合物的结构式

1. 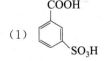   2.    3.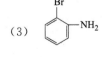

4. 8-甲基-2-萘磺酸 5. 3-乙基-4-异丙基甲苯 6. 苄基

三、简答题

1. 用箭头标出下列化合物硝化反应时硝基所进入的位置

   (1) (间磺酸苯甲酸) (2) (对甲基苯酚) (3) (邻溴苯胺) (4)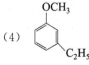

2. 按照亲电取代反应活性由弱到强排列下列化合物
   (1) 苯 (2) 甲苯 (3) 溴苯 (4) 苯胺 (5) 苯酚

四、完成下列反应式

1. 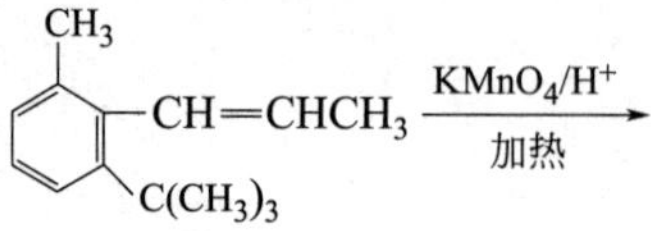 [2,6-二取代(CH₃, C(CH₃)₃)苯基]-CH=CHCH₃ $\xrightarrow[\text{加热}]{\text{KMnO}_4/\text{H}^+}$

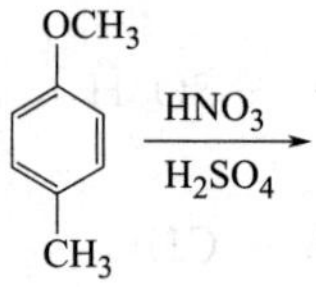

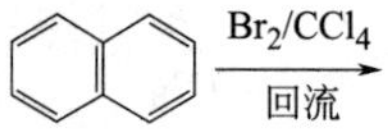

2. 4-甲氧基-1-甲基苯 (对位OCH₃和CH₃) $\xrightarrow{\text{HNO}_3/\text{H}_2\text{SO}_4}$

3. 萘 $\xrightarrow[\text{回流}]{\text{Br}_2/\text{CCl}_4}$

4. 甲苯 + $(CH_3CO)_2O$ $\xrightarrow{\text{FeCl}_3}$

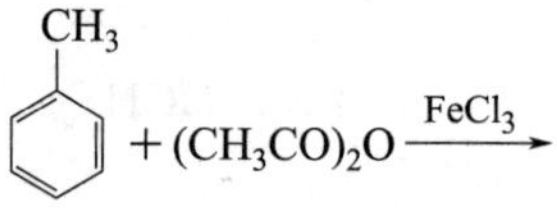

五、以苯为原料（无机试剂任选）合成下列化合物

1. 4-甲基-3-氯苯磺酸
2. 2-硝基-4-氯甲苯

六、推测结构

化合物 A、B、C 分子式为 C_8H_{10}，硝化分别得到主要 1 种、2 种和 1 种一元硝基化合物，氧化则得到二元羧酸，推测 A、B、C 的结构式。

（伍伟杰）

第五章 卤代烃

卤代烃

学习目标

知识要求
1. 掌握卤代烃的分类和命名,主要的化学性质。
2. 熟悉卤代烃的结构,卤代烃的亲核取代反应机理。
3. 了解重要的卤代烃在医药上的应用。

能力要求
1. 熟练应用不同结构卤代烃的反应活性,区分卤代烯丙型、卤代烷型与卤代乙烯型的卤代烃。
2. 学会对卤代烃进行分类,利用卤代烃的命名法能说出其名称。

案例导入

案例 三氯甲烷俗称氯仿,能溶解许多高分子化合物,如油脂、有机玻璃、橡胶等,常用作有机溶剂。曾被用作外科手术的麻醉剂,但不安全,因为氯仿在日光下可被空气氧化成有剧毒的光气。氯仿必须保存在密闭的棕色瓶中,常加入1‰乙醇以破坏可能生成的光气。

讨论 你知道氯仿属于哪一类有机化合物吗?卤代烃由哪些元素组成?

前面章节中,我们已经接触过卤代烃,例如,烷烃、芳烃的卤代反应,生成的产物为卤代烃;烯烃、炔烃的加卤素或卤化氢也生成卤代烃。烃分子中的一个或几个氢原子被卤原子取代所得到的化合物称为卤代烃,可用结构通式 R—X 或 Ar—X 表示,—X 代表卤原子,是指—F、—Cl、—Br、—I,它们是卤代烃的官能团。

有机化学与药学

自然界中含卤素的有机物主要分布在海洋生物(海藻)中,具有抗菌、抗真菌和抗肿瘤等生物活性。例如,Boyd 小组于 1992 年从海洋红藻松香藻首次发现分离出抗肿瘤活性成分,这种活性成分属于多卤化单萜化合物,作为抗肿瘤药物现已进入药理、毒理临床研究。卤代烃在自然界中存在极少,大多数是人工合成的,广泛用作溶剂、防腐剂、制冷剂和麻醉剂等,它们在医药中有很重要的应用。例如,三氟氯溴甲烷(氟烷)是《中国药典》收载的,最早使用的全身麻醉药之一,苯磺酸氨氯地平是一种常用的抗高血压药。

$CF_3CHClBr$

氟烷(全身麻醉药)　　苯磺酸氨氯地平(抗高血压药)

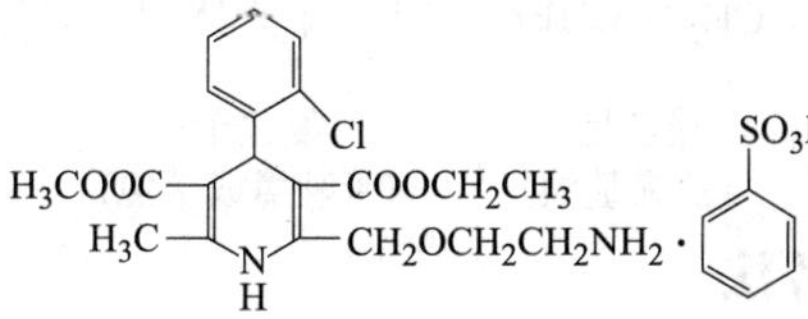

一、卤代烃的分类

卤代烃主要按照以下方法进行分类。

（1）根据卤代烃分子中卤原子的种类不同，分为氟代烃、氯代烃、溴代烃和碘代烃。例如：

$$\begin{array}{cccc} RF & RCl & RBr & RI \\ 氟代烷 & 氯代烷 & 溴代烷 & 碘代烷 \end{array}$$

（2）根据卤代烃分子中所含卤原子的数目不同，分为一卤代烃和多卤代烃（二、三、四卤代烃等）。例如：

$$\begin{array}{cccc} CH_3Cl & CH_2Cl_2 & CHCl_3 & CCl_4 \\ 一卤代烷 & 二卤代烷 & 三卤代烷 & 四卤代烷 \\ (一卤代烃) & & (多卤代烃) & \end{array}$$

（3）根据卤代烃分子中卤原子所连接的烃基结构不同，分为脂肪族卤代烃和芳香族卤代烃，脂肪族卤代烃又分为饱和卤代烃（卤代烷、卤代环烷）、不饱和卤代烃（卤代烯、卤代二烯、卤代炔等）。例如：

$$\begin{array}{ccc} RCH_2X & \text{（环己基-X）} & RCH=CHX & \text{（苯基-X）} \\ 饱和卤代烃 & 不饱和卤代烃 & 芳香卤代烃 \end{array}$$

在不饱和卤代烃中，根据卤原子与碳碳双键的相对位置不同，又可分为乙烯型、烯丙型和隔离型卤代烯，将在后面分别讨论。

（4）根据卤代烃分子中卤原子所连接的碳原子类型不同，分为伯（1°）卤代烃、仲（2°）卤代烃和叔（3°）卤代烃。例如：

$$\begin{array}{ccc} CH_3CH_2CH_2CH_2Cl & CH_3CHClCH_2CH_3 & (CH_3)_3CCl \\ 伯卤代烷 & 仲卤代烷 & 叔卤代烷 \\ (1°\text{卤代烷}) & (2°\text{卤代烷}) & (3°\text{卤代烷}) \end{array}$$

卤代烷与烷烃一样，存在碳链异构，同时由于卤原子的不同位置，产生位置异构，故卤代烷比相应烷烃的同分异构体数目要多。

二、卤代烃的命名

（一）普通命名法

简单结构的卤代烃可用普通命名法命名，通常以卤原子作为取代基，称为某卤代烃，"代"字常省略；或以烃基作为取代基，称为某烃基卤。例如：

$$\begin{array}{cccc} CH_3Cl & CHI_3 & (CH_3)_3CCl & \text{环己基-Br} \\ 氯甲烷 & 三碘甲烷 & 叔丁基氯 & 溴代环己烷 \\ (甲基氯) & (碘仿) & & (环己基溴) \end{array}$$

$$\begin{array}{ccc} CH_2=CHBr & \text{苯基-}CH_2Cl & \text{苯基-Br} \\ 溴乙烯 & 氯化苄 & 溴苯 \\ (乙烯基溴) & (苄基氯或苄氯) & (苯基溴) \end{array}$$

（二）系统命名法

复杂结构的卤代烃一般采用系统命名法命名，命名原则如下。

（1）命名卤代烷时，选择连接卤原子的最长碳链为主链，根据主链中碳原子的数称为某烷，卤原子和其他支链为取代基。编号以取代基最小位次为原则，当出现卤原子和烷基的位次相同时，应给予烷基以较小的编号；不同卤原子的位次相同时，则应优先考虑原子序数较小的卤原子的编号。例如：

$$\underset{\text{3-甲基-4-氯己烷}}{CH_3CH_2\underset{\underset{CH_3}{|}}{CH}\underset{\underset{Cl}{|}}{CH}CH_2CH_3} \qquad \underset{\text{2-氯-4-溴戊烷}}{CH_3\underset{\underset{Br}{|}}{CH}CH_2\underset{\underset{Cl}{|}}{CH}CH_3}$$

（2）命名卤代烯和卤代炔时，选择含有不饱和键且连接卤原子的最长碳链为主链，编号时从靠近不饱和键的碳端开始，使不饱和键的位次尽可能小，再依次考虑烷基、卤原子的编号。例如：

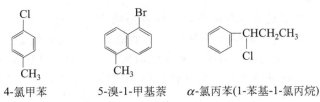

(Z)-2-苯基-3-氯-2-丁烯　　　　3-溴丙烯　　　　4-溴-1-戊炔

（3）命名芳香族卤代烃时，既可将芳烃作为母体，也可把脂肪烃作为母体。以芳烃作为母体时，芳环上的编号一般用阿拉伯数字，芳环侧链的编号则可用希腊字母。例如：

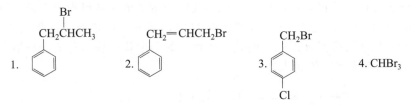

4-氯甲苯　　　　5-溴-1-甲基萘　　　　α-氯丙苯(1-苯基-1-氯丙烷)

课堂互动

你能确定下列化合物属于哪种类型的卤代烃吗？并请写出它们的名称。

1. C₆H₅CH(Br)CH₃　　2. C₆H₅CH=CHCH₂Br　　3. 4-ClC₆H₄CH₂Br　　4. CHBr₃

拓展阅读》》　　卤代烃在医药及其他领域中的应用

卤代烃主要用作冷冻剂、有机溶剂、麻醉剂和灭火剂等，例如，氯乙烷（CH_3CH_2Cl）为无色气体，易液化为液体，常温下易挥发，引起急剧冷却，可用作有机溶剂、冷冻剂、麻醉剂等。三氯甲烷（$CHCl_3$）俗名氯仿，能溶解许多高分子化合物，如油脂、有机玻璃、橡胶等，常用作有机溶剂。曾被用作外科手术的麻醉剂，但不安全，因为氯仿在日光下可被空气氧化成有剧毒的光气（$COCl_2$）。氯仿必须保存在密闭的棕色瓶中，常加入1‰乙醇以破坏可能生成的光气。四氯甲烷（CCl_4）俗称四氯化碳，无色液体，有毒，不易燃，曾广泛用作溶剂、灭火剂。氟里昂是几种氟氯甲烷和氟氯乙烷的总称，其中最主要的成分是二氟二氯甲烷（CCl_2F_2）。氟里昂是传统的冷冻剂，广泛应用于冰箱、空调和汽车的制冷中，

> 有危害性，是破坏臭氧层的元凶。氯乙烯（$CH_2 = CHCl$）在常温下为无色有乙醚味的气体。氯乙烯的主要用途是合成聚氯乙烯。聚氯乙烯，简称PVC，为微黄色半透明状，有光泽，是目前我国产量最大的一种塑料，用作薄膜、管材、鞋底和电线外皮等。

三、卤代烷的性质

（一）物理性质

在室温下，除氟代烷外，低级的卤代烷如氯甲烷、溴甲烷和氯乙烷为气体，其他为无色液体，15个碳原子以上的高级卤代烷为固体。碘代烷、溴代烷尤其是碘代烷，长期放置因分解产生游离碘和溴而有颜色。许多卤代烃具有强烈的气味，卤代烃有毒，对人的肝脏损害较大，使用时应避免吸入。

一卤代烷的沸点随碳原子数增加而增高；烷基相同时，沸点依氯代烷、溴代烷、碘代烷的次序而递增。卤代烃的相对密度随其分子中卤原子的数目增多而增大；除一氯代烃外，多数卤代烃像溴代烃、碘代烃的相对密度比水大。在同分异构体中，支链越多，沸点、相对密度越低。卤代烃均难溶于水，易溶于醇、醚等有机溶剂，二氯甲烷、氯仿、四氯化碳等是良好的有机溶剂。

（二）化学性质

在卤代烷中，C—X键是极性共价键，比较容易断裂；同时，由于卤原子的电负性比碳原子大，产生-I可以通过诱导效应影响到β-碳上的氢原子，从而使β-H表现出一定的活泼性，因此，卤代烃的化学性质比较活泼，易发生取代反应、消除反应及与金属反应等。在外界电场的影响下，C—X键易被极化，极化性由强到弱的顺序为：C—I＞C—Br＞C—Cl。因此，当烃基相同时，卤代烃的反应活泼性顺序为：R—I＞R—Br＞R—Cl。

1. 亲核取代反应

由于卤原子具有较大的电负性，使 $\overset{\delta+}{C} - \overset{\delta-}{X}$ 键的共用电子对偏向于卤原子，卤原子带有部分负电荷，而碳原子带有部分正电荷，容易受到在反应中带负电荷或可提供一对未共用电子对的亲核试剂（简写为Nu⁻）进攻，C—X键发生异裂，卤原子以负离子的形式离去，称为离去基团。由亲核试剂进攻带部分正电荷的碳原子而引起的取代反应，称为亲核取代反应，简写为S_N反应。亲核取代反应的通式为：

$$\overset{\delta+}{-C} \leftarrow \overset{\delta-}{X} + Nu^- \longrightarrow \overset{\delta+}{-C} - \overset{\delta-}{Nu} + X^-$$

　　卤代烷　亲核试剂　取代产物　离去基团

常见的亲核试剂有OH^-、RO^-、CN^-、$RC≡C^-$、ONO_2^-、NH_3等，对应的亲核取代反应如下：

$$R-X \begin{cases} \xrightarrow{H_2O, NaOH} R-OH + NaX \quad \text{醇} \\ \xrightarrow{NaOR'} R-OR' + NaX \quad \text{醚} \\ \xrightarrow{NaCN, 醇} R-CN + NaX \quad \text{腈} \\ \xrightarrow{R'C≡CNa} RC≡CR' + NaX \quad \text{炔} \\ \xrightarrow{NH_3} R-NH_2 + HX \quad \text{胺} \\ \xrightarrow{AgNO_3} R-ONO_2 + AgX\downarrow \quad \text{酯} \end{cases}$$

（1）卤代烷的亲核取代反应　上述取代反应被广泛应用于有机合成。例如，卤代烷与 NaCN 的醇溶液反应生成腈，分子中增加一个碳原子，这是有机合成中增长碳链的常用方法之一，引入—CN 后还可以进一步转化成其他官能团，如—COOH、—CONH$_2$ 等。此外，卤代烷与炔钠作用生成炔，引入烷基，也是增长碳链、制备高级炔烃的重要方法之一。又如卤代烷与醇钠在相应的醇溶液中反应生成醚，称为威廉姆逊（Williamson）合成法，这是制备混合醚，尤其是芳香混合醚的主要方法之一。例如：

$$CH_3CH_2Br \begin{cases} \xrightarrow{CH_3C\equiv CNa} CH_3C\equiv CCH_2CH_3 \\ \xrightarrow[\text{醇}]{NaCN} CH_3CH_2CN \xrightarrow{H_3O^+} CH_3CH_2COOH \\ \text{丙腈} \quad\quad\quad\quad \text{丙酸} \\ \xrightarrow{C_6H_5ONa} C_6H_5OCH_2CH_3 \\ \text{苯乙醚} \end{cases}$$

卤代烷与硝酸银的醇溶液反应生成有色的卤化银沉淀，这是常用来鉴别卤代烃的方法。

$$CH_3CH_2Cl + AgNO_3 \xrightarrow[\triangle]{\text{醇溶液}} CH_3CH_2ONO_2 + AgCl\downarrow(\text{白色})$$

当卤原子相同时，卤代烷与硝酸银的醇溶液反应活性次序为：3°＞2°＞1°，其中，伯卤代烷通常需要加热才能进行反应。

拓展阅读　　卤代烷的亲核取代反应机理

人们在研究反应物浓度及反应条件对水解速率的影响时，发现有些卤代烷的水解速率仅与卤代烷的浓度有关，而另一些卤代烷的水解速率与卤代烷和碱的浓度均有关。大量的事实说明，卤代烷的亲核取代反应是按照 2 种不同的反应机理进行的。

1. 单分子亲核取代反应机理（S_N1）

叔卤代烷的水解反应属于单分子亲核取代反应机理。例如，叔丁基溴的水解反应。

$$(CH_3)_3C—Br + OH^- \longrightarrow (CH_3)_3C—OH + Br^-$$
$$\text{叔丁醇}$$

其反应速率方程式为：$v = k_1[(CH_3)_3CBr]$，k_1 为单分子亲核取代反应的速率常数，可见，其水解反应速率只与叔丁基溴的浓度有关，而与亲核试剂的浓度无关，故称为单分子亲核取代反应，用 S_N1 表示，上述反应实际上是分两步完成的。

第一步，叔丁基溴的 C—Br 键发生异裂，生成叔丁基碳正离子和溴负离子，此步反应的反应速率很慢。

$$(CH_3)_3C—Br \xrightleftharpoons{\text{慢}} (CH_3)_3C^+ + Br^-$$

第二步，生成的叔丁基碳正离子很快与进攻的亲核试剂（OH$^-$）结合生成叔丁醇。

$$(CH_3)_3C^+ + OH^- \xrightleftharpoons{\text{快}} (CH_3)_3C + OH$$

S_N1 反应机理有两个特点：①旧键先断裂，新键再形成，有活泼的碳正离子生成；②反应速率只与反应物叔丁基溴的浓度有关，不受亲核试剂浓度的影响。对于多步反应，生成最后产物的速率是由速率最慢的一步来控制的，该步反应称为反应速率的控制步骤，叔丁基溴的水解反应中，C—Br 键的断裂需要较多的能量，反应速率比较慢，而生成的碳正离子具有高度的活泼性，立即与 OH$^-$ 作用，所以整个反应速率仅与卤代烷的浓度有关。碳正离子是活性中间体，性质活泼，它的稳定性将决定整个反应的快慢。对于 S_N1 机理来说，各种卤代烷的反应速率大小顺序如下：

$$CH_3-\underset{\underset{CH_3}{|}}{\overset{\overset{CH_3}{|}}{C}}-X > \underset{\underset{CH_3}{|}}{\overset{\overset{CH_3}{|}}{CH}}-X > CH_3CH_2X > CH_3X$$

2. 双分子亲核取代反应机理（S_N2）

伯卤代烷的水解反应属于双分子亲核取代反应机理，例如，甲基溴的水解反应。

$$CH_3-Br + OH^- \longrightarrow CH_3OH + Br^-$$

其反应速率方程式为：$v=k_2[CH_3Br][OH^-]$，k_2 为双分子亲核取代反应的速率常数，由两种分子参与反应。其反应机理是通过过渡态一步来实现的，即卤代烷分子中 C—Br 键的断裂和醇分子中 C—O 键的形成同时进行。此反应的反应速率与卤代烷的浓度及亲核试剂的浓度乘积成正比，或者说有两种分子参与了过渡态的形成，所以称为双分子亲核取代反应，用 S_N2 表示。

$$OH^- + \underset{\underset{H}{|}}{\overset{\overset{H}{|}}{H}}C-Br \xrightarrow{慢} \left[HO\cdots\underset{\underset{H}{|}}{\overset{\overset{H}{|}}{C}}\cdots Br \right] \xrightarrow{快} HO-\underset{\underset{H}{|}}{\overset{\overset{H}{|}}{C}}H + Br^-$$
过渡态

S_N2 反应机理的特点：①反应速率与卤代烷及亲核试剂的浓度均有关；②C—Br 键的断裂与 C—O 键的形成同时进行，反应一步完成。因为反应速率取决于过渡态的形成，亲核试剂从反应物离去基团溴原子的背面进攻 α-碳原子，α-碳原子上烷基的立体效应影响到它的反应速率，烷基增多，空间位阻愈大，S_N2 反应速率减小。所以，对于 S_N2 机理来说，各种卤代烷的反应速率大小顺序如下：

$$CH_3X > CH_3CH_2X > \underset{\underset{CH_3}{|}}{\overset{\overset{CH_3}{|}}{CH}}-X > \underset{\underset{CH_3}{|}}{\overset{\overset{CH_3}{|}}{C}}-X$$

亲核取代反应的两种机理，在反应中是同时存在、相互竞争的，只是在某一特定条件下哪种占优势的问题。影响亲核取代反应机理的因素很多，烷基的结构（数目和大小）、离去基团（卤原子）的性质、亲核试剂的亲核能力以及溶剂的极性等对反应机理都是有影响的，S_N1 反应机理受 α-碳原子上烷基数目的影响，主要是考虑电子效应；S_N2 反应机理受 α-碳原子上烷基的大小和数目的影响，主要是考虑空间效应。

（2）不同类型卤代烃的鉴别　实验证明，不同类型的卤代烃与硝酸银醇溶液反应，生成卤化银沉淀的快慢不同，卤代烃的结构对反应速率有较大的影响，卤原子的活性与卤代烃分子中卤原子所连的烃基结构有密切的关系，见表 5-1。

表 5-1　不同类型的卤代烃与硝酸银醇溶液的反应现象

卤代烃类型	与硝酸银醇溶液的反应现象	卤原子的活性
烯丙型卤代烃 $CH_2=CH-CH_2X$	室温下立即产生 AgX 沉淀	最活泼
叔卤代烷 $(CH_3)_3C-X$	室温下振荡产生 AgX 沉淀	活性次之
仲卤代烷 $(CH_3)_2CH-X$	加热后反应产生 AgX 沉淀	比较活泼
伯卤代烷或隔离型卤代烯 $CH_2=CH-(CH_2)_nX(n \geq 2)$	加热后缓慢产生 AgX 沉淀	一般活泼
乙烯型卤代烃或多卤代烷 $CH_2=CHX$ 或 CHX_3	加热后也不产生 AgX 沉淀	最不活泼

由表 5-1 可见，烯丙型和苄基型卤代烃活性最高，乙烯型卤代烃最不活泼，隔离型卤代

烯和卤代烷处于两者之间，它们的活性顺序如下：
　　烯丙型卤代烃＞叔卤代烃＞仲卤代烃＞伯卤代烃＞乙烯型卤代烃

拓展阅读　卤代烯烃和卤代芳烃

根据卤代烃分子中卤原子与碳碳双键的相对位置不同，可将其划分为三类。

① 烯丙型或苄基型卤代烃　卤原子与不饱和键相隔一个碳原子。例如：

$$CH_2=CH-CH_2-X \qquad \text{C}_6\text{H}_5-CH_2-X$$

该类型卤代烃的卤原子最活泼，与硝酸银醇溶液反应，室温下立即产生 AgX 沉淀。烯丙型卤代烃分子中 C—X 键异裂后形成烯丙基碳正离子，烯丙基碳正离子的 p 空轨道与碳碳双键形成缺电子的 p-π 共轭效应，使正电荷得到分散，增强了碳正离子的稳定性，有利于取代反应的进行，因此，烯丙型卤代烃的卤原子比较活泼。它的 p-π 共轭体系如下所示：

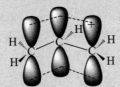 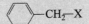

② 隔离型卤代烯或卤代烷　卤原子与不饱和键相隔两个及两个以上饱和碳原子，或卤原子直接与饱和烃基相连。例如：

$$CH_2=CH-(CH_2)_2-X \qquad \text{C}_6\text{H}_5-CH_2CH_2-X \qquad CH_3-X$$

该类型卤代烃的卤原子活性比烯丙型卤代烃稍差，3 种卤代烷与硝酸银醇溶液反应活性顺序为：3°卤代烷＞2°卤代烷＞1°卤代烷，叔卤代烷的卤原子活性最高，室温下能缓慢产生 AgX 沉淀，卤原子的活性是由它们的中间体碳正离子稳定性决定的，3 种卤代烷的碳正离子稳定性如下：

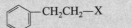

如果烃基相同时，不同卤代烃活性顺序为：RI＞RBr＞RCl，这是因为碘原子半径最大，导致 C—I 键的电子云重叠程度最差，所以碘原子最容易离去。

③ 乙烯型卤代烃或多卤代烷　卤原子直接与不饱和键碳原子相连。例如：

$$CH_2=CH-X \qquad \text{C}_6\text{H}_5-X \qquad CHX_3$$

该类卤代烃的卤原子活性最差，与硝酸银醇溶液反应，加热后也不产生 AgX 沉淀。乙烯型卤代烃中卤原子的一对孤对电子的 p 轨道与不饱和键形成 p-π 共轭体系，导致 C—X 键的稳定性增强，卤原子的活泼性很弱，不易发生取代反应。氯乙烯 p-π 共轭体系如下：

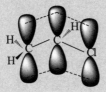

课堂互动

用化学方法区分下列化合物：
1-氯丁烷、2-氯丁烷、2-甲基-2-氯丙烷

2. 消除反应

如前所述，伯卤代烷与稀强碱（NaOH、KOH 等）的水溶液共热时，主要发生取代反应生成醇。但当卤代烃与浓强碱的醇溶液共热时，分子内消去一个简单分子（如 HX），形成不饱和烃的反应称为消除反应。由于此类反应消除的是卤原子和 β-氢原子，因此，也称为 β-消除反应。例如：

$$-\underset{H}{\overset{\beta}{C}}-\underset{X}{\overset{\alpha}{C}}- \longrightarrow \;\;>\!\!C\!\!=\!\!C\!\!<\; +\,HX$$

伯卤代烷分子中只有一种 β-H 脱 HX 不存在取向问题，消除反应只生成一种产物。例如，溴乙烷与 KOH 的醇溶液共热，脱 HX 产物生成乙烯。

$$\underset{H\;\;Br}{\overset{\beta\;\;\;\alpha}{CH_2CH_2}} \xrightarrow[\triangle]{KOH/醇} CH_2\!\!=\!\!CH_2 + NaBr + H_2O$$

仲卤代烷、叔卤代烷脱 HX 时，由于分子中存在着两种不同的 β-H 和 β'-H，反应可以有不同的取向，得到不同的烯烃。例如，2-溴丁烷与 KOH 的醇溶液共热，脱 HX 产物得到 1-丁烯和 2-丁烯 2 种烯烃，而 2-丁烯是主要产物。

$$\underset{H\;\;Br}{\overset{\beta\;\;\;\alpha\;\;\;\beta'}{CH_3CH\;CHCH_3}} \xrightarrow[\triangle]{KOH/醇} \begin{array}{l} CH_3CH\!\!=\!\!CHCH_3 \;\; 81\% \\ CH_3CH_2CH\!\!=\!\!CH_2 \;\; 19\% \end{array}$$

大量实验表明，仲卤代烃、叔卤代烃脱去卤化氢时，主要脱去含氢较少的 β-碳上的氢原子，生成双键上连有较多烃基的烯烃。这一经验规律称为扎依采夫（Saytzeff）规则。

不同的卤代烷发生消除反应的难易程度是不一样的，3 种卤代烷脱 HX 的活性顺序为：

$$3°卤代烷 > 2°卤代烷 > 1°卤代烷$$

在多数情况下，卤代烷的消除反应往往与亲核取代反应同时发生，而又相互竞争，究竟哪一种反应占优势，则与反应物的结构和反应的条件有关，浓碱、高温、弱极性溶剂中有利于消除反应，在稀碱的水溶液中，则有利于取代反应。

课堂互动

请大家想一想，比较 1-溴丁烷与 KOH 作用，在下列条件溶液中反应的产物是否不同？
1. H_2O 2. CH_3CH_2OH

3. 与金属反应

卤代烷可与 Li、Na、K、Mg、Zn 等活泼金属反应，生成含有 C—M 键（M 代表金属原子）的金属有机化合物。例如，卤代烷在无水醚（或称干醚）中，与金属镁作用，生成格利雅（Grignard）试剂，简称格氏试剂，格氏试剂是由 R_2Mg、MgX_2、$(RMgX)_n$ 等多种成分形成的平衡体系混合物，一般用通式 RMgX 表示。例如：

$$R\!-\!X + Mg \xrightarrow{无水乙醚} \underset{烷基卤化镁}{RMgX}$$

无水乙醚是使格氏试剂稳定的溶剂，制备和应用格氏试剂时，宜隔绝空气，在无氧气、无二氧化碳和无水条件下进行反应。生成格氏试剂的反应速率与卤代烃的结构、种类及卤原子的类型有关，不同类型卤原子的卤代烃反应速率顺序为：碘代烷＞溴代烷＞氯代烷。其中氯代烷的活性最小，而碘代烷价格昂贵，实验室一般用溴代烷来制备格氏试剂。

格氏试剂中的 C—Mg 键（金属碳键）是极强的极性键，碳原子带有部分负电荷，所以其性质非常活泼，是有机合成中十分重要的亲核试剂。格氏试剂能与含有活泼氢的化合物如水、氨、卤化氢、醇、酸和末端炔等反应。例如：

$$RMgX + CO_2 \xrightarrow{\text{无水乙醚}} RCOOMgX \xrightarrow{H_3O^+} RCOOH\text{羧酸}$$

$$RMgX + HG \longrightarrow RH + MgXG$$

$$HG\text{: }HOH\text{、}HNH_2\text{、}HX\text{、}HOR\text{、}HOOCR'\text{、}HC\equiv CR'$$

格氏试剂也能与含羰基化合物如二氧化碳、醛、酮、酯等反应，得到烷烃、醇、羧酸等许多重要的有机化合物，这些反应也称格利雅反应。1912 年，法国化学家格利雅由于发明“格利雅试剂”和在“格利雅反应”的应用研究中所做的重大贡献而获得诺贝尔化学奖。

重点小结

- 卤代烃
  - 分类
    - 脂肪族、脂环族卤代烃、芳香族卤代烃；伯卤代烃、仲卤代烃、叔卤代烃
    - 氟代烃、氯代烃、溴代烃、碘代烃；一卤代烃、二卤代烃和多卤代烃
  - 命名
    - 普通命名：以烃基或卤原子作取代基，称某卤烃或某烃基卤
    - 系统命名：以烃为母体，靠近双键、烷基、卤原子编号
  - 性质
    - 取代反应：被—OH、—OR、—ONO_2取代生成醇、醚、酯
    - 消除反应：仲、叔卤代烷脱HX生成扎依采夫规则对称烯烃
    - 与金属反应：干醚条件下与金属镁反应生成格氏试剂RMgX
  - 鉴别
    - 与$AgNO_3$醇溶液反应，析出AgX沉淀；反应活性顺序：烯丙型卤代烃＞叔卤代烷＞仲卤代烷＞伯卤代烷＞乙烯型卤代烃

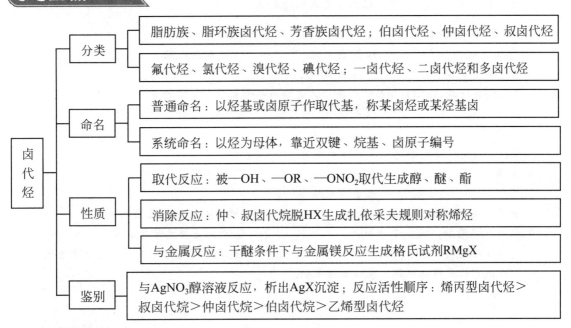

目标检测

一、选择题

（一）单项选择题

1. 1-溴丁烷与氨反应的产物是（　　）。

A. 戊腈　　B. 1-丁胺　　C. 1-丁醇　　D. 丁醚

2. 化合物①$CH_3CH{=}CHCH_2Cl$　②$CH_2{=}CHCH_2CH_2Cl$　③$CH_3CH{=}CClCH_3$ 中卤原子的活性由强到弱顺序排列的是（　　）。

A. ③>①>②　　B. ③>②>①　　C. ①>②>③　　D. ②>①>③

3. 仲卤烷和叔卤烷在消除脱 HX 生成烯烃时，遵循（　　）。

A. 马氏规则　　B. 休克尔规则　　C. 次序规则　　D. 扎依采夫规则

4. 下列化合物中，S_N1 反应活性最大的是（　　）。

A. 仲丁基溴　　B. 叔丁基溴　　C. 正丁基溴　　D. 异丁基溴

5. 用作制备格氏试剂的保护气体是（　　）。

A. O_2　　B. HCl　　C. N_2　　D. CO_2

6. 下列化合物与 $AgNO_3$ 乙醇溶液反应，室温下立即析出白色沉淀的是（　　）。

A. 氯苯　　B. 苄氯　　C. 氯乙烷　　D. 氯乙烯

7. 下列卤代烃与强碱共热时最容易发生消除反应的是（　　）。
   A. 伯卤代烷　　　　B. 仲卤代烷　　　　C. 叔卤代烷　　　　D. 乙烯型卤代烃
8. 将分子式为 $C_3H_6Cl_2$ 的二氯丙烷继续氯代，只生成一种三氯丙烷，则此二氯丙烷的结构为（　　）。
   A. $Cl_2CHCH_2CH_3$　　　　　　　　　　B. $ClCH_2CHClCH_3$
   C. $ClCH_2CH_2CH_2Cl$　　　　　　　　　D. $CH_3CCl_2CH_3$

（二）多项选择题

1. 化合物 （结构：对位取代苯，上方为 $CH_2CH_2CHCH_3$ 带 Br，下方为 $CH=CHCl$）卤代烃的分类正确的是（　　）。
   A. 伯卤代烷　　　　B. 仲卤代烷　　　　C. 饱和卤代烃
   D. 不饱和卤代烃　　E. 多卤代烃

2. 下列化合物与 $AgNO_3$（乙醇）反应，需要加热生成白色沉淀的是（　　）。
   A. β-氯乙苯　　　　B. 苄氯　　　　　　C. 3-环己烯
   D. 4-氯环己烯　　　E. 氯环己烷

3. 有利于伯卤代烃发生消除反应的条件是（　　）。
   A. 高温　　　　　　B. 强碱　　　　　　C. 极性溶剂
   D. 低温　　　　　　E. 弱极性溶剂

4. 卤代烷与 NaOH 在乙醇水溶液中进行反应，下列现象属于 S_N2 反应的是（　　）。
   A. 碱的浓度增加，反应速率加快　　　　　B. 反应是分两步完成的
   C. 反应过程有碳正离子生成　　　　　　　D. 叔卤代烷的反应速率大于仲卤代烷
   E. 进攻试剂的亲核性越强，反应速率越快

二、命名或写出下列化合物的结构式

1. $CH_3CHCH_2CHCH_3$（取代基：C_2H_5、CH_3、Cl）

2. $(CH_3CH_2)(CH_3)C=C(Br)(CH_3)$

3. 2-溴-4-氯甲苯（结构图）

4. 1-甲基-2-氯萘　　　　5. 对氯苄基溴　　　　6. 氯仿

7. 3,3-二甲基-2,4-二氯戊烷　　8. 环己基溴甲烷　　9. 4-氯环己烯

三、完成下列反应式

1. （对溴苯基）$CHClCH_3$ $\xrightarrow[H_2O]{NaOH}$

2. $CH_3CH_2CH_2Cl + 2NH_3 \xrightarrow[\triangle]{C_2H_5OH}$

3. $CH_3I + C_6H_5ONa \longrightarrow$

4. （环己烯基）$CH(Br)CH_2CH_3$ $\xrightarrow[醇]{KOH}$

5. $C_6H_5CH_2Cl + Mg \xrightarrow{\text{无水乙醚}} \xrightarrow[(2) H_3O^+]{(1) CO_2}$

6. $CH_3CH_2\underset{\underset{Br}{|}}{C}HCH_3 + AgNO_3 \xrightarrow{C_2H_5OH}$

7. 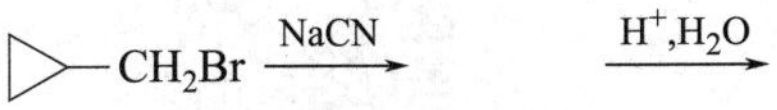 $\triangleright\!\!-\!CH_2Br \xrightarrow{NaCN} \xrightarrow{H^+, H_2O}$

8. $CH_3CH_2\underset{\underset{CH_3}{|}}{C}H\!-\!\underset{\underset{Br}{|}}{C}HCH_3 \xrightarrow[\triangle]{NaOH, C_2H_5OH}$

四、区分下列各组化合物

1. 3-溴环己烯、氯代环己烷和碘代环己烷
2. 氯苯、苄氯和氯乙烷

五、利用所给的有机物为原料（无机试剂任选）合成下列化合物

1. 以正丁基溴为原料，合成 $CH_3CH_2\underset{\underset{OH}{|}}{C}HCH_3$

2. 以丙烯为原料，合成 $CH_3CH_2CH_2COOH$

3. 以苯乙烷为原料，合成2-苯丙酸

六、推测结构

1. 化合物A、B的分子式均为C_4H_9Cl，与KOH的醇溶液共热，生成化合物C、D，分子式为C_4H_8，C氧化后只得到一种羧酸，而D氧化后得到一种羧酸和二氧化碳，C、D与HCl作用可以得到A的同分异构体。推测A、B、C、D的结构式。

2. 芳香族卤代烃A分子式为$C_7H_6Cl_2$，与NaOH水溶液作用生成B分子式为C_7H_7ClO，将B氧化生成2-氯苯甲酸。试推测A和B的结构式。

3. 某化合物A，分子式为C_4H_8，能使Br_2/CCl_4溶液褪色，但不能使$KMnO_4$溶液褪色，加HBr生成B，B也可从A的同分异构体C加HBr得到。但C能使Br_2/CCl_4和$KMnO_4$两种溶液褪色，试推测A、B、C的结构式。

（利健文）

第六章 醇、酚、醚

学习目标

知识要求

1. 掌握醇的分类、命名；醇的主要性质：取代反应、脱水反应、氧化反应。
2. 熟悉酚的分类、命名；酚的主要性质：弱酸性、与三氯化铁反应。
3. 了解醚的分类、命名，醚的主要性质：𨦡盐的生成、醚键的断裂。

能力要求

1. 熟练应用醇、酚的命名法，能正确命名醇、酚、醚；能理解醇的取代反应、脱水反应、氧化反应的规律。
2. 能理解苯酚的弱酸性及其与 Br_2/H_2O、$FeCl_3$ 的反应规律；能对伯醇、仲醇、叔醇、邻二醇和酚进行鉴别。

案例导入

案例 交警检测司机是否酒后驾车的快速简便方法是使用呼气式酒精分析仪。原理是置于小瓶设计的特殊装置中的重铬酸钾、硫酸混合液与司机呼出气体中的乙醇发生了氧化反应，小瓶中混合液的颜色由橙色变为绿色。呼气式酒精分析仪中铬离子颜色的变化通过电子传感元件转换成电信号，从而精确测定出呼气中乙醇的浓度。

讨论 乙醇属于哪一类有机化合物？你能写出乙醇的氧化反应式吗？

醇、酚、醚都是烃的含氧衍生物，从结构上可看作是水分子中的氢原子被脂肪烃基或芳香烃基取代而成的化合物。

醇和酚都含有相同的官能团羟基（—OH）。醇分子中羟基官能团与脂肪烃、脂环烃、芳香烃侧链的碳原子相连，其结构通式为 R—OH；酚分子中羟基官能团直接与芳环碳原子相连，其结构通式为 Ar—OH。

醚是由氧原子连接两个烃基而成的化合物，官能团为醚键（C—O—C），其结构通式为 R—O—R′ 或 Ar—O—R 或 Ar—O—Ar′。

有机化学与药学

许多药物中含有醇或酚的结构，例如具有利尿作用的甘露醇，消炎利胆和降低血胆固醇作用的柳胺酚。

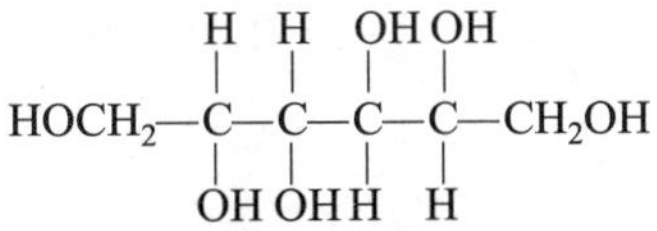

第六章　醇、酚、醚

甘露醇(利尿药) 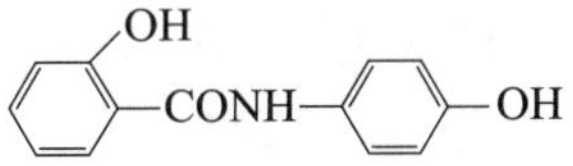　　　　柳胺酚(利胆药)

乙醇分子结构

第一节　醇

醇（R—OH）是指脂肪烃（R—H）分子中氢原子（—H）被醇羟基（—OH）取代的烃的含氧衍生物。

一、醇的分类和命名

（一）醇的分类

根据分子中所含羟基的数目，可将醇分为一元醇、二元醇和多元醇。例如：

CH_3OH　　　　$\begin{matrix}CH_2CH_2\\ |\ \ \ \ \ |\\ OH\ OH\end{matrix}$　　　　$\begin{matrix}CH_2CHCH_2\\ |\ \ \ \ |\ \ \ \ |\\ OH\ OH\ OH\end{matrix}$

一元醇　　　　　二元醇 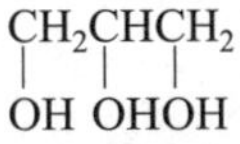　　　　　　三元醇

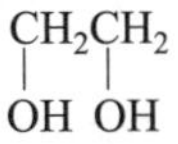

根据与羟基相连烃基的不同，可将醇分为脂肪醇、脂环醇和芳香醇。脂肪醇又可分为饱和醇和不饱和醇。例如：

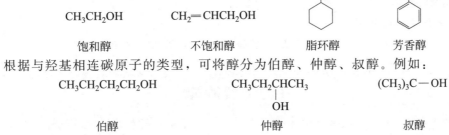

饱和醇　　　　不饱和醇　　　　脂环醇　　　　芳香醇

根据与羟基相连碳原子的类型，可将醇分为伯醇、仲醇、叔醇。例如：

$CH_3CH_2CH_2CH_2OH$　　　　$\begin{matrix}CH_3CH_2CHCH_3\\ |\\ OH\end{matrix}$　　　　$(CH_3)_3C—OH$

伯醇　　　　　　　　仲醇　　　　　　　　　叔醇

（二）醇的命名

1. 普通命名法

结构比较简单的醇采用普通命名法，命名时在"醇"的前面加上烃基的名称，称为某醇。例如：

CH_3CH_2OH　　$(CH_3)_2CHOH$　　环己基-OH　　苯基-CH_2OH

乙醇　　　　　异丙醇　　　　环己醇 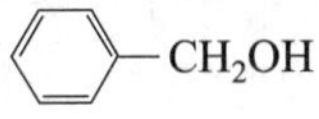　　　　苯甲醇(苄醇)

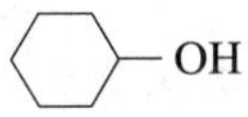

2. 系统命名法

系统命名法主要适用于结构比较复杂的醇，命名原则如下。

（1）选择含有羟基连接的碳原子在内的最长碳链作为主链，根据主链碳原子数称为"某醇"。

（2）从靠近羟基的一端开始对主链碳原子编号。

（3）将取代基的位次、数目、名称和羟基的位次依次写在"某醇"的前面。例如：

$$\underset{\underset{OH}{|}}{CH_3CH_2CH(CH_3)CHCH_3}\text{ 的结构(}CH_3CH_2\overset{\overset{CH_3}{|}}{C}H\underset{\underset{OH}{|}}{C}HCH_3\text{)}$$

CH₃CH₂CH(CH₃)CHCH₃ 中的 OH 在倒数第二个C上

$$CH_3CH_2\overset{CH_3}{\underset{|}{C}H}\underset{\underset{OH}{|}}{C}HCH_3 \qquad CH_3CH_2CH_2\overset{\overset{CH_2CH_3}{|}}{C}HCH_2OH$$

3-甲基-2-戊醇   3-乙基-1-己醇

不饱和醇命名时应选择包含不饱和键在内的连续最长碳链作为主链，编号时优先羟基，其次是双键。例如：

$$CH_3CH=CHCH_2OH \qquad CH\equiv CCH_2CH_2OH$$

2-丁烯-1-醇   4-戊炔-1-醇

芳香醇命名时将芳香烃基作为取代基，以脂肪醇为母体。例如：

C₆H₅—CH=CHCH₂OH

3-苯基丙烯醇

多元醇命名时应尽可能选择包含多个羟基在内的最长碳链作为主链，并且在命名时标明羟基的位次和数目。例如：

$$CH_3\underset{\underset{OH}{|}}{C}H\underset{\underset{OH}{|}}{C}H_2 \qquad \underset{\underset{OH}{|}}{C}H_2\underset{\underset{OH}{|}}{C}H\underset{\underset{OH}{|}}{C}H_2 \qquad CH_3\overset{\overset{CH_3}{|}}{C}H\underset{\underset{OH}{|}}{C}H\underset{\underset{OH}{|}}{C}HCH_2CH_2OH$$

1,2-丙二醇   丙三醇(甘油)   4-甲基-1,3,5-己三醇

课堂互动

写出下列化合物的结构式
1. 异戊醇   2. 叔丁醇   3. 2-甲基-2-丁醇   4. 4-甲基-1,4-己二醇

拓展阅读   几种重要的醇

甲醇（CH_3OH）最初是从木材干馏得到的，因此俗称木醇或木精。甲醇能与水及许多有机溶剂混溶。甲醇有毒，饮用少量（10mL）可致人失明，多则致人死亡。乙醇（CH_3CH_2OH）俗称酒精，沸点78.4℃，能与水及多数有机溶剂混溶。95.6%的乙醇与4.4%的水形成恒沸混合物（沸点78.2℃），即为普通酒精。要除去酒精中的水，实验室通常采用加入生石灰回流的方法，使水分与石灰结合再蒸馏，可获得含量为99.5%的无水乙醇。乙醇是一种重要的有机溶剂，也是重要的有机合成原料。在医药上可作外用消毒剂，含量为70%~75%的酒精可用于皮肤和器械的消毒。工业用乙醇添加了少量甲醇变性，这种酒精不可饮用。丙三醇［$HOCH_2CH(OH)CH_2OH$］俗称甘油，是有甜味的黏稠液体，沸点290℃，可从油脂制肥皂的余液中提取。甘油能以任意比与水混溶，并具有很强的吸湿性，当水的含量达到20%以上时就不再吸水。甘油在轻工业、化妆品中可用作吸湿剂或保湿剂，在制剂工业中用作湿润剂、矫味剂和助悬剂，50%的甘油在医药上可用作轻泻剂。苯甲醇（$C_6H_5CH_2OH$），难溶于水，能与乙醇、乙醚等有机溶剂混溶。苯甲醇有微弱的麻醉和防腐作用，在医药上制备某些针剂时加入少量的苯甲醇作为添加剂可减轻疼痛。苯甲醇还在糖浆剂中用作防腐剂，膏药、洗剂中用作止痒剂。

二、醇的性质

(一) 物理性质

在室温下，低级一元醇为无色液体，具有特殊的气味；11 个碳原子以上的醇为固体，多数无臭无味。直链饱和一元醇的沸点随碳原子数的增加而上升，相同碳原子数的醇，支链越多，沸点越低。此外，低级醇的沸点比相对分子质量相近的烷烃要高得多。例如，甲醇（相对分子质量 32）沸点 64.5℃，乙烷（相对分子质量 30）沸点 -80.6℃。醇具有较高沸点的原因是醇分子中的羟基氢氧键具有较高的极性，一个醇分子的羟基上带部分正电荷的氢与另一个醇分子的羟基上带部分负电荷的氧相互作用形成氢键，这样要使醇由液态转变为气态，不仅要破坏分子间的范德华力，而且还必须消耗一定的能量破坏氢键。

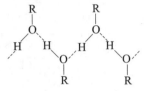

C_4 以下的醇能与水混溶，也是因为醇分子与水分子间形成氢键的缘故。

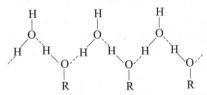

一些无机物。例如，$CaCl_2$、$MgCl_2$ 等可与低级醇形成 $CaCl_2·4C_2H_5OH$、$MgCl_2·6CH_3OH$ 的结晶醇化合物，故无水氯化钙等不能用作干燥剂除去醇中的水分。

(二) 化学性质

醇的化学性质主要由官能团羟基（—OH）决定，从化学键来看，C—O 键和 O—H 键都是极性键。醇的化学反应主要包括涉及碳氧键、氢氧键断裂的反应，还有由于 α-H 和 β-H 的活性引起的氧化反应、消除反应等。

1. 与活泼金属的反应

由于 O—H 键的极性，醇与水一样能与活泼金属 Na、Mg、K 等反应，放出氢气。例如：

$$2ROH + 2Na \longrightarrow 2NaOR + H_2\uparrow$$
$$\text{醇钠}$$
$$2HOH + 2Na \longrightarrow 2NaOH + H_2\uparrow$$

但是醇与金属钠的反应比水与金属钠的反应要缓慢得多，这说明醇分子中羟基的氢不如水分子中的氢活泼，也就是说醇的酸性比水弱，而醇与金属钠反应的产物 RONa（醇钠）的碱性则比 NaOH 要强。不同的醇与金属 Na 反应的活性大小顺序为：

水＞甲醇＞伯醇＞仲醇＞叔醇

2. 羟基的取代反应

（1）**与氢卤酸反应** 醇与氢卤酸反应生成卤代烃和水，这是制备卤代烃的重要方法。

$$ROH + HX \longrightarrow RX + H_2O \quad X=Cl、Br、I$$

醇与氢卤酸反应的快慢取决于醇的结构和氢卤酸的性质。氢卤酸的反应活性顺序为：HI＞HBr＞HCl；不同结构的醇的反应活性顺序为：烯丙醇＞叔醇＞仲醇＞伯醇。其中伯醇与浓盐酸的反应需用无水氯化锌作催化剂，由浓盐酸与无水氯化锌配成的溶液称为卢卡斯（Lucas）试剂。6个碳以下的低级醇可溶解在卢卡斯试剂中，但反应后生成的卤代烃不溶于卢卡斯试剂而出现浑浊或分层现象的快慢顺序不同，叔醇在室温时立即反应，仲醇次之，伯醇则要在加热下才能反应。例如：

$$RCH_2OH + HCl \xrightarrow[\triangle]{ZnCl_2} RCH_2Cl + H_2O$$

$$R-\underset{OH}{\underset{|}{\overset{H}{\overset{|}{C}}}}-R' + HCl \xrightarrow{ZnCl_2}_{20℃} R-\underset{Cl}{\underset{|}{\overset{H}{\overset{|}{C}}}}-R' + H_2O$$

$$R-\underset{OH}{\underset{|}{\overset{R''}{\overset{|}{C}}}}-R' + HCl \xrightarrow{ZnCl_2}_{20℃} R-\underset{Cl}{\underset{|}{\overset{R''}{\overset{|}{C}}}}-R' + H_2O$$

因此可以利用卢卡斯试剂来区分6个碳以下的伯、仲、叔3种醇。

> **课堂互动**
>
> 你能区分1-丁醇、2-丁醇和叔丁醇吗？

（2）**与含氧无机酸反应** 醇与含氧无机酸如硝酸、硫酸和磷酸等反应时，醇脱羟基，酸脱氢，分子间脱水生成无机酸酯。例如：

$$R-OH + HONO_2 \longrightarrow R-ONO_2 + H_2O$$
硝酸酯

拓展阅读 》》》

多数硝酸酯受热后能因猛烈分解而爆炸，因此某些硝酸酯可用作炸药。此外，丙三醇与硝酸反应生成的三硝酸甘油酯（又称硝化甘油）具有扩张冠状动脉的作用，可用做心绞痛的缓解药物。

$$\begin{array}{l} CH_2-OH \\ | \\ CH-OH \\ | \\ CH_2-OH \end{array} + 3HONO_2 \xrightarrow{H_2SO_4} \begin{array}{l} CH_2-ONO_2 \\ | \\ CH-ONO_2 \\ | \\ CH_2-ONO_2 \end{array} + 3H_2O$$

三硝酸甘油酯(心绞痛药)

---

3. 脱水反应

醇在脱水剂浓硫酸、无水氧化铝等的作用下加热可发生脱水反应。根据不同的反应条件，醇的脱水反应有两种方式。

（1）**分子内脱水** 在较高温度下，醇分子内脱水生成烯烃，与卤代烃脱卤化氢的消除反应机理相似。例如，乙醇与浓硫酸加热至170℃经分子内脱水生成乙烯，若采用无水氧化铝作催化剂,则反应温度要求较高（360℃左右）。

$$CH_2-CH_2 \xrightarrow[\text{或}Al_2O_3, 360℃]{H_2SO_4, 170℃} CH_2=CH_2 + H_2O$$
$$HOH$$

仲醇、叔醇发生分子内脱水反应可以形成两种烯烃产物时,主要产物为双键中含取代基较多的烯烃,与卤代烃脱卤化氢反应相似,生成遵循扎依采夫规则的产物。

$$CH_3CHCH_2CH_3 \xrightarrow[100℃]{66\%H_2SO_4} CH_3CH=CHCH_3 + H_2O$$
$$OH$$

$$CH_3-\underset{\underset{OH}{|}}{\overset{\overset{CH_3}{|}}{C}}-CH_2CH_3 \xrightarrow[87℃]{46\%H_2SO_4} CH_3-\underset{}{\overset{\overset{CH_3}{|}}{C}}=CH-CH_3 + H_2O$$

由此可见,醇分子内脱水反应活性与醇的结构有关,与卤代烃脱卤化氢反应相似,醇的分子内脱水反应活性大小顺序为:叔醇＞仲醇＞伯醇。

(2) **分子间脱水** 在较低温度下,醇分子间脱水生成醚。例如,乙醇在硫酸存在下加热至140℃,可经分子间脱水生成乙醚。例如:

$$CH_3CH_2OH + H OCH_2CH_3 \xrightarrow[140℃]{H_2SO_4} CH_3CH_2OCH_2CH_3 + H_2O$$
$$\phantom{CH_3CH_2OH + H OCH_2CH_3 \xrightarrow[140℃]{H_2SO_4} CH_3CH_2O}乙醚$$

4. 氧化反应

(1) **加氧** 醇分子中由于羟基的吸电子性影响,α-H 比较活泼,含有 α-H 的伯醇、仲醇易被氧化,而没有 α-H 的叔醇难以被氧化。常用的氧化剂有高锰酸钾溶液、重铬酸钾的硫酸溶液,反应前后溶液的颜色有明显的变化,因此可用此法将伯、仲、叔 3 种醇区分开来。伯醇首先被氧化生成醛,醛比醇更易被氧化,醛再被氧化生成羧酸。例如:

$$R-CH_2OH \xrightarrow[H^+]{K_2Cr_2O_7} R-CHO \xrightarrow[H^+]{K_2Cr_2O_7} R-COOH$$
$$伯醇 \phantom{\xrightarrow[H^+]{K_2Cr_2O_7}} 醛 \phantom{\xrightarrow[H^+]{K_2Cr_2O_7}} 羧酸$$

仲醇被氧化生成酮,酮比较稳定,不易继续被氧化,因此可用该方法来制备酮。

$$\underset{R}{\overset{R'}{|}}CH-OH \xrightarrow[H^+]{K_2Cr_2O_7} R-\underset{\underset{O}{\|}}{C}-R'$$
$$仲醇 \phantom{\xrightarrow[H^+]{K_2Cr_2O_7} R-\underset{\underset{O}{\|}}{C}-}酮$$

例如:

$$CH_3CH_2CH_2CHCH_3 \xrightarrow[H^+]{K_2Cr_2O_7} CH_3CH_2CH_2-\underset{\underset{O}{\|}}{C}-CH_3$$
$$OH$$
$$2-戊醇 \phantom{\xrightarrow[H^+]{K_2Cr_2O_7} CH_3CH_2}2-戊酮$$

(2) **脱氢** 伯醇或仲醇的蒸气在高温下在活性铜或银、镍等催化剂的作用下发生脱氢反应,被氧化分别生成醛或酮;而叔醇分子中没有 α-H,不能发生反应。例如:

$$CH_3CH_2OH \xrightarrow[250\sim350℃]{Cu} CH_3CHO + H_2$$
乙醛

$$CH_3\underset{OH}{CH}CH_3 \xrightarrow[500℃,\ 0.3MPa]{Cu} CH_3-\overset{O}{\underset{\|}{C}}-CH_3 + H_2$$
丙酮

三、邻二醇的特性

两个羟基与相邻 2 个碳原子直接相连的二元醇称为邻二醇。邻二醇除了能够发生一元醇的反应外，还具有一些特殊的性质。例如，甘油与新鲜的氢氧化铜溶液反应生成深蓝色的甘油铜配合物，此反应可用来鉴别含有邻二羟基结构的多元醇。

甘油 + Cu(OH)₂ → 甘油铜(深蓝色) + H₂O

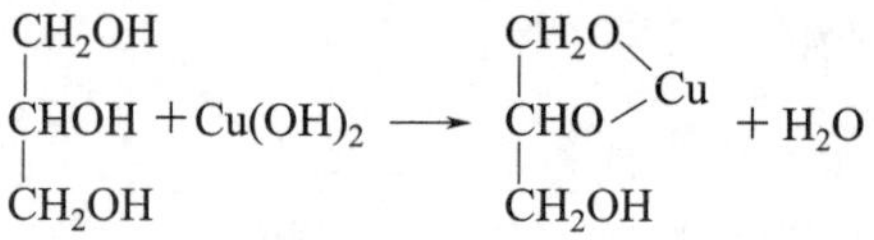

课堂互动

请用化学方法区分1,2-丙二醇和1,3-丙二醇。

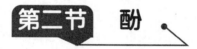

第二节　酚

酚（Ar—OH）是指芳香烃（Ar—H）分子中氢原子（—H）被酚羟基（—OH）取代的烃的含氧衍生物。

一、酚的分类和命名

根据酚羟基的数目可将酚分为一元酚和多元酚。酚的命名一般是在芳环的名称后面加上酚字。当芳环上连有取代基时，以酚作为母体，将取代基的位次、数目和名称写在酚前面。结构比较复杂的酚也可以芳香烃作为母体来命名。例如：

一元酚：

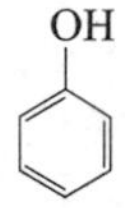

苯酚 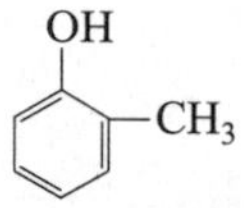　　邻甲苯酚(2-甲基苯酚) 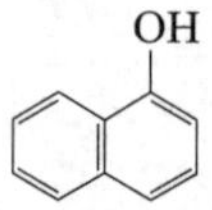　　α-萘酚(1-萘酚)

多元酚：

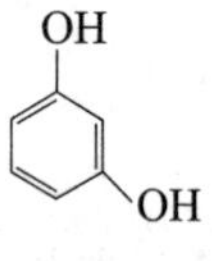

间苯二酚 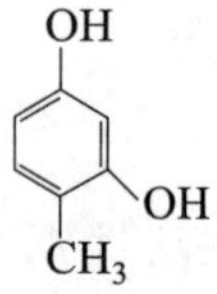　　4-甲基-1,3-苯二酚 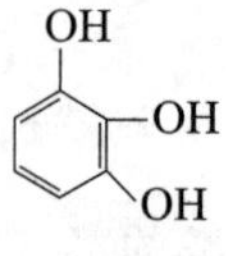　　连苯三酚或1,2,3-苯三酚

第六章 醇、酚、醚

拓展阅读 》》》 几种重要的酚

苯酚（C_6H_5OH）俗称石炭酸，为无色针状结晶，苯酚易被氧化，部分苯酚为黄色或红色液体。苯酚能凝固蛋白质，有杀菌作用，但对皮肤有腐蚀性。在医药上用作消毒剂和防腐剂，3%～5%的苯酚水溶液可用于手术器械消毒。甲苯酚[$C_6H_4(CH_3)(OH)$]简称甲酚，来源于煤焦油，又俗称煤酚。将甲酚配成47%～53%的肥皂溶液，称为煤酚皂溶液，商品名来苏尔。临用时加水稀释可用于皮肤和器械消毒。

苯二酚有邻、间、对三种同分异构体。邻苯二酚又名儿茶酚，其重要衍生物肾上腺素有收缩血管、扩张支气管和兴奋心肌作用，常用作升压药、平喘药和心肌兴奋药。此外，人体代谢中间体3,4-二羟基苯丙氨酸又称多巴（DOPA）中也含有儿茶酚结构。

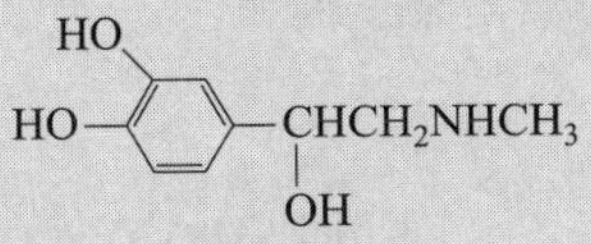

肾上腺素 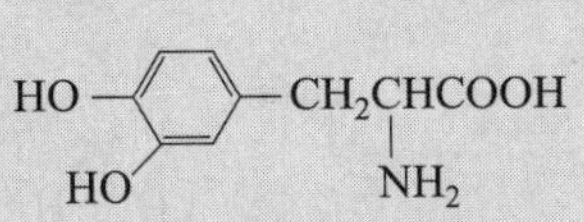　　　　　　　多巴

间苯二酚又称雷锁辛，具有杀灭细菌和真菌的能力，在医药上用于治疗皮肤病。对苯二酚又名氢醌，很容易被氧化，故常用作抗氧化剂和照相上的显影剂。维生素E又叫生育酚，小麦胚芽油、豆类、蔬菜中含量丰富。维生素E有抗不孕及促进肌肉正常发育的作用，临床上用于治疗先兆性流产和习惯性流产，胃、十二指肠溃疡及肌肉萎缩等。维生素E是脂质过氧化作用的阻断剂，具有延缓衰老的作用。

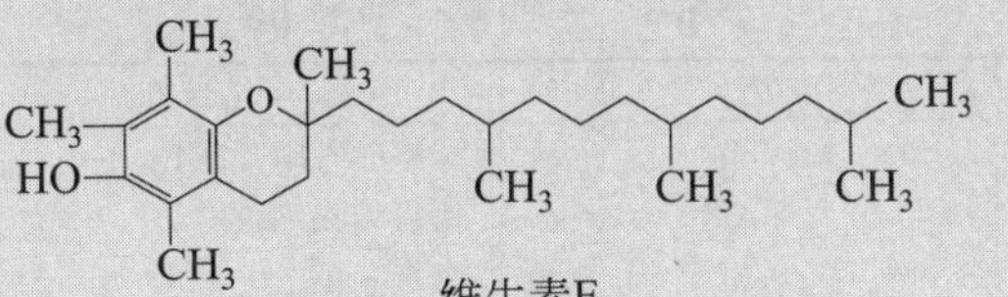

维生素E

二、酚的性质

（一）物理性质

大多数酚为无色结晶固体，但由于酚极易在空气中被氧化往往呈现出一定程度的黄色或红色。酚分子间由于氢键的形成，故熔点、沸点比相对分子质量相近的芳香烃要高。酚分子与水分子间也能形成氢键，因此酚在水中有一定的溶解度，羟基越多，该酚在水中的溶解度也越大。

（二）化学性质

酚分子在结构上包括酚羟基和芳环两部分，酚的化学性质应具有羟基和芳环的化学性质。但由于在酚分子中羟基和芳环直接相连，二者相互影响，酚的化学性质比起醇或芳香烃具有一定的特殊性。

1. 酚羟基的反应

（1）弱酸性　酚分子中氧原子上的一对未共用电子所在的p轨道与芳环的大π键轨道重叠，形成了p-π共轭体系（见图6-1），p-π共轭体系的形成和芳环吸电子的诱导效应降低了O—H键间的电子云密度，O—H键的极性增强，导致了O—H键上的氢原子容易解离成质子离去，形成的苯基氧负离子由于共轭效应作用使电荷分散苯环更加稳定，故表现出弱酸性。

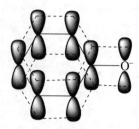

图 6-1 苯基氧负离子的 p-π 共轭

酚具有酸性，酚羟基上的氢原子可以被碱金属取代，酚还能溶于氢氧化钠水溶液，生成易溶于水的苯酚钠，加入盐酸，酚类化合物不溶或微溶于水，又从碱溶液中析出来。例如：

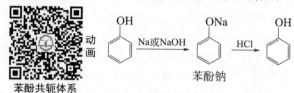

通常苯酚（$pK_a=10.0$）的酸性比水（$pK_a=15.7$）、醇（$pK_a=16\sim19$）要强，但比碳酸（$pK_a=6.37$）要弱，因此苯酚不能溶于碳酸氢钠溶液。相反，若酚钠的水溶液通入二氧化碳，酚就能游离出来。例如：

$$\text{C}_6\text{H}_5\text{ONa} + \text{CO}_2 + \text{H}_2\text{O} \longrightarrow \text{C}_6\text{H}_5\text{OH} + \text{NaHCO}_3$$

利用酚的酸性可分离和提纯酚类化合物。对于取代酚，其酸性与环上取代基的位置、性质有关。一般来说，吸电子基（如硝基）使酸性增加，尤其是在邻、对位，而给电子基（如甲基）使酸性降低，见表 6-1。这是因为邻、对位上的吸电子基可使苯氧负离子上的负电荷得到分散，稳定性增加，酸性增强；反之，苯氧负离子的稳定性减弱，酸性降低。

表 6-1 一些取代酚的 pK_a

化合物	pK_a	化合物	pK_a
苯酚	10.00	2,4,6-三硝基苯酚	0.25
邻硝基苯酚	7.21	邻氯苯酚	9.71
间硝基苯酚	8.39	间氯苯酚	9.02
对硝基苯酚	7.15	对氯苯酚	9.31
2,4-二硝基苯酚	4.00	邻甲苯酚	10.29

课堂互动

请你将下列化合物按酸性由强到弱排列成序。

1. 苯酚　　2. 对硝基苯酚　　3. 对甲苯酚　　4. 2,4,6-三硝基苯酚

（2）与氯化铁的反应　多数含有酚羟基的化合物都能和氯化铁发生显色反应。例如，苯酚、间苯二酚、1,3,5-苯三酚呈紫色；对苯二酚、邻苯二酚呈绿色；1,2,3-苯三酚呈红色。酚与氯化铁的显色反应的作用机制尚不十分清楚，一般认为是生成了有颜色的配合物。

$$6\text{C}_6\text{H}_5\text{OH} + \text{Fe}^{3+} \longrightarrow \text{Fe}(\text{C}_6\text{H}_5\text{O})_6^{3-} + 6\text{H}^+$$

有色配合物

其他含有烯醇式（$-\overset{\displaystyle |}{\text{C}}=\overset{\displaystyle \text{OH}}{\overset{\displaystyle |}{\text{C}}}-$）结构的化合物都可以和氯化铁发生同样的显色反应，因此在《中国药典》上，常利用这一显色反应来鉴别酚和烯醇式结构的化合物。

2. 苯环上的亲电取代反应

酚羟基与苯环形成的 p-π 共轭体系，使苯环上碳原子的电子云密度增加，尤其是酚羟基的邻、对位，因此，有利于芳环上发生亲电取代反应。

（1）卤代反应　苯酚与溴水在常温下反应立即产生 2,4,6-三溴苯酚的白色沉淀。

第六章 醇、酚、醚

$$\text{C}_6\text{H}_5\text{OH} + 3\text{Br}_2 \xrightarrow{\text{H}_2\text{O}} \text{2,4,6-三溴苯酚(白色)} \downarrow + 3\text{HBr}$$

这类反应很灵敏，现象明显且定量进行，可用于酚类化合物的定性鉴别和定量测定。

低温下，苯酚与适量的溴在非极性溶剂（如二硫化碳、四氯化碳）中反应可以得到主要产物对位一溴代物。

$$\text{C}_6\text{H}_5\text{OH} + \text{Br}_2 \xrightarrow[0^\circ\text{C}]{\text{CCl}_4 \text{或CS}_2} \text{对溴苯酚} + \text{HBr}$$

（2）**硝化反应** 苯酚与稀硝酸在常温下反应生成邻硝基苯酚和对硝基苯酚的混合物。

$$2\,\text{C}_6\text{H}_5\text{OH} \xrightarrow[25^\circ\text{C}]{\text{稀HNO}_3} \text{邻硝基苯酚} + \text{对硝基苯酚} + 2\text{H}_2\text{O}$$

对硝基苯酚（沸点279℃）和邻硝基苯酚（沸点214℃）的沸点不同，可用水蒸气蒸馏法分离。对硝基苯酚通过分子间氢键形成缔合体，难挥发，不能随水蒸气蒸出；而邻硝基苯酚通过分子内氢键形成六元螯合环，易挥发，可随水蒸气蒸馏出来。

（3）**磺化反应** 苯酚与浓硫酸在低温（15~25℃）下很容易进行磺化反应，主要生成邻羟基苯磺酸；在高温（100℃）时则主要生成对羟基苯磺酸。

$$\text{C}_6\text{H}_5\text{OH} \xrightarrow{\text{浓H}_2\text{SO}_4} \begin{cases} 25^\circ\text{C} \rightarrow \text{邻羟基苯磺酸} \\ 100^\circ\text{C} \rightarrow \text{对羟基苯磺酸} \end{cases}$$

3. 氧化反应

酚类化合物很容易被氧化，不但能与重铬酸钾等强氧化剂发生氧化反应，而且与空气长时间接触，也可以被空气中的氧所氧化而颜色逐渐加深。因为酚类化合物容易被氧化，可作为抗氧剂，保护其他物质不被氧化。多元酚更容易被氧化，可以被氧化银、溴化银等弱氧化剂氧化。例如，对苯二酚能将曝光活化了的溴化银还原成金属银，常用作照相显影剂。

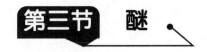

第三节　醚

乙醚分子结构

一、醚的分类和命名

根据醚分子中氧原子两边所连烃基的不同分为简单醚和混合醚，两个烃基相同为简单醚，两个烃基不同为混合醚；此外，醚又可分为脂肪醚和芳香醚，两个烃基都是脂肪烃基为脂肪醚，其中至少有1个芳香烃基为芳香醚；具有环状结构称为环醚。

简单醚命名时，在醚前加上烃基的名称，可省略"基"和"二"字。脂肪混合醚命名时，把较小的烃基名称放在前面；芳香混合醚命名时，则将芳香基名称放在烃基前面。环醚的命名通常称为环氧某烷。

简单醚： $C_2H_5OC_2H_5$ $CH_2=CH-O-CH=CH_2$
乙醚　　　　　　乙烯醚

混合醚： $CH_3OC_2H_5$
甲乙醚　　　　　　苯甲醚

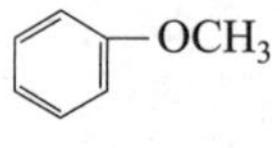

环醚： 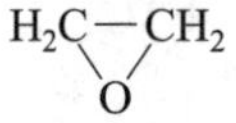
环氧乙烷

对于结构复杂的醚，采用系统命名法，以烷氧基（RO—）作为取代基来命名。例如：

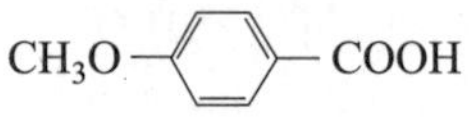

对甲氧基苯甲酸 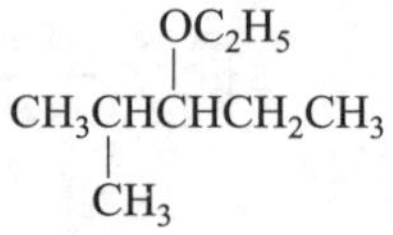　　　　　　2-甲基-3-乙氧基戊烷

拓展阅读 》》 重要的醚

乙醚（$CH_3CH_2OCH_2CH_3$）是最常见的一种醚。乙醚易燃易爆，制备和使用时应注意远离火源。乙醚微溶于水，能溶解多种有机物，其性质稳定，无水乙醚是药物合成、中草药有效成分提取常用的有机溶剂。普通乙醚中常混有少量乙醇和水，用固体氯化钙和金属钠处理后可得到无水乙醚。

环氧乙烷是最简单的环醚，能与水混溶，也能溶于乙醇、乙醚等有机溶剂中。环氧乙烷的三元环结构不稳定，容易开环，其性质非常活泼。在酸或碱的催化作用下，可与许多含有活泼氢的物质或亲核试剂发生开环加成反应。环氧乙烷是一种广谱灭菌剂，可在常温下杀灭各种微生物，常用于医疗器械、内镜、透析器和一次性使用的诊疗用品的消毒。

二、醚的性质

（一）物理性质

除甲醚、环氧乙烷等，大多数的醚类化合物在常温下是液体，有特殊气味。醚分子间不能形成氢键，无缔合现象，其沸点比相同碳原子数的醇低得多。例如，乙醇的沸点为78.4℃，而甲醚的沸点为－24.5℃。但醚分子中的氧原子仍能与水分子中的氢原子形成氢键，故醚在水中有一定的溶解性。醚易溶于许多有机物，因此醚常用作有机溶剂。

（二）化学性质

由于醚分子中氧原子与两个烃基相连，醚的极性很小，醚键稳定不易断裂。醚的化学性质不活泼，通常情况下不与氧化剂、还原剂及碱作用。但在一定条件下，醚还是可以发生一些特殊的反应。

1. 鎓盐的生成

醚分子中氧原子上有一对未共用电子对，能接受质子，以配位键结合生成鎓盐。

$$R-\ddot{O}-R' + HCl \longrightarrow [R-\overset{H}{\underset{}{\ddot{O}}}-R']^+ Cl^-$$

由于氧原子的电负性大，结合质子能力较弱，形成的配位键不稳定，所以鎓盐在低温和浓酸中稳定，加水稀释则会游离出原来的醚。利用醚形成鎓盐后溶于浓酸这一特性，可以将醚与烷烃或卤代烃的混合物分离开来。常用于分离或鉴别。

2. 醚键的断裂

高温下氢卤酸能使醚键断裂，生成卤代烃和醇（或酚），若氢卤酸过量则生成的醇进一步转变成卤代烃。例如：

$$CH_3CH_2OCH_2CH_3 + HBr \xrightarrow{\triangle} CH_3CH_2Br + CH_3CH_2OH \xrightarrow{HBr} CH_3CH_2Br$$

脂肪混合醚与氢卤酸共热时，一般是较小的烃基生成卤代烃，较大的脂肪烃基生成醇；芳基烷基醚断裂时，芳基生成酚，烷基生成卤代烃。例如：

$$CH_3CH_2-O-CH_3 + HI \longrightarrow CH_3I + CH_3CH_2OH$$

$$\text{C}_6\text{H}_5\text{—OCH}_3 + HI \longrightarrow \text{C}_6\text{H}_5\text{—OH} + CH_3I$$

3. 过氧化物的生成

醚与空气长期接触，逐渐生成过氧化物。过氧化反应发生在 α-碳氢键上，过氧化物沸点比醚高，不稳定，受热易分解，发生爆炸，故蒸馏乙醚时不能蒸干，以免发生危险。醚类化合物应保存在密闭的棕色瓶中，并加入一些抗氧化剂。对久置的醚在使用前应用淀粉-碘化钾试纸或 $FeSO_4$、KCNS 混合液检查醚中是否含有过氧化物杂质。若加入适量还原剂（如 $FeSO_4$ 或 Na_2SO_3 溶液）并振摇可除去醚中的过氧化物。

重点小结

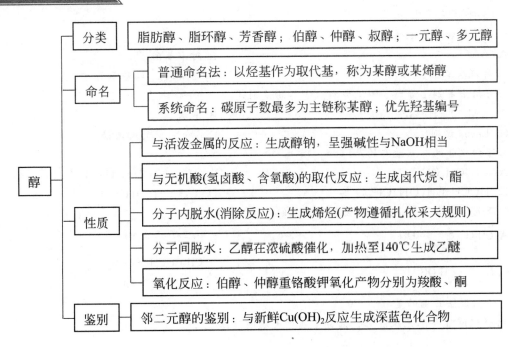

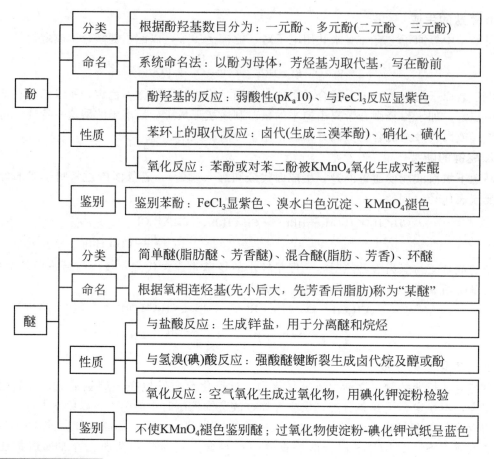

目标检测

一、选择题

（一）单项选择题

1. 下列化合物中酸性最强的是（　　）。

A. 苯酚 B. 对甲苯酚

C. 对硝基苯酚 D. 2,4,6-三硝基苯酚

2. 可用来鉴别1-丁醇、2-丁醇和叔丁醇的试剂是（　　）。

A. $KMnO_4/H^+$ 溶液 B. 溴水

C. Lucas 试剂 D. $AgNO_3$ 的醇溶液

3. 下列化合物沸点最高的是（　　）。

A. $CH_3CH_2CH_3$ B. $HOCH_2CH(OH)CH_2OH$

C. $HOCH_2CH(OH)CH_3$ D. $CH_3CH(OH)CH_3$

4. 下列化合物不与 $FeCl_3$ 发生显色反应的是（　　）。

A. CH₃O—⌬—OH B. Br—⌬—OH

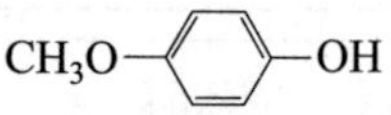

C. ⌬—CH₂OH D. CH₃COCH=CCH₃ / OH

5. 下列说法正确的是（　　）。

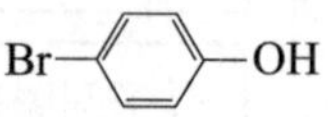

A. 低级醇能与水无限混溶，随分子量增大溶解度降低

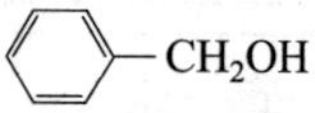

B. 所有醇都能使 $K_2Cr_2O_7/H^+$ 溶液变色
C. 乙醚是乙醇的同分异构体
D. 凡含有 2 个或 2 个以上羟基的化合物都能与 $Cu(OH)_2$ 反应显深蓝色

6. 下列化合物能与 $Cu(OH)_2$ 反应生成深蓝色溶液的是（   ）。
   A. C_6H_5OH B. $HOCH_2CH_2CH_2OH$
   C. CH_3CH_2OH D. $HOCH_2CH(OH)CH_2OH$

7. 下列化合物能形成分子间氢键的是（   ）。
   A. 二甲醚   B. 乙醇   C. 丁烷   D. 邻硝基苯酚

8. 在一定条件下，下列醇能被氧化成为相同碳数醛的是（   ）。
   A. 丁醇   B. 2-丁醇   C. 2-甲基-2-丁醇   D. 叔丁醇

9. 下列物质能发生消除反应，但不能发生脱氢氧化的是（   ）。
   A. 苯甲醇   B. 异丙醇
   C. 2,2-二甲基-1-丁醇   D. 2-甲基-2-丁醇

(二) 多项选择题

1. 下列化合物能使酸性高锰酸钾溶液褪色的是（   ）。
   A. 甲苯   B. 2-戊醇   C. 叔丁醇
   D. 对甲苯酚   E. 1-戊醇

2. 下列化合物与 $FeCl_3$ 发生显色反应的是（   ）。
   A. 甘油   B. 苯酚   C. 乙醚
   D. 乙醇   E. 对苯二酚

3. 下列各组物质中，能用 $Cu(OH)_2$ 试剂来鉴别的是（   ）。
   A. 乙醇和乙二醇   B. 乙二醇和丙三醇   C. 丙醇和丙三醇
   D. 乙醇和乙醚   E. 1,2-丙二醇和 1,3-丙二醇

4. 乙醇在浓硫酸作用下，可能发生的反应有（   ）。
   A. 消除反应   B. 加成反应   C. 脱水反应
   D. 氧化反应   E. 取代反应

5. 下列物质能与金属钠反应放出氢气的是（   ）。
   A. 苯   B. 乙醚   C. 无水乙醇
   D. 乙二醇   E. 苯酚

二、命名或写出下列化合物的结构式

1. $CH_3CH_2CHCH_2\overset{CH_3}{\underset{OH}{C}}CH_2OH$

2. $CH\equiv C-CH=CH-CH_2OH$

3. $CH_3CH_2OCH(CH_3)_2$

4. 苯-CH(OH)-CH_3

5. 间硝基苯酚（OH，NO_2）

6. 苯醚

7. 4-甲基-2-戊醇

8. 对硝基苯酚钠

9. 对甲苯酚

10. 3,5-二甲基-2-己醇

三、完成下列反应式

1. $CH_3\underset{OH}{C}HCH_2CH_3 \xrightarrow{HBr} \xrightarrow[C_2H_5OH]{NaOH}$

2. $CH_3CH(OH)CH_3 \xrightarrow[H^+]{K_2Cr_2O_7}$

3. 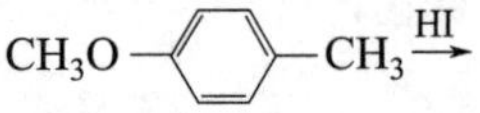 $CH_3O-C_6H_4-CH_3 \xrightarrow{HI}$

4. $CH_3O-C_6H_4-OH \xrightarrow{NaOH}$

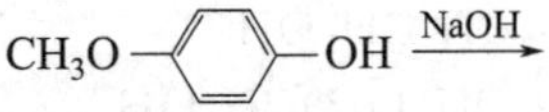

5. 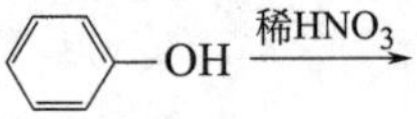 $C_6H_5-OH \xrightarrow{稀HNO_3}$

6. 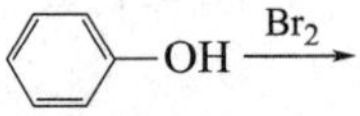 $C_6H_5-OH \xrightarrow{Br_2}$

四、区分下列各组化合物
1. 1-戊醇、2-戊醇和2-甲基-2-丁醇
2. 甲苯和苯酚
3. 1,3-丁二醇和2,3-丁二醇

五、推测结构

1. 某化合物A分子式为$C_9H_{12}O$，室温下不与氢氧化钠、高锰酸钾反应，遇HI作用生成B和C；B与溴水反应生成白色沉淀，C与氢氧化钠水解反应生成D，D与卢卡斯试剂在室温下作用放置一段时间有浑浊现象，试推测A、B、C、D的结构式。

2. 分子式为$C_5H_{12}O$的化合物A，能与金属钠反应放出氢气，与卢卡斯试剂作用时几分钟后出现浑浊。A与浓硫酸共热可得分子式为C_5H_{12}的化合物B，用酸性高锰酸钾水溶液处理B得到产物乙醛和丙酮。试推测A、B的结构式，并用反应式表明推测过程。

(石晓)

第七章 醛、酮、醌

电子课件
醛、酮、醌

学习目标

知识要求

1. 掌握醛、酮和醌的分类、命名；醛、酮的主要性质：亲核加成反应、还原反应、α-活泼氢的反应和氧化反应。
2. 熟悉醛、酮的结构与性质差异的关系；醛、酮的鉴别方法。
3. 了解电子效应、空间效应对羰基活性的影响；醛、酮的亲核加成反应机理。

能力要求

1. 能熟练应用醛、酮和醌的命名法，命名重要的醛、酮和醌；能理解醛、酮的相似反应：醛、酮的亲核加成反应、还原反应、α-活泼氢的反应等；醛、酮的不同反应：醛的歧化反应、氧化反应等。
2. 熟练应用醛、酮的性质差异，能鉴别常见的醛、酮。

案例导入

案例 甲醛又称蚁醛，存在于蜂类、某些蚁类和毛虫的分泌物中，常温下有强烈刺激性气味，易溶于有机溶剂，可作涂料的稀释剂和胶水的乳化剂。甲醛剧毒，易挥发，有致癌性，在使用过程中，能通过人体呼吸道及皮肤接触引发呼吸道和皮肤炎症，还会对眼睛产生刺激性，引发过敏等。36%~40%的甲醛水溶液俗称福尔马林（formalin），具有很强的防腐性和杀菌作用，可用于浸制生物标本等。"吊白块"是甲醛的亚硫酸钠结合物，作为增白剂常被添加到面粉、米粉、粉丝、银耳、面食品及豆制品等食品加工中，使色泽变白，增强韧性，不易腐烂变质，但是超量或滥加吊白块，加热会分解出甲醛。已经证明，长期接触甲醛、苯等，会诱发再生障碍性贫血、急性白血病等。

讨论 1. 甲醛属于哪一类化合物？甲醛的官能团是什么？
2. 醛、酮具有什么样的性质？

碳原子以双键和氧原子相连接的基团称为羰基。醛和酮分子中都含有羰基，统称为羰基化合物。其中，羰基的两端至少有一端与氢原子相连的羰基化合物称为醛，而羰基的两端都与烃基相连的羰基化合物则称为酮。

羰基　　脂肪(或芳香)醛　　脂肪(或芳香)酮

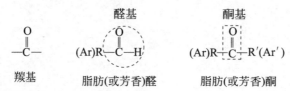

（其中 R、R′代表脂肪烃基；Ar、Ar′代表芳香烃基）

醛分子的官能团是醛基，可简写为—CHO；酮分子的官能团是羰基，也称为酮基，可简写为—CO—。

醌是具有共轭结构的 α,β-不饱和环二酮化合物，有邻位、对位两种基本结构。

对位结构的醌　　邻位结构的醌

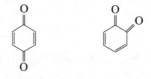

有机化学与药学

许多药物或药物体内代谢的中间体具有醛、酮的结构。例如，香草醛，又称香荚兰醛，常用作香料或药物制剂的矫味剂；视黄醛是构成细胞内感光物质的化合物，用于防治夜盲症，维生素 A 能在体内代谢转变成一种视黄醛（11-顺视黄醛）而发挥治疗作用；中药材麝香，其有效成分为麝香酮，具有芳香开窍、醒神、活血通淤等功效。

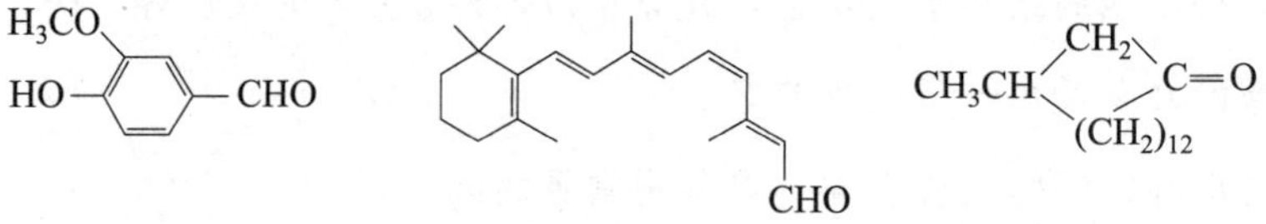

香草醛　　11-顺视黄醛　　麝香酮

广泛存在于自然界中的维生素 K_1、维生素 K_2 与人工合成方法制得的维生素 K_3，它们具有促凝血功能，含有萘醌的结构，医药上维生素 K_3 制剂是它的亚硫酸氢钠加成物。

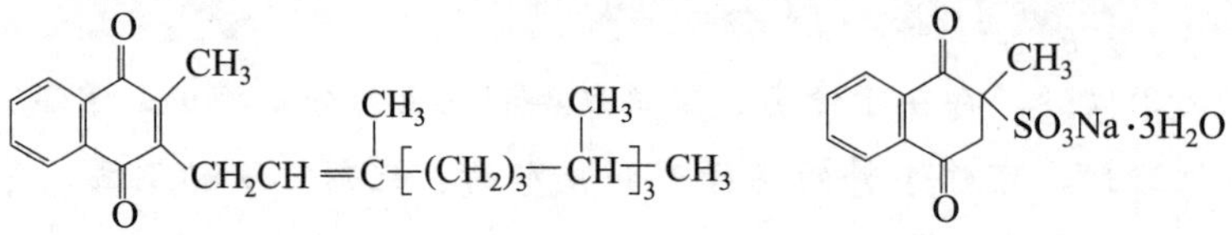

维生素K_1　　维生素K_3

一、醛、酮、醌的分类和命名

（一）醛、酮的分类、命名

醛、酮化合物根据烃基的不同，可分为脂肪醛、酮，芳香醛、酮和脂环酮，分别可以用下列结构通式表示。

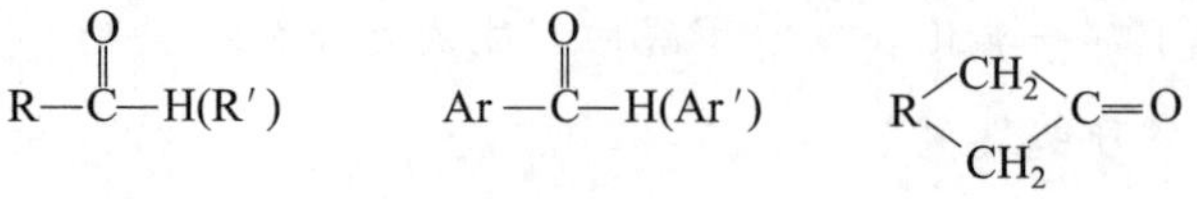

脂肪醛或酮　　芳香醛或酮　　脂环酮

此外，根据烃基中是否含有不饱和键，将醛、酮分为饱和醛或酮与不饱和醛或酮。酮还可分成单酮和混酮，酮分子中羰基连接的两个烃基相同的称为单酮，两个烃基不相同的称为

第七章 醛、酮、醌

混酮。若分子中含有多个醛基或酮基，则称为多元醛或酮。例如：

脂肪醛、酮：

$$CH_3CHO \qquad CH_3\overset{O}{\underset{\|}{C}}CH_3 \qquad CH_3CH=CHCHO \qquad CH_3CH=CH\overset{O}{\underset{\|}{C}}CH_3$$

饱和醛、酮 　　　　　　　不饱和醛、酮

芳香醛、酮，脂环酮：

芳香醛　　　　　芳香酮　　　　　脂环酮

一元、多元醛酮：

$$HCHO \qquad CH_3CH_2COCH_3 \qquad OHCCH_2CH_2CH_2CHO \qquad CH_3COCH_2COCH_3$$

一元醛、酮　　　　　　　　　　　多元醛、酮

简单结构的醛、酮可采用普通命名法，根据碳原子数称为某醛、酮，酮也可根据酮基所连接的两个烃基，参照简单或混合醚的命名法来命名。例如：

$$CH_3CH_2CHO \qquad \text{(苯甲醛)} \qquad \text{(环己酮)}$$

丙醛　　　　　苯甲醛　　　　　环己酮

$$CH_3COCH_3 \qquad CH_3COCH_2CH_3 \qquad \text{(苯乙酮)}$$

丙酮(二甲基酮)　　丁酮(甲基乙基酮)　　苯乙酮

用系统命名法命名脂肪醛、酮时，应按以下步骤进行：①选主链，选择含有羰基的最长碳链作为主链，称为某醛或某酮；②编号，由靠近羰基的碳原子一端开始；③命名，需标出酮基位置，而醛基可省去不用标出。

含有芳香环的醛、酮，则应将芳香环当作取代基来命名。脂环酮命名时。若脂环上还有其他取代基，则需要从酮基碳原子开始对成环的碳原子进行编号。多元醛、酮命名只需在"某醛（或某酮）"两字中间用中文表示醛基或酮基的数目。例如：

3-甲基丁醛(β-甲基丁醛)　　3-甲基-2-戊酮　　(E)-3-苯基-2-丁烯醛

1-戊烯-3-酮　　3-甲基环戊酮　　1,4-环己二酮

在系统命名法中，有时也为标明取代基的位置，规定与醛基相连的碳为 α-碳，然后依次为 β-、γ-、δ-等进行命名。例如，上述化合物中的 3-甲基丁醛也可以称为 β-甲基丁醛。此外，醛、酮也可根据其来源或性质的俗名来命名。例如，3-苯基丙烯醛、3-甲氧基-4-羟基苯甲醛、3-甲基环十五烷酮分别又称肉桂醛、香草醛、麝香酮等。

（二）醌的分类和命名

醌通常以芳烃的衍生物作为母体来命名，由苯衍生而来的醌称为苯醌，萘、蒽和菲相应

的衍生物称为萘醌、蒽醌、菲醌等。例如：

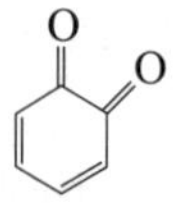

1,2-苯醌(邻苯醌) 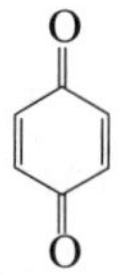　　1,4-苯醌(对苯醌) 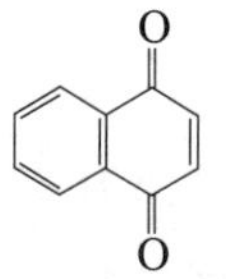　　1,4-萘醌(α-萘醌)

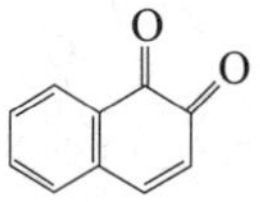

1,2-萘醌(β-萘醌) 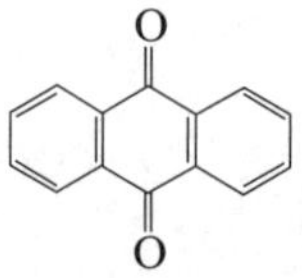　　9,10-蒽醌 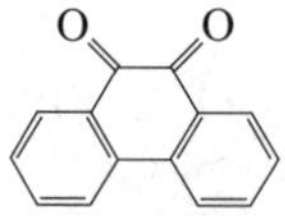　　9,10-菲醌

若芳环上有其他取代基，则应从羰基所在的碳原子开始对成环碳原子编号用阿拉伯数字表示或以 α-、β-、γ- 等符号表示取代基位置。

拓展阅读 》》　　　　　　　重要的醛、酮

甲醛（HCHO）又称为蚁醛，为无色气体，对黏膜有刺激作用。甲醛有凝固蛋白质的作用，因而有杀菌和防腐的能力。甲醛易溶于水，常用来保存动物标本的福尔马林液即为含有40%甲醛的水溶液。甲醛容易聚合，甲醛的浓溶液经长期放置便会产生白色沉淀，这是由于醛聚合生成多聚甲醛。为防止甲醛聚合需在福尔马林中加入少量甲醇。多聚甲醛可以用作仓库的熏蒸剂，用来进行杀菌消毒。甲醛与氨共热，可生成环六亚甲基四胺 $[(CH_2)_6N_4]$，又叫乌洛托品。乌洛托品为白色结晶粉末，熔点263℃，易溶于水，在医药上用作利尿剂及尿道消毒剂。

$$6HCHO + 4NH_3 \longrightarrow (CH_2)_6N_4 + 6H_2O$$
乌洛托品

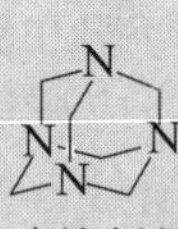

乙醛（CH_3CHO）易溶于水、乙醇、乙醚等有机溶剂中。由于乙醛的沸点很低，并且容易被氧化，常以三聚乙醛（沸点124℃）的形式保存乙醛，使用前可将三聚乙醛在稀硫酸中加热解聚而放出乙醛。乙醛是有机合成的重要原料，可用于制备乙酸、乙酸乙酯、乙酸酐等。乙醛的3个α-H被氯原子取代后的衍生物称为三氯乙醛（CCl_3CHO），三氯乙醛可通过氯氧化乙醇来制得。三氯乙醛分子很容易与水形成稳定的水合物结晶，俗称水合氯醛。水合氯醛为无色晶体，有刺激性臭味，能溶于水、乙醇、乙醚，具有快速催眠的作用，临床上用于治疗失眠、烦躁不安及惊厥。在工业上，三氯乙醛是制备医药、农药等的重要原料。

苯甲醛（C_6H_5CHO）是最简单的芳香醛，是一种有苦杏仁味的无色油状液体，微溶于水，易溶于乙醇、乙醚中。它和糖类物质结合存在于杏仁、桃仁等许多果实和种子中，工业上也叫苦杏仁油。苯甲醛在空气中长期放置易被氧化，析出苯甲酸晶体，因此保存时可加入少量对苯二酚作为抗氧剂。苯甲醛多用于制造香料及制备其他芳香族化合物，也是药物合成的重要原料。如可由苯甲醛为原料合成抗癫痫药苯妥英钠。

丙酮（CH_3COCH_3）不仅能与水混溶，还能溶解多种有机物。在生物体内，丙酮是糖类物质的分解产物，正常人的血液中丙酮的含量很低，但当人体代谢出现紊乱时（如糖尿病患者），体内丙酮含量增加，并随呼吸或尿液排出。临床上检查患者尿液中是否含有丙酮，常用亚硝酰铁氰化钠溶液和氨水，若有丙酮存在，即呈紫红色。

课堂互动

试命名下列化合物。

1. CH₃CHCH₂CHO
       |
       CH₂CH₃

2. CH₃CH=CH-CO-CH₃

3. 环戊酮（含=O的五元环）

4. 邻羟基苯甲醛（苯环上含OH和CHO）

5. 二苯甲酮（C₆H₅-CO-C₆H₅）

6. 2-甲基-1,4-苯醌

二、醛、酮的结构

醛、酮分子中羰基的碳原子为 sp² 杂化，3 个 sp² 杂化轨道在同一平面上，夹角近似为 120°。碳原子的 1 个 sp² 杂化轨道与氧原子的 1 个 p 轨道之间"头碰头"正面重叠形成一个 σ 键，未参与杂化的 1 个 p 轨道与氧原子的另 1 个 p 轨道之间"肩并肩"侧面重叠形成一个 π 键。因此，羰基的碳氧双键由 σ 键和 π 键构成，成键情形与烯烃的碳碳双键有些类似，但由于氧原子的电负性比碳原子要大得多，成键电子偏向于氧原子，氧原子上的电

图 7-1 羰基中碳氧双键的成键

子云密度较高，碳原子上的电子云密度较低，分别用 δ⁺ 及 δ⁻ 来表示，因此羰基是一个极性基团（见图 7-1）。此外，醛分子中羰基分别与氢原子和烃基相连接，而与酮分子中的羰基相连接的均为烃基，醛、酮结构的差异，性质也存在一定的异同点，见表 7-1。

表 7-1 醛、酮羰基结构的比较

	醛：R-C(=O)-H	酮：R-C(=O)-R'
电子效应	由于烃基的给电子效应，使得羰基中碳原子的电负性不同：醛羰基＜酮羰基	
空间效应	由于烃基较大的空间位阻，使得亲核试剂（Nu⁻）的进攻难度不同：醛羰基＜酮羰基	
结论	酮羰基的亲电性比醛弱，发生亲核加成能力差	

三、醛、酮的性质

（一）物理性质

在常温下除甲醛是气体外，12 个碳原子以下的脂肪醛、酮均为液体，高级脂肪醛、酮和芳香酮多为固体。醛、酮没有缔合作用，所以脂肪醛、酮的沸点比相应的醇低很多。醛、酮易溶于有机溶剂，低级醛、酮可以与水混溶，某些中级醛、酮如壬醛、麝香酮和一些芳香醛如肉桂醛、苯甲醛有特殊的香气，可用作调制化妆品和食品的香精。

（二）化学性质

由于羰基的极性，醛酮碳氧双键加成属于亲核加成反应机理，含有 α-H 的醛、酮存在超共轭效应，使 α-H 有质子化倾向，一些涉及 α-H 反应是醛、酮化学性质的主要部分，此

外,氧化还原反应也是醛、酮的一类重要反应,醛、酮的反应部位及主要反应如下:

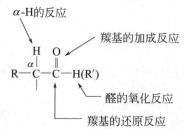

醛、酮的化学性质主要由羰基决定,由于结构上的共同特点,使这两类化合物具有许多相似的化学性质。

1. 羰基的亲核加成反应

由于羰基中氧原子的电负性比碳原子大,共用电子对偏向氧原子,使得氧原子带上部分负电荷,而碳原子带上部分正电荷,因此在羰基上发生加成反应时,由亲核试剂中带负电的部分进攻带正电的羰基碳原子,同时形成氧负离子的中间体,然后亲核试剂中带正电的部分加到带负电的氧负离子上,这种由亲核试剂进攻而引起的加成反应称为亲核加成反应。与羰基发生加成反应的亲核试剂很多。例如,氢氰酸(HCN)、亚硫酸氢钠($NaHSO_3$)、醇(ROH)、格氏试剂(RMgX)、氨的衍生物($H_2N—R$),它们与羰基发生亲核加成反应规律如下:

$$\overset{\delta+}{C}=\overset{\delta-}{O} + Nu^- \longrightarrow \left[\begin{array}{c} \\ C—O^- \\ | \\ Nu \end{array} \right] \xrightarrow{H^+} \begin{array}{c} \\ C \\ \diagup \diagdown \\ OH \quad Nu \end{array}$$

亲核试剂

与醛酮发生加成反应的亲核试剂见表7-2。

表7-2 与醛酮发生加成反应的亲核试剂

亲核试剂	正电荷部分	负电荷部分(Nu^-)
氢氰酸(HCN)	H^+	CN^-
饱和亚硫酸氢钠($NaHSO_3$)	—H	—SO_3Na
醇(ROH)	—H	—OR
格氏试剂(RMgX)	—MgX	—R
氨的衍生物($H_2N—R$)	—H	—NHR

(1)与HCN的加成 在少量碱存在下,醛、脂肪族甲基酮及8个碳以下的环酮能与氢氰酸发生加成反应生成α-羟基腈。例如:

$$\begin{array}{c} R \\ \diagdown \\ C=O \\ \diagup \\ (CH_3)H \end{array} + HCN \rightleftharpoons \begin{array}{c} R \quad OH \\ \diagdown \diagup \\ C \\ \diagup \diagdown \\ (CH_3)H \quad CN \end{array}$$

醛或脂肪族甲基酮 α-羟基腈

拓展阅读 》》 亲核加成反应机理

经实验证明,一般认为醛、酮与氢氰酸发生亲核加成反应分2步进行。

第一步,亲核试剂CN^-进攻带部分正电荷的羰基碳原子,生成氧负离子中间体,这一步反应较慢。

$$\overset{\delta+}{C}=\overset{\delta-}{O} + CN^- \xrightleftharpoons{\text{慢}} \begin{array}{c} \\ C \\ \diagup \diagdown \\ Nu \end{array} O^-$$

第二步，氧负离子中间体迅速与氢离子结合，生成 α-羟基腈。

$$\underset{Nu}{\overset{O^-}{\underset{|}{C}}} \underset{快}{\overset{H^+}{\rightleftharpoons}} \underset{Nu}{\overset{OH}{\underset{|}{C}}}$$

动画
醛酮的亲核加成反应机理

由于醛、酮分子中羰基的电子效应与空间效应的差异，所以不同结构的醛、酮被亲核试剂 CN⁻ 进攻的难易不同，羰基碳原子的正电性越强，且所连基团造成的空间位阻越小，越利于亲核试剂的进攻，它们与亲核试剂加成反应活性顺序如下：

$$\underset{H}{\overset{H}{C}}=O > \underset{H}{\overset{R}{C}}=O > \underset{H_3C}{\overset{R}{C}}=O$$

实际应用中，由于氢氰酸极易挥发，且毒性很大，一般将醛、酮和氰化钾的水溶液混合，再逐滴加入无机酸，使之一边产生氢氰酸，一边进行反应。此操作仍需在通风橱中进行。

醛、酮与氢氰酸的加成反应在药物合成中是一种常用的增长碳链的方法，生成的 α-羟基腈是活泼的化合物，在酸性条件下可水解生成 α-羟基酸。例如：

$$CH_3CH_2\overset{O}{\overset{\|}{C}}CH_3 \xrightarrow{HCN} CH_3CH_2\underset{CH_3}{\overset{OH}{\underset{|}{\overset{|}{C}}}}CN \xrightarrow[H_2O]{HCl} CH_3CH_2\underset{CH_3}{\overset{OH}{\underset{|}{\overset{|}{C}}}}COOH$$

课堂互动

实验表明，介质对反应体系有很大的影响，请解释酸碱性条件对氢氰酸电离平衡及亲核加成反应的影响。

（2）与饱和 NaHSO₃ 的加成　醛、脂肪族甲基酮及 8 个碳以下的环酮可与亚硫酸氢钠饱和溶液发生加成反应，生成 α-羟基磺酸钠，由于它不溶于饱和亚硫酸氢钠溶液而形成白色晶体析出。因此可利用此反应把醛、酮从其他不溶于水的有机化合物中分离出来。例如：

$$\underset{(CH_3)H}{\overset{R}{C}}=O + NaHSO_3 \rightleftharpoons \underset{(CH_3)H}{\overset{R}{\underset{|}{\overset{|}{C}}}}\underset{SO_3Na}{\overset{OH}{}} \downarrow (白色)$$

　　醛或脂肪族甲基酮　　　α-羟基磺酸钠

由于该反应为可逆反应，可将存在于体系中微量的亚硫酸氢钠用酸或碱不断地除去，加成产物 α-羟基磺酸钠又分解为原来的醛、酮。因此常可利用此可逆反应来分离、精制醛和酮。

（3）与格氏试剂加成　格氏试剂（R—MgX）是强的亲核试剂，易与羰基发生加成反应，利用此反应可制备不同结构的醇。例如：

$$\overset{}{\underset{}{C}}=O + R-MgX \xrightarrow{干醚} \underset{R}{\overset{OMgX}{\underset{|}{\overset{|}{C}}}} \xrightarrow{H_3O^+} \underset{R}{\overset{OH}{\underset{|}{\overset{|}{C}}}}$$

由此可见，醛、酮与格氏试剂反应的结果生成了碳链比原来加长了的醇。格氏试剂与甲醛反应时可制得伯醇，与其他醛反应可制得仲醇，与酮反应可制得叔醇。药物合成中经常利用此反应来制备增长碳链的醇。

> **课堂互动**
>
> 分别写出甲醛、乙醛和丙酮与格氏试剂(如甲基溴化镁)的反应式。

（4）与氨的衍生物的加成缩合　醛、酮可与氨的衍生物发生加成反应，反应并不停留在第一步，加成产物继续发生脱水缩合得到含碳氮双键（—C=N—）的化合物。例如：

$$\underset{(R')H}{\overset{R}{>}}C=O + H-\underset{H}{\overset{}{N}}-G \longrightarrow \underset{(R')H}{\overset{R}{>}}\underset{OH\ H}{\overset{}{C}}-N-G \xrightarrow{-H_2O} \underset{(R')H}{\overset{R}{>}}C=N-G$$

与醛、酮发生加成反应的氨的衍生物有伯胺、羟胺、肼、苯肼、2,4-二硝基苯肼以及氨基脲等亲核试剂。氨的衍生物及其与醛、酮的加成反应产物见表 7-3。

表 7-3　氨的衍生物及其与醛、酮的加成反应产物

氨的衍生物	加成产物
H_2N-OH 羟胺	$\underset{(R')H}{\overset{R}{>}}C=N-OH$ 肟
H_2N-NH_2 肼	$\underset{(R')H}{\overset{R}{>}}C=N-NH_2$ 腙
$H_2N-NH-C_6H_5$ 苯肼	$\underset{(R')H}{\overset{R}{>}}C=N-NH-C_6H_5$ 苯腙
$H_2N-NH-C_6H_3(NO_2)_2$ 2,4-二硝基苯肼	$\underset{(R')H}{\overset{R}{>}}C=N-NH-C_6H_3(NO_2)_2$ 2,4-二硝基苯腙
$H_2N-NH-CO-NH_2$ 氨基脲	$\underset{(R')H}{\overset{R}{>}}C=N-NH-CO-NH_2$ 缩氨脲

羰基化合物与羟胺、肼等试剂反应能生成很好的结晶，并具有特定的熔点。因此这些试剂经常被用来检查羰基的存在，它们又叫做羰基试剂。特别是 2,4-二硝基苯肼，由于与醛、酮反应产物为橙黄色或橙红色的 2,4-二硝基苯腙晶体，易于观察，《中国药典》中常用它来鉴别含羰基的药物及临床鉴别糖尿病人的尿液中是否含有丙酮。例如：

$$\underset{CH_3}{\overset{CH_3}{>}}C=O + H_2N-NH-C_6H_3(NO_2)_2 \longrightarrow \underset{CH_3}{\overset{CH_3}{>}}C=N-NH-C_6H_3(NO_2)_2 \downarrow$$

　　　　　　　　2,4-二硝基苯肼　　　2,4-二硝基苯腙(橙黄或橙红色晶体)

（5）与醇加成　醇是一个较弱的亲核试剂，在干燥氯化氢的催化下，1 分子醛能与 1 分子醇发生亲核加成反应，生成半缩醛；半缩醛分子中新生成的羟基称为半缩醛羟基。由于

半缩醛羟基很活泼，半缩醛一般不稳定，会继续与另一分子醇作用，脱去一分子水，生成稳定的缩醛。

$$\underset{H}{\overset{R}{C}}=O + R'\ddot{O}H \xrightarrow{\text{干燥HCl}} R-\underset{OR'}{\overset{OH}{\underset{|}{C}}}-H$$
半缩醛

$$R-\underset{OR'}{\overset{OH}{\underset{|}{C}}}-H + R'OH \underset{}{\overset{\text{干燥HCl}}{\rightleftharpoons}} R-\underset{OR'}{\overset{OR'}{\underset{|}{C}}}-H + H_2O$$
缩醛

例如，乙醛与甲醇可以在干燥氯化氢作用下，生成缩醛。

$$CH_3-\overset{O}{\overset{\|}{C}}-H + CH_3OH \underset{H_3O^+}{\overset{\text{干燥HCl}}{\rightleftharpoons}} CH_3-\underset{OCH_3}{\overset{OH}{\underset{|}{C}}}-H \underset{H_3O^+}{\overset{CH_3OH,\text{干燥HCl}}{\rightleftharpoons}} CH_3-\underset{OCH_3}{\overset{OCH_3}{\underset{|}{C}}}-H + H_2O$$
乙醛缩二甲醇

缩醛在碱性溶液中比较稳定，而在稀酸溶液中则易水解为原来的醛和醇，故生成缩醛的反应必须在无水条件下进行。酮也可以发生类似的反应，生成缩酮，但比醛困难。羰基是相当活泼的基团，当分子具有羰基及其他官能团时，如果只希望其他官能团反应，而羰基不受影响，则可以先将羰基转变为缩醛（缩酮），再进行其他官能团的反应，反应完成后将其水解，重新得到含羰基结构的醛、酮，因此可常利用生成缩醛（缩酮）反应来保护羰基，此方法常应用于药物合成中。

2. 碘仿反应

碘仿反应是一种醛、酮分子中 α-H 的卤代反应。乙醛和甲基酮类化合物的 α-H 易被卤素（Cl_2、Br_2、I_2）取代，特别是在氢氧化钠水溶液中，卤素可迅速将醛、酮的 3 个 α-H 全部取代得到三卤代物，在碱性溶液不稳定，三卤代物被分解生成卤仿，由于反应中有卤仿生成，故此反应也称为卤仿反应。因为氯仿和溴仿都是液体，不宜鉴别，而碘仿则是不溶于水的淡黄色晶体，且有特殊气味，因此常用此反应鉴别乙醛或甲基酮类化合物。

$$CH_3-\overset{O}{\overset{\|}{C}}-H(R) \xrightarrow[\text{或NaOI}]{I_2,\text{NaOH}} CI_3-\overset{O}{\overset{\|}{C}}-H(R) \xrightarrow{\text{NaOH}} CHI_3\downarrow + (R)HCOONa$$

由于次碘酸钠具有氧化性，能将乙醇和结构为 $CH_3CH(OH)$— 的醇分别氧化成相应的乙醛或甲基酮，所以它们也可发生碘仿反应。例如：

$$CH_3\underset{OH}{\overset{}{\underset{|}{CH}}}-H(R) \xrightarrow{\text{NaOI}} CH_3-\overset{O}{\overset{\|}{C}}-H(R) \xrightarrow{\text{NaOI}} CHI_3\downarrow + (R)HCOONa$$

碘仿反应所得到的羧酸比相应的醛、酮或醇减少一个碳原子，是缩短碳链的一种方法，同时，利用碘仿反应也可鉴别乙醇（或甲基醇）、乙醛和甲基酮等化合物。

课堂互动

请判断下列化合物是否能发生碘仿反应？
1. 乙醛　　2. 丙酮　　3. 苯甲醛　　4. 2-戊醇　　5. 3-戊酮

3. 羟醛缩合反应

在碱的催化作用下，两分子含 α-H 的醛，其中一分子以 α-碳负离子与另一分子羰基发生加成反应，生成 β-羟基醛。若得到的 β-羟基醛上仍有 α-H，受热或在酸作用下 α-H 能与羟基发生分子内脱水反应，生成 α,β-不饱和醛，这种反应称为羟醛缩合或醇醛缩合反应。例如：

$$CH_3-\overset{O}{\overset{\|}{C}}-H + H-\overset{\alpha}{CH_2}CHO \xrightarrow{OH^-} CH_3\overset{\beta}{CH}-\overset{\alpha}{CH}CHO \xrightarrow{\triangle} CH_3CH=CHCHO + H_2O$$
$$\qquad\qquad\qquad\qquad\qquad\qquad\quad |\quad\;\; |$$
$$\qquad\qquad\qquad\qquad\qquad\qquad OH\; H$$
$$\qquad\qquad\qquad\qquad\qquad\quad β\text{-羟基丁醛}$$

含 α-H 的酮在同样条件下也能发生羟醛（酮）缩合反应，羟醛（酮）缩合反应也是增长碳链的重要方法之一。

4. 羰基的还原反应

醛、酮分子中的羰基可以被还原，还原剂不同，形成的产物也不同。

（1）催化氢化　在镍或铂的催化作用下，醛、酮分子分别被氢气还原为伯醇或仲醇，若分子中的不饱和键除羰基外，还有碳碳双键，则碳碳双键也可以被还原。例如：

$$R-\overset{O}{\overset{\|}{C}}-H + H_2 \xrightarrow[\text{高温}]{Ni} RCH_2OH$$

$$R-\overset{O}{\overset{\|}{C}}-R' + H_2 \xrightarrow[\text{高温}]{Ni} R\underset{\underset{OH}{|}}{CH}R'$$

（2）金属氢化物还原　硼氢化钠（$NaBH_4$）、氢化锂铝（$LiAlH_4$）是选择性的还原剂，可以将醛还原为伯醇，酮还原为仲醇，而不饱和的醛或酮分子中所含碳碳双键却不被还原。例如：

$$\text{Ph}-CH=CHCHO \begin{array}{c} \xrightarrow[\text{高温}]{Ni} \text{Ph}-CH_2CH_2CH_2OH \\ \xrightarrow{NaBH_4} \text{Ph}-CH=CHCH_2OH \end{array}$$

课堂互动

2-丁烯醛（巴豆醛）是中药巴豆中的主要成分，请写出巴豆醛在铂或氢化锂铝催化下的反应式。

（3）克莱门森还原　醛、酮与锌汞齐和浓盐酸共热回流，羰基还原为亚甲基的反应称为克莱门森（clemmensen）还原。例如：

$$\text{Ph}-\overset{O}{\overset{\|}{C}}-CH_3 \xrightarrow{Zn-Hg,\ HCl} \text{Ph}-CH_2CH_3$$

拓展阅读　　乌尔夫-凯惜纳尔-黄鸣龙还原法

黄鸣龙是我国著名的有机化学家，乌尔夫-凯惜纳尔-黄鸣龙反应是有机化学中唯一用中国人名字命名的有机反应，在有机化学发展史上占有显著地位。与克莱门森还原的酸性条件不同，乌尔夫-凯惜纳尔-黄鸣龙还原，适合于对酸不稳定，而对碱稳定的醛、酮，将醛或酮与无水肼作用生成腙，然后将腙、醇钠和无水乙醇在封闭钢管或高压釜中加热反应，得到烷烃的反应称为乌尔夫-凯惜纳尔反应。例如：

$$\overset{R}{\underset{(R')H}{>}}C=O \xrightarrow{NH_2NH_2} \overset{R}{\underset{(R')H}{>}}C=NNH_2 \xrightarrow[\triangle]{NaOC_2H_5} \overset{R}{\underset{(R')H}{>}}CH_2 + N_2\uparrow$$

第七章 醛、酮、醌

> 该反应温度高,操作不方便,黄鸣龙对反应条件做了改进,用氢氧化钠(或氢氧化钾),85%水合肼代替醇钠和无水肼,在高沸点溶剂如聚乙二醇中,常压下即可进行反应,改良后的方法称为乌尔夫-凯惜纳尔-黄鸣龙反应还原法。例如:
>
> $$\text{C}_6\text{H}_5\text{—CO—} \xrightarrow[\text{(HOCH}_2\text{CH}_2\text{)}_2\text{O},\triangle]{\text{NH}_2\text{NH}_2,\text{NaOH}} \text{C}_6\text{H}_5\text{—CH}_2\text{—}$$

醛与酮的结构不同,它们在反应性能上也表现出一些差异,醛的化学性质比酮活泼得多,且具有不同于酮的许多特殊反应。

5. 歧化反应

当两种不含 α-H 的醛在浓碱的作用下,一分子醛被氧化成羧酸,另一分子醛被还原为醇,此反应称为歧化反应,也称为康尼查罗反应。如果两种醛其中一种是甲醛,由于甲醛的还原性比其他醛强,所以总是甲醛被氧化成酸,而另一种醛被还原成醇。

$$2\,\text{Ph—CHO} \xrightarrow{40\%\text{ NaOH}} \text{Ph—COONa} + \text{Ph—CH}_2\text{OH}$$

$$\text{HCHO} + \text{Ph—CHO} \xrightarrow{40\%\text{ NaOH}} \text{HCOONa} + \text{Ph—CH}_2\text{OH}$$

这一特性常用于药物合成中,例如在合成血管扩张药季戊醇四硝酸酯的中间体季戊四醇过程中,其最后一步就利用了这一歧化反应。

6. 醛与弱氧化剂的反应

醛比酮的还原性强,不仅能被强氧化剂如高锰酸钾、重铬酸钾或硝酸等氧化,还能够被弱的氧化剂所氧化,常用的弱氧化剂有托伦试剂与斐林试剂。

托伦(Tollens)试剂是由硝酸银溶液与过量氨水配制成的无色溶液,醛与托伦试剂反应形成金属银,附着在试管内壁上形成光亮的银镜,此反应称为银镜反应,利用此方法可鉴别醛与酮。

$$(\text{Ar})\text{RCHO} + 2[\text{Ag}(\text{NH}_3)_2]^+ + 2\text{OH}^- \xrightarrow{\triangle} (\text{Ar})\text{RCOONH}_4 + 2\text{Ag}\downarrow + \text{H}_2\text{O} + 3\text{NH}_3\uparrow$$

斐林(Fehling)试剂由两种溶液组成,A 液为硫酸铜溶液;B 液为氢氧化钠和酒石酸钾钠。使用时将 A 液与 B 液等量混合,得到深蓝色溶液。醛与斐林试剂反应生成砖红色氧化亚铜沉淀,甲醛比其他醛的还原能力强,与斐林试剂作用析出铜镜,又称铜镜反应。例如:

$$\text{RCHO} + 2\text{Cu}^{2+}(\text{配离子}) + 5\text{OH}^- \xrightarrow{\triangle} \text{RCOO}^- + \text{Cu}_2\text{O}\downarrow + 3\text{H}_2\text{O}$$

$$\text{HCHO} + \text{Cu}^{2+}(\text{配离子}) + 3\text{OH}^- \xrightarrow{\triangle} \text{HCOO}^- + \text{Cu}\downarrow + 2\text{H}_2\text{O}$$

芳香醛如苯甲醛等不能与斐林试剂反应,据此可将脂肪醛和芳香醛区分开来。

7. 与希夫试剂的显色反应

把二氧化硫通入红色的品红水溶液中,至红色刚好消失,得到品红的亚硫酸溶液,又称为希夫(Schiff)试剂。醛与希夫试剂作用显紫红色,酮则不显色,故可用希夫试剂区别醛和酮。如果试验中,有碱性物质、氧化剂存在,或加热都会使希夫试剂恢复品红的颜色而干扰实验结果,应特别注意避免。

甲醛与希夫试剂所显的颜色加硫酸后不消失,而其他醛反应所显示的颜色遇硫酸会褪色,此方法可鉴别甲醛与其他醛。

课堂互动

1. 请利用托伦试剂、斐林试剂或碘仿试剂区分下列化合物。
   （1）甲醛和苯甲醛　　（2）乙醛和丙酮　　（3）丙醛和丙酮
2. 比较醛和酮在化学性质有哪些异同点？你能用几种化学方法区分甲醛和丙酮？

重点小结

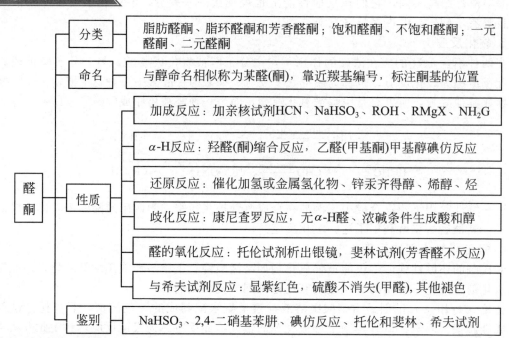

目标检测

一、选择题

（一）单项选择题

1. 脂肪酮的通式表示为（　　）。
   A. RCHO　　　　　　B. RCH_2OH　　　　　C. ROR′　　　　　　D. RCOR′
2. 下列物质中，属于芳香醛的是（　　）。

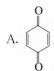

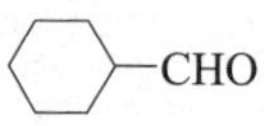

3. 能与醛与酮发生银镜反应的试剂是（　　）。
   A. 希夫试剂　　　　　B. 斐林试剂　　　　　C. $FeCl_3$　　　　　　D. 托伦试剂
4. 能将甲醛、乙醛和苯甲醛区别开的试剂是（　　）。
   A. Tollens 试剂　　　B. Fehling 试剂　　　C. 羰基试剂　　　　　D. Schiff 试剂
5. 醛与 HCN 的反应属于（　　）。
   A. 亲电加成反应　　　B. 亲核加成反应　　　C. 亲电取代反应　　　D. 亲核取代反应
6. 在药物分析中，用来鉴别醛和酮的羟胺、苯肼等氨的衍生物被称为（　　）。

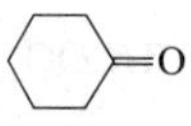

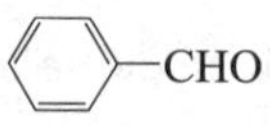

A. Lucas 试剂　　　　B. Tollens 试剂　　　C. 羰基试剂　　　D. Fehling 试剂

7. 常用来保护某些醛、酮羰基的试剂是（　　）。

A. 格氏试剂　　　　B. 醇　　　　　　　C. 酚　　　　　　D. 醚

8. 在稀碱的作用下，含 α-H 的醛分子之间发生加成反应，生成 β-羟基醛再脱水得到 α,β-不饱和醛的反应称为（　　）。

A. 银镜反应　　　　B. 缩醛反应　　　　C. 碘仿反应　　　D. 羟醛缩合反应

9. 甲醛与丙基溴化镁作用后，水解得到（　　）。

A. 正丙醇　　　　　B. 正丁醇　　　　　C. 异丁醇　　　　D. 仲丁醇

10. 属于醌类化合物的是（　　）。

A. 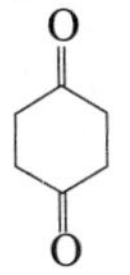 [结构式]　　B. 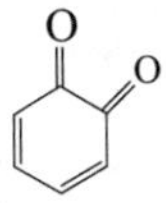 [结构式]　　C. 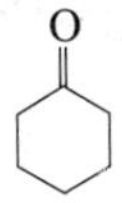 [结构式]　　D. 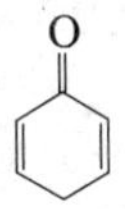 [结构式]

（二）多项选择题

1. 能与碘的 NaOH 溶液发生碘仿反应的是（　　）。

A. C_6H_5CHO　　　B. CH_3COCH_3　　　C. CH_3CHO
D. CH_3CH_2OH　　E. HCHO

2. 能将甲醛与丙酮区别开的试剂是（　　）。

A. Schiff 试剂　　　B. I_2/NaOH　　　　C. Fehling 试剂
D. Tollens 试剂　　E. 2,4-二硝基苯肼

3. 下列说法错误的是（　　）。

A. 醛和酮都可以发生催化加氢反应
B. 在盐酸催化下，醛与醇发生羟醛缩合反应
C. 醛和脂肪族甲基酮都能与氢氰酸发生加成反应
D. 所有的醛都可以发生碘仿反应
E. 醛和酮不仅能被强氧化剂（如高锰酸钾等）氧化，还能被弱氧化剂（如托伦试剂）氧化

4. 下列化合物中，能把 2-丁醛还原为伯醇的试剂是（　　）。

A. H_2/Ni　　　　　B. $LiAlH_4$　　　　　C. $NaBH_4$
D. $FeCl_3$　　　　　E. Zn-Hg/HCl

5. 能与希夫试剂作用显紫红色的是（　　）。

A. C_6H_5CHO　　　B. CH_3COCH_3　　　C. CH_3CHO
D. CH_3CH_2OH　　E. HCHO

二、写出下列化合物的名称或结构式

1. 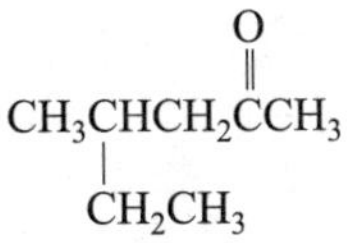 $CH_3CHCH_2COCH_3$
   　　|
   　CH_2CH_3

2. $CH_3CH=CH-CO-CH_3$

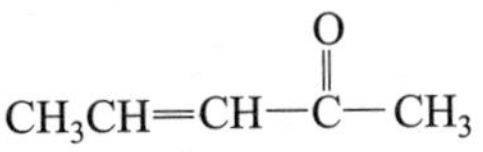

3. [间甲氧基苯甲醛结构式]

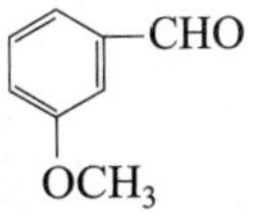

4. 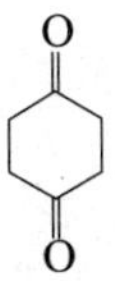 [对苯醌结构式]

5. 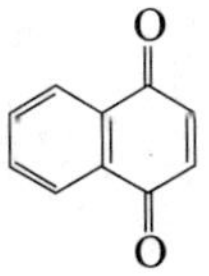 [1,4-萘醌结构式]

6. 丙烯醛

7. 苯乙醛　　　8. 2,4-己二酮　　　9. 3-甲基戊醛　　　10. 二苯酮

三、完成下列反应式

1. 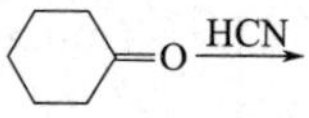 环己酮 + HCN →

2. C₆H₅-CH₂CHO $\xrightarrow[\Delta]{[Ag(NH_3)_2]^+}$

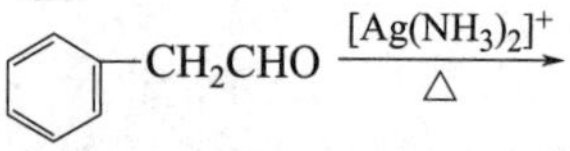

3. CH₃COCH₃ $\xrightarrow{I_2}{NaOH}$

4. 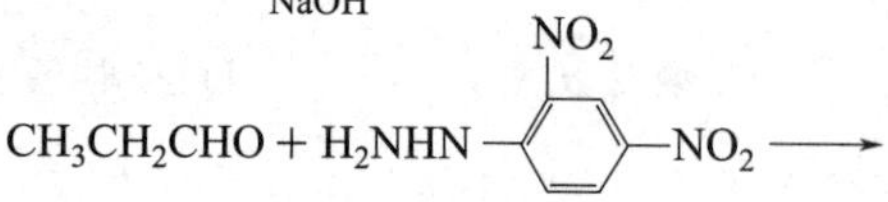 CH₃CH₂CHO + H₂NHN-（2,4-二硝基苯基）→

5. CH₃CHO $\xrightarrow{CH_3MgCl}{无水乙醚}$ $\xrightarrow{H_3O^+}$

6. 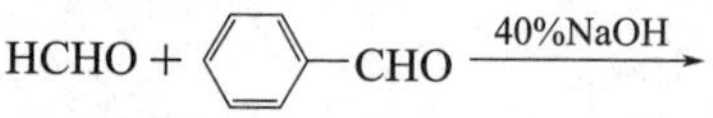 HCHO + C₆H₅-CHO $\xrightarrow{40\%NaOH}$

7. 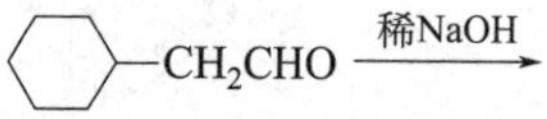 环己基-CH₂CHO $\xrightarrow{稀NaOH}$

8. 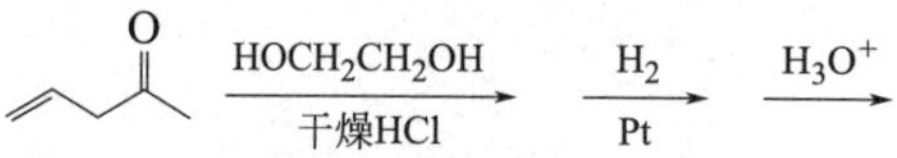 CH₂=CH-CH₂-CO-CH₃ $\xrightarrow[干燥HCl]{HOCH_2CH_2OH}$ $\xrightarrow{H_2}{Pt}$ $\xrightarrow{H_3O^+}$

9. 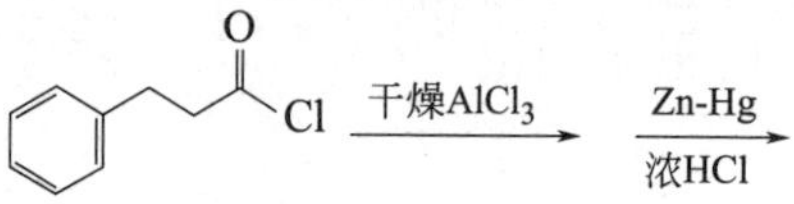 C₆H₅-CH₂CH₂-COCl $\xrightarrow{干燥AlCl_3}$ $\xrightarrow[浓HCl]{Zn-Hg}$

四、区分下列各组化合物

1. 己醛、2-己酮、环己酮

2. 丙醛、丙酮、丙醇、异丙醇

3. 2-戊醇、2-戊酮和3-戊酮

五、利用所给的有机物（无机试剂任选）合成下列化合物

1. 由相应的羰基化合物及格氏试剂合成2-丁醇

2. 由乙炔合成1-丁醇

3. 由3个碳以下的烯烃为原料合成4-甲基-2-戊酮

六、推测结构

1. 分子式为 $C_5H_{12}O$ 的化合物A，氧化后可得到化合物B（$C_5H_{10}O$），B能与2,4-二硝基苯肼反应，并与碘的碱溶液共热时生成黄色沉淀。A与浓硫酸共热可得到化合物C（C_5H_{10}），C经高锰酸钾氧化得到丙酮和乙酸（CH_3COOH），推测A、B、C的结构式。

2. 某化合物A分子式为 $C_8H_{14}O$，可以使溴水褪色，也可与苯肼作用。A经酸性 $KMnO_4$ 氧化得到一分子丙酮和另一化合物B，B具有酸性且能与碘的碱溶液作用生成碘仿及丁二酸，试推测A、B的结构。

（邱红）

第八章 羧酸及取代羧酸

电子课件
羧酸及其取代羧酸

学习目标

知识要求

1. 掌握羧酸及取代羧酸的分类、命名，羧酸的酸性、羧基中羟基的取代反应、脱羧反应；卤代酸的取代反应；醇酸的脱水反应；酮酸的脱羧反应。
2. 熟悉羧酸的结构，羧酸的还原反应、α-H 的卤代反应。
3. 了解重要的羧酸和取代酸在药学中的应用。

能力要求

1. 熟练地根据羧基化合物的结构特点，判断并能比较其酸性强弱。
2. 学会鉴别羧酸、醇酸、酚酸和酮酸。

案例导入

案例 乙酸俗称醋酸，是食醋的主要成分，是无色有强烈刺激性气味的液体，易溶于水。烹调食物时将食醋作为一种酸度调节剂来使用，醋可消化脂肪和糖，适当地喝醋，不仅可以减肥，还可以促使营养素在体内的燃烧和提高热能利用率，促进身体健康。

讨论 1. 乙酸属于哪一类有机物？它们的官能团是什么？
2. 你知道它们的分类、命名和性质吗？

分子中含有官能团羧基 $-\overset{\overset{\displaystyle O}{\|}}{C}-OH$ 或—COOH 的化合物称为羧酸，除甲酸外，其他的羧酸可以看作是烃分子中的氢原子被羧基取代或醇、醛分子中羟基、醛基被氧化生成的化合物，结构通式为 $(Ar)R-\overset{\overset{\displaystyle O}{\|}}{C}-OH$ 或 (Ar)RCOOH。羧酸分子中烃基上的氢原子被其他原子或原子团取代的化合物称为取代羧酸，重要的取代羧酸包括卤代酸、羟基酸和酮酸等。

有机化学与药学

羧酸及取代羧酸广泛分布于自然界中，它们在动植物的生长、繁殖、新陈代谢等都是十分重要的物质，许多羧酸及取代羧酸都具有明显的生物活性，临床上使用的药物中许多就是羧酸或取代羧酸。例如，抗高血压药卡托普利；广谱的 β-内酰胺类抗生素药头孢氨苄。

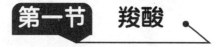

卡托普利(抗高血压药)　　　　　头孢氨苄(β-内酰胺类抗生素药)

第一节　羧酸

乙酸分子结构

一、羧酸的分类和命名

1. 羧酸的分类

根据羧酸分子中羧基所连接烃基的种类不同，羧酸分为脂肪酸、脂环酸和芳香酸，根据烃基的饱和度不同，脂肪酸可分为饱和酸、不饱和酸；根据羧酸分子中所含羧基的数目不同，羧酸又可分为一元酸和二元酸等。见表8-1。

表 8-1　羧酸的分类

	饱和酸	不饱和酸	脂环酸	芳香酸
一元酸	CH_3COOH	$CH_3CH=CHCOOH$	⬠—CH_2COOH	⌬—COOH
二元酸	COOH|COOH	CHCOOH‖CHCOOH	⬡(COOH)(COOH)	⌬(COOH)(COOH)

2. 羧酸的命名

简单结构的羧酸与醛的命名原则相似，命名时只需将醛字改为酸字即可，饱和一元酸、不饱和一元酸分别称为"某酸"或"某烯酸"。例如：

$$HCOOH \quad CH_3COOH \quad CH_3CHCH_2COOH \quad CH_2=CHCOOH$$
$$|$$
$$CH_3$$

　　甲酸　　　　　乙酸　　　　　异戊酸　　　　　丙烯酸

命名饱和二元酸、不饱和二元酸时，根据包含两个羧基在内的碳原子数目分别称为"某二酸"或"某烯二酸"。例如：

$$HOOC-COOH \quad HOOCCH_2COOH \quad HOOCCH=CHCOOH$$

　　乙二酸　　　　　丙二酸　　　　　丁烯二酸

命名含有碳环的羧酸时，将碳环（芳环或脂环）看作取代基，以脂肪羧酸作为母体加以命名。例如：

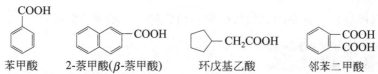

苯甲酸　　　2-萘甲酸(β-萘甲酸)　　　环戊基乙酸　　　邻苯二甲酸

复杂结构的羧酸则采用系统命名法，饱和脂肪酸命名时选择包含羧基的最长碳链作为主链；从羧基碳原子开始用阿拉伯数字编号，或用希腊字母标明取代基的位次，即与羧基直接相连的碳原子位置为α，依次为β、γ、δ等，最末端碳原子位置为ω。例如：

$$\overset{\delta}{CH_3}\overset{\gamma}{CH}\overset{\beta}{CH_2}\overset{\alpha}{CH_2}\overset{1}{COOH}$$
$$\overset{|}{CH_3}$$

$$\overset{CH_3}{\underset{|}{CH_3CHCHCOOH}}\overset{1}{}$$
$$\overset{|}{CH_3}$$

$$\overset{5}{HOOCCHCH_2}\overset{3}{CHCOOH}$$
$$\overset{|}{CH_3}\quad\overset{|}{CH_3}$$

4-甲基戊酸(或γ-甲基戊酸)　　2,3-二甲基丁酸(或α,β-二甲基丁酸)　　2,4-二甲基戊二酸

不饱和脂肪羧酸命名时，应选择包含羧基和不饱和键在内的最长碳链作为主链；编号仍从羧基碳原子开始，将不饱和键的位次写在某烯酸或某炔酸名称前面，应特别注意，当主链碳原子数大于10时，需在表示主链碳原子数的中文后加"碳"字，以避免与表示碳原子数与不饱和键数目混淆。例如：

$$CH_3(CH_2)_4CH=CHCH_2CH=CH(CH_2)_7COOH$$

$$CH_2=\underset{\underset{CH_3}{|}}{C}CH_2COOH$$

$$\underset{H_3C}{\overset{HOOC}{\diagdown}}C=C\underset{H}{\overset{COOH}{\diagup}}$$

9,12-十八碳二烯酸(亚油酸)　　　3-甲基-3-丁烯酸　　　(Z)-2-甲基丁烯二酸

不饱和羧酸的双键也可用"Δ"来表示，双键的位次写在"Δ"的右上角。如上面9,12-十八碳二烯酸也可以表示为 $\Delta^{9,12}$-十八碳二烯酸。

许多羧酸最初是从天然产物中得到，故常根据其来源而采用俗名。例如，甲酸俗称蚁酸，它最初从蒸馏蚂蚁中得到；乙酸是食醋的主要成分，俗称为醋酸；乙二酸俗称草酸，因为大多数植物和草中都含有草酸盐；其他如苹果酸、巴豆酸、安息香酸等都是根据其来源而得俗名。许多高级一元羧酸，因最初是从水解脂肪得到的又称为脂肪酸。例如，十六碳酸称为软脂酸，十八碳酸称为硬脂酸。

> **拓展阅读**　　几种重要羧酸在医药、食品领域中的应用
>
> 甲酸（HCOOH）俗名蚁酸，具有较强的腐蚀性。蚂蚁或蜂类蜇伤引起皮肤红肿和疼痛，就是由甲酸刺激引起的。$12.5g \cdot L^{-1}$ 的甲酸水溶液称为蚁精，可用于治疗风湿症；在药物合成中常作为中间体。
>
> 乙酸（CH_3COOH）俗名醋酸，乙酸的稀溶液（5～20 $g \cdot L^{-1}$）可用作消毒防腐剂，如用于烫伤或灼伤感染的创面洗涤，乙酸还有消肿治癣、预防感冒等作用。在食品工业方面，乙酸是食醋的主要成分，是食品添加剂中规定的一种酸度调节剂。
>
> 苯甲酸（C_6H_5COOH）俗名安息香酸，在医药上，苯甲酸还可用作治疗真菌感染（如疥疮及各种癣）。苯甲酸及其钠盐具有抑菌、防腐作用，对人体毒性很小，常用作食品、饮料和药物的防腐剂，但肝功能不佳者慎用。
>
> 乙二酸（HOOCCOOH）俗名草酸，具有还原性，可被高锰酸钾氧化为二氧化碳和水，在分析化学上常用草酸作为基准物，标定高锰酸钾溶液。在医药工业常用作还原剂合成一些药物。

二、羧酸的结构

羧基是羧酸的官能团，羧基中的羰基碳原子为 sp^2 杂化，3 个 sp^2 轨道与 2 个氧原子和 1 个碳原子（甲酸分子中是氢原子）形成 3 个 σ 键，未参与杂化的 p 轨道与羰基氧原子的 p 轨道形成 π 键，因此羧基是平面结构，这 3 个 σ 键的键角大约为 120°。羧基中的羟基氧原子含未共用电子对的 p 轨道与羰基 π 键形成 p-π 共轭，如图 8-1 所示。

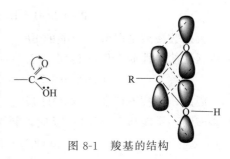

图 8-1　羧基的结构

p-π 共轭使碳氧双键和碳氧单键的键长趋于平均化，故羧酸的化学性质不是羟基和羰基性质的简单加合，而是具有它自身独特的性质，例如，具有酸性、不与羰基试剂加成等。

三、羧酸的性质

（一）物理性质

饱和一元羧酸中，$C_1 \sim C_3$ 的羧酸是有刺鼻气味的液体，可与水混溶；$C_4 \sim C_9$ 的羧酸是具有令人不愉快气味的液体，随着羧酸分子量的增加，在水中的溶解度降低；C_{10} 以上的高级羧酸则是无味无臭的固体，不溶于水；脂肪族二元酸和芳香酸都是结晶性固体，不溶于水。羧酸的沸点比相对分子质量相近的醇要高。例如，乙酸和正丙醇的相对分子质量相同，但乙酸的沸点 118℃，正丙醇的沸点 97℃。这是由于羧酸分子间通过 2 个氢键彼此发生缔合形成二聚体，由液态变为气态需要破坏 2 个氢键的能量。

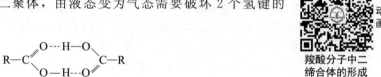

饱和一元羧酸的熔点随分子中碳原子数目的增加呈锯齿状变化，含偶数碳原子的羧酸比其相邻的 2 个含奇数碳原子的羧酸熔点高，这种现象被认为与分子的对称性有关。二元酸分子中含 2 个羧基，分子间引力强，熔点比相对分子质量相近的一元酸要高得多。

（二）化学性质

羧酸的化学性质主要发生在官能团羧基上，羧基的结构决定了羧酸主要的化学性质，如下所示：

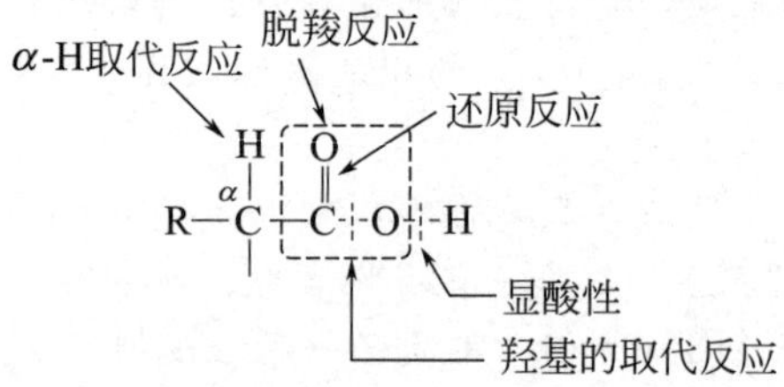

课堂互动

请写出甲酸的结构式，分析甲酸分子中含有哪些官能团？根据以下羧酸性质的介绍，推测它与其他羧酸分子在化学性质方面的不同之处。

1. 酸性

由于 p-π 共轭体系，使羧基中羟基氧的电子云向羰基方向转移，氢氧键电子云更偏向氧原子，氢氧键极性增强，在水溶液中更容易解离出 H^+ 而显示酸性。

$$R-COOH + H_2O \rightleftharpoons R-COO^- + H_3O^+ \quad pK_a$$

大多数羧酸是弱酸，羧酸的 pK_a 一般都在 3～5 之间。一元羧酸的酸性比盐酸、硫酸等无机强酸的酸性弱，但比碳酸（$pK_a=6.37$）、酚类（$pK_a=10.0$）、醇的酸性要强。

$$H_2SO_4 \text{ 或 } HCl > RCOOH > H_2CO_3 > ArOH > H_2O > ROH$$

因此，羧酸不仅能与 NaOH 反应，还可以与 Na_2CO_3、$NaHCO_3$ 反应。而苯酚的酸性比碳酸弱，不能与 $NaHCO_3$ 反应，利用这个性质可以分离、区分羧酸和酚类化合物。

$$RCOOH + NaOH \longrightarrow RCOONa + H_2O$$

$$RCOOH + Na_2CO_3 \longrightarrow RCOONa + CO_2\uparrow + H_2O$$
$$RCOOH + NaHCO_3 \longrightarrow RCOONa + CO_2\uparrow + H_2O$$
羧酸钠盐

羧酸盐用强的无机酸酸化，又可以游离出原来的羧酸，这是分离和纯化羧酸或从动植物体中提取含羧基的有效成分的有效途径。

$$RCOONa + HCl \longrightarrow RCOOH + NaCl$$

> **拓展阅读** 　　**羧酸在酸性条件下成盐在制药工业中的应用**
>
> 利用羧酸与碱的中和成盐反应，可以测定药物中羧基的数目和羧酸类化合物的含量；羧酸成钠、钾、铵盐后，在水中的溶解度很大，制药工业常将一些含羧基难溶于水的药物制成羧酸盐，以便配制水剂或注射液供临床使用。如常用的青霉素G钾盐或钠盐。

羧酸的酸性强弱与结构有关。在饱和一元羧酸中，甲酸（pK_a=3.75）比其他羧酸（pK_a=4.7~5.0）的酸性强，这是因为其他羧酸分子中烷基的给电子诱导效应不利于氢离子的解离，使酸性减弱。一般情况下，饱和脂肪酸的酸性随着烃基碳原子数的增加和给电子能力的增强而减弱。例如：

$$HCOOH > CH_3COOH > CH_3CH_2COOH > (CH_3)_3CCOOH$$
pK_a　　3.75　　　4.75　　　　4.87　　　　　5.05

羧基与芳环直接相连的芳香酸比甲酸的酸性弱，但比其他饱和一元羧酸酸性强。如苯甲酸的pK_a为4.19，这是因为虽然苯环是吸电子基，但苯环的大π键与羧基形成了π-π共轭体系，使环上的电子云向羧基转移，减弱了氢氧键极性，H^+的解离能力降低，所以苯甲酸酸性较甲酸弱。

低级二元羧酸的酸性一般比饱和一元羧酸强。特别是乙二酸，其分子是由2个羧基直接相连而成，由于1个羧基对另1个羧基所产生的吸电子诱导效应，使乙二酸的酸性（pK_a=1.19）比一元羧酸强得多。但随着二元羧酸碳原子数的增加，羧基间距离的增大，羧基之间的相互影响逐渐减弱，酸性逐渐降低。

2. 羧基中羟基的取代反应

羧酸分子中羟基不易被取代，但在一定条件下，可以被卤素（—X）、酰氧基（—OCOR）、烷氧基（—OR）、氨基（—NH_2）取代，生成酰卤、酸酐、酯和酰胺等羧酸衍生物。

（1）酰卤的生成　羧基中的羟基被卤素取代生成的产物称为酰卤。其中最重要的是酰氯，它可以由羧酸与三氯化磷、五氯化磷或亚硫酰氯反应得到。例如：

$$RCOOH \begin{cases} \xrightarrow{PCl_3} R-\overset{O}{\underset{\|}{C}}-Cl + H_3PO_3 \\ \xrightarrow{PCl_5} R-\overset{O}{\underset{\|}{C}}-Cl + POCl_3 + HCl\uparrow \\ \xrightarrow{SOCl_2} R-\overset{O}{\underset{\|}{C}}-Cl + SO_2\uparrow + HCl\uparrow \end{cases}$$
酰氯

实验室制备酰氯常用的试剂是亚硫酰氯，因为除了酰氯外，其他产物都是气体，易于分离，酰氯很活泼，是一类反应活性很高的化合物，常作为酰基化试剂应用于药物合成中。

（2）酸酐的生成　羧酸（除甲酸外）在脱水剂（如乙酸酐、P_2O_5）存在下加热，2个羧基间脱水生成的产物称为酸酐。例如：

$$R-\overset{O}{\overset{\|}{C}}-OH + HO-\overset{O}{\overset{\|}{C}}-R \xrightarrow[\triangle]{脱水剂} \underset{酸酐}{R-\overset{O}{\overset{\|}{C}}-O-\overset{O}{\overset{\|}{C}}-R} + H_2O$$

1,4-二元酸或1,5-二元酸受热分子内脱水形成五元或六元的环状酸酐（环酐）。例如，由邻苯二甲酸受热分子内脱水可得到邻苯二甲酸酐。

$$\underset{邻苯二甲酸}{\begin{array}{c}\text{COOH}\\\text{COOH}\end{array}} \xrightarrow{\triangle} \underset{邻苯二甲酸酐}{\begin{array}{c}\overset{O}{\overset{\|}{C}}\\\overset{\|}{\underset{O}{C}}\end{array}}O + H_2O$$

（3）**酯的生成** 羧酸和醇在强酸（常用浓硫酸）的催化作用下生成酯和水，该反应称为酯化反应。在同样条件下，酯和水也可以作用生成羧酸和醇，称为酯的水解反应，因此酯化反应属于可逆反应。

$$RCOOH + R'OH \xrightleftharpoons[\triangle]{浓H_2SO_4} \underset{酯}{R-\overset{O}{\overset{\|}{C}}-OR'} + H_2O$$

> **课堂互动**
>
> 酯化反应是可逆反应，请同学们利用化学平衡移动原理，说出提高酯的产率的方法有哪些？

利用^{18}O的醇和羧酸进行酯化反应，生成了含有^{18}O的酯，实验事实说明，酯化反应是羧酸的酰氧键发生了断裂，羧酸羟基被醇中的烃氧基取代，生成酯和水，而不是醇的烃氧键断裂。显而易见，酯化反应规律为羧酸脱羟基，醇脱氢，得到酯和水的反应。例如：

$$CH_3\overset{O}{\overset{\|}{C}}-OH + H-^{18}OCH_2CH_3 \xrightleftharpoons[\triangle]{H^+} \underset{乙酸乙酯}{CH_3\overset{O}{\overset{\|}{C}}-^{18}OCH_2CH_3} + H_2O$$

（4）**酰胺的生成** 向羧酸中通入氨生成羧酸的铵盐，加热分子内脱水生成酰胺。例如：

$$RCOOH + NH_3 \longrightarrow RCOONH_4 \xrightarrow{\triangle} \underset{酰胺}{R-\overset{O}{\overset{\|}{C}}-NH_2} + H_2O$$

3. 还原反应

羧基中含有羰基，由于受到羟基的影响，使它失去了典型羰基的性质，难以用催化氢化法还原，但用选择性还原剂氢化铝锂（$LiAlH_4$）却能顺利将羧酸还原成伯醇。例如：

$$RCOOH \xrightarrow[Et_2O]{LiAlH_4} \xrightarrow{H_3O^+} RCH_2OH$$

氢化铝锂是一种选择性较强的还原剂，它只还原羧基，而对碳碳双键或三键无影响，可以由不饱和的含羰基化合物（如烯醛或烯酸）制备不饱和伯醇。例如：

$$CH_3CH=CHCOOH \xrightarrow[Et_2O]{LiAlH_4} \xrightarrow{H_3O^+} CH_3CH=CHCH_2OH$$

4. α-H的卤代反应

由于受羧基吸电子效应的影响，羧酸分子中α-H有一定的活性（比醛、酮的α-H活性弱），在少量红磷或三卤化磷的存在下，能发生卤代反应而生成卤代酸。例如：

$$RCH_2COOH + X_2 \xrightarrow[\text{或} PX_3]{P} \underset{\text{卤代酸}}{RCHCOOH \atop |\atop X}$$

5. 脱羧反应

羧酸分子失去羧基中 CO_2 的反应称为脱羧反应。饱和一元羧酸对热稳定，通常不易发生脱羧反应。但羧酸钠盐与碱石灰（NaOH，CaO）混合加强热，也可以发生脱羧反应，生成少一个碳原子的烃，实验室中用于制备低级烷烃。例如：

$$CH_3COONa + NaOH \xrightarrow[\text{加热}]{CaO} CH_4 + Na_2CO_3$$

当羧酸 α-碳上连有吸电子基（如硝基、卤素、酰基等）、2 个羧基直接相连或连在同一个碳原子上时受热容易发生脱羧反应。

$$G-\overset{\alpha}{C}H_2COOH \xrightarrow{\triangle} G-CH_3 + CO_2\uparrow \quad (G=-NO_2、-X、-COR)$$

例如：

$$\underset{\text{酮酸}}{R\overset{O}{\overset{\|}{C}}\overset{\alpha}{C}H_2COOH} \xrightarrow{\triangle} \underset{\text{酮}}{R\overset{O}{\overset{\|}{C}}CH_3} + CO_2\uparrow$$

$$HOOC-COOH \xrightarrow{\triangle} HCOOH + CO_2\uparrow$$

$$HOOCCH_2COOH \xrightarrow{\triangle} CH_3COOH + CO_2\uparrow$$

脱羧反应在生物体内的许多生化变化中占重要地位。在人体正常体温下，体内的脱羧反应在脱羧酶的催化作用下可顺利进行。

第二节 取代羧酸

取代酸分子中既含羧基，又含卤原子、羟基和羰基等其他官能团，因此，取代酸的性质除各官能团的一般性质外，又由于不同官能团之间的相互影响而表现出一些特殊性质，这里主要讨论卤代酸、羟基酸和酮酸。

一、卤代酸

（一）卤代酸的分类和命名

羧酸分子中烃基上的氢原子被卤素取代的化合物称为卤代酸。根据卤原子与羧基的相对位置不同，卤代酸可分为 α-卤代酸、β-卤代酸、γ-卤代酸；根据卤原子的数目不同，卤代酸又可分为一卤代酸、二卤代酸和多卤代酸。卤代酸的命名是以羧酸为母体，将卤素原子看作取代基。选择含羧基和卤原子相连接的碳原子在内的最长碳链为主链，从羧基碳原子开始用阿拉伯数字或希腊字母依次编号，称为"某酸"，卤素原子和取代基的位次、数目和名称写在"某酸"之前。例如：

氯乙酸　　　3-溴苯甲酸(间溴苯甲酸)

（二）卤代酸的性质

卤代酸分子中含有卤原子和羧基两种官能团，卤代酸具有卤代烃和羧酸的一般性质，又具有 2 个官能团相互影响而产生的特殊性质。

1. 酸性

卤代酸的酸性由于卤原子的吸电子效应而增强，其酸性的强弱与卤原子的种类、数目及卤原子与羧基之间的相对位置有关。在卤原子数目和取代位置相同的情况下，卤原子的电负性越大卤代酸的酸性越强；在卤素原子种类和取代位置相同的情况下，卤原子数目越多卤代酸的酸性越强；在卤原子种类和数目相同的情况下，卤原子离羧基越近卤代酸的酸性就越强。

$$FCH_2COOH > ClCH_2COOH > BrCH_2COOH > ICH_2COOH$$
pK_a　　2.66　　　　　2.86　　　　　4.90　　　　　3.18

$$Cl_3CCOOH > Cl_2CHCOOH > ClCH_2COOH > CH_3COOH$$
pK_a　　0.65　　　　　1.29　　　　　2.86　　　　　4.75

$$\underset{\underset{Cl}{|}}{CH_3CH_2CHCOOH} \qquad \underset{\underset{Cl}{|}}{CH_3CHCH_2COOH} \qquad \underset{\underset{Cl}{|}}{CH_2CH_2CH_2COOH}$$
pK_a　　　2.80　　　　　　　　　　4.06　　　　　　　　　　4.52

2. 取代反应

α-卤代酸可与各种亲核试剂发生亲核取代反应。例如：

$$RCH_2\underset{\underset{Br}{|}}{CHCOOH} \xrightarrow{\begin{array}{l}①\ OH^-,\ H_2O\\②\ H^+\end{array}} RCH_2\underset{\underset{OH}{|}}{CHCOOH}$$

$$\xrightarrow{\begin{array}{l}①\ NaCN\\②\ H^+\end{array}} RCH_2\underset{\underset{CN}{|}}{CHCOOH}$$

$$\xrightarrow{\begin{array}{l}①\ NH_3\\②\ H^+\end{array}} RCH_2\underset{\underset{NH_2}{|}}{CHCOOH}$$

3. 消除反应

β-卤代酸在碱性水溶液中容易脱去卤化氢生成 α,β-不饱和酸。例如：

$$\underset{\underset{Br}{|}}{RCHCH_2COOH} \xrightarrow[H_2O]{NaOH} RCH=CHCOONa \xrightarrow{H^+} RCH=CHCOOH$$

二、羟基酸

（一）羟基酸的分类和命名

羟基酸是羧酸分子中烃基上的氢原子被羟基取代的化合物或分子中既有羟基又有羧基的化合物。羟基酸广泛存在于动植物体内，并在生物体的生命活动中起着重要的作用，如人体代谢中产生的乳酸；水果中的苹果酸、柠檬酸等。羟基酸也可作为药物合成的原料及食品的调味剂。

羟基有醇羟基和酚羟基，所以羟基酸可分为醇酸和酚酸两类：羟基与脂肪烃基直接相连的称为醇酸；羟基与芳环相连的称为酚酸。根据羟基和羧基的相对位置不同，醇酸可分为 α-醇酸、β-醇酸、γ-醇酸等。

羟基酸的命名是以羧酸作为母体，羟基为取代基来命名，取代基的位次用阿拉伯数字或希腊字母表示。许多羟基酸是天然产物，常据其来源而采用俗名。例如：

醇酸：

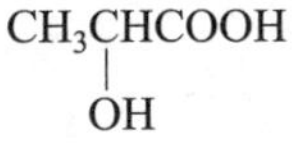

$$CH_3CHCOOH \qquad HOOCCHCHCOOH$$
$$\quad\;|\qquad\qquad\qquad\;|\;\;\;|$$
$$\;\;OH\qquad\qquad\qquad OH\,OH$$

α-羟基丙酸(乳酸) 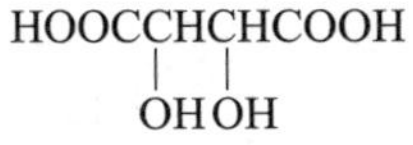　　　　2,3-二羟基丁二酸(酒石酸)

酚酸：

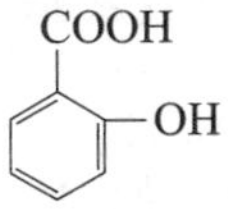

邻羟基苯甲酸(水杨酸) 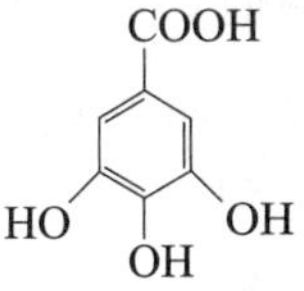　　　　3,4,5-三羟基苯甲酸(没食子酸)

> **拓展阅读 》》　　乳酸和阿司匹林在医药中的应用**
>
> α-羟基丙酸俗名为乳酸，其蒸气能有效杀灭空气中的细菌，可用于病房、手术室等场所消毒。乳酸聚合得到聚乳酸，聚乳酸抽成丝纺成线后是良好的手术缝线，缝口愈合后不用拆线，能自动降解成乳酸被人体吸收，没有不良反应；另外，这种高分子化合物还可做成粘接剂在器官移植和接骨中应用。
>
> 乙酰水杨酸的结构式为（邻-COOH，OCOCH₃苯），商品名为阿司匹林（Aspirin）。阿司匹林具有解热、镇痛、抗血栓形成及抗风湿的作用，刺激性较小，是内服退热镇痛药。近年来，阿司匹林多用于治疗和预防心脑血管疾病，是典型老药新用的例子。它在干燥空气中较稳定，在潮湿空气中易水解为水杨酸和乙酸，故应密闭储藏于干燥处。

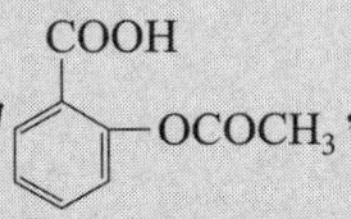

（二）羟基酸的性质

羟基酸分子中含有羟基和羧基两种官能团，因此具有羟基和羧基的一般性质，如醇羟基可以酯化、氧化、脱水等；酚羟基具有酸性并能与氯化铁溶液显色；羧基可成盐、成酯等。又由于羟基和羧基间的相互影响，而使得羟基酸表现出一些特殊的性质。

1. 酸性

与卤代酸相似，羟基也为吸电子基团，吸电子诱导效应沿着碳链传递，影响羧酸的酸性，使醇酸的酸性比相应的羧酸强。但随着羟基和羧基距离的增大，这种影响依次减小，酸性逐渐减弱。例如：

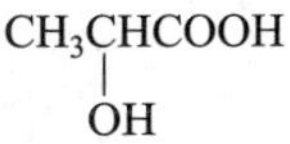

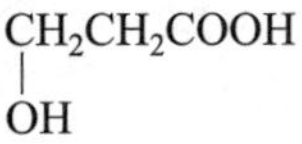

$$CH_3CHCOOH \qquad CH_2CH_2COOH \qquad CH_3CH_2COOH$$
$$\quad\;|\qquad\qquad\qquad\;\;|$$
$$\;\;OH\qquad\qquad\qquad OH$$

pK_a　　　3.87　　　　　　　4.51　　　　　　　4.86

在酚酸中，由于酚羟基与芳环之间既有吸电子诱导效应又有给电子的共轭效应，所以几种酚酸异构体的酸性强弱不同。例如：

	COOH OH	COOH OH	COOH	COOH OH
pK_a	3.00	4.12	4.17	4.54

2. 脱水反应

醇酸对热敏感，加热时容易发生脱水反应。羟基和羧基的相对位置不同，它们的脱水方式和脱水产物也不同。

(1) α-醇酸　α-醇酸受热时，两分子间交叉脱水，生成六元环的交酯。例如：

$$\underset{\substack{\\}}{\text{RCH(OH)COOH}} + \underset{\substack{\\}}{\text{HOOC-CH(OH)R}} \xrightarrow{\triangle} \text{六元环交酯（交酯）}$$

(2) β-醇酸　β-醇酸受热时，发生分子内脱水反应，生成 α,β-不饱和酸。例如：

$$\text{RCHCH}_2\text{COOH} \xrightarrow{\triangle} \text{RCH=CHCOOH}$$
$$\quad\quad |$$
$$\quad \text{OH}$$

(3) γ-醇酸或 δ-醇酸　γ-醇酸或 δ-醇酸易发生分子内脱水，而生成稳定的五元环或六元环内酯。其中 γ-醇酸比 δ-醇酸更易脱水，在室温下即可进行，所以 γ-醇酸很难游离存在，只有成盐后才稳定。例如：

$$\text{CH}_2\text{C(O)[OH]} \atop \text{CH}_2\text{CH}_2\text{O[H]} \xrightarrow{\text{常温}} \text{γ-丁内酯} + \text{H}_2\text{O}$$

$$\text{CH}_2\text{CH}_2\text{C(O)[OH]} \atop \text{CH}_2\text{CH}_2\text{O[H]} \xrightarrow{\triangle} \text{δ-戊内酯} + \text{H}_2\text{O}$$

内酯难溶于水，在酸或碱的存在下能发生水解反应，若在碱存在下水解则生成稳定的醇酸盐。例如：

$$\text{（γ-丁内酯）} \xrightarrow[\text{H}_2\text{O}]{\text{NaOH}} \text{HOCH}_2\text{CH}_2\text{CH}_2\text{COONa}$$
$$\text{γ-羟基丁酸钠}$$

课堂互动

请分析：硝酸毛果芸香碱是治疗青光眼的滴眼剂，在 pH＝4～5 时稳定，碱性时失效，为什么？

$$\text{H}_3\text{C-N}\diagdown\text{N}-\text{CH}_2-\underset{\substack{|\\ \text{(γ-内酯环)}}}{\text{CH}}-\text{CH}_2\text{CH}_3$$

三、酮酸

(一) 酮酸的分类和命名

分子中既含有酮基又含有羧基的化合物称为酮酸。根据分子中酮基和羧基的相对位置，

酮酸可分为 α-酮酸、β-酮酸及 γ-酮酸等。其中以 α-酮酸、β-酮酸较为重要，它们是动物体内糖、脂肪和蛋白质代谢过程中产生的中间产物，这些中间产物在酶的作用下可发生一系列化学反应，为生命活动提供物质基础。因此，酮酸与医药密切相关。

酮酸命名时可选择含有羧基和酮基在内的最长碳链作主链，称为某酮酸，编号从羧基开始，用阿拉伯数字或希腊字母表示酮基的位次。例如：

$$\underset{\text{丙酮酸}}{CH_3COCOOH} \qquad \underset{\text{3-丁酮酸}(\beta\text{-丁酮酸})}{CH_3COCH_2COOH}$$

（二）酮酸的性质

酮酸分子中含有酮基和羧基，既具有酮基的性质又具有羧基的性质，例如，酮基可被还原成仲醇羟基，可与羰基试剂反应生成肟、腙等；羧基可成盐和成酯等。又由于酮基和羧基相互影响及两者相对距离的不同，酮酸还表现出一些特殊性质。

1. 酸性

由于羰基的吸电子诱导效应，使羧基中氧氢键的极性增强，因此，酮酸的酸性增强。例如：

	$CH_3COCOOH$	CH_3CH_2COOH
pK_a	2.5	4.87

2. 脱羧反应

α-酮酸与稀硫酸共热或被弱氧化剂（如托伦试剂）氧化，可失去二氧化碳而生成减少一个碳原子的醛。例如：

$$CH_3COCOOH \xrightarrow[150℃]{\text{稀}H_2SO_4} CH_3CHO + CO_2\uparrow$$

β-酮酸只有在低温下稳定，受热更易脱羧。生物体内 β-酮酸在脱羧酶的催化下也能发生类似的脱羧反应。例如：

$$HOOCCH_2COCOOH \xrightarrow[\text{或}\triangle]{\text{脱羧酶}} CH_3COCOOH + CO_2\uparrow$$

$$CH_3COCH_2COOH \xrightarrow{\triangle} CH_3COCH_3 + CO_2\uparrow$$

通常将 β-酮酸脱羧后生成酮的反应称为酮式分解，酮式分解反应在有机合成中有重要的应用。

> **拓展阅读** **人体中的酮体**
>
> β-丁酮酸、β-羟基丁酸和丙酮三者在医学上统称为酮体。酮体是脂肪酸在人体内不能完全被氧化成二氧化碳和水的中间产物，正常情况下能进一步分解，一般正常人血液中只含微量的酮体（一般低于 $10mg \cdot L^{-1}$）。但是糖尿病患者因糖代谢发生障碍，使血液中酮体含量可升高至 $3\sim4g \cdot L^{-1}$ 以上，从尿中排出。因此，临床上通过检查患者尿液中的葡萄糖含量及是否存在酮体来诊断病人是否患有糖尿病。

重点小结

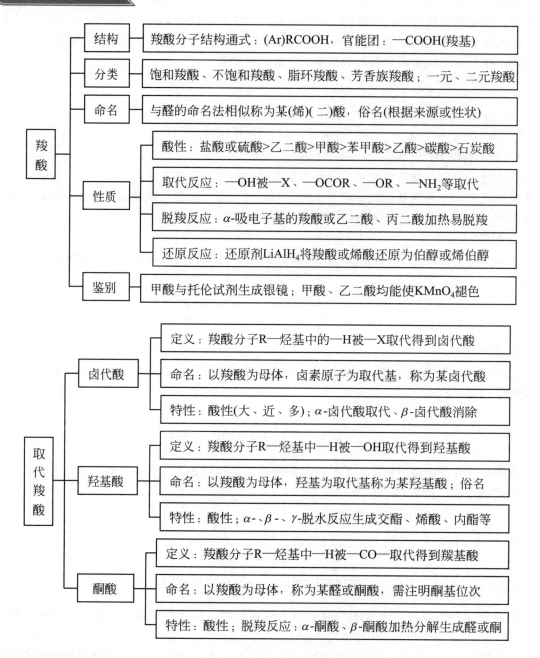

目标检测

一、选择题

（一）单项选择题

1. 不能与2,4-二硝基苯肼产生沉淀的是（　　）。

A. $CH_3\overset{O}{\underset{\|}{C}}CH_2CH_3$　　B. $CH_3\overset{O}{\underset{\|}{C}}CH_2COOH$　　C. CH_3CH_2COOH　　D. 苯基–$\overset{O}{\underset{\|}{C}}$–$CH_3$

2. 能与托伦试剂反应产生银镜的是（   ）。
A. 丙醇　　　　　　　　B. 丙酮　　　　　　　　C. 甲酸　　　　　　　　D. 丙酸

3. 既能溶于氢氧化钠又能溶于碳酸氢钠的是（   ）。
A. 苯甲酸　　　　　　　B. 苯酚　　　　　　　　C. 苯甲醇　　　　　　　D. 苯甲醚

4. 能形成内酯的化合物是（   ）。

A. $CH_3CH_2CH_2COOH$

B. $CH_3CH_2\underset{OH}{CH}COOH$

C. $CH_3\underset{OH}{CH}CH_2COOH$

D. $\underset{OH}{CH_2}CH_2CH_2COOH$

5. 下列化合物互为同分异构的是（   ）。

A. $CH_3\overset{O}{C}COOH$ 和 $OCHCH_2COOH$

B. $CH_3\overset{O}{C}COOH$ 和 $HOCH_2CH_2COOH$

C. 2-羟基环己甲酸 和 水杨酸

D. 苯酚 和 苯甲醇

6. 下列药物易潮解失效的是（   ）。

A. 邻羟基苯甲酸 (水杨酸)

B. 邻硝基苯甲醛

C. 邻乙酰氧基苯甲酸 (阿司匹林)

D. O_2N—C$_6$H$_4$—$COCH_3$

7. 下列相对分子质量相近的化合物沸点最高的是（   ）。
A. 醇　　　　　　　　　B. 烷烃　　　　　　　　C. 羧酸　　　　　　　　D. 醛

8. 下列化合物酸性最强的是（   ）。

A. $CH_3CH_2\underset{Cl}{CH}COOH$

B. $CH_3CH_2CH_2COOH$

C. $CH_3\underset{Cl}{CH}CH_2COOH$

D. $CH_3CH_2\underset{OH}{CH}COOH$

9. 遇 $FeCl_3$ 显色的化合物是（   ）。

A. 邻羟甲基苯甲酸

B. 邻羟基苯甲酸

C. 2-羟基环己甲酸

D. 苯甲酸

10. 受热不能发生脱羧反应的是（   ）。

A. $R\overset{O}{C}CH_2COOH$

B. CH_3CH_2COOH

C. 丙二酸 (COOH—COOH 带 CH$_2$)

D. $HOOCCH_2COOH$

11. α-羟基酸受热发生脱水反应的主要产物是（   ）。
A. 交酯　　　　　　　　B. α,β-不饱和羧酸　　　C. 内酯　　　　　　　　D. 酸酐

12. 不能与 $LiAlH_4$ 发生还原反应的化合物是（   ）。
A. CH_3CHO　　　　　B. CH_3COOH　　　　　C. $CH_3CH=CH_2$　　　D. CH_3COCH_3

(二)多项选择题

1. 与托伦试剂反应产生银镜的化合物是（   ）。
   A. 甲酸   B. 乙酸   C. 甲醛
   D. 甲醇   E. 乙二酸

2. 能与 NaOH 发生酸碱中和反应的化合物是（   ）。
   A. 对甲苯甲酸   B. 对甲苯酚   C. 水杨酸
   D. 苯甲醇   E. 阿司匹林

3. 能被酸性高锰酸钾氧化最终产物是羧酸的是（   ）。
   A. 乙醇   B. 乙醛   C. 乙烯
   D. 甲苯   E. 乙二酸

4. 能与 $LiAlH_4$ 发生还原反应的化合物是（   ）。
   A. CH_3CHO B. CH_3COOH C. $CH_3CH=CH_2$
   D. CH_3COCH_3 E. CH_3CH_2OH

二、写出下列化合物的名称或结构式

1. $CH_3CH_2CHCOOH$ 带 C_2H_5 和 CH_3 支链

2. $H_3C-CHCH_2COOH$ 带 CH_2COOH 支链

3. 环己烷带 COOH 和 Cl 取代

4. $C_6H_5-C(CH_3)=CHCH(CH_3)COOH$

5. $CH_3CHCH_2CHCOOH$ 带 Br 和 OH 取代

6. CH_3CHCH_2COOH 带 CH_3 支链，羰基在 β 位（O 双键）

7. α-萘乙酸

8. 2,4-二甲基-3-戊酮酸

9. 邻苯二甲酸

10. 水杨酸

三、完成下列反应式

1. 邻羟基苯甲酸 + NaOH ⟶

2. 苯甲酸 + CH_3CH_2OH $\underset{}{\overset{H^+}{\rightleftharpoons}}$

3. $CH_3CHCH_2COOH + Cl_2 \xrightarrow{P}$ （带 CH_3 支链）

4. $BrCH_2COOH \xrightarrow{① NaOH, H_2O}{② H^+}$

5. $CH_3CHCH_2COOH \xrightarrow{\triangle}$ （带 OH 取代）

6. 环戊酮-2-甲酸 $\xrightarrow{\triangle}$

7. $C_6H_5CH_2COOH \xrightarrow{SOCl_2}$

8. 邻甲基乙基苯 $\xrightarrow{KMnO_4}{H^+}$ $\xrightarrow{P_2O_5}{\triangle}$

9. 四氢萘-羧酸 $\xrightarrow{LiAlH_4}$

四、区分下列各组化合物

1. 甲酸、乙酸、乙二酸
2. 水杨酸、苯甲醛、苯甲酸
3. 乙醇、乙醛、乙酸

五、利用所给的有机物（无机试剂任选）合成下列化合物

1. 以乙炔为原料，合成乙酸乙酯
2. 以甲苯为原料，合成苯甲酰胺

六、推测结构

1. 某化合物 A 分子式为 $C_7H_{10}O_3$，能与 2,4-二硝基苯肼反应产生沉淀；A 加热后生成环酮 B 并放出 CO_2 气体，B 与肼反应生成环己酮腙，试推测 A、B 的结构式。

2. 分子式分别为 $C_4H_8O_3$ 和 $C_8H_{12}O_4$ 的化合物 A、B，A 显酸性，且能发生碘仿反应，A 在浓硫酸存在下加热脱水得到 C，C 比 A 更容易被高锰酸钾氧化。B 显中性，B 在稀硫酸催化下水解生成 D，D 与 A 是同分异构体，也显酸性。D 在稀硫酸存在下加热生成的产物能发生银镜反应，试推测 A、B、C、D 的结构式。

（卫月琴）

第九章 羧酸衍生物

电子课件
羧酸衍生物

学习目标

知识要求

1. 掌握羧酸衍生物（包括腈）的命名，羧酸衍生物的水解、醇解和氨解反应，酰胺的酸碱性及霍夫曼降解反应。
2. 熟悉乙酰乙酸乙酯结构与性质关系及其特性，酮式分解和酸式分解。
3. 了解脲、硫脲和胍等碳酸衍生物在医药上的应用。

能力要求

1. 熟练应用酰卤、酸酐、酯、酰胺和腈的命名法能说出其名称。
2. 学会判断羧酸衍生物的水解、醇解、氨解反应和还原反应的产物，乙酰乙酸乙酯反应规律。

案例导入

案例 羧酸衍生物广泛存在于自然界中，例如，顺丁烯二酸酐（马来酐）以及不饱和聚酯树脂，可用作增塑剂、表面涂料等，乙酸乙酯存在于酒、食醋和水果中，能散发出微带果香的酒香。有些具有重要的生物活性，例如，阿司匹林、扑热息痛都是常用的解热镇痛药物，前者含有酯类结构，后者则为酰胺类药物。蛋白质由若干个 α-氨基酸通过肽键结合而成，化学家已经合成出具有某些特殊生物活性的蛋白质类药物如结晶牛胰岛素用于治疗糖尿病。

讨论 1. 羧酸衍生物主要指哪些化合物？
2. 羧酸衍生物结构和性质上有哪些共同之处？

羧酸分子中羧基上的羟基（—OH）被其他原子或基团取代后所生成的化合物称为羧酸衍生物。这是一类含有可以通过简单的酸或碱水解而产生羧酸官能团的化合物。主要有酰卤、酸酐、酯和酰胺，尽管腈不含有羧基中的羰基，但它水解能形成羧酸且可通过酰胺脱水得到，在性质上也与上述化合物相似，故也归为羧酸衍生物来讨论。

$$\underset{\text{酰卤}}{R-\overset{O}{\overset{\|}{C}}-X} \qquad \underset{\text{酸酐}}{R-\overset{O}{\overset{\|}{C}}-O-\overset{O}{\overset{\|}{C}}-R'} \qquad \underset{\text{酯}}{R-\overset{O}{\overset{\|}{C}}-OR'} \qquad \underset{\text{酰胺}}{R-\overset{O}{\overset{\|}{C}}-NH_2(R')} \qquad \underset{\text{腈}}{R-C\equiv N}$$

有机化学与药学

羧酸衍生物可转变成多种化合物，被广泛应用于药物的合成，而且许多药物本身就含有酯、酰胺结构。例如，局部麻醉药物苯佐卡因，化学名为对氨基苯甲酸乙酯，常用于创面、溃疡面及痔疮的镇痛、局部的麻醉药与麻醉辅助用药；解热镇痛药物扑热息痛，化学名为对乙酰氨基酚，主要用于感冒发烧、关节痛、神经痛及偏头痛、癌性痛及术后止痛。

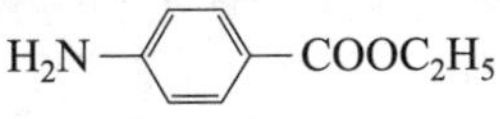

$H_2N-\bigcirc-COOC_2H_5$ $HO-\bigcirc-NHCOCH_3$

苯佐卡因(局部麻醉药) 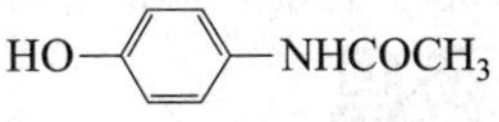　　　　扑热息痛(解热镇痛药)

青霉素 G 是一种使现代医学发生革命性变化的抗生素；许多药物含有胍的结构，为了增大药物的溶解度通常制成盐的形式。例如，降血糖药盐酸苯乙双胍（降糖灵）含有胍的结构。

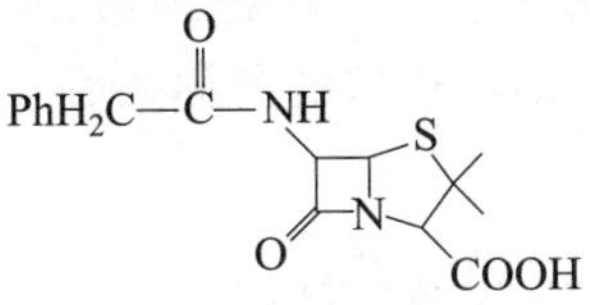

青霉素G(抗生素) 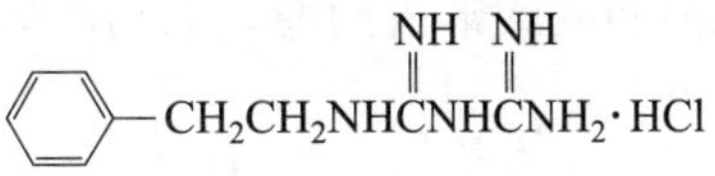　　　　盐酸苯乙双胍(降糖灵)

第一节　羧酸衍生物

一、羧酸衍生物的分类和命名

酰卤、酸酐、酯和酰胺是羧酸的衍生物，分子中都含有酰基，酰基是羧酸分子去掉羟基后余下的基团，而酰基的命名是将相应羧酸的名称"某酸"改为"某酰基"。例如：

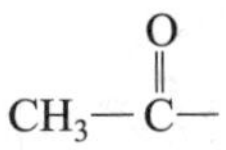

乙酰基 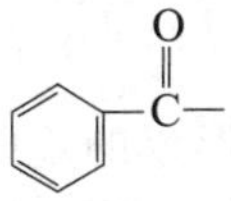　　　　苯甲酰基 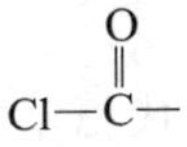　　　　氯甲酰基

1. 酰卤

酰卤是酰基与卤素相连所形成的羧酸衍生物，是一类活性很强的羧酸衍生物，作为酰基化试剂，常用于合成其他的羰基化合物如酯、酰胺和酰基苯。酰卤根据酰基的名称和卤素的不同来命名，称为某酰卤。例如：

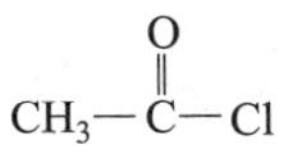

乙酰氯 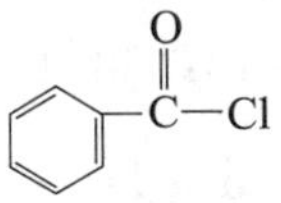　　　　苯甲酰氯 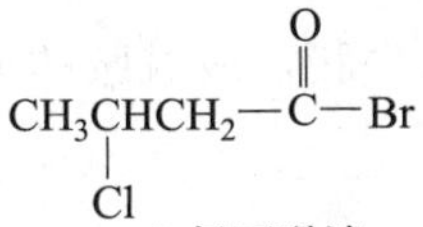　　　　3-氯丁酰溴

2. 酸酐

酸酐是羧酸脱水的产物，可以看成是一个氧原子连接了两个酰基所形成的化合物，根据两个脱水的羧酸分子是否相同，分为单（酸）酐和混（酸）酐，并且根据相应的羧酸来命名酸酐，单酐直接在羧酸的后面加"酐"字即可，称为某酸酐；命名混酐时，小的羧酸在前，大的羧酸在后（如有芳香酸时，则芳香酸在前），称为某某酸酐。例如：

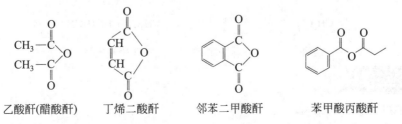

乙酸酐(醋酸酐)　　丁烯二酸酐　　邻苯二甲酸酐　　苯甲酸丙酸酐

3. 酯

酯是由酰基和烃氧基连接而成的,酯的名称是根据酯的羧酸和醇加以命名的。由一元醇和羧酸形成的酯,羧酸的名称在前,醇的名称在后,须把"醇"改为"酯",称为某酸某酯。例如:

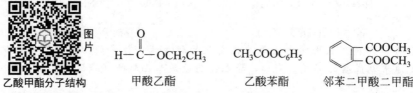

乙酸甲酯分子结构　　甲酸乙酯　　　　乙酸苯酯　　　邻苯二甲酸二甲酯

若由多元醇和羧酸形成的酯,命名时则醇的名称在前,羧酸的名称在后,称为某醇某酸酯。例如:

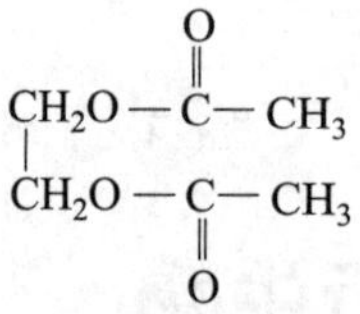

乙二醇二乙酸酯 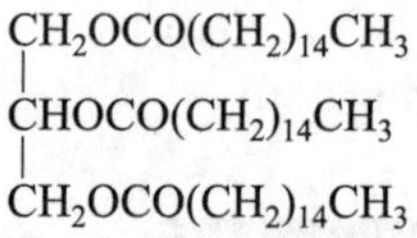　　　丙三醇三软脂酸酯

环状酯即为内酯,命名内酯时将相应的"酸"变为"内酯",用希腊字母 γ、δ 等标明成环羟基所连的碳原子的位次,取代基按照其所在母体酸的取代基来命名。例如:

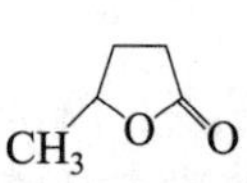

γ-戊内酯 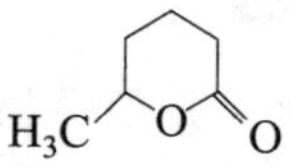　　　δ-己内酯 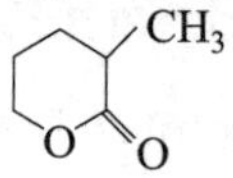　　　γ-甲基-δ-戊内酯

4. 酰胺

酰胺是酰基与氨基或取代氨基相连形成的羧酸衍生物,酰胺的命名与酰卤相似,也是根据所含的酰基名称来命名的,称为某酰胺。当氮原子上氢原子被烃基取代时,可用"N"表示取代酰胺中烃基的位次。例如:

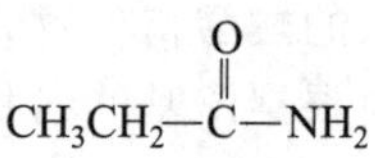

丙酰胺 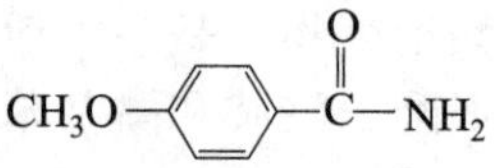　　　　　对甲氧基苯甲酰胺 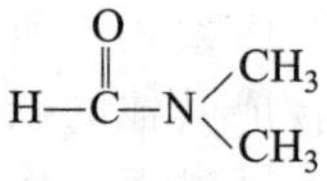　　　N,N-二甲基甲酰胺(DMF)

环状酰胺称为内酰胺,内酰胺的命名与内酯相似。例如:

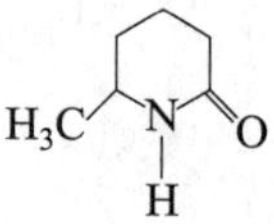

δ-己内酰胺

5. 腈

腈中含有氰基,即—C≡N。它的名称是根据主链碳原子数(包括氰基中的碳)称为某腈。例如:

CH_3CN　　　　　　　　　　$CH_3CH_2CHCH_2CN$

乙腈　　　　苯甲腈 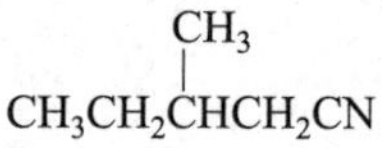　　　　3-甲基戊腈

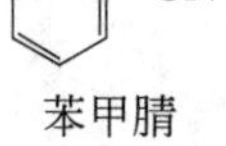

课堂互动

请写出下列化合物的名称。

1. $\underset{H}{\overset{CH_3}{>}}C=C\underset{COCl}{\overset{Cl}{<}}$

2. $H-\overset{\overset{O}{\|}}{C}-OCH_2CH_3$

3. (丁二酸酐结构)

4. $CH_3CH_2-\overset{\overset{O}{\|}}{C}-NH_2$

> **拓展阅读** 》》》　　　　**羧酸衍生物在医药中的应用**
>
> 　　酰氯、酸酐、酯和酰胺是重要的酰化试剂，例如，苯甲酰氯、对乙酰氨基酚和对氨基苯磺酰胺主要用作医药工业、香料和染料的主要原料。
>
> 　　苯甲酰氯 $\left(\text{C}_6\text{H}_5-\overset{\overset{O}{\|}}{C}-Cl\right)$ 是无色刺激性液体，具有强烈的渗透性。苯甲酰氯能与苯、乙醚等有机溶剂混溶。苯甲酰氯有毒，有强烈催泪性，操作时须戴好防护用具。苯甲酰氯主要用作苯甲酰化试剂，也是染料和医药工业的原料。
>
> 　　对乙酰氨基酚 $\left(HO-\text{C}_6\text{H}_4-NHCOCH_3\right)$ 又称为扑热息痛，是一种优良的解热镇痛药。它是白色结晶或结晶性粉末，在空气中较为稳定，微溶于水，易溶于热水，毒性和副作用小。
>
> 　　对氨基苯磺酰胺 $\left(H_2N-\text{C}_6\text{H}_4-SO_2NH_2\right)$ 简称磺胺，是磺胺类药物的基本结构。对氨基苯磺酰胺本身有抑菌作用，是磺胺类药物中最简单的一种，其副作用大，现仅供外用。当氨基上的氢原子被某些基团取代时如磺胺嘧啶和磺胺甲基异噁唑，能增强其抑菌作用，有较好的疗效和较低的毒副作用。
>
> $H_2N-\text{C}_6\text{H}_4-SO_2NH-\text{（嘧啶环）}$　　　　$H_2N-\text{C}_6\text{H}_4-SO_2NH-\text{（异噁唑-CH_3）}$
>
> 　　磺胺嘧啶　　　　　　　　　　　磺胺甲基异噁唑(SMZ)

二、羧酸衍生物的性质

（一）物理性质

低级的酰卤和酸酐是有刺激性气味的无色液体，高级酯为蜡状固体，低级的酯是易挥发并有芳香气味的无色液体。例如，乙酸异戊酯有香蕉香味，苯甲酸甲酯有茉莉香味，正戊酸异戊酯有苹果香味，故许多低级酯可用作香料，用于调制食品或化妆品。甲酰胺和脂肪族 N-烃基取代酰胺、N,N-二烃基取代酰胺为无色有氨味的液体，其他酰胺通常均为固体。

羧酸衍生物均易溶于有机溶剂，如乙醚、氯仿、丙酮和苯，液态酰胺是有机物和无机物的优良溶剂。例如，低级酰胺 N,N-二甲基甲酰胺（DMF）、乙腈能与水和大多数有机溶剂及无机溶剂互溶，它们是良好的非质子极性溶剂；N,N-二甲基乙酰胺（DMAC）比 DMF 稳定，也是一种优良溶剂。酯在水中的溶解度较小，常用于从水溶液中提取有机物，而酸酐和酰氯在水中基本不溶，但低级的酰氯和酸酐在水中容易发生水解反应。

酰卤和酯的分子间没有氢键缔合，故酰卤和酯的沸点比相应羧酸的沸点低；酸酐的沸点比相应羧酸的沸点高，但比相对分子质量接近的羧酸低；酯的沸点比相应的酸或醇都要低，而与相同碳原子数的醛、酮比较接近。酰胺分子中氨基上的氢原子可以形成氢键，因此酰胺的熔点和沸点较相应羧酸的高。N-取代酰胺或 N,N-二取代酰胺分子中氨基上的氢被取代，使氢键缔合作用减弱或无氢键生成，使其熔点、沸点降低，故常温常压下表现为固态。

腈分子中—C≡N 键的极性较大，沸点比酰卤和酯都要高，但由于分子间不能形成氢键，故沸点比羧酸低。

（二）化学性质

羧酸衍生物（除腈外）的结构中都含有相同的官能团酰基，因而表现出相似的化学性质，其反应机理也大致相同。羧酸衍生物的化学性质主要表现为带部分正电荷的羰基碳易受亲核试剂的进攻，发生水解、醇解、氨解反应；受羰基的影响，能发生 α-H 的反应。另外，羧酸衍生物的羰基也能发生还原反应。由于与羰基相连的卤原子、氧或氮原子的电负性不同，p-π 共轭的程度不一样，羰基中碳的正电性也不同，使得羧酸衍生物在化学反应性能上有一定的差异，有些羧酸衍生物还表现出特殊的化学性质。

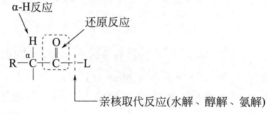

1. 水解、醇解和氨解

在酸或碱催化下，羧酸衍生物与水、醇或氨（胺）反应，酰基所连的官能团被羟基、烷氧基或氨（胺）基所取代，称为羧酸衍生物的水解、醇解和氨解。腈在特定条件下具有同样的反应而得到相应的衍生物。反应通式如下：

$$R-\overset{O}{\underset{}{C}}-L + :Nu \longrightarrow R-\overset{O}{\underset{}{C}}-Nu + :L$$

$$L = -X、\ -OCOR'、\ -OR'、\ -NH_2$$

$$:Nu = H_2O、R'OH、NH_3、R'NH_2$$

各类羧酸衍生物亲核取代反应活性顺序为：酰卤＞酸酐＞酯＞酰胺≈腈。酰卤、酸酐的醇解、氨解又称为酰化反应，酯的醇解又称为酯交换反应。

拓展阅读》》　　羧酸衍生物的亲核取代反应活性比较

羧酸衍生物都含有羰基，它们的反应规律是：先亲核加成，离去基团再离去。

$$:Nu\ \overset{}{\curvearrowright}\ \underset{R}{\overset{O}{\underset{|}{C}}}-L \xrightleftharpoons{\text{加成}} \left[Nu-\underset{R}{\overset{O^-}{\underset{|}{C}}}-L \right] \xrightarrow{\text{消除}} R-\overset{O}{\underset{}{C}}-Nu + L^-$$

亲核试剂　　　　氧负离子中间体

羧酸衍生物的反应活性与上述两步反应中哪一步是决速步骤有关。如果亲核试剂进攻、羰基断裂为慢的一步，即为决速步骤，则有利于亲核试剂进攻的底物，反应速率就快。空间位阻小、羰基中碳正电性显著就有利于:Nu进攻;酰氯中p—π共轭较不显著,氯原子可以看成是单纯的吸电子诱导效应,显然羰基碳的正电性被加强,有利于:Nu的进攻;而酰胺中氮原子的给电子性最强,因此,酰胺的羰基最不易受进攻。如果第二步离去基团的离去为决速步骤,则离去基团亲核性越强,越不容易离去,反应速率就越慢,各种离去基团的亲核性有如下次序:$NH_2^- > RO^- > RCOO^- > Cl^-$。故羧酸衍生物的亲核取代反应活性顺序为:酰卤>酸酐>酯>酰胺。

(1) 水解　酰卤、酸酐、酯和酰胺发生水解反应,得到相同的产物羧酸。

$$\begin{array}{c} R-\overset{O}{\underset{}{C}}-X \\ R-\overset{O}{\underset{}{C}}-O-\overset{O}{\underset{}{C}}-R' \\ R-\overset{O}{\underset{}{C}}-OR' \\ R-\overset{O}{\underset{}{C}}-NH_2 \end{array} + H-OH \longrightarrow R-\overset{O}{\underset{}{C}}-OH + \begin{array}{c} HX \\ R'-\overset{O}{\underset{}{C}}-OH \\ R'OH \\ NH_3 \end{array}$$

其中酰卤、酸酐容易水解,酯、酰胺水解则需要酸或碱催化。酯的酸催化水解是酯化反应的逆反应,所以水解不完全;在碱催化下水解,水解则完全。例如:

$$(CH_3)_2CHCH_2-\overset{O}{\underset{}{C}}-Cl + H_2O \xrightarrow[0℃]{Na_2CO_3} (CH_3)_2CHCH_2-\overset{O}{\underset{}{C}}-OH + HCl$$

$$CH_3-\overset{O}{\underset{}{C}}-OCH_2CH_3 + NaOH \longrightarrow CH_3-\overset{O}{\underset{}{C}}-ONa + CH_3CH_2OH$$

酰胺在酸性条件下水解得到羧酸和铵盐,在碱性条件下水解则得到羧酸盐并放出氨气。例如:

$$CH_3-\overset{O}{\underset{}{C}}-NH_2 + H_2O \begin{array}{c} \xrightarrow[回流]{HCl} CH_3-\overset{O}{\underset{}{C}}-OH + NH_4Cl \\ \xrightarrow[回流]{NaOH} CH_3-\overset{O}{\underset{}{C}}-ONa + NH_3\uparrow \end{array}$$

腈在酸或碱性催化剂作用下水解,首先生成酰胺,进一步水解可生成羧酸。温和的条件下只能使腈水解为酰胺,剧烈条件下能使腈彻底水解生成羧酸。

$$R-C\equiv N \xrightarrow[H_2O]{H^+或OH^-} R-\overset{O}{\underset{}{C}}-NH_2 \xrightarrow[H_2O]{H^+或OH^-} R-\overset{O}{\underset{}{C}}-OH$$

羧酸衍生物容易发生水解反应,许多前体药物正是利用了这一性质,但在生产、使用和保存这类药物时应注意防止水解。

课堂互动

许多酯类和酰胺类药物如阿司匹林片剂、氨苄西林钠注射液,容易水解而失效。请你想一想在使用和贮存此类药物时,应该如何控制条件防止其水解?

(2) 醇解　酰氯、酸酐和酯可以发生醇解反应，得到相同的产物酯。

$$\begin{matrix} R-C\!\!\!\!-\!\!\!\!X \\ O \quad O \\ R-C-O-C-R' \\ O \\ R-C-OR' \end{matrix} + H-OR'' \longrightarrow R-C-OR'' + R'-C-OH \quad \begin{matrix} HX \\ \\ \\ R'OH \end{matrix}$$

酰氯和酸酐可以直接和醇作用生成相应的酯和酸。例如，乙酰氯或乙酸酐与水杨酸能发生类似醇解反应，得到药物阿司匹林。

$$\underset{\text{}}{\text{COOH}}\!\!-\!\!OH + (CH_3CO)_2O \xrightarrow[\Delta]{H_2SO_4} \underset{\text{乙酰水杨酸(阿司匹林)}}{\text{COOH}}\!\!-\!\!OCOCH_3 + CH_3COOH$$

酰氯和酸酐性质比较活泼，一般难以制备的酯和酰胺，可通过酰氯或酸酐来合成。例如，酚酯不能直接用羧酸与酚酯化制备，但用酰氯或酸酐则反应可顺利进行。例如：

$$C_6H_5-OH + CH_3CCl \longrightarrow C_6H_5-OCCH_3 + HCl$$

酯与醇作用需在盐酸或在醇钠催化下，可生成另一种醇和另一种酯，这类反应又称为酯交换反应。利用酯交换反应，可以用廉价易得的低级醇制取另一种酯或高级醇。例如：

$$\underset{\text{COOCH}_3}{\text{COOCH}_3}\!\!\!\bigcirc\!\!\!\underset{\text{COOCH}_3}{} + 2HOCH_2CH_2OH \xrightarrow[\text{催化剂}]{190℃} \underset{\text{COOCH}_2CH_2OH}{\text{COOCH}_2CH_2OH}\!\!\!\bigcirc\!\!\!\underset{}{} + 2CH_3OH$$

酯交换反应常用于药物及其中间体的合成，当合成的酯结构复杂，直接酯化有困难时，可先制成简单易得的甲酯或乙酯，通过酯交换，利用乙醇沸点低，不断从反应体系中蒸发出去，可提高产率。例如，局部麻醉药普鲁卡因的合成。

$$\underset{\text{COOC}_2H_5}{\text{NH}_2}\!\!\!\bigcirc\!\!\!\underset{}{} + HOCH_2CH_2N(C_2H_5)_2 \xrightarrow{H^+} \underset{\text{COOCH}_2CH_2N(C_2H_5)_2}{\text{NH}_2}\!\!\!\bigcirc\!\!\!\underset{\text{普鲁卡因}}{} + C_2H_5OH$$

(3) 氨解　羧酸衍生物与氨（或胺）作用生成酰胺，这是制备酰胺的常用方法。

$$\begin{matrix} R-C\!\!\!\!-\!\!\!\!X \\ O \quad O \\ R-C-O-C-R' \\ O \\ R-C-OR' \end{matrix} + H-NHR'' \longrightarrow R-C-NHR'' + R'-C-OH \quad \begin{matrix} HX \\ \\ \\ R'OH \end{matrix}$$

酰胺的氨解反应是酰胺的交换反应，反应时，作为反应物胺的碱性应比离去胺的碱性强，且需过量。因此，酰胺的氨解在有机合成中较少应用。

酰卤、酸酐的醇解或氨解，可看成在醇或氨分子中引入酰基的反应。像这种在化合物分子中引入酰基的反应称为酰基化反应。像酰卤、酸酐能提供酰基的化合物常称为酰基化试剂。酰基化反应在药物合成中应用广泛，通过酰基化反应可保护氨基，防止其硝化或氧化等反应过程受破坏；可用于合成药物中间体；有时可在药物分子中引入酰基可增加药物的稳定性和脂溶性，以改善体内吸收，延长疗效，降低毒性。例如，解热镇痛药扑热息痛就是一个例子。

$$HO-C_6H_4-NH_2 + (CH_3CO)_2O \xrightarrow{CH_3COOH} HO-C_6H_4-NHCOCH_3 + CH_3COOH$$

对氨基苯酚(毒性大)　　　　　　　　　　扑热息痛(低毒,稳定性好)

课堂互动

下列化合物与乙酰氯反应得到的主要产物是什么？
1. H_2O　　2. CH_3NH_2　　3. CH_3COONa　　4. $CH_3(CH_2)_3OH$

拓展阅读 》》 异氰酸甲酯和博帕尔惨案

异氰酸甲酯和不同的醇及胺的反应，已用于工业上制备几个重要的除草剂和杀虫剂。

$$CH_3N=C=O + \text{α-萘酚} \longrightarrow \text{N-甲基氨基甲酸-α-萘酯}$$

异氰酸甲酯　　α-萘酚　　　　N-甲基氨基甲酸-α-萘酯
　　　　　　　　　　　　　　　　(Sevin, 杀虫剂)

在美国，异氰酸甲酯的消耗量每年都在3000多万磅。1984年底，在印度的博帕尔市，用于生产杀虫剂Sevin的异氰酸甲酯大量泄漏，导致了2千多人死亡，至少30万人中毒，这次灾难是历史上最糟糕的一次化工事故，它让人们对使用大量有毒化学品的安全措施进行了彻底的反思。异氰酸甲酯的毒性源于它能够与生物分子中的亲核部位迅速反应，肽和蛋白质中的羟基、氨基和巯基都可以与异氰酸甲酯反应，从而丧失它们的生物功能。

2. 与格氏试剂反应

各类羧酸衍生物均能与格氏试剂反应，首先进行加成-消除反应生成酮，酮与格氏试剂进一步反应生成叔醇。

$$R-\underset{O}{\overset{\parallel}{C}}-L \xrightarrow[\text{干醚}]{R'MgX} \left[R-\underset{O}{\overset{\parallel}{C}}-R'\right] \xrightarrow[\text{干醚}]{R'MgX} \xrightarrow{H_3O^+} R-\underset{R'}{\overset{OH}{\underset{|}{\overset{|}{C}}}}-R'$$

　　　　　　　　　　　　　　　酮　　　　　　　　　　叔醇

酯与格氏试剂的反应，常用于制备羟基α-碳原子上至少连有两个相同取代基的叔醇；若甲酸酯与格氏试剂反应，则生成对称的仲醇。例如：

$$CH_3-\underset{O}{\overset{\parallel}{C}}-OC_2H_5 + 2C_6H_5MgBr \xrightarrow{\text{干醚}} \xrightarrow{H_3O^+} C_6H_5-\underset{CH_3}{\overset{OH}{\underset{|}{\overset{|}{C}}}}-C_6H_5$$

$$H-\underset{O}{\overset{\parallel}{C}}-OC_2H_5 + 2CH_3CH_2MgBr \xrightarrow{\text{干醚}} \xrightarrow{H_3O^+} CH_3CH_2-\underset{}{\overset{OH}{\underset{|}{CH}}}-CH_2CH_3$$

如果用1mol格氏试剂在低温下慢慢滴入含1mol酰氯的溶液中，可以使反应停留在生成酮的一步。

$$RCOCl + R'MgX \xrightarrow{\text{干醚}} R-\underset{R'}{\underset{|}{\overset{OMgX}{\overset{|}{C}}}}-Cl \xrightarrow{H_3O^+} R-\overset{O}{\overset{\|}{C}}-R'$$

3. 还原反应

羧酸衍生物中的羰基比羧酸中的羰基活泼，因此它们的还原反应比羧酸容易进行，通常，发生还原反应由易到难的顺序为：酰卤＞酸酐＞酯＞羧酸。

酰卤在不同的还原剂的作用下，可以还原成醛或伯醇。例如：

$$R-\overset{O}{\overset{\|}{C}}-Cl \xrightarrow[LiAlH_4]{\overset{H_2}{Pd/BaSO_4}} \begin{matrix} R-\overset{O}{\overset{\|}{C}}-H + HCl \\ RCH_2OH \end{matrix}$$

酸酐在氢化铝锂作用下被还原，生成两分子伯醇。例如：

$$R-\overset{O}{\overset{\|}{C}}-O-\overset{O}{\overset{\|}{C}}-R' \xrightarrow{LiAlH_4} RCH_2OH + RCH_2OH$$

酯的还原常用催化氢化或用金属钠和醇、氢化铝锂等为还原剂进行还原，这些还原剂均不影响分子中的碳碳双键。例如：

$$C_6H_5-\overset{O}{\overset{\|}{C}}-OC_2H_5 + H_2 \xrightarrow[\text{加热,加压}]{CuO,CuCrO_4} C_6H_5-CH_2OH + C_2H_5OH$$

$$CH_2=CH-\overset{O}{\overset{\|}{C}}-OC_2H_5 \xrightarrow{Na+C_2H_5OH} CH_2=CHCH_2OH + C_2H_5OH$$

(环状酯) $\xrightarrow{LiAlH_4}$ (环状醇-CH$_2$OH) + CH$_3$OH

酰胺还原生成伯胺，若是 N-取代酰胺则被还原生成仲胺或叔胺。例如：

$$CH_3-\overset{O}{\overset{\|}{C}}-NHCH_3 \xrightarrow{LiAlH_4} CH_3CH_2NHCH_3$$

腈可催化氢化还原生成伯胺。例如：

$$C_6H_5-CH_2CN + H_2 \xrightarrow[120°C,13MPa]{Ni/\text{液氨}} C_6H_5-CH_2CH_2NH_2$$

4. 异羟肟酸铁盐反应

酸酐、酯和酰伯胺都能与羟胺发生酰化反应生成异羟肟酸，异羟肟酸与三氯化铁作用，得到红紫色的异羟肟酸铁。

$$\begin{matrix} R-\overset{O}{\overset{\|}{C}}-O-\overset{O}{\overset{\|}{C}}-R' \\ R-\overset{O}{\overset{\|}{C}}-OR' \\ R-\overset{O}{\overset{\|}{C}}-NH_2 \end{matrix} + H-NHOH \longrightarrow R-\overset{O}{\overset{\|}{C}}-NHOH + \begin{matrix} R'-\overset{O}{\overset{\|}{C}}-OH \\ R'OH \\ NH_3 \end{matrix}$$

羟胺　　　异羟肟酸

$$3R-\underset{\underset{O}{\|}}{C}-NHOH + FeCl_3 \longrightarrow (R-\underset{\underset{O}{\|}}{C}-NHO)_3Fe + 3HCl$$
异羟肟酸铁(红紫色)

酰卤、N-取代酰胺或 N,N-取代酰胺不发生该显色反应，酰卤必须转变为酯才能进行反应，异羟肟酸铁反应可用于羧酸衍生物的鉴定。

课堂互动

请查阅《中国药典》（2015版）关于循环系统药物调血脂药氯贝丁酯及天然药物抗疟药青蒿素的异羟肟酸铁盐检验，描述检验步骤、试剂及现象。

氯贝丁酯　　　　　　青蒿素

5. 酰胺的特性

（1）**酸碱性**　酰胺分子中的氮原子与酰基直接相连，受酰基的影响，氮原子上的未共用电子对离域，电子云向酰基偏移，使得它与质子结合成盐的能力低于氨或胺，因而碱性减弱。同时，氢氧键极性减小，键易断裂使质子化倾向增大，酸性增强，因此酰胺呈中性；如果氨分子中的两个氢原子都被酰基取代，得到的酰亚胺甚至显弱酸性。

NH₃　　　R—C(=O)—NH₂　　　R—C(=O)—NH—C(=O)—R′
弱碱性　　　中性　　　酰亚胺(弱酸性)

酰亚胺具有弱酸性，可以与强碱反应生成盐。例如：

邻苯二甲酰亚胺钾盐

（2）**脱水反应**　酰胺与强的脱水剂（如 P_2O_5、$SOCl_2$ 等）共热或高温加热作用下，发生分子内脱水生成腈，这是合成腈最常用的方法之一。例如：

$$(CH_3)_2CH-\underset{\underset{O}{\|}}{C}-NH_2 \xrightarrow[200^\circ C]{P_2O_5} (CH_3)_2CH-CN + H_2O$$

羧酸与铵盐、酰胺和腈的关系如下：

$$RCOOH \underset{H^+}{\overset{NH_3}{\rightleftharpoons}} RCOONH_4 \underset{+H_2O}{\overset{-H_2O}{\rightleftharpoons}} RCOONH_2 \underset{+H_2O}{\overset{-H_2O}{\rightleftharpoons}} RCN$$

（3）**霍夫曼降解反应**　酰伯胺（N-取代、N,N-取代酰胺不反应）在碱性溶液中与卤素（Cl_2 或 Br_2）作用，脱去羰基生成减少了一个碳原子伯胺的反应称为霍夫曼（Hofmann）降解反应，也称为霍夫曼重排反应。利用这个反应，可以由羧酸制备碳链少一个碳原子的伯胺。例如：

$$R-\underset{\underset{O}{\|}}{C}-NH_2 + NaOX + 2NaOH \longrightarrow RNH_2 + Na_2CO_3 + NaX + H_2O$$

6. 乙酰乙酸乙酯的特性

乙酰乙酸乙酯为无色具有水果香味的液体，沸点 181℃，微溶于水，可溶于乙醇、乙醚等有机溶剂。乙酰乙酸乙酯又称为 β-丁酮酸乙酯，是由乙酸乙酯在醇钠作用下经克莱森（claisen）酯缩合制得。例如：

$$CH_3C(O)\underline{[OC_2H_5+H]}CH_2COOC_2H_5 \xrightarrow[\text{② }H^+]{\text{① }NaOC_2H_5} CH_3CCH_2COOC_2H_5 + C_2H_5OH$$

乙酰乙酸乙酯或 β-丁酮酸乙酯

乙酰乙酸乙酯分子中含有酮基和酯基两种官能团，属于 β-二羰基化合物，特殊的结构决定它具有双重官能团的反应性能，既能与羟胺、2,4-二硝基苯肼等反应生成肟或腙，能发生碘仿反应，显示出酮的性质；又能发生水解反应，表现出酯的性质。

$$CH_3-\underset{\text{酮基}}{\underline{C(O)}}-\overset{\alpha}{CH_2}-\underset{\text{酯基}}{\underline{C(O)}}-OC_2H_5$$

（1）**互变异构现象**　乙酰乙酸乙酯的酮式结构中亚甲基的 α-H 在一定程度上有质子化的倾向，α-H 与羰基的氧原子相结合，就形成了烯醇式结构，并且酮式和烯醇式两种异构体可以不断地相互转变，并以一定比例呈动态平衡同时共存。

$$CH_3-C(O)-CH_2-C(O)-OC_2H_5 \rightleftharpoons CH_3-C(OH)=CH-C(O)-OC_2H_5$$
酮式92.5%　　　　　　　　　烯醇式7.5%

因此，乙酰乙酸乙酯能使溴水或溴的四氯化碳溶液褪色，使氯化铁显紫色，表现出烯醇的性质。像上述两种或两种以上异构体相互转变，并以动态平衡同时共存的现象称为互变异构现象，酮式和烯醇式称为互变异构体。酮式-烯醇式互变异构现象在羰基化合物中较为普遍，但它们烯醇式的含量随结构的不同表现出明显的差异（见表 9-1）。

> **课堂互动**
>
> 如何用简单的化学方法区分乙酰乙酸乙酯、水杨酸和乳酸？

表 9-1　几种化合物中烯醇式的相对含量

化合物名称	酮式-烯醇式互变异构	烯醇式含量/%
丙酮	$CH_3-C(O)-CH_3 \rightleftharpoons CH_2=C(OH)-CH_3$	0.00015
丙二酸二乙酯	$H_5C_2O-C(O)CH_2C(O)-OC_2H_5 \rightleftharpoons H_5C_2O-C(OH)=CH-C(O)-OC_2H_5$	0.1
乙酰乙酸乙酯	$CH_3-C(O)CH_2COCH_2CH_3 \rightleftharpoons CH_3-C(OH)=CH-COCH_2CH_3$	7.5

化合物名称	酮式-烯醇式互变异构	烯醇式含量/%
乙酰丙酮	$CH_3-\overset{O}{\underset{\|}{C}}-CH_2-\overset{O}{\underset{\|}{C}}-CH_3 \rightleftharpoons CH_3-\overset{O}{\underset{\|}{C}}-CH=\overset{OH}{\underset{\|}{C}}-CH_3$	80
苯甲酰丙酮	$C_6H_5-\overset{O}{\underset{\|}{C}}-CH_2-\overset{O}{\underset{\|}{C}}-CH_3 \rightleftharpoons C_6H_5-\overset{O}{\underset{\|}{C}}-CH=\overset{OH}{\underset{\|}{C}}-CH_3$	90

(2) 酮式分解反应　乙酰乙酸乙酯分子中酮基与酯基中间的亚甲基碳原子上电子云密度较低，因此亚甲基碳原子与相邻的两个碳原子之间的键容易断裂，在不同反应条件下，能发生不同方式的分解反应。乙酰乙酸乙酯在稀的碱液作用下水解生成盐，酸化得到乙酰乙酸，再加热脱羧生成丙酮，称为酮式分解。

$$CH_3-\overset{O}{\underset{\|}{C}}-CH_2-\overset{O}{\underset{\|}{C}}-OC_2H_5 \xrightarrow[\text{② }H_3O^+]{\text{① }5\%NaOH} CH_3-\overset{O}{\underset{\|}{C}}-CH_2+\overset{O}{\underset{\|}{C}}-OH \xrightarrow[\Delta]{-CO_2} CH_3-\overset{O}{\underset{\|}{C}}-CH_3$$

(3) 酸式分解　乙酰乙酸乙酯与浓的碱液（40％NaOH）共热，酯基水解的同时发生碳碳键断裂，生成两分子乙酸盐，酸化得到乙酸，称为酸式分解。

$$CH_3-\overset{O}{\underset{\|}{C}}+CH_2-\overset{O}{\underset{\|}{C}}-OC_2H_5 \xrightarrow{40\%NaOH} 2CH_3-\overset{O}{\underset{\|}{C}}-ONa \xrightarrow{H_3O^+} 2CH_3-\overset{O}{\underset{\|}{C}}-OH$$

拓展阅读　"三乙"在有机合成上的应用

乙酰乙酸乙酯分子中亚甲基具有活泼的α-H，能被强碱夺取，发生取代反应。在强碱如乙醇钠的作用下，乙酰乙酸乙酯变成钠盐，其中碳负离子部分作为亲核试剂，与卤代烷、酰卤等易发生亲核取代反应，在α-碳原子上引入烷基或酰基，得到α-取代乙酰乙酸乙酯。

$$CH_3CCH_2COC_2H_5 \xrightarrow{NaOC_2H_5} CH_3C\overset{-}{C}HCOC_2H_5 \cdot Na^+ \xrightarrow{RX} CH_3C\underset{R}{C}HCOC_2H_5$$

α-取代乙酰乙酸乙酯在稀碱中水解，酸化后加热脱羧，得到产物α-取代甲基酮；若在浓碱中，共热则产物为α-取代羧酸。

$$CH_3C\underset{R}{C}HCOC_2H_5 \begin{array}{l} \xrightarrow[\text{②}H^+]{\text{①稀NaOH}} CH_3C\underset{R}{C}HCOH \xrightarrow[\Delta]{-CO_2} CH_3CCH_2R \\ \xrightarrow[\Delta]{\text{浓NaOH}} R-CH_2-C-ONa \xrightarrow{H^+} R-CH_2-C-OH \end{array}$$

α-取代乙酰乙酸乙酯中第二个α-H原子也可以发生上述的相似反应，生成复杂结构的甲基酮或羧酸，因此，乙酰乙酸乙酯通过一系列反应，可以得到碳链增长的重要化合物，在有机合成和药物合成中有着广泛的应用。

第二节 碳酸衍生物

碳酸衍生物可看作碳酸分子中的 1 个或 2 个羟基被其他原子或原子团（如—X、—OR、—NH$_2$ 等）取代后的化合物，它们是合成有机物和药物的重要原料。碳酸衍生物可以分为酸性衍生物和中性衍生物，其酸性衍生物不稳定，易分解，实用价值不大；其中性衍生物是稳定的，并且有应用价值，较重要的是碳酰氯和碳酰胺。常见的碳酸衍生物如下：

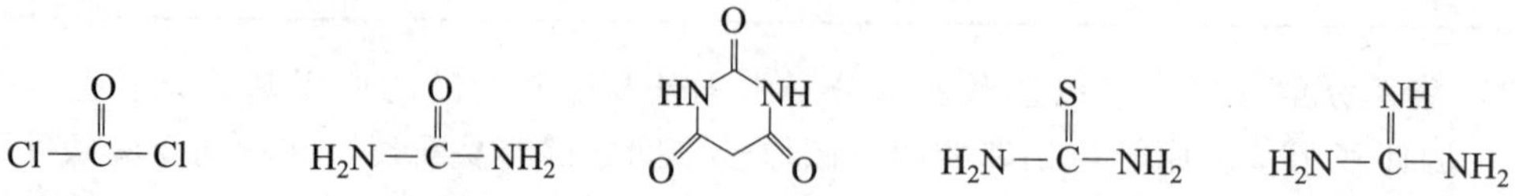

碳酰氯(光气)　　碳酰胺(脲)　　丙二酰脲　　硫代碳酰胺(硫脲)　　亚氨基脲(胍)

一、碳酰氯

碳酰氯俗称光气，在室温下为无色有甜味的气体，沸点 8.2℃，低温时为黄绿色液体，剧毒。工业上，通常以活性炭为催化剂，一氧化碳与氯气的加热反应制备得到光气。

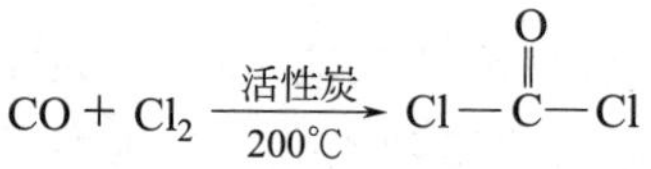

$$CO + Cl_2 \xrightarrow[200℃]{活性炭} Cl-\underset{\underset{O}{\|}}{C}-Cl$$

光气有酰氯的典型性质，是有机合成上的一种重要的原料，可用来生产染料、安眠药、泡沫塑料和聚碳酸酯塑料等。

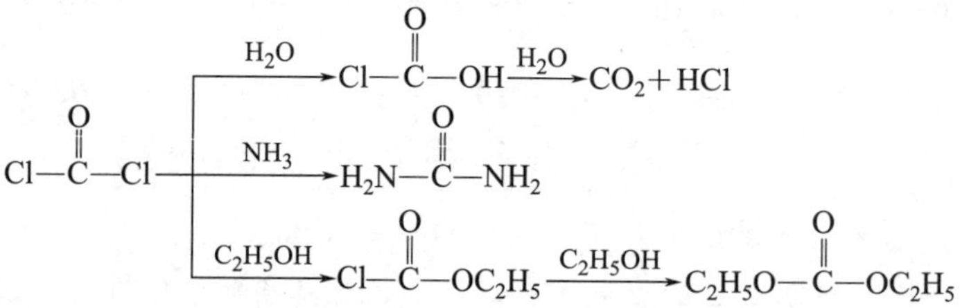

二、碳酰胺

碳酰胺俗称尿素，也称为脲，脲是人类及哺乳动物体内蛋白质代谢的最终产物，存在于尿液中。脲为白色晶体，熔点 132℃，易溶于水和乙醇，不溶于乙醚。脲在农业上是重要的氮肥，在工业上是合成一些塑料和药物的重要原料，在医药上，可用于治疗急性青光眼和脑外伤引起的脑水肿等症。

脲除具有酰胺的化学性质外，由于其结构特点还具有一些特殊性质。

(1) 水解反应　脲在酸、碱或尿素酶的存在下，可水解生成氨（或铵盐），故可用作氮肥。例如：

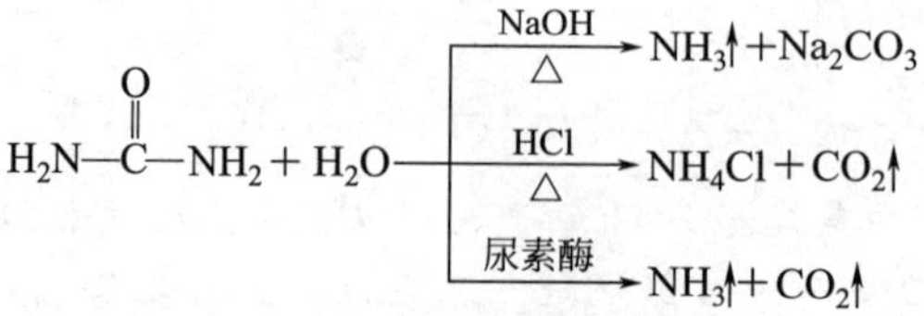

(2) 弱碱性　脲由于存在两个氨基，因此呈弱碱性，其碱性比酰胺强，能与强酸生成盐。脲与硝酸反应生成硝酸脲，它不溶于水和浓硝酸，利用这一性质可从尿中提取脲。

$$CO(NH_2)_2 + HNO_3 \longrightarrow CO(NH_2)_2 \cdot HNO_3 \downarrow$$

（3）与亚硝酸反应　脲与亚硝酸反应立即放出氮气和二氧化碳，反应可定量进行，利用此反应可以测定脲的含量或用来除去某些反应中残留的过量亚硝酸。

$$\underset{\underset{\displaystyle \|}{O}}{H_2N-C-NH_2} + 2HNO_2 \longrightarrow 2N_2\uparrow + CO_2\uparrow + 2H_2O$$

（4）缩二脲反应　将固体脲慢慢加热到150～160℃，则尿素分子间失去一分子氨，生成缩二脲。例如：

$$2H_2N-\underset{\underset{\displaystyle \|}{O}}{C}-NH_2 \xrightarrow{\Delta} \underset{\text{缩二脲}}{H_2N-\underset{\underset{\displaystyle \|}{O}}{C}-NH-\underset{\underset{\displaystyle \|}{O}}{C}-NH_2} + NH_3\uparrow$$

缩二脲为无色结晶固体，难溶于水，可溶于碱。缩二脲在碱性溶液中与极稀的硫酸铜溶液作用显紫红色，此颜色反应称为缩二脲反应。除缩二脲外，凡是分子中含有2个或2个以上酰胺键或肽键的化合物，例如，多肽、蛋白质等，都有此颜色反应。

$$-\underset{\underset{\displaystyle \|}{O}}{C}-NH-$$
酰胺键(肽键)

三、丙二酰脲

2,4,6-嘧啶三酮又称丙二酰脲，俗称巴比妥酸，是一种白色无臭结晶体，难溶于冷水和乙醇，溶于热水和乙醚，通常含有两分子结晶水，在空气中易风化。丙二酰脲是脲与丙二酸等酰化剂作用生成的化合物。丙二酰脲中亚甲基α-H或酰亚氨基的H原子与酮基可发生酮式-烯醇式互变异构，在烯醇式结构中，3个酚羟基在水溶液中易解离出H^+，丙二酰脲的酸性比醋酸强，由于它具有酸性，所以又称巴比妥酸。

巴比妥酸

拓展阅读 》》　　　"丙二酰脲与巴比妥类药物

丙二酰脲分子中亚甲基的2个α-H原子被烃基取代的衍生物，是一类对中枢神经系统具有抑制作用的镇静剂和安眠药，总称为巴比妥类药。烃基不同，催眠、镇静作用有强弱、快慢、长短的区别，苯巴比妥（鲁米那）可用作特殊性癫痫大发作的治疗药物，司可巴妥（速可眠）主要用于不易入眠的病人。需要指出的是，巴比妥类药物有成瘾性，用量过大会危及生命，巴比妥类药物常制成钠盐水溶液，可供注射用。其结构通式为：

R=R′=C_2H_5-	巴比妥(佛罗那)
R=C_2H_5-, R′=C_6H_5-	苯巴比妥(鲁米那)
R=C_2H_5-, R′=$(CH_3)_2CHCH_2-$	异戊巴比妥(阿米妥)
R=$CH_2=CHCH_2-$, R′=$CH_3CH_2CH_2CH-$ 　　　　　　　　　　　　　　$\|$ 　　　　　　　　　　　　CH_3	司可巴妥(速可眠)

四、硫脲

硫脲可看作是脲分子中的氧原子被硫原子取代所生成的化合物。它可由硫氰酸铵加热制得，为白色菱形结晶，熔点 180℃，能溶于水，呈中性。

$$NH_4SCN \xrightarrow{170\sim180℃} H_2N-\underset{\underset{S}{\|}}{C}-NH_2$$

硫脲性质与脲相似，具有弱碱性，易发生水解反应等。但硫脲水解的产物除了氨和二氧化碳外还有硫化氢。

$$H_2N-\underset{\underset{S}{\|}}{C}-NH_2 \xrightarrow{H^+或OH^-} CO_2+NH_3+H_2S$$

硫脲与脲的不同之处是可发生互变异构为烯醇式的异硫脲，化学性质较为活泼。

$$H_2N-\underset{\underset{S}{\|}}{C}-NH_2 \rightleftharpoons H_2N-\underset{\underset{SH}{|}}{C}=NH$$
异硫脲

五、胍

脲分子中氧原子被亚胺基（=N—H）取代后生成的化合物称为胍。胍分子去掉氨基上一个氢原子后剩下的基团称为胍基，去掉一个氨基后剩下的基团称为脒基。

$$H_2N-\underset{\underset{NH}{\|}}{C}-NH_2 \qquad H_2N-\underset{\underset{NH}{\|}}{C}-NH- \qquad H_2N-\underset{\underset{NH}{\|}}{C}-$$
胍　　　　　　　　胍基　　　　　　　　脒基

胍是无色结晶，熔点 50℃，吸湿性极强，易溶于水。胍是极强的碱，其碱性与苛性碱相似，能吸收空气中的二氧化碳和水分生成碳酸盐。

$$2H_2N-\underset{\underset{NH}{\|}}{C}-NH_2 + H_2O + CO_2 \longrightarrow (H_2N-\underset{\underset{NH}{\|}}{C}-NH_2)_2 \cdot H_2CO_3$$

胍容易水解生成脲和氨。

$$H_2N-\underset{\underset{NH}{\|}}{C}-NH_2 + H_2O \longrightarrow H_2N-\underset{\underset{O}{\|}}{C}-NH_2 + NH_3$$

在医药上含有胍基的药物很多，通常制成各种盐类。例如：

$$\underset{\text{盐酸苯乙双胍(降糖灵)}}{C_6H_5-CH_2CH_2HN-\underset{\underset{NH}{\|}}{C}-NH-\underset{\underset{NH}{\|}}{C}-NH_2 \cdot HCl} \qquad \underset{\text{硫酸胍氯酚(降血压药)}}{(Cl_2C_6H_3-OCH_2HN-\underset{\underset{NH}{\|}}{C}-NH_2)_2 \cdot H_2SO_4}$$

课堂互动

通过互联网或药学相关书籍查阅，了解胃及十二指肠溃疡药磺胺胍（胃疡灵，枸橼酸铋钾）和抗病毒药物吗啉胍（病毒灵）含有哪些主要官能团？请你结合它们的性质，考虑如何保存和使用这类药物。

第九章 羧酸衍生物

重点小结

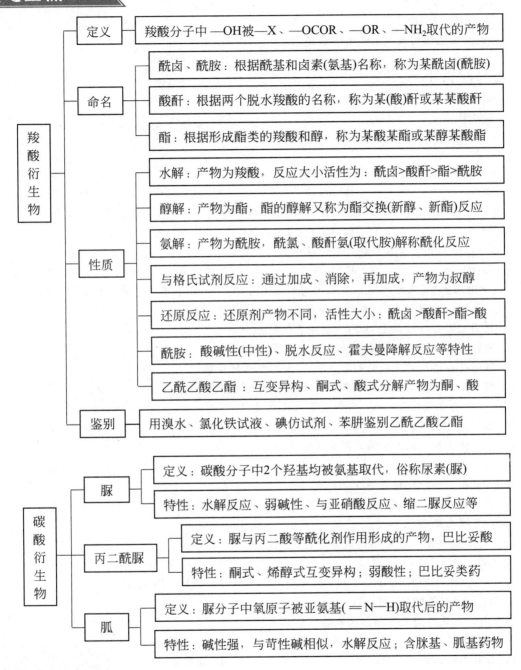

目标检测

一、选择题

（一）单项选择题

1. 下列化合物与1-丁醇反应活泼性最大的是（　　）。
   A. 乙酸乙酯　　　　B. 乙酰氯　　　　C. 乙酸酐　　　　D. 乙酰胺

2. 下列羧酸衍生物进行水解反应速率由快到慢顺序为（　　）。

① 乙酰氯　　② 乙酸乙酯　　③ 乙酸酐　　④ 乙酰胺
  A. ①＞②＞③＞④　　　　　　　　　B. ③＞①＞④＞②
  C. ②＞④＞①＞③　　　　　　　　　D. ①＞③＞②＞④

3. 水杨酸和乙酸酐反应的主要产物是（　　）。

  A. 苯环上邻位取代：COCH₃、COOH、OH
  B. 苯环上邻位取代：COOCH₃、OH
  C. 苯环上邻位取代：COOH、OCOCH₃
  D. 苯环上：COOCOCH₃

4. 下列羧酸衍生物具有愉快的香味的是（　　）。
  A. 酸酐　　　　　　B. 酰胺　　　　　　C. 酯　　　　　　D. 酰氯

5. 酰氯（Ⅰ），酸酐（Ⅱ），酯（Ⅲ），酰胺（Ⅳ）中能被 $LiAlH_4$ 还原的化合物是（　　）。
  A. 全都可以　　　　B. （Ⅰ）（Ⅱ）（Ⅲ）　　C. （Ⅰ）（Ⅱ）　　D. （Ⅰ）

6. 乙酰乙酸乙酯用稀碱水解，酸化后加热的产物是（　　）。
  A. 乙酰乙酸　　　　B. 乙酸乙酯　　　　C. 丙酮　　　　D. 乙酸

7. 《中国药典》（2015年版）鉴别阿司匹林的方法之一："取本品适量加水煮沸，放冷后加入 $FeCl_3$ 试液1滴，即显紫色"。解释该法的原因是（　　）。
  A. 阿司匹林分子中羧基与 Fe^{3+} 生成紫色配合物
  B. 阿司匹林分子中乙酰氧基与 Fe^{3+} 生成紫色配合物
  C. 阿司匹林水解后生成的乙酸与 Fe^{3+} 生成紫色配合物
  D. 阿司匹林水解后生成的水杨酸与 Fe^{3+} 生成紫色配合物

8. 药物分子中引入乙酰基，常用的乙酰化剂是（　　）。
  A. 乙酰氯　　　　　B. 乙醛　　　　　　C. 乙醇　　　　　D. 乙酸

9. 下列化合物，能发生缩二脲反应的是（　　）。
  A. 脲　　　　　　　B. 蛋白质　　　　　C. 甘油　　　　　D. 乙酰胺

10. 酰氯生成醛的反应条件（　　）。
  A. 格氏试剂　　　　B. H_2/Pd，$BaSO_4$　　C. 与醇反应　　　D. 与氨反应

（二）多项选择题

1. 下列化合物存在酮式-烯醇式互变异构现象的是（　　）。
  A. CH_3COOCH_3　　　　　　　　　B. $CH_3COCH_2COOCH_3$
  C. $CH_3COCH_2COCH_3$　　　　　　D. $C_6H_5COCH_2COCH_3$
  E. $CH_3OCOCH_2COOCH_3$

2. 能与氯化铁试剂发生颜色反应的化合物是（　　）。
  A. 水杨酸　　　　　B. 阿司匹林　　　　C. 苯甲酸
  D. 乙酰乙酸乙酯　　　　　　　　　　E. 石炭酸
  F. $C_6H_5COCH_2COCH_3$　　　　　　G. $CH_3OCOCH_2COOCH_3$

3. 能溶于水的化合物是（　　）。
  A. 乙酸乙酯　　　　B. 硬脂酸　　　　　C. 乙酰胺
  D. 乙酸　　　　　　E. 酒精

4. 下列化合物中不能发生银镜反应的是（　　）。
  A. 甲酸乙酯　　　　B. 甲酰胺　　　　　C. 甲酸
  D. 乙醛　　　　　　E. 乙醇

二、命名或写出下列化合物的结构式

1. 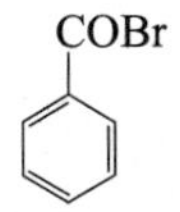 PhCOBr (苯甲酰溴)

2. 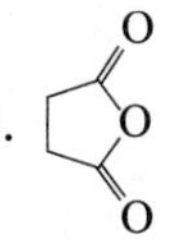 丁二酸酐

3. $CH_3COCH_2COOCH_2CH_3$

4. 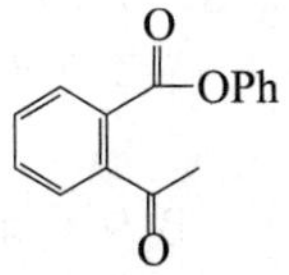 邻乙酰苯甲酸苯酯

5. 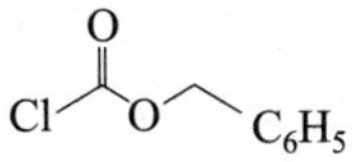 $ClCOOC_6H_5$ (氯甲酸苯酯)

6. 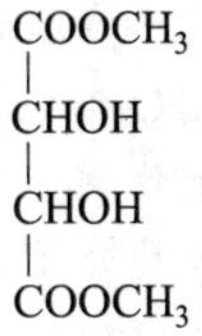 $CH_3OOC-CHOH-CHOH-COOCH_3$

7. 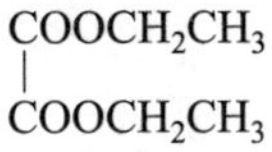 $CH_3CH_2OOC-CH_2-COOCH_2CH_3$ 的结构（丙二酸二乙酯类）

8. 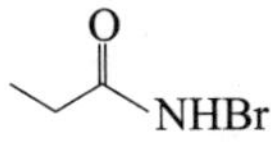 $CH_3CH_2CONHBr$

9. 乙酰水杨酸

10. 乙酸丙酸酐

11. γ-戊内酯

12. N,N-二乙基丙酰胺

三、完成下列反应式

1. 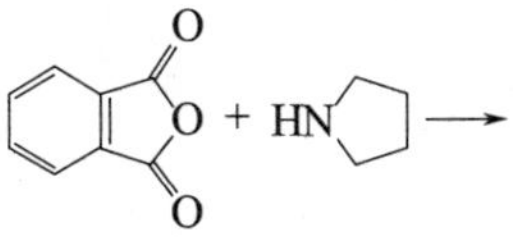 邻苯二甲酸酐 + HN(吡咯烷) ⟶

2. 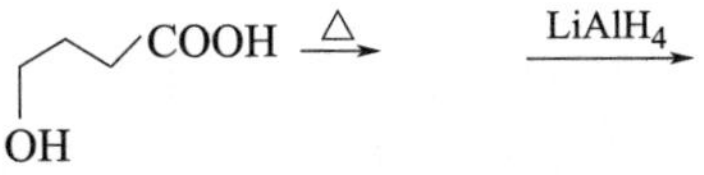
$$\text{HOCH}_2\text{CH}_2\text{CH}_2\text{CH}_2\text{COOH} \xrightarrow{\Delta} \xrightarrow{LiAlH_4}$$

3. $PhCH_2CONH_2 \xrightarrow[NaOH]{Br_2}$

4. 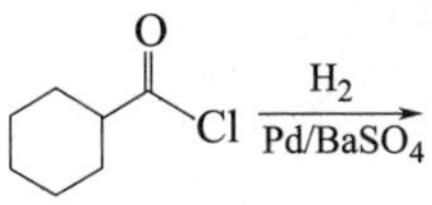 环己基-COCl $\xrightarrow{H_2, Pd/BaSO_4}$

5. 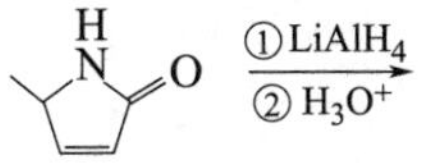
$$\text{2-吡咯烷酮} \xrightarrow{①LiAlH_4}{②H_3O^+}$$

6. 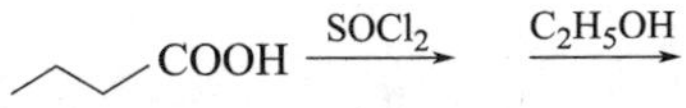 $CH_3CH_2CH_2COOH \xrightarrow{SOCl_2} \xrightarrow{C_2H_5OH}$

7. 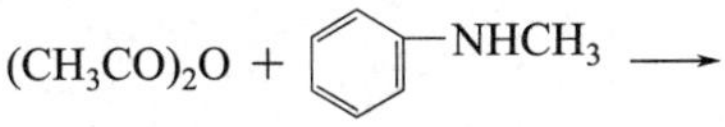 $(CH_3CO)_2O + PhNHCH_3 \longrightarrow$

8. $HCOOC_2H_5 + 2CH_3CH_2MgBr \xrightarrow[H^+]{H_2O}$

9. $CH_3OOCCH_2COCl \xrightarrow{H_2O}$

四、区分下列各组化合物

1. 乙酸、乙酸乙酯和苯甲酰氯
2. 丁酸、丁酰氯和丁酰胺
3. 乙酐和丁醇
4. 乙酰氯、乙酸乙酯、乙酸

五、分离、提纯下列各组化合物

1. 苯甲酸和苯甲酸乙酯
2. 2,5-二甲基苯酚、苯甲酸苯酯和间甲基苯甲酸

六、利用所给的有机物（无机试剂任选）合成下列化合物

1. 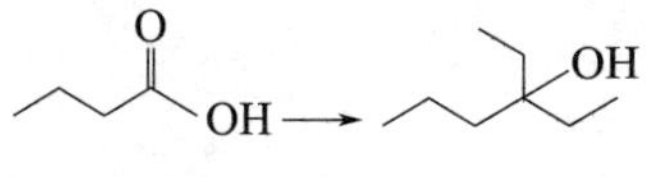 $CH_3CH_2CH_2COOH \longrightarrow CH_3CH_2CH_2C(OH)(CH_2CH_3)_2$ 型产物

2. 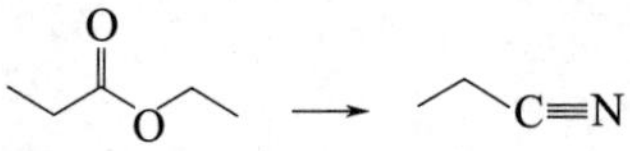 $CH_3CH_2COOCH_2CH_3 \longrightarrow CH_3CH_2C\equiv N$

3. 以乙醇为原料合成丙二酸二乙酯。

七、推测结构

1. 分子式为 $C_7H_6O_3$ 的化合物 A，能溶于碳酸氢钠溶液，与 $FeCl_3$ 溶液显色。与乙酐作用生成化合物 B（$C_9H_8O_4$），A 与甲醇作用生成有香味的化合物 C（$C_8H_8O_3$），将 C 硝化，得到 2 种一硝基的产物。试推测 A、B、C 的结构式。

2. 有 3 种化合物分子式均为 $C_3H_6O_2$，其中 A 能与 Na_2CO_3 反应放出 CO_2，B 与 C 则不能。B 与 C 在碱性溶液中加热均可发生水解，B 水解的产物能与托伦试剂发生银镜反应，而 C 水解的产物则不能。试推测 A、B、C 的结构式及反应过程。

（冯伟）

第二篇
应用拓展

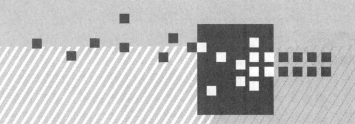

第十章 含氮有机化合物

学习目标

知识要求

1. 掌握胺的分类、命名；胺的弱碱性、酰化、磺酰化、与亚硝酸反应和苯胺的卤代、氧化反应等主要性质。
2. 熟悉重氮、偶氮化合物的结构特征；重氮化反应和偶联反应。
3. 了解常见的偶氮化合物的结构和应用。

能力要求

1. 熟练应用胺、重氮和偶氮化合物的命名法能说出其名称。
2. 学会判断胺的碱性、酰化反应和重氮盐的重氮化、偶联反应规律。
3. 能应用胺与亚硝酸反应或兴斯堡反应，鉴别伯、仲、叔3种胺。

案例导入

案例 多巴胺（Dopamine，简称DA）又称为4-(2-乙氨基)苯-1,2-二酚，是去甲肾上腺素或肾上腺素生物合成的前体。多巴胺由脑内分泌，是下丘脑和脑垂体腺中的一种关键神经传递质，是人体中枢神经系统传导物质。主要负责大脑的情欲、感觉，将兴奋及开心的信息传递，也与上瘾有关。多巴胺是人体对事物的欢快体验、愉快感觉的主要激素，被形容为激发感情的"神奇物质"，2000年阿尔维德-卡尔森等由于确定多巴胺为脑内信息传递者的角色而赢得诺贝尔生理和医学奖。多年来科学家对它的研究兴趣和热情不减，临床上常用多巴胺治疗帕金森症和急性肾功能衰竭。

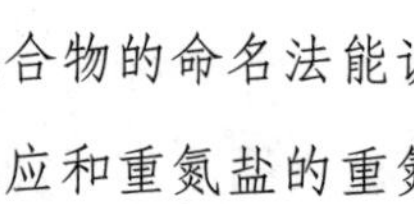

多巴胺

讨论 1. 多巴胺属于哪一类有机物？分子中含有哪些官能团？
2. 胺类化合物如何分类、命名？

含氮有机化合物是指分子中含氮元素的有机化合物，广泛存在于自然界中，与生物体的生命活动密切相关。本章主要讨论胺、重氮和偶氮化合物。

有机化学与药学

胺类、重氮和偶氮化合物等作为医药、食品和一些精细化工产品在日常生活中已经得到了广泛的应用。例如，苯胺是合成药物、染料等的重要原料；临床上，治疗心律失常、心绞痛药物盐酸普萘洛尔（心得安）；局部麻醉药和手术后镇痛药盐酸布比卡因等都是含氮化合物。

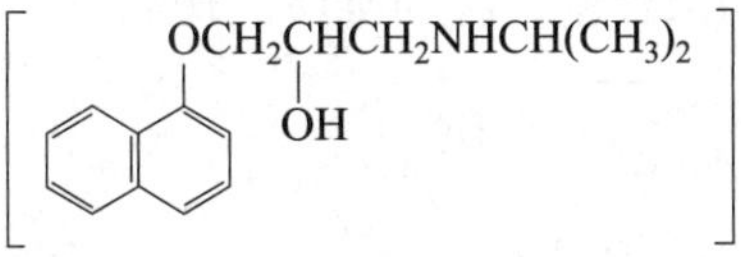

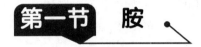

盐酸普萘洛尔(心得安，心绞痛药) 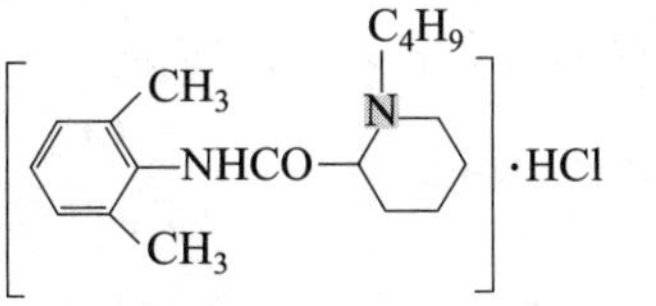　　　　盐酸布比卡因(麻醉药)

第一节　胺

一、胺的分类和命名

氨分子中的氢原子被烃基取代后所得到的化合物，称为胺，可用通式 RNH_2 或 $ArNH_2$ 表示，—NH_2（氨基）是胺的官能团。

（一）胺的分类

（1）根据氮原子所连烃基的种类不同，胺可分为脂肪胺（含芳脂胺）、脂环胺和芳香胺。例如：

脂肪胺：CH_3NH_2　　　苯-CH_2NH_2　　　脂环胺：环己基-NH_2

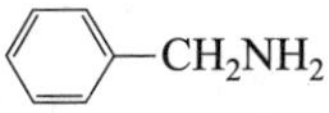

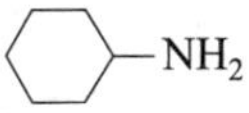

芳香胺：苯-NH_2　　　萘-NH_2

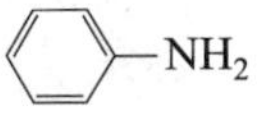

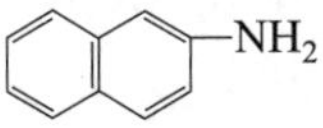

（2）根据胺分子中氨基的数目，可分为一元胺、二元胺和多元胺。例如：

$CH_3CH_2NH_2$　　　　　　$H_2NCH_2CH_2NH_2$
一元胺　　　　　　　　　　二元胺

（3）胺可以看作氨的含烃基衍生物，氨分子中的氢原子分别被1个、2个和3个烃基取代，分别得到伯胺（1°胺）、仲胺（2°胺）和叔胺（3°胺）。例如：

NH_3　　　　　R—NH_2　　　　　R_2NH　　　　　R_3N
氨　　　　　　伯胺　　　　　　仲胺　　　　　　叔胺

课堂互动

在有机化合物的分类中，醇或卤代烃可以分为伯、仲、叔醇或卤代烃；胺也可以分为伯、仲和叔胺，你知道这3种化合物的分类方法是否相同？有何差异呢？

胺的分类方法与醇或卤代烃不同，伯、仲、叔醇或卤代烃是根据羟基或卤原子连接的碳原子的类型（伯、仲、叔碳原子）来分类，而伯、仲、叔胺则是由氮原子所连接的烃基数目而定的。例如：

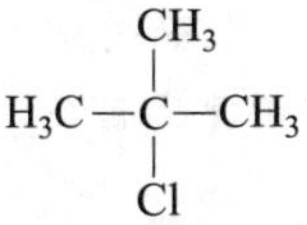

叔卤代烃 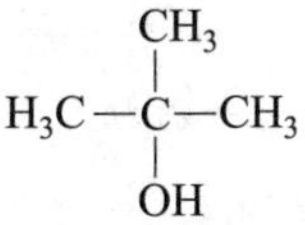　　　　　叔醇 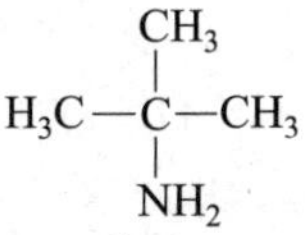　　　　　伯胺

（4）当 NH_4^+ 的4个氢原子被烃基取代时，氮带正电荷，形成的化合物与无机铵盐的结构相似时，分别称为季铵盐和季铵碱。例如：

$R_4N^+X^-$　　　　　　　$R_4N^+OH^-$
季铵盐　　　　　　　　　　季铵碱

（二）胺的命名

（1）简单的胺命名时，以胺为母体，烃基作为取代基，称为某胺。例如：

$CH_3CH_2NH_2$　　　　$\underset{CH_3CHNH_2}{\overset{CH_3}{|}}$　　　　环己-NH_2　　　　苯-NH_2

乙胺　　　　　　异丙胺　　　　　　环己胺　　　　　　苯胺

如果氮原子上的烃基相同时，用二、三等数字表示其数目；烃基不同时，按次序规则确定其基团的优先顺序，小的烃基在前，大的烃基在后。例如：

CH_3NHCH_3　　　　$(CH_3CH_2)_3N$　　　　$CH_3NHCH_2CH_3$

二甲胺　　　　　　三乙胺　　　　　　甲乙胺

对于芳香仲胺或叔胺，则以芳香胺为母体，在脂肪烃基名称前面冠以"N"字，以表示氮原子上取代基的位次。例如：

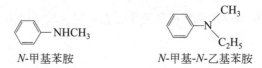

N-甲基苯胺　　　　　　　　*N*-甲基-*N*-乙基苯胺

（2）复杂的胺采用系统命名法命名，以烃基为母体，氨基作为取代基，编号时使氨基的位次最小。例如：

$\underset{\underset{NH_2}{|}}{CH_3CH_2CHCH_2CHCH_2CH_3}$　　　　$H_2N-\text{苯}-COOH$

$\qquad\qquad$（5号位有CH_3）

5-甲基-3-氨基庚烷　　　　　　　对氨基苯甲酸

多元胺的命名类似于多元醇。例如：

$H_2NCH_2CH_2NH_2$　　　　间苯二(NH_2)

乙二胺　　　　　　　　间苯二胺

（3）季铵类化合物的命名则与铵盐或氢氧化铵相似。例如：

$[(CH_3CH_2)_4N]^+Br^-$　　　　$[(CH_3)_4N]^+OH^-$

溴化四乙基铵　　　　　　氢氧化四甲铵

拓展阅读》》 胺类主要用作合成药物、染料、炸药的原料

甲胺（CH_3NH_2）、二甲胺 [$(CH_3)_2NH$]、三甲胺 [$(CH_3)_3N$]，它们在常温下都是无色易液化的气体，并有特殊气味，刺激皮肤黏膜，极易溶于水、乙醚等溶剂。水溶液呈碱性，能与酸成盐。是医药、食品、染料等工业的重要原料。例如，三甲胺与 1,2-二氯乙烷生成的矮壮素[$(CH_3)_3N^+CH_2CH_2Cl]Cl^-$（CCC）是一种植物生长调节剂，它可以防止高秆作物的疯长与倒伏，使枝叶粗壮、肥厚。

苯胺（$C_6H_5NH_2$）存在于煤焦油中，无色油状液体，微溶于水，沸点 184℃，易溶于有机溶剂，可随水蒸气挥发，所以合成苯胺可用水蒸气蒸馏方法进行纯化。苯胺有毒，应避免接触皮肤或吸入蒸气。主要用于合成药物、染料、炸药等。苯胺可由硝基苯还原制备。

乙二胺（$H_2NCH_2CH_2NH_2$）是最简单的二元胺，它是无色液体，沸点116.5℃，溶于水和乙醇，不溶于乙醚和苯。乙二胺和氯乙酸在碱性溶液中可缩合生成乙二胺四乙酸（EDTA），在分析化学中最常用的是EDTA二钠盐，常用于金属离子的络合配位滴定，其结构式如下：

$$\begin{array}{c} HOOCH_2C \\ HOOCH_2C \end{array} N-CH_2CH_2-N \begin{array}{c} CH_2COONa \\ CH_2COONa \end{array}$$

多巴胺又称为3,4-二羟基苯乙胺，由脑内分泌，可影响一个人的情绪。是人体最重要的中枢神经传导物质，是下丘脑和脑垂体腺中的一种关键神经递质。某些中、老年人患有头和四肢抖动不停的"帕金森症"，其原因之一就是中枢神经系统缺少多巴胺。瑞士科学家Arvid Carlsson确定多巴胺为脑内信息传递者的角色使他赢得了2000年诺贝尔医学奖。

胆碱[$HOCH_2CH_2N^+(CH_3)_3$]OH^-又称氢氧化三甲基羟乙基铵，是广泛分布于动植物体内的季铵碱类化合物，具有碱性，因其最初是在胆汁中发现的，故名胆碱。胆碱是易吸湿的白色结晶，易溶于水和醇，不溶于乙醚、氯仿等。胆碱是B族维生素之一，能调节肝中脂肪的代谢，有抗脂肪肝的作用。

二、胺的结构

胺分子中的官能团是氨基（—NH_2），胺的化学性质主要取决于氮原子上的未共用电子对。胺的结构与氨相似，分子呈三角锥形，氮原子上的基团不同，键角也有些差异。脂肪胺分子中的氮原子为sp^3杂化，4个杂化轨道中，有一个被一对未共用电子所占据，其他3个则与氢或碳原子生成σ键。芳香胺分子中氮原子介于sp^3和sp^2杂化之间，更接近于sp^2杂化，氮原子上一对未共用电子具有较多的p轨道成分，与芳环上的π电子轨道可以部分重叠产生给电子性的p-π共轭。因此胺具有碱性，但芳香胺的碱性弱于脂肪胺，同时能发生伯胺、仲胺分子中氮上氢原子的亲核取代反应及芳环的亲电取代反应。

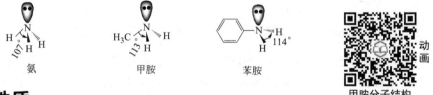

氨　　甲胺　　苯胺

甲胺分子结构

三、胺的性质

（一）物理性质

常温下低级脂肪胺如甲胺、二甲胺、三甲胺和乙胺都是气体，丙胺以上的为液体，十二胺以上的是固体。低级脂肪胺具有氨味，三甲胺有鱼腥味，二元胺如丁二胺和戊二胺等有动物尸体腐败后的气味。芳香胺是无色高沸点的液体或低熔点的固体，有难闻的气味，并有毒性。例如，苯胺的蒸气可透过皮肤被人体吸收而导致中毒。某些芳胺有致癌作用，如联苯胺、萘胺等。

胺和氨一样是极性分子，伯胺、仲胺都形成分子间氢键而相互缔合，因此沸点较相应的烷烃高，但比相应的醇和羧酸低。低级胺能与水分子形成氢键而易溶于水，随着相对分子质量的增加，溶解性降低。芳胺一般微溶或难溶于水。

课堂互动

丙胺、甲乙胺和三甲胺的沸点分别为 47.8℃、37℃和 2.9℃，三甲胺的沸点比丙胺和甲乙胺低得多，你能明白原因吗？

胺的化学性质与官能团氨基和氮原子上的 1 对未共用电子密切相关，主要性质表现如下：

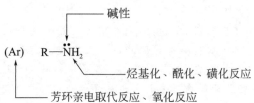

（二）化学性质

1. 碱性

胺与氨相似，胺中氮原子有未共用电子对，可接受质子呈碱性。用其解离常数 K_b 或其负对数 pK_b 表示胺的碱性强弱，K_b 值越大或 pK_b 值越小，则碱性越强。

$$RNH_2 + H_2O \rightleftharpoons RNH_3^+ + OH^- \qquad pK_b$$

胺的碱性强弱，主要取决于氮原子接受质子的能力。主要受电子效应、溶剂效应和空间效应等方面因素的影响。氮原子上的电子云密度越高，接受质子的能力越大，胺的碱性越强；氮原子周围空间位阻越大，氮原子结合质子越困难，胺的碱性越弱。

对于脂肪胺而言，由于烷基是给电子基，使氮原子上的电子云密度增加。因此，脂肪胺接受质子的能力比氨强，其碱性比氨强。空间效应也有影响，如果氨基上的烃基越多，氮原子周围空间位阻越大，氮原子结合质子越困难，从而碱性降低。此外，受溶剂的影响，还需考虑形成铵离子的溶剂化效应，溶剂化程度越大，铵离子越稳定，相应的胺的碱性越强。综合考虑电子效应、溶剂效应和空间效应，其碱性强弱顺序为：

	$(CH_3)_2NH$	>	CH_3NH_2	>	$(CH_3)_3N$	>	NH_3
pK_b	3.27		3.38		4.21		4.75

对于芳香胺而言，如苯胺，由于氮原子上的未共用电子对与苯环大 π 键形成 p-π 共轭体系，使氮原子上的电子云密度降低，同时苯环阻碍氮原子接受质子的空间效应增大，从而减弱了氮接受质子的能力，因此，苯胺的碱性（$pK_b=9.37$）比氨弱。芳香胺分子中，若氮原子上连有两个或三个芳环，共轭效应和空间效应都使得芳胺的碱性减弱更明显。例如：

	NH_3	>	$PhNH_2$	>	Ph_2NH	>	Ph_3N
pK_b	4.75		9.37		13.8		接近中性

胺具有碱性，与酸作用生成铵盐。铵盐一般都是结晶性固体，易溶于水和乙醇，而不溶于非极性溶剂。由于胺都是弱碱，一般只能与强酸作用生成稳定的盐，当铵盐遇强碱时又能释放出游离胺。例如：

$$\text{C}_6\text{H}_5-NH_2 \xrightarrow{HCl} \text{C}_6\text{H}_5-NH_2 \cdot HCl \xrightarrow{NaOH} \text{C}_6\text{H}_5-NH_2$$

利用此性质可以将胺和其他不溶于酸的有机物分离，因为胺可与酸形成盐而溶于稀酸中，然后用强碱将水相中的铵盐置换出胺。

拓展阅读 铵盐在制药工业中的应用

在制药工业中，常利用铵盐溶解性较好、性质稳定的特性，将难溶于水的胺类药物制成相应的铵盐，以供药用。例如，局部麻醉药普鲁卡因在水中溶解度较小，影响临床使用。但利用分子中含有氨基，可将其制成水溶性的盐酸盐，以便配制水剂或注射液供临床使用。

$$\underset{\text{普鲁卡因(难溶于水)}}{\text{H}_2\text{N-C}_6\text{H}_4\text{-COOCH}_2\text{CH}_2\text{N}(\text{C}_2\text{H}_5)_2} + \text{HCl} \longrightarrow \underset{\text{盐酸普鲁卡因(易溶于水)}}{[\text{H}_2\text{N-C}_6\text{H}_4\text{-COOCH}_2\text{CH}_2\overset{+}{\text{N}}\text{H}(\text{C}_2\text{H}_5)_2]\text{Cl}^-}$$

2. 烃基化反应

氨是亲核试剂，能与卤代烃发生亲核取代反应，生成的伯胺是亲核能力比氨还要强的亲核试剂，通常反应的最终产物是伯胺、仲胺、叔胺和季铵盐的混合物。分离比较困难，这种方法在应用上受到一定的限制。

$$\text{NH}_3 \xrightarrow{\text{RX}} \underset{\text{伯胺}}{\text{RNH}_2} \xrightarrow{\text{RX}} \underset{\text{仲胺}}{\text{R}_2\text{NH}} \xrightarrow{\text{RX}} \underset{\text{叔胺}}{\text{R}_3\text{N}} \xrightarrow{\text{RX}} \underset{\text{季铵盐}}{[\text{R}_4\text{N}^+]\text{X}^-}$$

季铵盐是白色晶体，具有无机铵盐（卤化铵）的性质，能溶于水，不溶于有机溶剂，对热也不稳定，季铵盐和氢氧化钠溶液作用，生成稳定的季铵碱，季铵碱的碱性与氢氧化钠相当，一般利用湿的氧化银和季铵盐的醇溶液作用制得。

$$2\text{R}_4\text{N}^+\text{X}^- + \text{Ag}_2\text{O} \longrightarrow 2\text{R}_4\text{N}^+\text{OH}^- + 2\text{AgX}\downarrow$$

3. 酰基化反应

与烃基化反应类似，伯胺、仲胺与酰基化试剂（如酰卤、酸酐）作用，氮原子上的氢原子被酰基（RCO—）取代生成 N-取代或 N,N-二取代酰胺，此反应称为酰基化反应。叔胺的氮上因无氢原子，则不能发生此反应。例如：

$$\text{C}_6\text{H}_5\text{-NH}_2 + \text{CH}_3\text{COCl} \longrightarrow \underset{\text{乙酰苯胺}}{\text{C}_6\text{H}_5\text{-NHCOCH}_3} + \text{HCl}$$

$$(\text{CH}_3\text{CH}_2)_2\text{NH} + (\text{CH}_3\text{CO})_2\text{O} \longrightarrow \underset{N,N\text{-二乙基乙酰胺}}{(\text{CH}_3\text{CH}_2)_2\text{NCOCH}_3} + \text{CH}_3\text{COOH}$$

芳香胺的酰基化反应在有机合成中有重要的应用。例如，芳香伯胺（如苯胺）的酰基化反应生成的乙酰苯胺不像芳香伯胺那样容易被氧化，而且乙酰胺在酸或碱催化下加热水解可除去酰基，重新游离出氨基，故该反应常用于保护氨基。例如：

$$\underset{\text{CH}_3}{\underset{|}{\text{C}_6\text{H}_4\text{-NH}_2}} \xrightarrow{(\text{CH}_3\text{CO})_2\text{O}} \underset{\text{CH}_3}{\underset{|}{\text{C}_6\text{H}_4\text{-NHCOCH}_3}} \xrightarrow{\text{KMnO}_4} \underset{\text{COOH}}{\underset{|}{\text{C}_6\text{H}_4\text{-NHCOCH}_3}} \xrightarrow[\Delta]{\text{H}^+\text{或OH}^-} \underset{\text{COOH}}{\underset{|}{\text{C}_6\text{H}_4\text{-NH}_2}}$$

4. 磺酰化反应

与胺的酰基化反应相似，伯胺、仲胺氮原子上的氢原子也可被磺酰基（$C_6H_5SO_2$—）取代，生成苯磺酰胺。常用的磺酰化试剂有苯磺酰氯或对甲基苯磺酰氯，反应需要在碱性介质中进行，伯胺生成的苯磺酰胺的氮原子上还有 1 个氢原子，受苯磺酰基的强吸电子诱导效应的影响显示弱酸性，可在反应体系的碱性溶液中生成盐而溶解。仲胺生成的苯磺酰胺，由于氮原子上没有氢原子，所以不能溶于碱性溶液而呈固体析出，叔胺不发生反应，此反应称为兴斯堡（Hinsberg）反应。例如：

$$\begin{Bmatrix} RNH_2 \\ R_2NH \\ R_3N \end{Bmatrix} + C_6H_5-SO_2Cl \longrightarrow \begin{matrix} C_6H_5-SO_2NHR\downarrow \\ C_6H_5-SO_2NR_2\downarrow \\ 不反应 \end{matrix} \xrightleftharpoons[HCl]{NaOH} \begin{matrix} C_6H_5-SO_2N^-R \ (水溶性盐) \\ 不反应 \end{matrix} \ \overset{Na^+}{}$$

利用这些性质可以鉴别或分离伯胺、仲胺、叔胺 3 种胺。例如，将伯胺、仲胺、叔胺的混合物与苯磺酰氯的碱性溶液反应，利用蒸馏的方法将不发生反应的叔胺蒸出；剩余物过滤，固体为苯磺酰仲胺，用稀酸或碱水解得到仲胺；滤液酸化、过滤得到苯磺酰伯胺，再经水解可得到伯胺。

课堂互动

某同学取了 3 支洁净的试管，分别加入乙胺、甲乙胺、三乙胺溶液各约 1mL，各滴入几滴 NaOH 溶液，再分别加入苯磺酰氯各约 2mL，振荡，观察发现有 1 支试管内产生了沉淀，再往另外的 2 支试管中加入少量的稀盐酸溶液，发现又有 1 支试管产生了沉淀，请解释上述现象。

5. 与亚硝酸的反应

伯胺、仲胺、叔胺结构不同，与亚硝酸反应的产物也不相同。亚硝酸不稳定，通常将亚硝酸盐与盐酸或硫酸在反应体系中混合反应得到。

（1）伯胺 脂肪族伯胺与亚硝酸反应生成极不稳定的重氮盐，立即分解放出氮气并生成碳正离子，碳正离子可以进一步转变为醇、烯烃或卤代烃，产物复杂，在有机合成上没有应用价值，但放出的氮气是定量的，利用此反应可测定分子中氨基的含量。

$$RNH_2 + NaNO_2 + HCl \longrightarrow 醇、烯烃、卤代烃等混合物 + N_2\uparrow$$

芳香伯胺在低温（0~5℃）及强酸性溶液中与亚硝酸反应生成芳香重氮盐，芳香重氮盐比烷基重氮盐稳定，在低温下和强酸溶液中可以保存一段时间，升高温度则分解成酚和氮气。

$$ArNH_2 \xrightarrow[低温]{NaNO_2, HX} ArN_2X + NaCl + H_2O$$

芳基重氮盐是非常重要的有机合成中间体，一般不进行分离，直接进行下一步反应（详见本章"重氮盐的性质"）。

（2）仲胺 脂肪仲胺或芳香仲胺与亚硝酸反应均生成不溶于水的黄色油状液体或固体的 N-亚硝基胺，亚硝基仲胺与酸共热，又可分解成原来的仲胺。例如：

$$(CH_3CH_2)_2NH + HNO_2 \longrightarrow (CH_3CH_2)_2N-NO + H_2O$$
N-亚硝基二乙胺(黄色油状液体)

$$C_6H_5-NHCH_3 + HNO_2 \longrightarrow C_6H_5-N(NO)CH_3 + H_2O$$
N-亚硝基-N-甲基苯胺(棕黄色固体)

（3）叔胺 脂肪族叔胺与亚硝酸形成不稳定的亚硝酸盐。脂肪族叔胺的亚硝酸盐用碱处理，可得到游离的叔胺。例如：

$$(CH_3CH_2)_3N + HNO_2 \longrightarrow [(CH_3CH_2)_3\overset{+}{N}H_3]NO_2^-$$

芳香族叔胺与亚硝酸作用,则发生芳环上的亲电取代反应,生成对亚硝基化合物。例如:

$$(CH_3)_2N-\!\!\left\langle\;\right\rangle + HNO_2 \longrightarrow (CH_3)_2N-\!\!\left\langle\;\right\rangle\!\!-NO$$

对亚硝基-N,N-二甲基苯胺(绿色片状结晶)

在碱性溶液中,绿色的对亚硝基-N,N-二甲基苯胺为亚硝基式,在酸性条件下可转化为橘黄色的醌式结构。由于脂肪族和芳香族伯胺、仲胺、叔胺与亚硝酸反应的结果不同,可以鉴别伯胺、仲胺、叔胺。

> **拓展阅读**　　**亚硝基胺类化合物对人体的危害**
>
> 亚硝基胺类化合物可导致生物多种器官和组织肿瘤,有强烈的致癌作用,现已被《中国医学百科全书》列为化学致癌物。在经检验过的 100 多种亚硝基化合物中,有 80 多种具有致癌作用。食物中过量的 N-亚硝基化合物是在食物储存过程中或在人体内合成的。在天然食物中 N-亚硝基化合物的含量极低(对人体是安全的),目前发现含 N-亚硝基化合物较多的食品有烟熏鱼、腌制鱼、腊肉、火腿和腌酸菜等。食物中常见的亚硝基化合物多为挥发性,加热煮沸时随蒸汽一起挥发,同时可加快分解使其失去致癌作用。一般煮沸 15~20min,即可消除食物中绝大部分亚硝基化合物,阳光照射也能有效破坏食物或食品中的亚硝基化合物。维生素 C 能对亚硝酸钠起还原作用,阻断亚硝基胺在人体内的合成。

6. 芳胺环上的取代反应

芳香胺中,氨基的未共用电子对与芳环的 π 电子形成 p-π 共轭体系,使芳环的电子云密度增高,因此芳香胺比苯更易发生亲电取代反应。

(1) **卤代反应**　苯胺与卤素(Cl_2、Br_2)能迅速反应,而且很难停留在一卤代或二卤代阶段。例如,苯胺水溶液中滴加溴水,在室温下立即生成 2,4,6-三溴苯胺白色沉淀,此反应可用于苯胺的定性或定量分析。例如:

$$\underset{}{C_6H_5NH_2} + 3Br_2 \xrightarrow[\text{室温}]{H_2O} \underset{Br}{\underset{|}{C_6H_2(NH_2)(Br)_3}} \downarrow (\text{白色}) + 3HBr$$

若需要制备一溴苯胺,则应降低氨基的活性。常用方法先将氨基乙酰化,降低氨基的致活作用,然后溴化,最后水解除去酰基,就可以得到一溴苯胺产物。例如:

$$C_6H_5NH_2 \xrightarrow{(CH_3CO)_2O} C_6H_5NHCOCH_3 \xrightarrow{Br_2} p\text{-}BrC_6H_4NHCOCH_3 \xrightarrow[\triangle]{H^+,H_2O} p\text{-}BrC_6H_4NH_2$$

> **课堂互动**
>
> 苯胺和苯酚都能迅速与溴水反应,生成白色沉淀,所以利用此方法不能区别苯胺和苯酚,你能尝试用其他方法区别这两种化合物吗?

(2) **硝化反应**　硝酸具有强氧化性,故苯胺不能直接硝化。若要得到对硝基苯胺,应先将苯胺酰化，然后再硝化，最后水解除去酰基得到对硝基苯胺。例如：

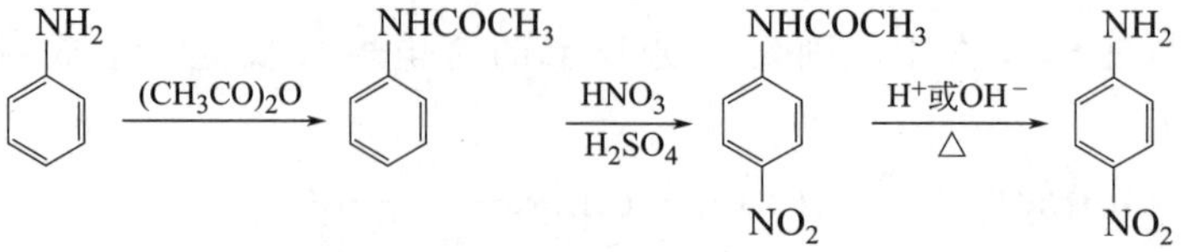

若要得到间硝基苯胺，可先将苯胺溶于浓硫酸中，使之形成苯胺硫酸盐，然后再硝化，最后再用碱处理，得到间硝基苯胺。铵正离子的生成防止了苯胺的氧化，同时铵正离子是间位定位基，硝化反应主要发生在间位。例如：

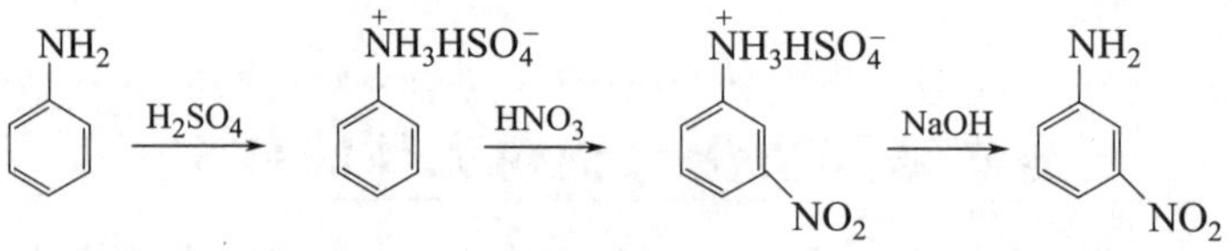

（3）**磺化反应** 苯胺和浓硫酸反应，首先生成苯胺硫酸盐，此盐在高温下加热脱水发生分子内重排，即生成对氨基苯磺酸。对氨基苯磺酸分子内同时存在的碱性氨基和酸性磺酸基，可发生质子的转移形成盐，称为内盐。例如：

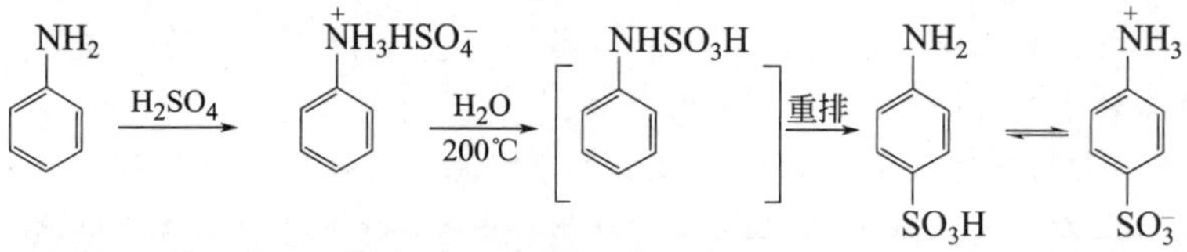

> **拓展阅读 》》** 　　**磺胺类药物在临床上的应用**
>
> 　　磺胺类药物在临床上是一种抗菌药物，用于预防和治疗细菌感染性疾病的化学治疗药物。具有疗效确切、性质稳定、使用简便、口服吸收好等优点。目前是仅次于抗生素的一大类药物，特别是高效、长效、广谱的新型磺胺和抗菌增效剂合成以后，使磺胺类药物的临床应用有了更广阔的前景。磺胺类药物品种已构成了一个庞大的"家族"。磺胺类药物的基本结构是对氨基苯磺酰胺，简称磺胺，其结构式为：
>
> $$H_2N-\bigcirc-SO_2NH_2$$

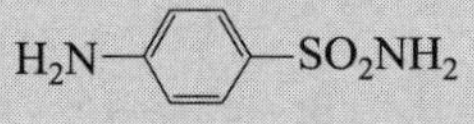

7. 氧化反应

芳香胺易被氧化剂氧化，甚至空气也能使之氧化。在空气中长期存放芳香胺时，芳香胺可被空气氧化，颜色逐渐变深，生成黄、红、棕色的复杂氧化物，其中含有醌类、偶氮化合物等。因此，在有机合成中，如果要氧化芳环上其他基团，必须首先要保护氨基，否则氨基会首先被氧化。若用二氧化锰在稀硫酸中氧化苯胺，则主要生成对苯醌。

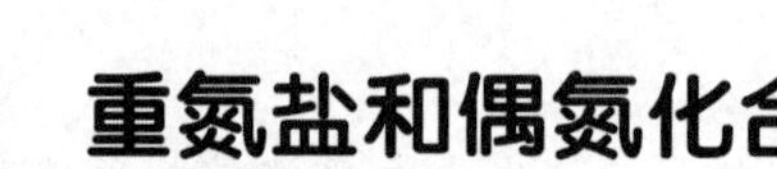

第二节　重氮盐和偶氮化合物

重氮化合物分子中含有重氮基（$-N\equiv \overset{+}{N}-$）或 $-\overset{+}{N_2}-$ 官能团，与无机铵盐结构相似，其中有一个氮原子为五价，另一个氮原子与烃基相连的化合物，称为重氮化合物，结构通式为（Ar）R—N≡N⁺X⁻ 或（Ar）R—N₂⁺X⁻。例如：

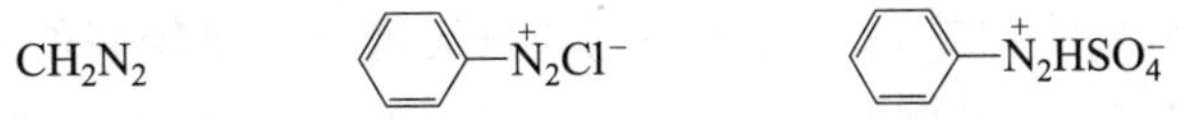

CH_2N_2　　　　　　　 ⌬—$\overset{+}{N_2}Cl^-$　　　　　　　⌬—$\overset{+}{N_2}HSO_4^-$
重氮甲烷　　　　　　　　氯化重氮苯　　　　　　　　硫酸重氮苯

偶氮化合物分子中含有偶氮基（—N═N—）官能团，氮原子两边分别与烃基相连的化合物，称为偶氮化合物，结构通式为（Ar）R—N═N—R（Ar）。例如：

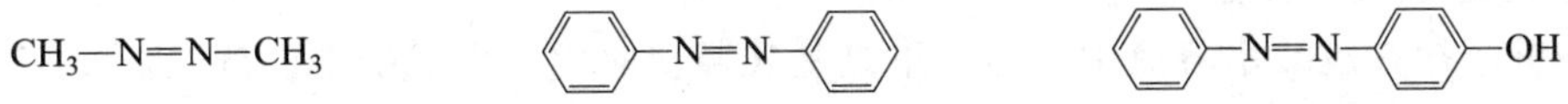

$CH_3—N═N—CH_3$　　　　⌬—N═N—⌬　　　　⌬—N═N—⌬—OH
偶氮甲烷　　　　　　　　　偶氮苯　　　　　　　　　对羟基偶氮苯

自然界中极少存在天然的重氮和偶氮化合物，它们大多是人工合成的，其中芳香胺重氮和偶氮化合物尤为重要。芳香族重氮化合物在有机合成和分析上有广泛用途，偶氮化合物是重要的精细化工产品，如药物、染料和色素等。

一、重氮化反应

芳香伯胺在低温（0～5℃）和强酸（盐酸或硫酸）水溶液中，与亚硝酸钠作用生成重氮盐的反应，称为重氮化反应。一般将芳香胺溶解或悬浮在过量的稀盐酸（HCl的物质的量为芳胺的2.5倍左右）中，在0～5℃时加入与芳香胺物质的量相等的亚硝酸钠溶液，反应迅速进行。例如：

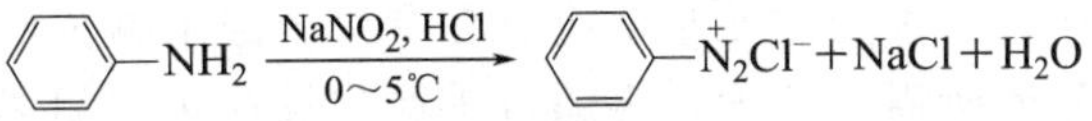

⌬—NH_2 $\xrightarrow[0～5℃]{NaNO_2, HCl}$ ⌬—$\overset{+}{N_2}Cl^-$ + NaCl + H_2O

重氮化反应必须在低温下进行，温度太高重氮盐容易分解。反应必须在强酸性环境，弱酸条件下易发生副反应。亚硝酸具有氧化性，不利于重氮盐的稳定，故亚硝酸不能过量。可用淀粉碘化钾试剂来判断反应的终点（无色变蓝色），过量的亚硝酸可用尿素除去。

二、重氮盐的性质

重氮盐为无色晶体，易溶于水，难溶于有机溶剂。干燥的重氮盐极不稳定，在空气中颜色变深，受热或震动易爆炸。因此，在低温下经重氮化反应得到的重氮盐溶液，不必分离，可直接用于合成。在0℃时，一般的重氮盐水溶液只能保存几小时，在制备后尽快使用。

由于重氮盐与铵盐的结构相似，化学性质非常活泼，可发生许多反应，所以在有机合成上有很重要的应用。一般可归纳为两类：放氮反应和不放氮反应。

（一）放氮反应

重氮盐在加热或催化作用下，重氮基（$\overset{+}{N_2}$）被卤素、氰基、羟基、氢原子等原子或原子团取代并释放出氮气的反应，称为放氮反应。

1. 被卤原子或氰基取代的反应

重氮盐在氯化亚铜或溴化亚铜及相应的氢卤酸作用下，重氮基被氯或溴原子取代并放出氮气，生成卤代苯类化合物，此反应称为桑德迈尔（Sandmeyer）反应。例如：

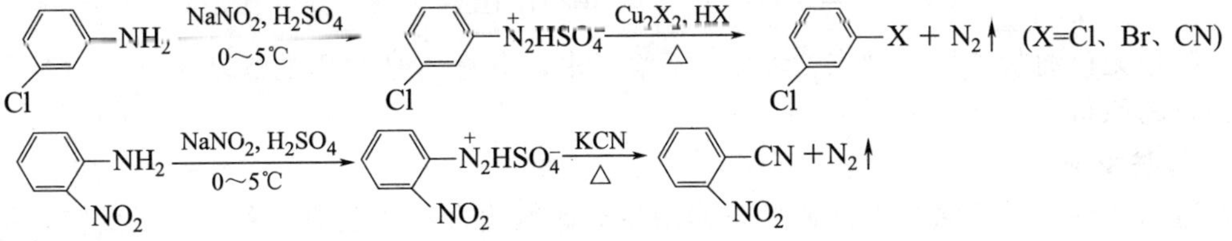

Cl-⌬-NH_2 $\xrightarrow[0～5℃]{NaNO_2, H_2SO_4}$ Cl-⌬-$\overset{+}{N_2}HSO_4^-$ $\xrightarrow[\triangle]{Cu_2X_2, HX}$ Cl-⌬-X + $N_2\uparrow$　（X=Cl、Br、CN）

NO_2-⌬-NH_2 $\xrightarrow[0～5℃]{NaNO_2, H_2SO_4}$ NO_2-⌬-$\overset{+}{N_2}HSO_4^-$ $\xrightarrow[\triangle]{KCN}$ NO_2-⌬-CN + $N_2\uparrow$

氰基经过水解或还原可变成羧基或氨甲基。这样通过重氮盐可以在芳环上引入羧基或氨甲基。

重氮盐与碘化钾水溶液共热，不需要催化剂就能得到产率较高的碘化物。例如：

$$Br-C_6H_4-NH_2 \xrightarrow[0\sim5℃]{NaNO_2, H_2SO_4} Br-C_6H_4-\overset{+}{N_2}HSO_4^- \xrightarrow[\Delta]{KI} Br-C_6H_4-I$$

上述反应在有机合成上常用来制备不易或不能直接由卤代法制得的芳卤化合物。

2. 被羟基取代的反应

硫酸重氮盐在硫酸水溶液中加热，重氮基被羟基取代，生成酚类。例如：

$$m\text{-}NO_2\text{-}C_6H_4\text{-}\overset{+}{N_2}HSO_4^- \xrightarrow[\Delta]{H_3O^+} m\text{-}NO_2\text{-}C_6H_4\text{-}OH + N_2\uparrow$$

此反应一般用重氮硫酸盐在 40%～50% 的硫酸溶液中进行，这样可以避免反应生成的酚和未反应的重氮盐发生偶联反应。在有机合成上，不能用间溴苯磺酸钠碱熔制备间溴苯酚，因为溴原子也会在碱溶液中水解，但用重氮基被羟基取代的反应，可顺利制得间溴苯酚。

3. 被氢原子取代的反应

重氮盐与次磷酸（H_3PO_2）或乙醇等还原剂作用，重氮基被氢原子取代。例如：

$$C_6H_5\text{-}\overset{+}{N_2}Cl^- \xrightarrow[\Delta]{H_3PO_2} C_6H_6 + N_2\uparrow$$

因为重氮基来自氨基，又称为去氨基反应。在有机合成上常先利用氨基或硝基的定位作用，可将某些基团引入芳环所需的位置，再通过重氮化反应去掉氨基。例如，1,3,5-三溴苯无法直接由卤代反应制备，但以苯胺为原料，经过溴代，重氮化和去氨基化可制得。

$$C_6H_5NH_2 \xrightarrow{Br_2} 2,4,6\text{-}Br_3\text{-}C_6H_2\text{-}NH_2 \xrightarrow[0\sim5℃]{NaNO_2, HCl} 2,4,6\text{-}Br_3\text{-}C_6H_2\text{-}\overset{+}{N_2}Cl^- \xrightarrow[\Delta]{H_3PO_2} 1,3,5\text{-}Br_3\text{-}C_6H_3$$

又如，合成间溴甲苯不能直接从甲苯溴代制备，也不能从溴代苯烷基化制备，若利用去氨基的方法则可制取间溴甲苯。

$$p\text{-}CH_3\text{-}C_6H_4\text{-}NH_2 \xrightarrow{(CH_3CO)_2O} p\text{-}CH_3\text{-}C_6H_4\text{-}NHCOCH_3 \xrightarrow{Br_2} \xrightarrow{H_2O} \xrightarrow{NaNO_2, H_2SO_4}_{0\sim5℃} \xrightarrow{H_3PO_2}_{\Delta} m\text{-}Br\text{-}C_6H_4\text{-}CH_3$$

（二）不放氮反应

不放氮反应是指重氮盐反应后重氮基的两个氮原子仍保留在产物的分子中。

1. 还原反应

芳香重氮盐与二氯化锡和盐酸、亚硫酸钠、亚硫酸氢钠等还原剂作用，被还原成芳基肼。例如：

$$C_6H_5\text{-}\overset{+}{N_2}Cl^- \xrightarrow{SnCl_2, HCl} C_6H_5\text{-}NHNH_2 \cdot HCl \xrightarrow{OH^-} C_6H_5\text{-}NHNH_2$$

苯肼是无色油状液体，沸点 242℃，不溶于水，有毒，是常用的羰基试剂，也是合成药物和染料的原料。

2. 偶联反应

在适当条件下，重氮盐与酚或芳胺作用生成偶氮化合物的反应，称为偶联反应。例如：

第十章 含氮有机化合物

$$\text{C}_6\text{H}_5\text{-N}_2^+\text{Cl}^- + \text{HO-C}_6\text{H}_5 \xrightarrow[0℃, pH=8\sim9]{\text{NaOH}} \text{C}_6\text{H}_5\text{-N=N-C}_6\text{H}_4\text{-OH} + \text{HCl}$$

$$\text{C}_6\text{H}_5\text{-N}_2^+\text{Cl}^- + \text{C}_6\text{H}_5\text{-N(CH}_3)_2 \xrightarrow[0℃, pH=5\sim7]{\text{HCl}} \text{C}_6\text{H}_5\text{-N=N-C}_6\text{H}_4\text{-N(CH}_3)_2 + \text{HCl}$$

参加偶联反应的重氮盐称为重氮部分，酚或芳胺等叫偶联部分，重氮部分带正电荷作为弱的亲电试剂，进攻酚羟基或二甲氨基的对位，发生亲电取代反应而生成相应的偶氮化合物。如果对位已被其他基团占据，则在邻位发生偶联。如果对位和两个邻位都被取代基占据，则不发生偶联反应。例如：

$$\text{C}_6\text{H}_5\text{-N}_2^+\text{Cl}^- + \text{HO-C}_6\text{H}_4\text{-CH}_3 \xrightarrow[0℃]{pH=8\sim9} \text{C}_6\text{H}_5\text{-N=N-C}_6\text{H}_3(\text{OH})(\text{CH}_3) + \text{HCl}$$

偶联反应与介质有关，重氮盐与酚类偶联时，通常在弱碱性介质中进行，因为在此条件下酚形成苯氧负离子，使苯环电子云密度增加，有利于偶联反应进行；芳胺的偶联一般在中性或弱酸性介质中进行，因为在此条件下，芳胺以游离胺形式存在，使苯环电子云密度增加，有利于偶联反应进行。如果溶液酸性过强，胺变成了铵盐，会使苯环电子云密度降低，不利于偶联反应进行。如果溶液碱性过强，又会使重氮盐生成不能偶联的重氮酸或重氮酸盐。

三、偶氮化合物

偶氮化合物一般具有鲜艳的颜色，广泛用作染料、纺织品、塑料、皮革和食品制品等染色及印花工艺。有些偶氮化合物由于颜色不稳定，在酸或碱溶液中结构发生变化而显不同颜色，可用作酸碱指示剂。

1. 甲基橙

对氨基苯磺酸的重氮盐与 N,N-二甲基苯胺进行偶联反应得到甲基橙。

$$\text{HO}_3\text{S-C}_6\text{H}_4\text{-NH}_2 \xrightarrow[0\sim5℃]{\text{NaNO}_2, \text{HCl}} \text{HO}_3\text{S-C}_6\text{H}_4\text{-N}_2^+\text{Cl}^- \xrightarrow[\text{弱酸性}]{\text{C}_6\text{H}_5\text{-N(CH}_3)_2} \text{HO}_3\text{S-C}_6\text{H}_4\text{-N=N-C}_6\text{H}_4\text{-N(CH}_3)_2$$
甲基橙

甲基橙 pH>4.4 时显黄色，pH<3.1 时显红色，pH=3.1～4.4 时显橙色，因此，甲基橙主要用作酸碱滴定时的指示剂，其颜色变化是由于在不同 pH 条件下结构改变所致。

$$(\text{CH}_3)_2\overset{+}{\text{N}}=\text{C}_6\text{H}_4=\text{N-}\overset{H}{\text{N}}\text{-C}_6\text{H}_4\text{-SO}_3^- \underset{\text{H}^+}{\overset{\text{OH}^-}{\rightleftharpoons}} (\text{CH}_3)_2\text{N-C}_6\text{H}_4\text{-N=N-C}_6\text{H}_4\text{-SO}_3^-$$

酸式(红色)   碱式(黄色)
pH<3.1   pH>4.4

2. 刚果红

刚果红分子中共轭体系较大，所以颜色较深。刚果红是一种可以直接使用棉纤维着色的红色染料，但容易因洗或晒褪色，且遇强酸后变为蓝色，稳定性较差。刚果红作为指示剂，其变色范围的 pH 为 3～5。

刚果红

3. 苏丹红

苏丹红不溶于水，微溶于乙醇，易溶于油脂、矿物油、丙酮和苯。苏丹红是一种人工合成的红色染料，常作为一种工业染料，被广泛用于如溶剂、油、蜡、汽油的增色以及鞋、地板等增光方面。该物质具有致癌性，对人体的肝、肾器官具有明显的毒性作用。苏丹红主要包括Ⅰ、Ⅱ、Ⅲ、Ⅳ四种类型。苏丹红Ⅰ化学名称为苯基偶氮-2-萘酚，其结构式如下：

苏丹红Ⅰ

拓展阅读 》》 偶氮化合物在食用色素中的应用

食用色素是色素的一种，即能被人适量食用的可使食物在一定程度上改变原有颜色的食品添加剂。人工合成食用色素中大多是偶氮化合物。例如，我国批准使用的人工合成食用色素苋菜红、胭脂红、诱惑红、柠檬黄等，常用于糖果、饮料、糕点、酒等中，食用色素在食品中有规定的用量，超量食用将会危害身体健康。

重点小结

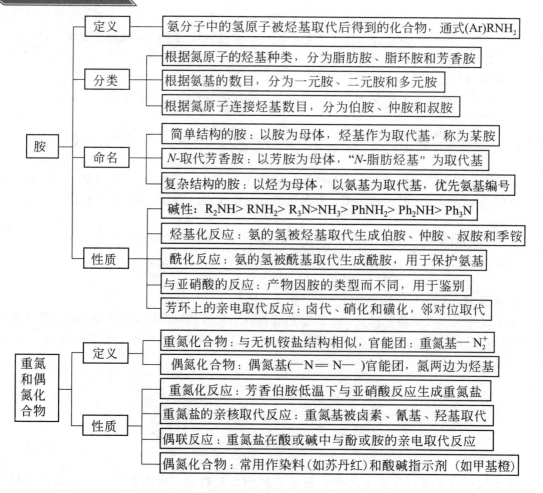

胺
- 定义：氨分子中的氢原子被烃基取代后得到的化合物，通式(Ar)RNH$_2$
- 分类
  - 根据氮原子的烃基种类，分为脂肪胺、脂环胺和芳香胺
  - 根据氨基的数目，分为一元胺、二元胺和多元胺
  - 根据氮原子连接烃基数目，分为伯胺、仲胺和叔胺
- 命名
  - 简单结构的胺：以胺为母体，烃基作为取代基，称为某胺
  - N-取代芳香胺：以芳胺为母体，"N-脂肪烃基"为取代基
  - 复杂结构的胺：以烃为母体，以氨基为取代基，优先氨基编号
- 性质
  - 碱性：$R_2NH > RNH_2 > R_3N > NH_3 > PhNH_2 > Ph_2NH > Ph_3N$
  - 烃基化反应：氨的氢被烃基取代生成伯胺、仲胺、叔胺和季铵
  - 酰化反应：氨的氢被酰基取代生成酰胺，用于保护氨基
  - 与亚硝酸的反应：产物因胺的类型而不同，用于鉴别
  - 芳环上的亲电取代反应：卤代、硝化和磺化，邻对位取代

重氮和偶氮化合物
- 定义
  - 重氮化合物：与无机铵盐结构相似，官能团：重氮基—N_2^+
  - 偶氮化合物：偶氮基(—N=N—)官能团，氮两边为烃基
- 性质
  - 重氮化反应：芳香伯胺低温下与亚硝酸反应生成重氮盐
  - 重氮盐的亲核取代反应：重氮基被卤素、氰基、羟基取代
  - 偶联反应：重氮盐在酸或碱中与酚或胺的亲电取代反应
  - 偶氮化合物：常用作染料（如苏丹红）和酸碱指示剂（如甲基橙）

第十章 含氮有机化合物

目标检测

一、选择题

（一）单项选择题

1. 下列胺中，碱性最弱的是（　　）。
   A. 二乙胺　　　B. 三乙胺　　　C. 二苯胺　　　D. 三苯胺

2. 下列物质中，属于叔胺的是（　　）。
   A. $CH_3CH_2NH_2$　　B. $CH_3NHCH_2CH_3$　　C. $H_3C-N(CH_3)-CH_3$　　D. $H_3C-C(CH_3)_2-NH_2$

3. 下列关于苯胺的叙述不正确的是（　　）。
   A. 有剧毒　　　　　　　　　　B. 可发生取代反应
   C. 合成磺胺类药物的原料　　　D. 与 NaOH 成盐

4. 下列物质中，碱性最强的是（　　）。
   A. $CH_3CH_2NH_2$　　B. NH_3　　C. $(CH_3CH_2)_2NH$　　D. $[(CH_3)_4N]^+OH^-$

5. 由苯胺制备对硝基苯胺，下列反应顺序正确的是（　　）。
   A. 苯胺直接硝化　　　　　　B. 酰化、硝化、水解
   C. 酰化、水解、硝化　　　　D. 氧化、硝化、还原

6. 下列物质中能与亚硝酸反应生成 N-亚硝基化合物的是（　　）。
   A. CH_3NH_2　　B. $C_6H_5NHCH_3$　　C. $(CH_3)_2CHNH_2$　　D. $(CH_3)_3N$

7. 重氮盐与酚类发生偶联反应时，其反应介质是（　　）。
   A. 弱酸性　　　B. 中性　　　C. 弱碱性　　　D. 强碱性

（二）多项选择题

1. 在低温下及过量强酸中，能与亚硝酸反应生成重氮盐的是（　　）。
   A. 甲胺　　　B. 乙胺　　　C. 甲乙胺
   D. 苯胺　　　E. N-甲基苯胺

2. 下列试剂能与苯胺作用生成乙酰苯胺的是（　　）。
   A. 尿素　　　B. 甲醛　　　C. 胍
   D. 乙酸酐　　E. 乙酰氯

3. 下列各组物质中，可用碱、苯磺酰氯鉴别的是（　　）。
   A. 甲胺和甲乙胺　　B. 苯胺和 N-甲基苯胺　　C. 乙胺和二乙胺
   D. 苯胺和二苯胺　　E. 甲乙胺和二乙胺

二、命名或写出下列化合物的结构式

1. $CH_3CH_2CH(NH_2)CHCH_3$（CH_3）

2. $(CH_3)_2NCH_2CH_3$

3. 环己基-NH_2

4. 苯基-$NHCH_3$

5. 苯基-$N_2^+Br^-$

6. 苯基-$N=N$-苯基-$N(CH_3)_2$

7. 三乙胺

8. 2,4-二甲基苯胺

9. 邻苯二胺

10. 对硝基偶氮苯

三、比较下列各组化合物的碱性强弱顺序

1. 氨、甲胺、二甲胺、三甲胺
2. 苯胺、二苯胺、环己胺、氨

四、完成下列反应式

1. 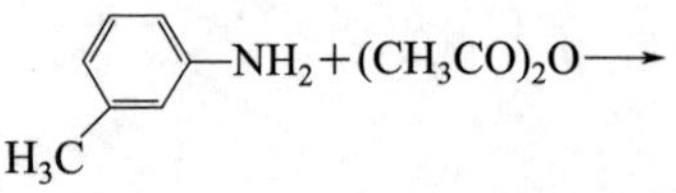 $H_3C\text{-}C_6H_4\text{-}NH_2 + (CH_3CO)_2O \longrightarrow$ (间甲基苯胺)

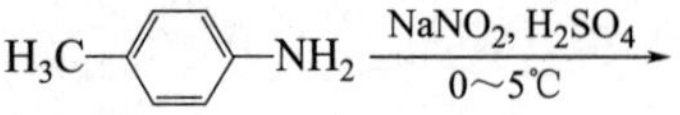

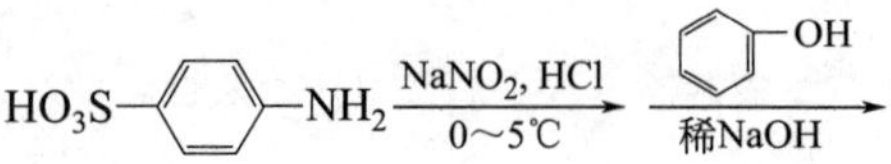

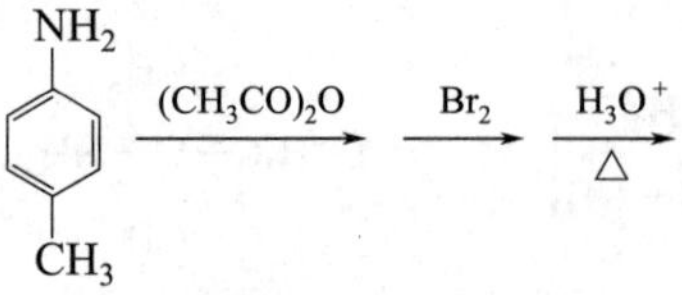

2. $H_3C\text{-}C_6H_4\text{-}NH_2 \xrightarrow[0\sim 5℃]{NaNO_2,\ H_2SO_4}$

3. $HO_3S\text{-}C_6H_4\text{-}NH_2 \xrightarrow[0\sim 5℃]{NaNO_2,\ HCl} \xrightarrow[\text{稀NaOH}]{C_6H_5OH}$

4. 对甲基苯胺 $\xrightarrow{(CH_3CO)_2O} \xrightarrow{Br_2} \xrightarrow[\Delta]{H_3O^+}$

5. $C_6H_5\text{-}NHCH_3 + HNO_2 \longrightarrow$

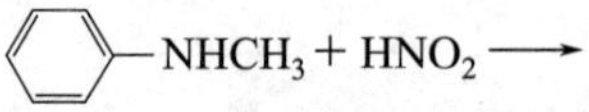

五、区分下列各组化合物

1. 苯胺、苯酚和苯甲酸
2. 苯胺、N-甲基苯胺、N,N-二甲基苯胺
3. 苄醇、苄胺和 N-甲基苯胺

六、利用所给的有机物（无机试剂任选）合成下列化合物

1. 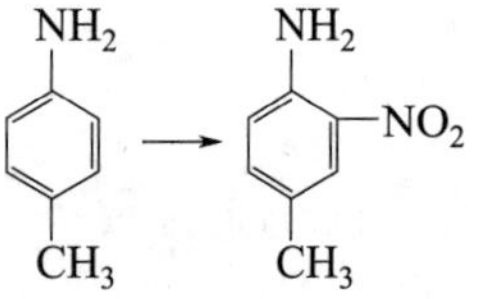 对甲基苯胺 $\longrightarrow$ 2-硝基-4-甲基苯胺

2. 对甲基苯胺 $\longrightarrow$ 3,4,5-三溴甲苯

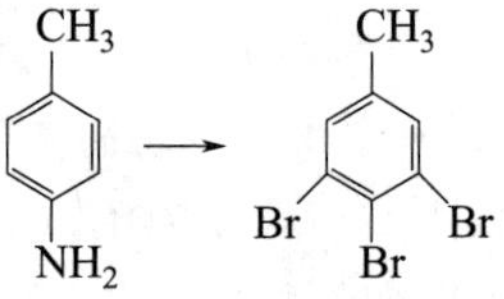

七、推测结构

化合物 A 的分子式为 C_7H_9N，有碱性，A 的盐酸盐与亚硝酸作用生成 $C_7H_7N_2Cl$(B)，B 加热后能放出氮气生成对甲苯酚。在碱性溶液中，B 与苯酚作用生成具有颜色的化合物 $C_{13}H_{12}ON_2$(C)。试写出 A、B、C 的结构式。

（刘文杰）

第十一章 杂环化合物和生物碱

学习目标

知识要求

1. 掌握杂环化合物的分类、命名；常见杂环化合物的亲电取代反应、氧化反应和酸碱性等主要性质。
2. 熟悉杂环化合物的结构与性质的关系。
3. 了解重要的杂环化合物及其衍生物，几种生物碱的基本结构及性质。

能力要求

1. 熟练应用杂环化合物的命名法能说出常见杂环化合物的名称。
2. 学会判断五元杂环、六元杂环化合物的重要反应规律；能鉴别常见杂环化合物。

案例导入

案例 咖啡因是一种黄嘌呤生物碱化合物，来源于茜草科植物小果咖啡、山茶科植物茶中，含有咖啡因成分的咖啡、茶、软饮料及能量饮料十分畅销，在北美，90%成年人每天都使用咖啡因。咖啡因是一种中枢神经兴奋剂，能够暂时驱走睡意并恢复精力，临床上用于治疗神经衰弱和昏迷复苏，是世界上最普遍被使用的精神药品。

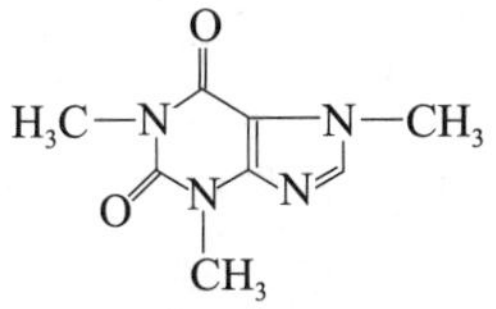

咖啡因

讨论 1. 咖啡因属于哪一类杂环化合物？杂环化合物如何分类和命名？
2. 查阅药物化学、天然药物化学等药学专业书籍，了解一些杂环化合物药物的功效。

由碳原子和其他原子共同组成骨架为环状结构的一类有机化合物通常称为杂环化合物。这类环状结构化合物中，除了碳原子以外的其他原子称为杂原子，常见的成环杂原子是指氧、硫、氮等，对于环醚、环酸酐、内酯和酰亚胺等化合物，虽然它们的环系结构也含杂原子，但这些化合物的结构不稳定，性质与相应的链状化合物也极为相似，故它们不在杂环化合物之列。本章讨论的是结构比较稳定，具有一定程度芳香性的杂环化合物。

杂环化合物在自然界的分布非常广泛，种类繁多，数量庞大，是许多生物体的组成部分，其中多数具有生理活性。例如，植物中的叶绿素，血红蛋白中的血红素，核酸中的碱基等都含有杂环结构。

有机化学与药学

在目前使用的药物中，含杂环结构的药物占有相当大的比例。例如，广谱抗生素药羟氨苄青霉素（阿莫西林），抗恶性肿瘤药5-氟尿嘧啶等。

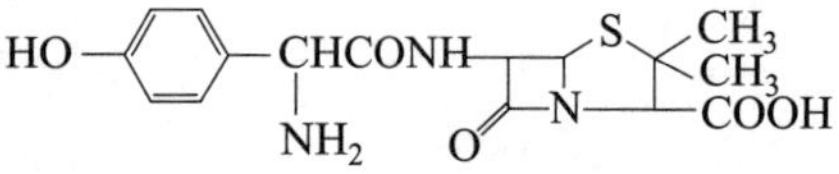

羟氨苄青霉素或阿莫西林(广谱抗生素药) 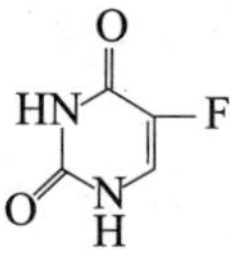　　　　5-氟尿嘧啶(抗恶性肿瘤药)

另外，生物碱通常是指具有强烈生物活性的碱性物质，从分子结构看，大多数生物碱是含氮有机杂环化合物，主要来源于动植物体内，作为一类非常重要的天然有机化合物也被广泛应用于生物医药领域。

一、杂环化合物的分类

杂环化合物通常是根据杂环母环的结构进行分类的。根据分子中所含环的数目，可分为单杂环和稠杂环两大类；根据环中碳原子和杂原子的数目，单杂环又分为五元杂环和六元杂环；根据杂原子的种类和数目，可分为1个、2个或2个以上杂原子的杂环化合物。此外，可分为苯环与杂环稠合的苯稠杂环和杂环与杂环稠合的稠杂环化合物。表11-1列举一些常见杂环化合物的母环和分类。

表 11-1　一些常见杂环化合物的母环和分类

类别		含 1 个杂原子			含 2 个杂原子		
单杂环	五元杂环	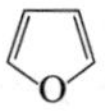 呋喃 furan	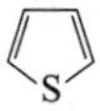 噻吩 thiophene	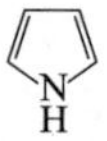 吡咯 pyrrole	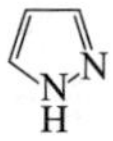 吡唑 pyrazole	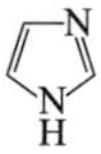 咪唑 imidazole	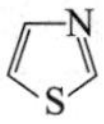 噻唑 thiazole
	六元杂环	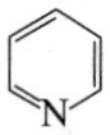 吡啶 pyridine	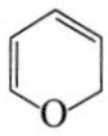 α-吡喃 α-pyran	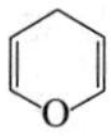 γ-吡喃 γ-pyran	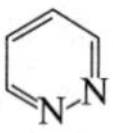 哒嗪 pyridazine	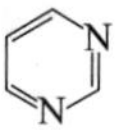 嘧啶 pyrimidine	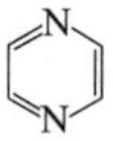 吡嗪 pyrazine
稠杂环	五元稠杂环	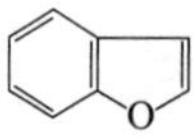 苯并呋喃 benzofuran	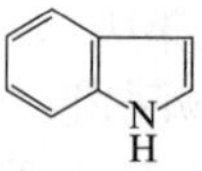 吲哚 indole		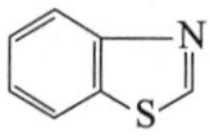 苯并噻唑 benzothiazole	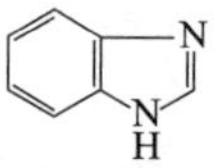	苯并咪唑 benzoimidazole
	六元稠杂环	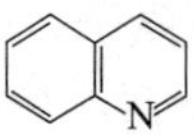 喹啉 quinoline	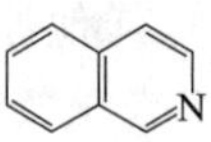 异喹啉 isoquinoline		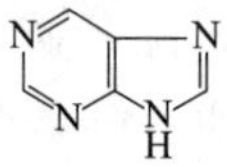 9H-嘌呤 9H-purine	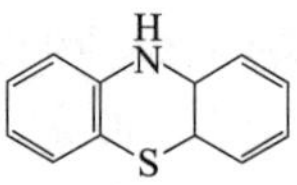	吩噻嗪 phenothiazine

二、杂环化合物的命名

1. 杂环母环的命名

杂环化合物的命名比较复杂，目前国际上普遍按照 1979 年规定的 IUPAC 命名原则，保留了 45 种基本杂环的特定名称。而我国习惯采用"音译法"进行命名，即根据杂环化合物英文名称的读音译成同音汉字，并加上"口"字旁作为杂环母环的音译名称。此外，也可将杂环母环中的杂原子用碳原子代替，得到杂环化合物的碳环母核，据此命名为"某"杂"某"。例如：

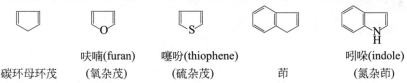

         呋喃(furan) 噻吩(thiophene)   吲哚(indole)
碳环母环茚 （氧杂茂）   （硫杂茂）   茚 （氮杂茚）

当杂环化合物上有取代基时，需先将杂环母环进行编号，以标明取代基的位次，其编号原则如下。

（1）含1个杂原子的杂环 从杂原子开始用阿拉伯数字或以杂原子相邻的碳原子为 α-碳，依次用希腊字母 α、β、γ 等编号。例如：

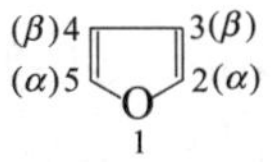

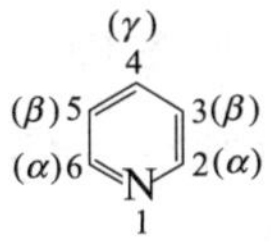

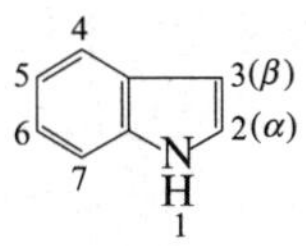

（2）含2个杂原子的杂环 相同杂原子时，应从其中连接有氢的杂原子开始编号，尽可能使杂原子的编号为最小；不同杂原子时，在杂原子编号最小的前提下，按照 O、S、NH、N 的先后顺序进行编号。例如：

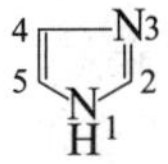

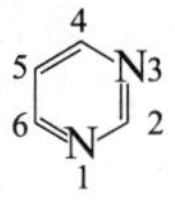

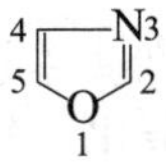

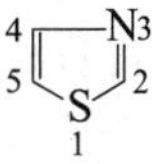

（3）特例编号 有些稠杂环母环采用特定的编号规则。例如：

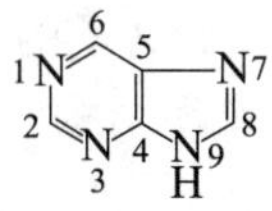

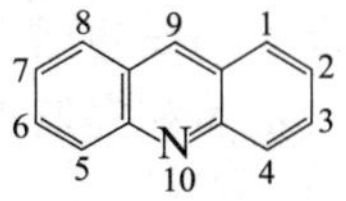

2. 取代杂环化合物的命名

当连接—NH_2、—OH、—R、—X、—NO_2 等取代基时，以杂环化合物为母体，将取代基的位次、数目及名称写在杂环母环的名称之前。例如：

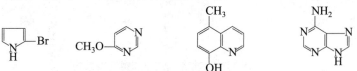

2-溴吡咯(α-溴吡咯) 4-甲氧基嘧啶 5-甲基-8-羟基喹啉 6-氨基嘌呤

有时也将杂环作为取代基，以侧链官能团—SO_3H、—COOH、—$CONH_2$、—COOR 相应的母体来命名。例如：

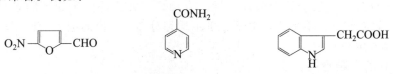

5-硝基-2-呋喃甲醛 4-吡啶甲酰胺(γ-吡啶甲酰胺) 3-吲哚乙酸(β-吲哚乙酸)

此外，为了区别某些杂环化合物的几种互变异构体，需标明环上一个或多个氢原子所在的位置，常在名称前面加上标示的阿拉伯数字和 H（符号）。例如：

9H-嘌呤　　　7H-嘌呤

课堂互动

命名下列化合物。

1. 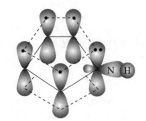　2. 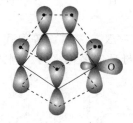　3. 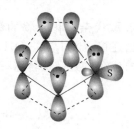　4.

三、常见的五元杂环化合物

(一) 含 1 个杂原子的五元杂环化合物

含 1 个杂原子的五元杂环化合物主要有吡咯、呋喃和噻吩。它们的结构式如下：

吡咯　　呋喃　　噻吩

1. 吡咯、呋喃和噻吩的结构

吡咯、呋喃和噻吩是最常见的五元杂环化合物，近代物理分析实验结果表明，成环的 4 个碳原子及 1 个杂原子都在一个平面上，且均以 sp^2 杂化形成碳碳（或氮、氧和硫）σ键，并构成平面五元环；每个原子的未杂化 p 轨道也都垂直于 σ 键所在的平面，其中每个碳原子的 p 轨道中各有 1 个电子，而杂原子的 p 轨道中有 1 对孤对电子，由于这些未杂化 p 轨道相邻之间互相平行，可从"肩并肩"侧面重叠，形成 6π 电子的环状闭合共轭体系（图 11-1），符合休克尔规则，因此，吡咯、呋喃和噻吩是类似苯环结构，具有芳香性的化合物。

图 11-1　吡咯、呋喃和噻吩的结构

由于五元杂环中杂原子的 1 对孤对电子参与了环系的闭合共轭，表现出 $+C$ 效应，且 $+C>-I$，因此五元杂环中碳原子上的电子云密度增大，比苯容易发生亲电取代反应，故这类杂环常被称为多π电子的芳杂环。另一方面，五元杂环中杂原子的电负性大于碳原子，产生的 $-I$ 效应使键长不均等，电子云也不均匀分布，α-位的电子云密度较 β-位高，亲电取代反应主要发生在 α-位。

2. 吡咯、呋喃和噻吩的性质

吡咯、呋喃和噻吩存在于煤焦油和骨焦油中，为无色略带特殊气味的液体，吡咯、噻吩

第十一章 杂环化合物和生物碱

和呋喃的沸点分别为131℃、84℃和31℃，前者比后两者的沸点都要高，主要是由于吡咯分子间存在较强氢键的缘故。它们易溶于乙醇、乙醚等有机溶剂，在水中溶解度都不大，溶解1份吡咯、呋喃和噻吩，分别需17份、35份和700份的水，当噻吩、呋喃的杂环上连有羟基时，能与水分子形成氢键，导致其在水中的溶解性相应增大。例如：

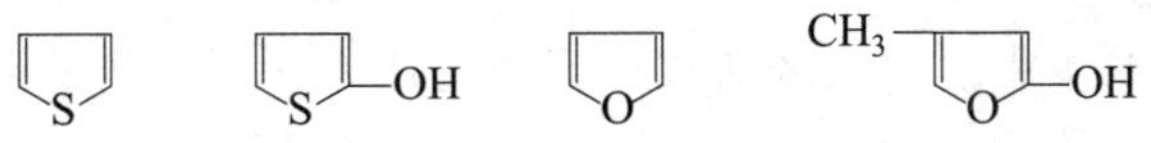

噻吩　　2-羟基噻吩　　呋喃　　4-甲基-2-羟基呋喃
(1:700)　(1:16)　　(1:35)　　(1:20)

（1）亲电取代反应　吡咯、呋喃和噻吩都属于多π电子芳杂环，它们容易发生亲电取代反应，而且反应主要发生α-位，其反应活性顺序为：

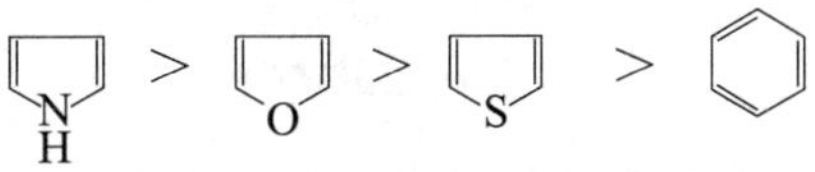

吡咯 > 呋喃 > 噻吩 > 苯

① 卤代反应　在低温（0℃）及极稀浓度的试剂条件下，卤代反应得到一卤代物，否则常得到四卤代物。例如：

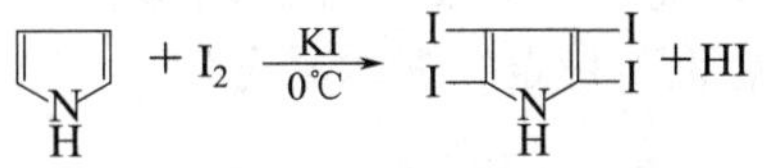

吡咯 + I$_2$ $\xrightarrow{\text{KI}, 0℃}$ 2,3,4,5-四碘吡咯 + HI

呋喃 + Br$_2$ $\xrightarrow{\text{(环氧乙烷)}, 0℃}$ α-溴呋喃 + HBr

噻吩 + Br$_2$ $\xrightarrow{\text{CH}_3\text{COOH}, 0℃}$ α-溴噻吩 + HBr

② 硝化或磺化反应　由于五元杂环对酸或氧化剂很敏感，特别是吡咯和呋喃，遇强酸时，杂原子易被质子化使芳杂环受到破坏，甚至开环发生聚合反应或氧化反应。所以它们不宜在强酸环境中进行硝化或磺化反应，硝化反应时常选用温和的非质子性试剂——硝酸乙酰酯（CH$_3$COONO$_2$）作为硝化剂，硝化反应在低温下进行；磺化反应则需加热，并以吡啶三氧化硫作为磺化剂，由于噻吩对强酸和氧化性较稳定，在室温时可直接与硫酸进行磺化反应，生成可溶于水的α-噻吩磺酸，此反应常用于分离、提纯噻吩和苯。例如：

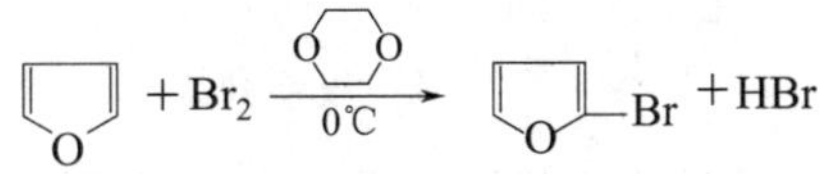

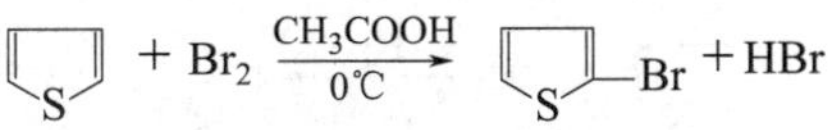

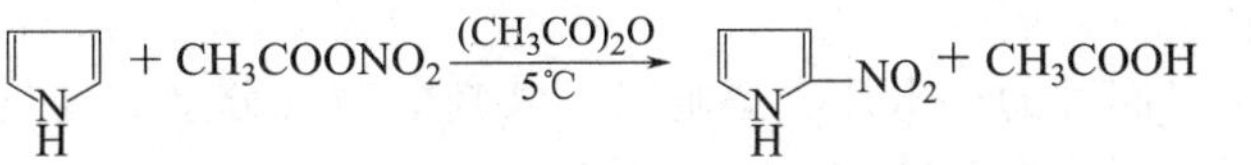

吡咯 + CH$_3$COONO$_2$ $\xrightarrow{(\text{CH}_3\text{CO})_2\text{O}, 5℃}$ α-硝基吡咯 + CH$_3$COOH

呋喃 + CH$_3$COONO$_2$ $\xrightarrow{(\text{CH}_3\text{CO})_2\text{O}, -5\sim30℃}$ α-硝基呋喃 + CH$_3$COOH

吡咯 $\xrightarrow{\text{吡啶·SO}_3, 100℃}$ α-吡咯磺酸

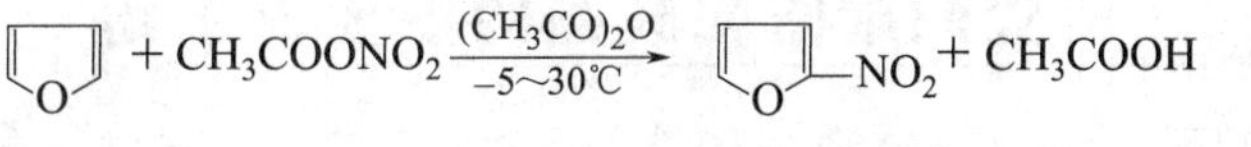

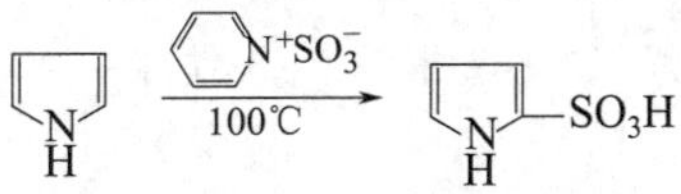

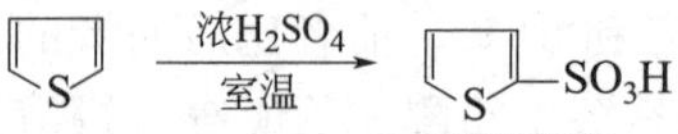

$$\text{[噻吩]} \xrightarrow[\text{室温}]{\text{浓}H_2SO_4} \text{[}\alpha\text{-噻吩磺酸]}\text{-}SO_3H$$

α-噻吩磺酸

课堂互动

从煤焦油得到的粗苯中常混有少量的噻吩,请设计一个除去粗苯中噻吩的实验方案。

③ 傅-克酰基化反应 吡咯、呋喃和噻吩都可以发生傅-克酰基化反应,在 BF_3 或 $AlCl_3$ 催化下,它们与酸酐或酰氯发生傅-克酰基化反应,同样地选择性进行反应,生成 α-乙酰基取代物。例如:

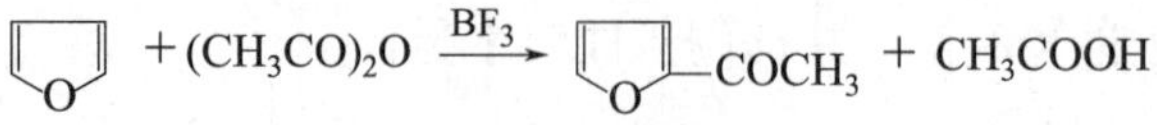

$$\text{[呋喃]} + (CH_3CO)_2O \xrightarrow{BF_3} \text{[呋喃]}\text{-}COCH_3 + CH_3COOH$$

α-乙酰呋喃

(2) 酸碱性 吡咯环氮原子的孤对电子参与环系共轭,使其电子云密度降低,结合质子能力减弱表现为极弱的碱性($pK_b = 13.6$);同时使得氮氢键容易断裂,吡咯显示出一定的弱酸性($pK_a = 17.5$)。因此,吡咯具有弱碱性和弱酸性,如吡咯在无水条件下能与强碱如固体氢氧化钾共热成盐,此盐很不稳定,遇水易分解。

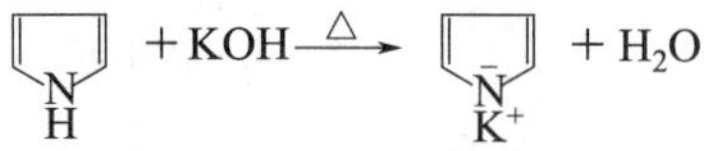

$$\text{[吡咯]} + KOH \xrightarrow{\triangle} \text{[吡咯钾盐]} + H_2O$$

吡咯钾盐

(3) 还原反应 吡咯、呋喃和噻吩均可催化加氢,得到饱和的脂肪杂环化合物。例如:

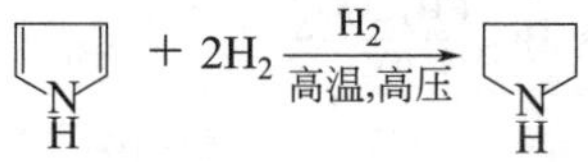

$$\text{[吡咯]} + 2H_2 \xrightarrow[\text{高温,高压}]{H_2} \text{[四氢吡咯]}$$

四氢吡咯

$$\text{[呋喃]} + 2H_2 \xrightarrow[\text{高温,高压}]{H_2} \text{[四氢呋喃]}$$

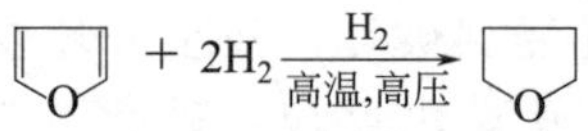

四氢呋喃

由于还原反应破坏了五元杂环原有的共轭体系,故无芳香性,还原产物表现出相应化合物的性质。例如,吡咯还原得到四氢吡咯($pK_b = 3.0$),它的性质相当于脂肪族环状仲胺,碱性比吡咯强 10^{11} 倍;呋喃氢化后的产物为四氢呋喃(THF),它是一种优良的溶剂,性质相当于脂肪族环状醚。

此外,用浓盐酸浸润过的松木片,遇吡咯、呋喃的蒸气分别显红色和绿色,称为松木片反应,利用此反应可鉴别吡咯和呋喃。

拓展阅读 》》 常见的吡咯和呋喃的重要衍生物

吡咯的衍生物广泛存在于自然界中或用人工方法合成,如卟吩、血红素、叶绿素和维生素 B_{12} 等。它们有相同的基本骨架卟吩环,卟吩环是由 4 个吡咯环的 α-碳原子通过 4 个次甲基(—CH=)交替连接而成的共轭体系。血红素、叶绿素分别是含卟吩环的 Fe^{2+}、Mg^{2+} 配合物。

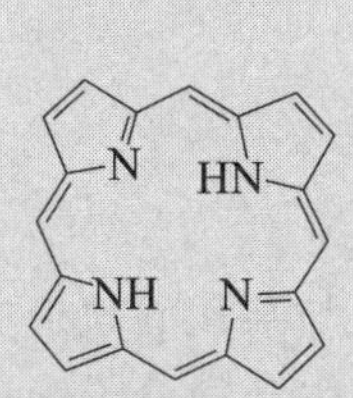

第十一章 杂环化合物和生物碱

卟吩环 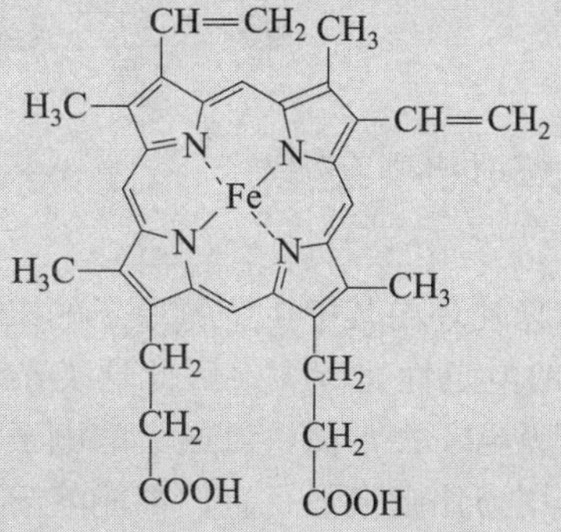　　　　　血红素 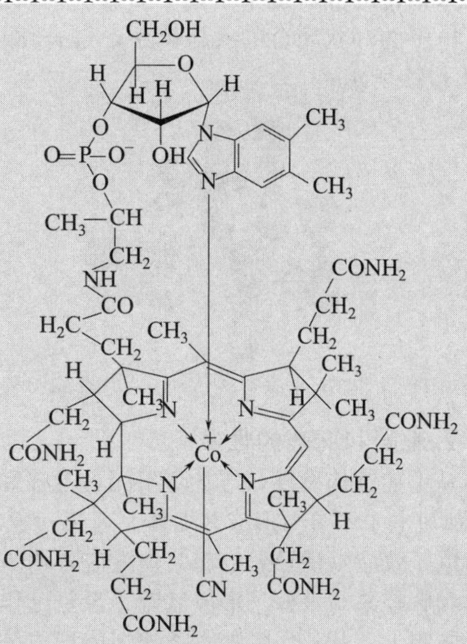　　　　　维生素B_{12}

血红素与蛋白质结合为血红蛋白而存在于红细胞中,它在高等动物体内起着输送氧气和二氧化碳的作用。维生素B_{12}又称氰钴胺,存在于动物肝脏中,含量很少,纯品为暗红色针状结晶,是治疗恶性贫血、神经系统疾病的药物。维生素B_{12}是由美国科学家伍德沃德(R. B. Woodward)等领导的合作研究小组首次合成的具有里程碑意义的复杂结构化合物,因而1965年伍德沃德获得诺贝尔化学奖。

α-呋喃甲醛俗称糠醛,是呋喃的重要衍生物,用稀盐酸或硫酸处理米糠、玉米芯、高粱秆或花生壳等农副产品中所含的多糖可制得大量的糠醛。糠醛与苯甲醛的性质相似,能与托伦试剂发生银镜反应,康尼查罗反应;在乙酸条件下,与苯胺作用生成深红色的希夫碱。在制药工业上,糠醛是合成酚醛树脂、药物等的重要原料,可用于制备呋喃类药物,如治疗细菌所致的尿路感染的呋喃妥因,强效利尿作用的呋塞米(速尿)等。

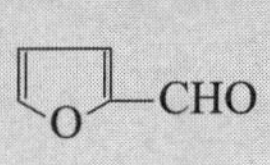

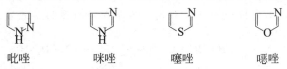

α-呋喃甲醛(糠醛) 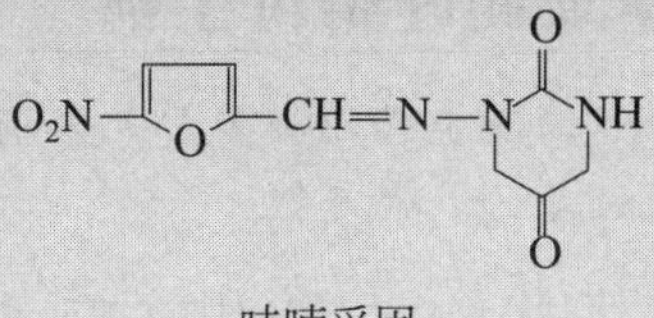　　　呋喃妥因 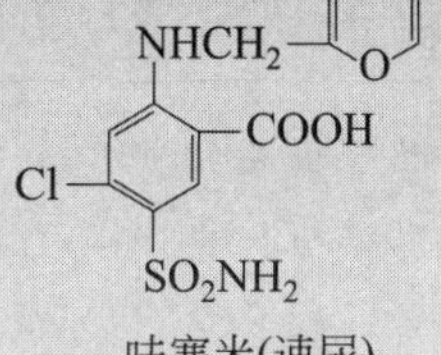　　　　　呋塞米(速尿)

(二) 含2个杂原子的五元杂环化合物

含2个杂原子的五元杂环化合物,当其中有1个氮原子时,常统称为唑类。比较重要的唑类化合物有吡唑、咪唑、噻唑和䓬唑等,这里主要讨论吡唑和咪唑,它们的结构式如下:

吡唑　　　咪唑　　　噻唑　　　䓬唑

1. 吡唑和咪唑的结构

吡唑和咪唑与吡咯的结构很相似,杂环上碳原子和氮原子均以sp^2杂化形成σ键,每个原子未杂化的 p 轨道中垂直于 σ 键所构成的平面五元环，且同时相互平行相邻间重叠形成 6 个 π 电子的环状闭合的共轭体系，符合休克尔规则，因此也具有芳香性，吡唑和咪唑的结构如图 11-2 所示。

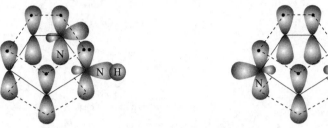

图 11-2　吡唑和咪唑的结构

2. 吡唑和咪唑的性质

从上述结构发现，与吡咯不同，吡唑和咪唑环内其中 1 个氮原子的未参与杂化 p 轨道中的 1 对孤对电子不参与形成共轭体系，由于氮的电负性比碳大，因此这类杂环化合物分子中氮产生的电子效应（诱导效应和共轭效应）均为吸电子性，使得氮原子的电子云密度明显增高，故吡唑和咪唑易与水分子形成氢键，且氢键作用力比吡咯强，它们都能溶于水，且在水中的溶解度比吡咯大。此外，吡唑、咪唑还能形成分子间氢键，因此都具有相对较高的沸点。

吡唑和咪唑都属于多 π 电子芳杂环体系，吡唑和咪唑等唑类化合物都与吡咯相似，可以发生亲电取代反应，电子效应导致吡唑和咪唑碳原子上的电子云降低，故反应活性与吡咯、呋喃和噻吩比较都要弱。但碱性却比吡咯强，能与强酸反应生成盐，由于结构上的差异，吡唑分子中的 2 个相邻氮原子的吸电子诱导效应比咪唑更显著，因此咪唑（$pK_b=6.9$）的碱性比吡唑（$pK_b=11.5$）强。吡唑和咪唑都有互变异构现象，例如，咪唑的甲基衍生物，氮上的氢原子可以有 2 种互变异构体，同时存在于平衡体系中。

$$H_3C \overset{4}{\underset{5}{\diamond}}\overset{3}{\underset{N_1}{N}}{}^2 \rightleftharpoons H_3C \overset{5}{\underset{4}{\diamond}}\overset{1}{\underset{N_3}{NH}}$$

4-甲基咪唑　　　5-甲基咪唑

拓展阅读》》　　　　**重要的唑类衍生物**

重要的吡唑衍生物如 3,5-吡唑烷二酮类药物保泰松，具有解热和抗炎作用，它的结构可看成 3,5-吡唑烷二酮 1,2,4-位的烃基的取代产物。

3,5-吡唑烷二酮　　　保泰松

咪唑的衍生物中，较为重要的是组氨酸，它是许多酶和功能蛋白质的重要组成部分，其中咪唑环是酶和蛋白质的活动中心，在细菌作用下，脱羧可生成组胺。组胺广泛存在于动物的组织和血液中，具有降低血压的作用，临床利用组胺的磷酸盐刺激胃酸分泌，诊断真性胃酸缺乏症。

组氨酸　　　　　组胺

此外，对滴虫、阿米巴原虫等感染有效的甲硝羟乙唑（又称灭滴灵）；用于治疗十二指肠、反流性食道炎的药物甲氰咪胍，也是含咪唑环的重要衍生物。

甲硝羟乙唑(灭滴灵)　　　　西咪替丁(甲氰咪胍)

噻唑的衍生物中，最重要的是抗生素青霉素类药物，此类药物已有几代产品，它们的基本结构为：

青霉素

青霉素G 苄青霉素　R=
氨苄西林　R=
阿莫西林　R=HO

青霉素G（苄青霉素，R为苄基）是第一个用于临床的天然抗生素，可从青霉菌的培养液分离得到，其抗菌效果最好。青霉素高效、低毒、价廉，有副作用，近年来已研制出多种半合成青霉素，它们克服了天然青霉素的许多缺点，已广泛用于临床。例如，在苄青霉素侧链α-位引入氨基，得到氨苄西林（Ampicillin），在苯环上的对位引入羟基，合成了它的衍生物阿莫西林（Amoxicillin），为白色或类白色结晶性粉末，味微苦，微溶于水。青霉素类药物分子中含—COOH，常制成钠盐或钾盐以增加其水溶性，可供注射用。对革兰阳性和阴性菌等具有广谱抗菌作用。

四、常见的六元杂环化合物

（一）含1个杂原子的六元杂环化合物

常见的六元杂环化合物是指吡啶和吡喃两大类，其中最重要的是吡啶。

吡啶　　　吡喃

1. 吡啶的结构

吡啶可以看作是苯分子中的一个碳原子被氮原子取代的化合物，与苯的结构相似，吡啶分子中每个原子都是 sp^2 杂化，sp^2 杂化轨道相互间"头碰头"重叠形成 σ 键，并构成平面六元环结构；杂环上每个原子的1个未参与杂化 p 轨道垂直于 σ 键所在的平面，而且相邻间平行重叠形成闭合的 6π 电子共轭体系，其共用电子数为 6，符合休克尔规则，故具有芳香性，吡啶的结构如图11-3 所示。

从吡啶的分子结构可以看出，氮原子的1对孤对电子不参与形成共轭体系，同时由于氮的电负性比碳大，吸电子的诱导效应和共轭效应，使杂环上碳原子的电子云密度降低，因此吡啶比苯难进行亲电取

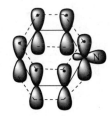

图11-3　吡啶的结构

代反应，习惯上吡啶被称为缺 π 电子的芳杂环，β-位的电子云密度比 α-位、γ-位降低得小，故吡啶的亲电取代反应主要发生在 β-位。

2. 吡啶的性质

吡啶存在于煤焦油和骨焦油中，它是一种无色而有特殊臭味的液体，沸点 115.5℃。由于吡啶分子中氮的电子密度较高，所以吡啶与水可形成氢键，吡啶属于极性分子，故吡啶能与水、乙醇、乙醚等混溶。吡啶是一种良好的溶剂，可溶解大多数极性和非极性的有机化合物，甚至可以溶解某些无机盐。

> **课堂互动**
>
> 吡啶能与水混溶，但当吡啶环上有氨基或羟基时，溶解度反而减小，如 3-羟基吡啶（1∶30）、2,4-二羟基吡啶（1∶106）、2,6-二氨基吡啶（1∶10），你能解释其中原因吗？

(1) 亲电取代反应 由于吡啶属于缺 π 电子的芳杂环，比苯难于进行亲电取代反应，反应主要得到 β-取代物，但反应速率慢，产率相对较低。同时，因为吡啶对酸、对氧化剂比苯和五元杂环都要稳定，所以与苯的硝化或磺化反应相似，可以直接用硝酸、硫酸分别作为硝化剂或磺化剂。例如：

$$
\text{吡啶} \xrightarrow{\text{Br}_2,\ 300℃} \text{3-溴吡啶}\quad 39\%(\beta\text{-溴吡啶})
$$

$$
\xrightarrow{\text{HNO}_3,\ \text{H}_2\text{SO}_4,\ \text{KNO}_3,\ 300℃} \text{3-硝基吡啶}\quad 20\%(\beta\text{-硝基吡啶})
$$

$$
\xrightarrow{\text{发烟 H}_2\text{SO}_4,\ 250℃} \text{3-吡啶磺酸}\quad 70\%(\beta\text{-吡啶磺酸})
$$

(2) 碱性 吡啶环中氮的吸电子的诱导效应和共轭效应，使氮原子电子云密度增高，更容易接受质子而显碱性（$pK_b = 8.8$），其碱性比苯胺（$pK_b = 9.37$）略强，但比脂肪族胺如甲胺（$pK_b = 3.38$）弱得多。与苯胺性质相似，能与强酸反应生成盐。例如：

$$\text{吡啶} + \text{HCl} \longrightarrow \text{盐酸吡啶}$$

(3) 氧化反应 吡啶环属于缺 π 电子共轭体系，因此吡啶环对氧化剂比较稳定，尤其在酸性条件下，吡啶更加稳定，很难被氧化。但当环上有烃基时，烃基吡啶容易被氧化成吡啶羧酸。例如：

$$\text{3-苯基吡啶} \xrightarrow[\Delta]{\text{KMnO}_4} \beta\text{-吡啶甲酸}$$

$$\text{4-甲基吡啶} \xrightarrow[\Delta]{\text{KMnO}_4} \gamma\text{-吡啶甲酸}$$

(4) 还原反应 吡啶比苯更容易被还原，在催化剂作用下，生成六氢吡啶（又称哌啶）。例如：

$$\text{吡啶} \xrightarrow{\text{Na, C}_2\text{H}_5\text{OH 或 H}_2/\text{Pt}} \text{六氢吡啶}$$

课堂互动

六氢吡啶（哌啶）的碱性（$pK_b=2.7$）比吡啶增强了 10^6 倍，请你分析原因？

拓展阅读 》》》 重要的吡啶衍生物

常见的吡啶衍生物是烟酸及其衍生物。β-吡啶甲酸俗称烟酸，可由烟碱氧化而得名，烟酸能促进细胞的新陈代谢，并有血管扩张作用。烟酰胺的作用与烟酸类似，作为辅酶Ⅰ的组成成分，参与机体内的氧化还原反应。β-吡啶甲酸（烟酸）和β-吡啶甲酰胺（烟酰胺）统称为维生素 PP，存在于肝、肾、肉类、米糠和酵母等中，属于 B 族维生素类，是人体不可缺少的维生素，缺乏它可导致癞皮病。γ-吡啶甲酸是烟酸的同分异构体，称为异烟酸，异烟酸与水合肼生成的异烟酰肼（简称异烟肼）商品名叫雷米封，对肺结核杆菌有强大抑制和杀灭作用，是治疗肺结核首选药物，常与链霉素等药物联用，增加疗效。

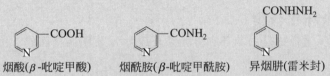

烟酸(β-吡啶甲酸)　　烟酰胺(β-吡啶甲酰胺)　　异烟肼(雷米封)

硝基地平又名心痛定，用于治疗高血压、心肌梗死和心律失常等，也是含吡啶环的药物。哌啶是吡啶的氢化产物，含哌啶环的药物如镇痛药物盐酸哌替啶（杜冷丁），用于治疗急、慢性精神分裂症药物氟哌啶醇，适用于过敏性鼻炎、结膜炎和慢性荨麻疹药物阿司咪唑（息斯敏）等。

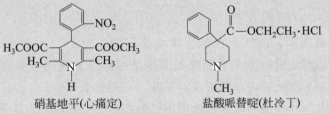

硝基地平(心痛定)　　盐酸哌替啶(杜冷丁)

（二）含 2 个氮原子的六元杂环化合物

含 2 个氮原子的六元杂环化合物总称为二氮嗪，二氮嗪有 3 种异构体：哒嗪、嘧啶和吡嗪，其中以嘧啶最为重要。

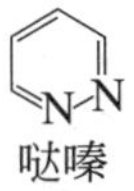

哒嗪 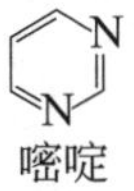　　嘧啶 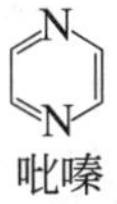　　吡嗪

嘧啶为无色晶体，熔点 22℃，易溶于水。嘧啶的结构与吡啶相似，具有芳香性。嘧啶与吡啶的性质也相似，能发生亲电取代反应，但比吡啶困难，嘧啶显碱性，能与强酸反应生成盐。

拓展阅读 》》》 具有特殊生理活性的嘧啶衍生物

嘧啶在自然界中不能单独存在，但嘧啶的衍生物广泛存在于自然界，核酸分子中的嘧啶碱基（胞嘧啶、尿嘧啶和胸腺嘧啶），具有重要的生理活性。

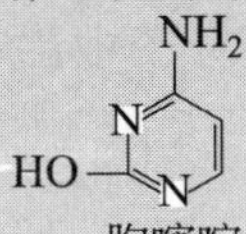

胞嘧啶 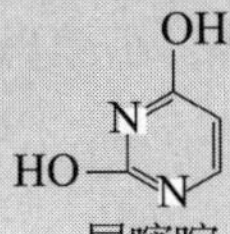　　尿嘧啶 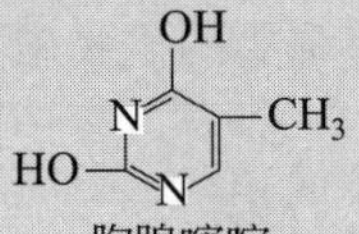　　胸腺嘧啶

许多药物也含嘧啶环结构，例如，用作安眠药的巴比妥酸类衍生物——苯巴比妥；具有抗菌作用的磺胺嘧啶；以及临床上已广泛应用的抗恶性肿瘤药物氟尿嘧啶类衍生物——脱氧氟尿嘧啶核苷。

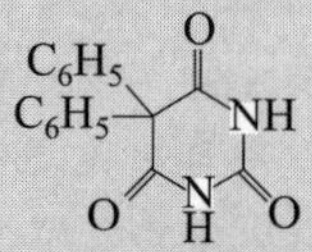

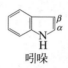

苯巴比妥(镇静催眠药) 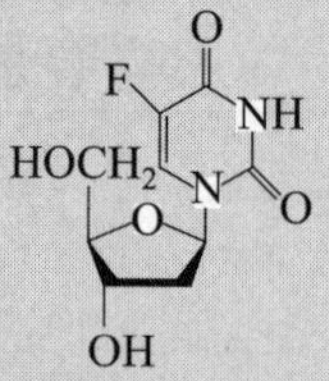　　脱氧氟尿嘧啶核苷(抗肿瘤药物)

五、稠杂环化合物

（一）苯稠杂环化合物

常见的苯稠杂环化合物是由苯环和五元杂环或六元杂环稠合而成。例如，吲哚、喹啉和异喹啉等。

1. 吲哚（苯并吡咯）

吲哚

吲哚存在于煤焦油中，纯品为白色片状结晶，熔点 52.5℃，不溶于水，可溶于热水、乙醇及乙醚中。蛋白质腐败时能产生吲哚和 3-甲基吲哚（粪臭素）共存于粪便中，有极臭的气味，但纯吲哚在浓度极稀时，具有花的香味，可用作香料。

吲哚结构可看成苯环并吡咯环，与吡咯的性质相似，如吲哚具有弱酸性和弱碱性，其碱性比吡咯稍弱些。也能发生亲电取代反应，反应活性比苯高，取代基主要进入 β-位。与吡咯的松木片反应一样，吲哚遇盐酸浸过的松木片也显红色。

2. 喹啉和异喹啉

喹啉和异喹啉都是由 1 个苯环和 1 个吡啶环稠合而成的化合物。

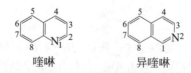

喹啉　　　　　异喹啉

喹啉为无色液体，有类似于吡啶的恶臭味，沸点 238℃。异喹啉为低熔点的固体，气味类似于苯甲醛，沸点 243℃。它们都难溶于水，易溶于有机溶剂。喹啉分子中含吡啶结构，其化学性质有相似之处，能发生亲电取代反应，反应比吡啶容易，主要发生在 C-5 位和 C-8 位。喹啉具有碱性（pK_b=9.1），但其碱性不及吡啶强；异喹啉是喹啉的同分异构体，化学性质与喹啉相似。许多重要的生物碱如吗啡、小檗碱等，其分子中都有异喹啉或氢化异喹啉结构。

（二）稠杂环化合物

稠杂环化合物是指由 2 个或 2 个以上杂环稠合而成的化合物，这类化合物主要分嘌呤环系和喋啶环系。这里主要介绍嘌呤环系,嘌呤是由嘧啶环与咪唑环稠合而成,嘌呤分子中有2种互变异构体。

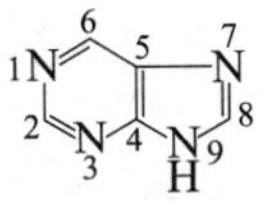

9H-嘌呤　　7H-嘌呤

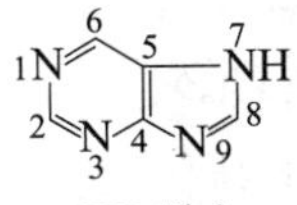

嘌呤为无色针状晶体,熔点为 216~217℃,易溶于水,难溶于有机溶剂,嘌呤具有一定的碱性,其碱性($pK_b=11.7$)比嘧啶强,其酸性($pK_a=8.9$)比咪唑稍强。

拓展阅读 **重要的吲哚、喹啉和异喹啉的衍生物**

吲哚的衍生物广泛存在于自然界中,许多具有重要的生理作用和药理活性,含吲哚环系衍生物如植物生长素 β-吲哚乙酸,人体大脑思维活动物质 5-羟基色胺,消炎镇痛药物吲哚美辛,临床上用于治疗风湿性及类风湿性关节炎和痛风等。

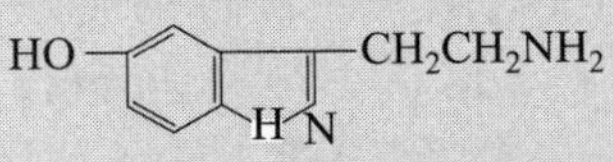

5-羟基色胺 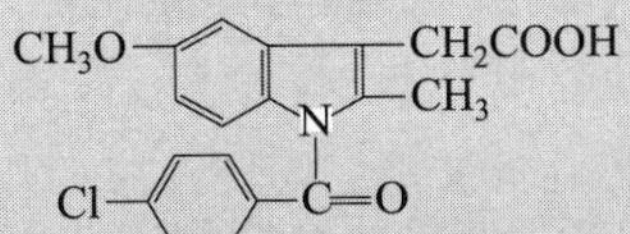　　吲哚美辛(消炎痛)

喹啉和异喹啉一些衍生物也常用作药物。例如,抗菌作用沙星类药物——氟诺沙星,镇痛催眠药——颅痛定。

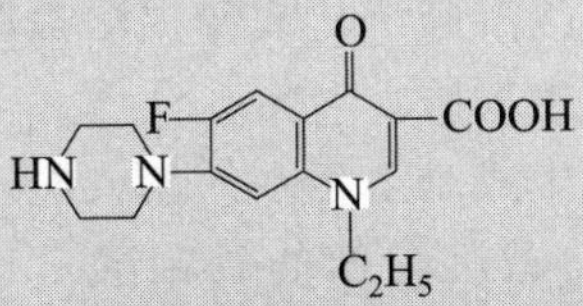

氟诺沙星(抗菌药) 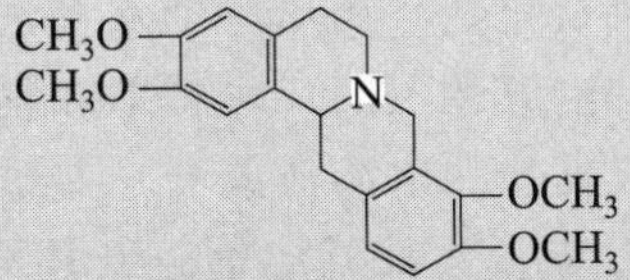　　颅痛定(镇痛催眠药)

嘌呤本身在自然界并不存在,但嘌呤的衍生物却广泛存在于动植物体内,并参与生命活动过程。例如,腺嘌呤、鸟嘌呤是组成细胞核中核酸的组成成分,尿酸是核蛋白的代谢产物,存在于哺乳动物的尿和血液中。

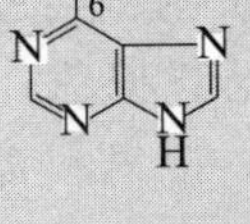

腺嘌呤(6-氨基嘌呤) 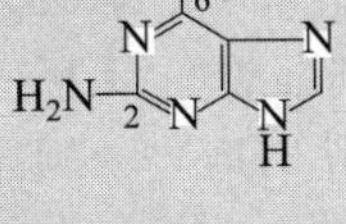　　鸟嘌呤(2-氨基-6-羟基嘌呤) 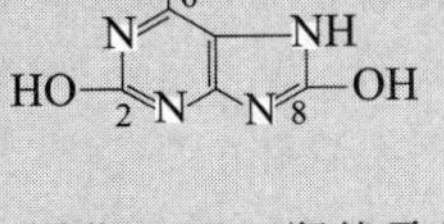　　尿酸(2,6,8-三羟基嘌呤)

六、生物碱

生物碱是指存在于生物体内,具有碱性的含氮有机化合物,如吗啡、喜树碱和麻黄碱等,这类化合物具有显著的生物活性或生理活性。生物碱来源于双子叶植物,又称为植物碱。一种植物中往往含多种结构相近的一系列生物碱,如金鸡纳树含有二十多种生物碱,一种生物碱还可以存在于不同科属的植物内。生物碱的种类很多,到目前为止,已知结构的生物碱已达 2000 多种，绝大多数是含氮杂环系，如氢化吡咯、氢化吡啶、氢化喹啉或异喹啉等。有些生物碱是中药的有效成分，目前已有近百种生物碱被用作临床药物，如麻黄中的麻黄碱用于平喘，黄连中的小檗碱具有消炎作用等。

(一) 生物碱的分类和命名

生物碱种类繁多，按其基本结构，生物碱主要分为有机胺类如麻黄碱、酪氨酸，吡咯烷类如烟碱（尼古丁）、鸟氨酸，异喹啉类如小檗碱、吗啡，嘌呤类如咖啡因、茶碱及其他如雷公藤碱等。生物碱结构复杂，常根据其来源或性质的俗名冠名，如麻黄碱、烟碱、可可碱、茶碱、长春碱和喜树碱等。此外，也可采用国际通用名称的译音进行命名，如烟碱又称为尼古丁（nicotine）等。

(二) 生物碱的一般性质

生物碱多数为无色或白色固体，少数为液体，大多具有苦味或辛辣味。无挥发性（麻黄碱除外），多数可随水蒸气蒸馏（咖啡碱除外），不溶于水，能溶于乙醇、乙醚、丙酮、氯仿、苯等有机溶剂。生物碱具有碱性，可溶于稀酸生成盐类。大多数生物碱具有旋光性，且生物碱的生理活性与其旋光性密切相关，通常左旋体的生理活性比右旋体强，如 (−)-莨菪碱的散瞳作用比 (+)-莨菪碱大 100 倍，去甲乌药碱仅左旋体具有强心作用。

生物碱多为含氮的有机化合物，因此生物碱一般具有碱性，自然界中生物碱常与盐酸、磷酸、草酸、乳酸、柠檬酸等结合，以盐的形式存在于植物体内。生物碱能与酸作用生成可溶性盐，临床上利用此性质将生物碱类药物制成易溶于水的盐类，如盐酸吗啡、硫酸阿托品、磷酸可待因等。一般地，可用强酸（如盐酸）溶解或有机溶剂（如医用乙醇）萃取生物碱，再用强碱（如氢氧化钠）析出，即水提法（酸溶碱沉）或醇提法提取生物碱。因此利用游离生物碱与其盐的溶解性不同，可提取和精制生物碱。

大多数生物碱或其盐的水溶液能与一些试剂生成难溶于水的盐或配合物，常为有颜色的沉淀，这些试剂常称为生物碱沉淀剂。常用生物碱沉淀剂如磷钼酸（$H_3PO_4 \cdot 12MoO_3$）、苦味酸（2,4,6-三硝基苯酚）和碘化铋钾（$KI \cdot BiI_3$）等，大多数生物碱与磷钼酸、苦味酸和碘化铋钾分别生成浅黄色或橙黄色、黄色和红棕色沉淀，因此沉淀反应常用于提取或精制及鉴别生物碱。

不同结构的生物碱能与一些试剂发生显色反应，显示不同的颜色，这些能使生物碱发生显色反应的试剂，常称为生物碱显色剂。常用的生物碱显色剂如浓硝酸、甲醛-浓硫酸试剂和钒酸铵-浓硫酸溶液等，小檗碱、秋水仙碱遇浓硝酸分别显棕红色、蓝色；吗啡、可待因遇甲醛-浓硫酸试剂（Marquis 试剂）分别显橙色至紫色、红色至黄棕色；阿托品、乌头碱和小檗碱遇矾酸铵-浓硫酸溶液（Mandelin 试剂）分别显红色、黄棕色和棕绿色。根据生物碱的显色反应可以鉴别生物碱。

拓展阅读 》》》 重要的生物碱

烟碱（又称尼古丁）和新烟碱来源于烟草，属于吡啶环系生物碱。烟碱为微黄色油状液体，能溶于水和乙醇、乙醚等有机溶剂，有旋光性，天然存在的烟碱为左旋体。烟碱有剧毒，少量有兴奋中枢神经、增高血压等作用，大量则会抑制中枢神经，出现恶心、头痛、呕吐，使心脏停搏以致死亡。烟碱不能作药用，农业上用作杀虫剂。

第十一章 杂环化合物和生物碱

麻黄碱属于芳烃仲胺类生物碱。存在于我国特产中药麻黄中，麻黄含有多种生物碱，麻黄碱占60%，其次是伪麻黄碱。麻黄碱又称麻黄素，是旋光性物质，具有活性成分的是左旋麻黄碱。麻黄碱为白色针状结晶或结晶性粉末，味苦，有类似肾上腺素的作用，如能扩张支气管、收缩黏膜血管兴奋交感神经、升高血压等。具有平喘作用，临床上常用其盐酸盐治疗支气管哮喘、百日咳和低血压等疾病，还可作中枢神经系统的兴奋剂，具有升高血压作用，同时又是治疗风寒性感冒中药的主要配方。

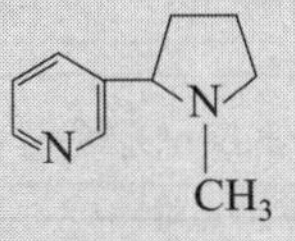

烟碱 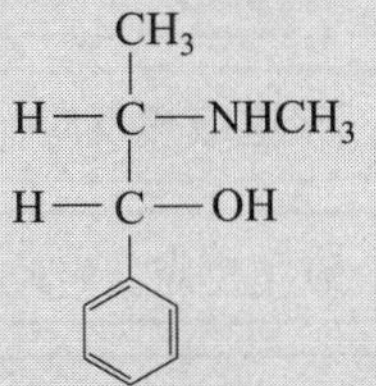　　麻黄碱　　重要的生物碱

黄连素属于异喹啉环系生物碱。黄连素又称小檗碱，存在于黄连、黄柏中，游离的小檗碱主要以季铵碱的形式存在，植物中常以盐酸盐的形式存在，小檗碱为黄色结晶，味极苦，能溶于热水和热乙醇，几乎不溶于乙醚。小檗碱具有显著的抗菌作用，临床上常用其盐酸盐治疗肠炎和细菌性痢疾等疾病。

黄连素的结构式如下：

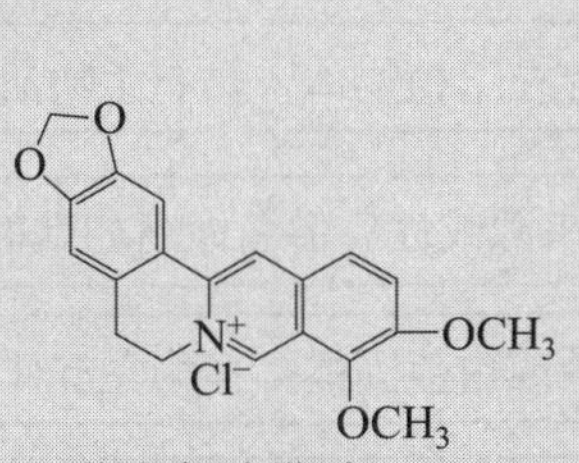

黄连素(小檗碱)

利血平属于吲哚环系生物碱，来源于萝芙木的热带及亚热带植物，我国主要分布于广东、广西和云南等地，分子中有6个手性碳原子，其中具有活性成分的利血平能降低血压，减轻症状，作用温和持久，副作用较小，被称为药用"降压灵"。利血平目前尚未能实现全合成，我国主要是从人工种植的萝芙木根中提取而得到的，为呈弱碱性的生物碱混合物。

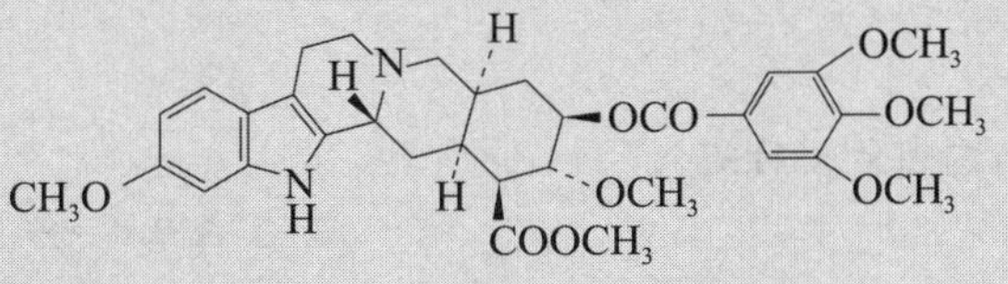

利血平

可可碱和咖啡碱属于嘌呤环系生物碱，存在于茶叶和可可豆中，少剂量的咖啡碱可刺激神经兴奋，临床上用于治疗神经衰弱和昏迷复苏，但大剂量或长期使用也会对人体造成损害，特别是它具有成瘾性，目前也可人工合成。可可碱和咖啡碱的结构如下：

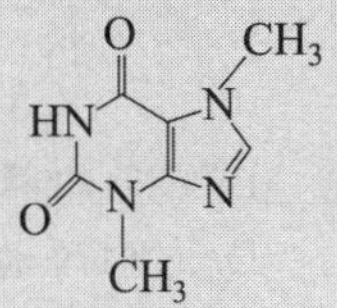

可可碱 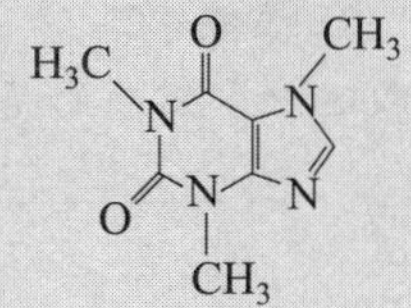　　咖啡碱

重点小结

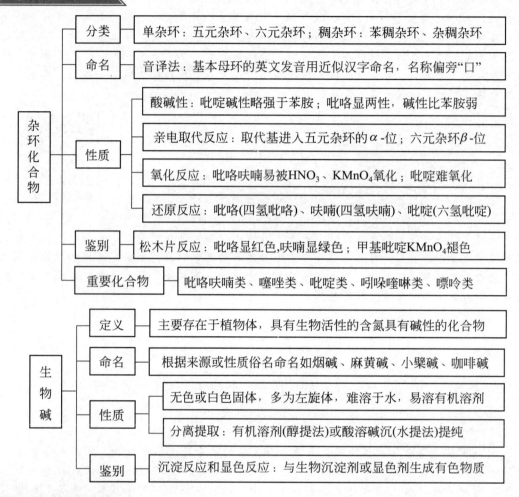

目标检测

一、选择题

（一）单项选择题

1. 下列化合物中，水溶性最大的是（　　）。

A. 噻吩　　　　　　　　　　　　　　B. 2-羟基噻吩
C. 呋喃　　　　　　　　　　　　　　D. 4-甲基-2-羟基呋喃

2. 下列物质中，碱性最强的是（　　）。

A. 吡咯　　　　　B. 吡啶　　　　　C. 六氢吡啶　　　　　D. 苯胺

3. 下列物质中，不属于生物碱的是（　　）。

A. 麻黄碱　　　　B. 呋喃　　　　　C. 黄连素　　　　　　D. 吗啡

4. 下列关于咪唑和吡唑的叙述中，正确的是（　　）。

A. 互为同分异构体　　　　　　　　　B. 它们的碱性比吡咯小
C. 它们是同一种化合物　　　　　　　D. 它们的水溶性与吡咯相当

5. 下列化合物，芳香性顺序为（　　）。

A. 呋喃＞噻吩＞吡咯　　　　　　　　B. 吡咯＞呋喃＞噻吩

C. 噻吩＞吡咯＞呋喃　　　　　　　　　　D. 吡咯＞噻吩＞呋喃
6. 呋喃与乙酰硝酸试剂发生反应的主要产物是（　　）。
　A. α-乙酰呋喃　　　B. α-硝基呋喃　　　C. β-乙酰呋喃　　　D. β-硝基呋喃
7. 下列化合物中，不属于五元杂环的是（　　）。
　A. 吡咯　　　　　　B. 吡喃　　　　　　C. 噻唑　　　　　　D. 咪唑
8. 吡咯和呋喃发生磺化反应所用的试剂是（　　）。
　A. 浓硫酸　　　　　B. 浓硝酸　　　　　C. 乙酰硝酸　　　　D. 吡啶三氧化硫

（二）多项选择题
1. 下列化合物中，属于六元杂环的是（　　）。
　A. 吡喃　　　　　　B. 吡啶　　　　　　C. 噻吩
　D. 嘧啶　　　　　　E. 呋喃
2. 下列关于磺胺嘧啶的叙述中，正确的是（　　）。
　A. 属于磺胺类药物　　B. 含杂环结构　　　C. 具有抗菌消炎作用
　D. 含酰胺结构　　　　E. 属于生物碱
3. 下列化合物中，易溶于水的有（　　）。
　A. 吡啶　　　　　　B. 噻吩　　　　　　C. 咪唑
　D. 吡唑　　　　　　E. 呋喃
4. 下列化合物的蒸气遇盐酸浸过的松木片，显红色的是（　　）。
　A. 呋喃　　　　　　B. 吲哚　　　　　　C. 吡咯
　D. 吡啶　　　　　　E. 噻吩

二、命名或写出下列化合物的结构式

1. 2. 3.

4.  5. 6.

7. α-呋喃甲醛　　　　8. 2-甲氧基噻吩　　　9. β-吡啶甲酸乙酯

三、完成下列反应式

1. 2. 3.

4. 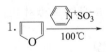 5. 6.

四、区分下列各组化合物
1. 吡咯、呋喃和α-呋喃甲醛　　2. 吡啶和β-甲基吡啶　　3. 吡咯和四氢吡咯

五、排列以下化合物中氮原子的碱性顺序。

（刘意）

第十二章 对映异构

对映异构

学习目标

知识要求

1. 掌握对映体、左旋体、右旋体、旋光度、比旋光度、手性分子、手性碳原子、外消旋体和内消旋体等概念以及分子结构与手性的关系，对映体的D/L构型和R/S构型的标示法。
2. 熟悉对映体的性质差异及对药物活性的影响。
3. 了解费歇尔投影式的书写方法，手性碳原子与旋光异构体的关系。

能力要求

1. 学会判断对映体的D/L构型和R/S构型。
2. 能认识手性（左旋体、右旋体）与药物活性的关系。

案例导入

案例 生活中不乏存在对映现象的例子。2008年奥运会主会场，中国国家体育场——"鸟巢"，成为地标性的体育建筑和奥运遗产，与不远处蓝色的"水立方"交相辉映；桂林山水甲天下"群峰倒影山浮水，无山无水不入神"的漓江山水画，它们都是以水平面为一面镜子，水中的建筑、山水画，犹如人在镜子里看到自己的头像一样，实物与影像互为对映，而且上述对映现象与人左右手的手性特征相似。

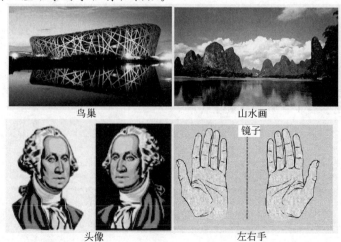

鸟巢　　　　山水画

头像　　　　左右手

第十二章 对映异构

讨论 1. 能再列举生活中关于对映异构现象的一些例子吗?

2. 请描述人左右的手性特征是什么?手性与对映异构有什么关系?

我们知道,分子式相同,可以有若干个不同结构(或构造式)的化合物,因而它们的性质也不同,这就是有机化合物中普遍存在的同分异构现象,有机化合物种类繁多、数目庞大,同分异构可分为构造异构和立体异构两大类,进一步的细化分类如下:

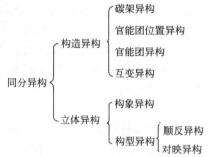

构造异构又分为碳链异构(如正戊烷、异戊烷与新戊烷,1-丁烯与2-甲基丙烯)、官能团位置异构(如1-丁烯与2-丁烯)、官能团异构(乙醇与甲醚,环丙烷与丙烯)及互变异构(如乙酰乙酸乙酯的烯醇式和酮式)。它们的分子式相同,而分子中的原子或原子团相互连接的次序和方式不同,即结构式不同而产生同分异构现象。

立体异构是指具有相同的分子式及原子或原子团连接次序和方式(即结构式)也相同,但分子中原子或原子团在三维空间的排列方式(即分子构型)不同而产生的异构现象。研究分子的立体结构及其对理化性质和生物活性的影响,有着重要意义。立体异构包括构象异构(如乙烷的交叉式构象与重叠式构象,环己烷的椅式构象与船式构象)和构型异构,而构型异构又分为顺反异构和对映异构。本章主要讨论对映异构。

有机化学与药学

对映异构又称为光学异构,与物质的光学性质有关。自然界尤其是生物体中,许多物质存在对映异构现象,它们的光学性质不同。例如,组成人体蛋白质的氨基酸中,L-(−)-丙氨酸具有营养作用,D-(+)-丙氨酸则无任何作用;人体所需的糖类物质,D-(+)-葡萄糖是机体代谢所需的主要能量物质,常用于补充能量和体液,以及具有利尿、解毒作用,此外,药物的生物活性和药理作用也与对映异构有着密切的关系,据报道,约1/3的药物是手性药物,例如,具有抗坏血作用的L-(−)-抗坏血酸(维生素C),能兴奋中枢神经、升高血压和血糖的(1R,2S)-(−)-麻黄碱,强抗菌活性的S-(−)-氧氟沙星等具有显著的药理作用,另一种对映体则几无活性或者完全相反。

一、旋光性物质的基本概念

1808年马露（E. Malus）首次发现偏振光，随后拜奥特（I. B. Biot）发现了有些石英晶体能使偏振光向右旋，有些却向左旋，而当这些有旋光性方向的石英晶体熔融后，晶体结构被破坏，其旋光性即消失，后来进一步发现某些有机化合物无论是液态或溶液，都具有旋光性。1848年，巴斯德（L. Pasteur）在研究酒石酸钠铵的晶体时，发现它有两种不同的晶体，两种晶体互呈实物和镜像的关系，不能重合，巴斯德将两种晶体分别溶于水，测定它们的旋光度，发现一种是右旋体，一种是左旋体。经过深入的研究，他提出两种晶体的分子结构为不对称的对映异构现象，这种现象是由于原子或原子团在空间的不同排列所引起的，这些观点为对映异构现象的研究奠定了理论基础。

1. 偏振光和物质的旋光性

光是一种电磁波，它是通过振动实现传播前进的，其振动方向与它的前进方向垂直，通常我们看到的自然光或单色光可以在前进方向的各个不同的平面上振动，如图12-1(a)所示，图中每个双箭头表示光波的振动方向。如果让一束自然光通过一个用石英晶体特制而成的尼可尔（Nicol）棱镜时，由于这种棱镜只允许与其晶轴平行的平面上振动的光线才可以透过棱镜，则透过棱镜后的光只在一个平面内振动，这种光称为平面偏振光，简称偏振光，偏振光振动的平面称为偏振面，见图12-1(b)、图12-1(c)。

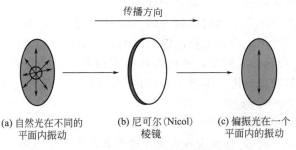

(a) 自然光在不同的 (b) 尼可尔(Nicol) (c) 偏振光在一个
平面内振动   棱镜   平面内的振动

图12-1 自然光和偏振光的平面振动示意图

若将偏振光照射到另一尼可尔棱镜，并使它们的晶轴相互平行，如果在两者之间放置一支盛液管，当管内盛满蒸馏水或丙酸溶液时，可以观察到偏振光通过第二个棱镜，像蒸馏水或丙酸，对偏振光的振动平面不发生任何改变的物质称为非旋光性物质（见图12-2）。当管内盛满肌乳酸（从肌肉运动分离出来的）或葡萄糖时，则看不到偏振光通过第二个棱镜，只有旋转一定的角度，才可以观察到偏振光，如图12-3所示。这种像肌乳酸或葡萄糖能使偏振光的振动平面发生改变的性质，称为该物质的旋光性或光学活性，这些物质称为旋光性物质或光学活性物质。

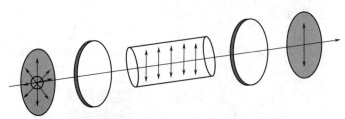

图12-2 偏振光通过非旋光性物质示意图

2. 旋光仪和旋光度

凡是能使偏振光的偏振面按顺时针方向旋转的旋光性物质称为右旋体，用符号（＋）或

第十二章 对映异构

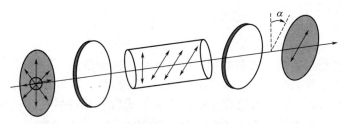

图 12-3 偏振光通过旋光性物质示意图

d 表示；反之，能使偏振光的偏振面按逆时针方向旋转的旋光性物质称为左旋体，用符号（一）或 l 表示。旋光性物质使偏振光的偏振面旋转的角度称为旋光度，用 α 表示，它有大小与方向。用于测定旋光性物质旋光度的仪器称为旋光仪，结构如图 12-4 所示，目视旋光仪一般由光源、尼可尔棱镜、旋光管（或盛液管）和刻度盘等组成，其中尼可尔棱镜主要有 2 个，第一个棱镜为固定的，自然光或单色光透过后产生偏振光，称为起偏镜，第二个棱镜与刻度盘连在一起，可以转动的，称为检偏镜。测定旋光度时，当旋光管盛放的样品为无旋光性物质，则偏振光通过盛液管后偏振面不被旋转，直接通过检偏镜，视场光亮度不会改变；当旋光管盛放的样品为旋光性物质时，能使偏振光的偏振面向左或向右旋转一定的角度，此时视场变暗，检偏镜需要旋转至相应的角度，我们眼睛的视线才能看到光亮的视场，从旋光仪刻度盘上可以读出检偏镜旋转的角度，因此，检偏镜能用来测定旋光度的大小与方向。

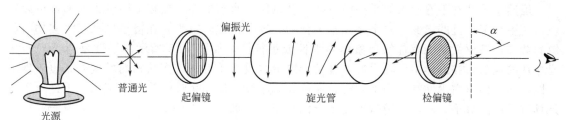

图 12-4 旋光仪结构示意图

3. 旋光性物质和比旋光度

乳酸 $CH_3CH(OH)COOH$ 有 3 种光学活性物质，由肌肉运动产生的乳酸为右旋乳酸，用符号（＋）或 d 表示；从乳酸杆菌使乳糖或葡萄糖发酵而产生的乳酸为左旋乳酸，用符号（一）或 l 表示，它们的旋光度大小相等，而旋光方向不同；酸牛奶中的乳酸或一般化学合成的乳酸不具有旋光性，称为外消旋乳酸，用（±）或 dl 表示，如表 12-1 所示。

表 12-1 不同来源乳酸对偏振光的影响

旋光性物质	对偏振光的影响	乳酸来源
右旋或（＋）-乳酸	右旋	肌肉运动
左旋或（一）-乳酸	左旋	乳糖发酵
外消旋或（±）-乳酸	无影响	酸牛奶分离

每种旋光性物质，在一定条件下，都有一定的旋光度，其大小除了与物质的结构有关外，还因测定时所用溶液的浓度、旋光管的长度、光源的波长，测定时的温度，以及所用的溶剂等条件的影响而改变。为了能比较旋光性物质的旋光性能，使旋光度成为其特征物理常数，特定义为：在一定的温度和波长时，被测物质的浓度为 $1g \cdot mL^{-1}$，盛放在长度为 1dm 的旋光管中，所测得的旋光度称为该物质的比旋光度，通常用 $[\alpha]_\lambda^t$ 表示，与物质的熔点、沸点等物理常数一样，比旋光度可从有关手册查得。比旋光度与旋光度之间的关系

可用下式表示：

$$[\alpha]_\lambda^t = \frac{\alpha}{cl}$$

式中，α 为实验所测得旋光度的数值；c 为被测溶液的浓度，$g \cdot mL^{-1}$，液体化合物可用密度表示；l 为盛液管长度，dm；t 为测定时的温度，℃；λ 为光源的波长，常用钠光源（D 线），波长为 589nm；$[\alpha]_\lambda^t$ 为比旋光度，它是旋光性物质的特性，不同的物质常数也不同。例如，D-(＋)-葡萄糖 $[\alpha]_D^{20} = +52.5°$（水溶液）；L-(＋)-乳酸（肌乳酸）$[\alpha]_D^{20} = +3.8°$（水溶液）；D-苏式-(－)-氯霉素 $[\alpha]_D^{20} = -25.5°$（乙酸乙酯）。通过旋光度的测定，可以计算物质的比旋光度；根据比旋光度，也可计算被测物质溶液的浓度及纯度。例如，旋光仪测得葡萄糖溶液的旋光度为＋5.25°，盛液管长度为 200mm，则该葡萄糖溶液浓度为：

$$c = \frac{\alpha}{[\alpha]_\lambda^t l} = \frac{+5.25°}{52.5° \times 2°} = 5\%$$

课堂互动

请你仔细观察，如果将你的左手放于镜子前面，看到镜子里的影像与你的右手有何关系？想一想，若将左手与右手同方向重合在一起，又如何不同？

4. 手性分子和对映异构体

虽然左手和右手看起来似乎一模一样，若试图将自己的左手放在平面镜子前面，可以发现，左手在镜子里的影像与右手是完全一样的，这种像左、右手，在镜子里外互为实物与镜像的关系，彼此又不能重合的现象称为手性或手征性，如图 12-5 所示。手性是自然界中普遍存在的现象，在人体中，除手外，耳朵、脚等也具有手性。许多植物的攀爬方式也表现出手性，如忍冬是右手性螺旋向上缠绕，而旋花属植物则以左手性螺旋向上缠绕。手性分子就是具有手性的分子，即与其镜像不能重合的分子。例如，乳酸分子中 4 个不同的原子或原子团—OH、—COOH、—CH₃、—H 在空间有两种不同的排列，这种空间排列叫做构型，因此，乳酸是一对不同的光活性异构体，分子具有手性（图 12-6）。互为实物与镜像的关系也称之为对映，一个手性分子必然存在着另一个与其成镜像关系的异构体，我们把这种异构体称为对映异构体，简称对映体。一般地，凡具有手性的分子就有旋光性，一对对映异构体，其中一个是左旋的，另一个是右旋的，所以对映异构体又称为旋光异构体。而与其镜像能够完全重合的分子没有手性，则称为非手性分子，如水、丙酸等，非手性分子没有对映异构体。

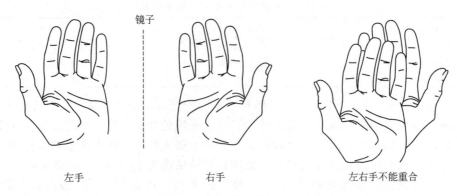

图 12-5 物质的手性关系

第十二章 对映异构

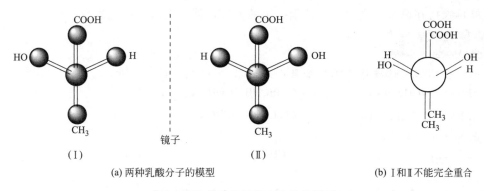

(a) 两种乳酸分子的模型　　　　　　　　(b) Ⅰ和Ⅱ不能完全重合

图 12-6　乳酸分子的立体结构模型

5. 手性碳原子和分子的对称性

由实验得知乳酸、2-溴丁烷和苹果酸等物质都有旋光性，而水、乙醇和丙酸等物质则无旋光性。为什么某些化合物具有旋光性呢？这与化合物的分子结构有关，乳酸分子中的 α-碳原子连有—OH、—COOH、—CH$_3$ 和—H，这种像乳酸分子中与 4 个不同原子或原子团相连接的碳原子叫做手性碳原子或不对称碳原子，用"＊"标记。例如：

$$
\underset{\text{乳酸}}{CH_3\overset{*}{C}HCOOH} \quad \underset{\text{2-溴丁烷}}{CH_3CH_2\overset{*}{C}HCH_3} \quad \underset{\text{苹果酸}}{HOOCCH_2\overset{*}{C}HCOOH}
$$
$$
\quad\quad\;\; OH \quad\quad\quad\quad\quad\; Br \quad\quad\quad\quad\quad\quad\; OH
$$

手性碳原子是分子具有手性的必要元素，但分子的手性，主要看分子结构是否存在对称性因素，一般来说，对称性因素是指对称面、对称中心和对称轴等，如果一个分子具有对称面或对称中心的任何一种对称性因素，那么这种分子就不具有手性，也没有旋光性。假想一个平面能把一个分子切成两部分，而一部分正好是另一部分的镜像，这个平面就是该分子的对称面。例如，在丙酸分子中就有这样一个对称面，通过 C-1、C-2、C-3 的中心，将丙酸分子切割成左、右完全相同对称的两部分，这两部分正好是实物与镜像的关系，这个平面就是丙酸分子的对称面；同样的，通过酒石酸分子 C-2、C-3 中间也存在一个对称面，将酒石酸分子切割成上下相同对称的两部分，因此，丙酸、酒石酸都有对称面，分子的实物与镜像可以重合，它们的分子没有手性，无旋光性（见图 12-7）。而乳酸分子没有对称面的对称性因素，为手性分子，具有旋光性。

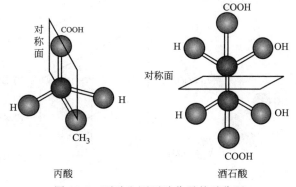

图 12-7　丙酸和酒石酸分子的对称面

手性分子使偏振光发生旋转的大致原因为：当光线通过透明物质如尼可尔棱镜时，与物质分子作用而使光速减慢，这时通常引起光的折射。平面偏振光可看作是由两个周期和振幅相同而旋转方向相反的圆偏振光叠加组成，它们都围绕着光前进的方向呈螺旋形向前传播，其中一种呈右螺旋形，另一种呈左螺旋形。当平面偏振光通过一个具有对称性的区域时，两种圆偏振光以同一速度前进，因此，合成光（偏振光）仍保持原来偏振光的振动平面，不表现出旋光性。如果遇到不对称区域，即进入手性物质中，由于不同的原子或原子团的极化度的差异，两个圆偏光受到的阻碍就不同，速度减慢的程度也就不一样，这就导致合成光振动平面不能再维持在原来的方向，而产生一定的偏转，从而表现出旋光性。

课堂互动

下列化合物有手性碳原子吗？如果有，请用"＊"标出。

1. HOCH₂CH(OH)CH₂OH
2. CH₃CHBrCHBrCOOH
3. HOOCCHBrCHBrCOOH
4. CH₃CH₂CH₂CHDCH(CH₃)₂
5. ⌬CHCOOH
         |
         OH
6. (环己基)—Br, —CH₃

二、含 1 个手性碳原子化合物的对映异构

HOCH₂C*HCHO　　　CH₃C*HCOOH
      |　　　　　　　　|
     OH　　　　　　　NH₂
   甘油醛　　　　　　　丙氨酸

（一）对映异构体的表示法——费歇尔投影式

为书写上的方便，通常用费歇尔投影式表示对映异构体，为了描述多原子分子的立体结构，1891 年，费歇尔（E. Fischer）提出了立体结构模型的投影方法，由于同一个模型摆放位置可以有多种，因此也可能有多个费歇尔投影式。书写费歇尔投影式特做了如下规定：①"＋"字架的搭建：将立体结构模型主链竖起直立，使命名时编号最小的碳原子位于顶端，"＋"字中心点代表手性碳原子；②4 个原子或原子团的空间排列：呈所谓的"横前竖后"状，分别在平面上进行投影，与手性碳原子相连的 2 个原子或基团（—H、—OH）伸向前方，写在"＋"字的横键上；另 2 个原子或原子团（—COOH、—CH₃）伸向后方则位于竖键上，即可得到乳酸费歇尔投影式（见图 12-8）。

乳酸的 2 个旋光异构体构成一对对映体，其中一个是左旋的，另一个必然是右旋的。如果（＋）-乳酸和（－）-乳酸等量混合，得到的化合物称为外消旋体，用（±）-乳酸或 *dl*-乳酸表示如下：

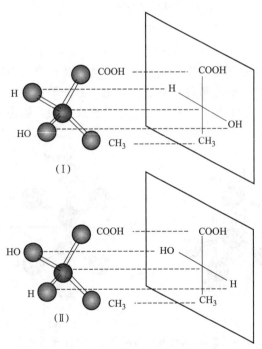

图 12-8　乳酸分子模型投影示意图

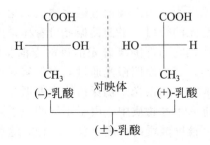

费歇尔投影式的书写

第十二章 对映异构

因此，含 1 个手性碳原子的化合物如乳酸、甘油醛、苹果酸等有 2 个旋光异构体，1 对对映体，1 个外消旋体。应该指出，费歇尔投影式是用平面投影表示立体结构，投影式不能离开纸面任意翻转。此外，还可以用楔线式、透视式和纽曼式等表示对映异构体，楔线式是用楔形表示原子或原子团伸向纸外，虚线表示伸向纸内，实线则表示在纸平面上。例如：

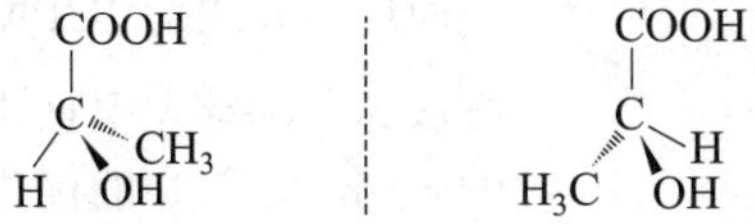

(−)-乳酸   (+)-乳酸

（二）对映异构体的构型标记法

1. D/L 构型标记法

在 1951 年前，人们还不能知道乳酸的左旋体或右旋体的构型究竟是哪个？也就是说无法确定手性分子中的原子或原子团在空间的真实排列情况（分子的绝对构型），为了研究方便，费歇尔等人为地规定了以甘油醛作为标准，来确定旋光性物质的构型：在费歇尔投影式中，手性碳原子上的羟基在投影式右边的（＋）-甘油醛标记为 D 型，表示为 D-(＋)-甘油醛，手性碳原子上的羟基在投影式左边的（−）-甘油醛标记为 L 型，表示为 L-(−)-甘油醛。甘油醛的两种构型标记如下：

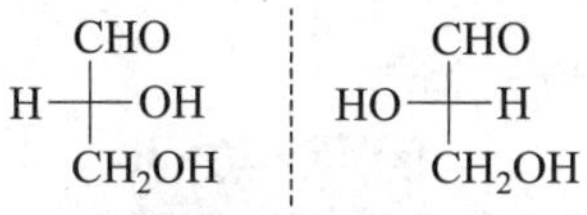

D-(+)-甘油醛   L-(−)-甘油醛

其他手性化合物的构型通过化学转变的方法，与甘油醛联系起来进行对照以确定其构型，因为这种构型是人为规定而并非由实际测出，所以称为相对构型。例如，将 D-(＋)-甘油醛的醛基氧化为羧基，将羟甲基还原为甲基，在上述氧化及还原反应中，与手性碳原子相连的任何 1 个化学键都没有断裂，所以与手性碳原子相连的原子或原子团在空间的排列顺序不会改变，因此这种乳酸应该也属于 D-构型，从实验测得乳酸为左旋体，表示为 D-(−)-乳酸。同理，L-(−)-甘油醛经过氧化、还原，得到乳酸为左旋体，表示为 L-(＋)-乳酸。

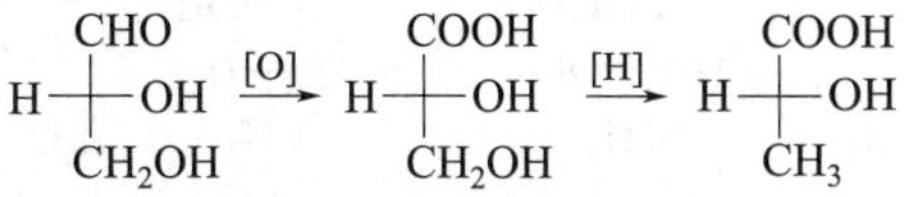

D-(+)-甘油醛 $\xrightarrow{[O]}$ D-(+)-甘油酸 $\xrightarrow{[H]}$ D-(−)-乳酸

应该注意的是，D/L 构型标记法，是通过手性化合物与标准化合物甘油醛的衍生物关系来确定的；而（＋）和（−）则表示旋光方向，是通过旋光仪实验测得的，两者没有必然的联系。可见，D-构型化合物可以是右旋的，也可以是左旋的，L-构型的化合物也一样。D/L 构型标记法有它的局限性，2 个或 2 个以上的化合物只有氨基酸和糖类仍采用这种标记法，自然界存在的氨基酸除甘氨酸外都有旋光性，具有生物活性大多为 L-构型；而糖类也有旋光性，具有生物活性大多为 D-构型。例如：

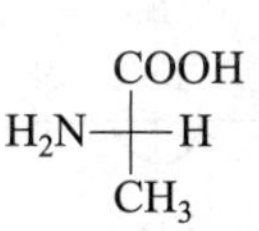

L-(−)-丙氨酸 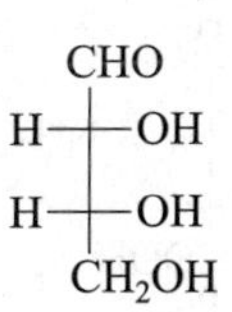   *D*-(−)-赤藓糖 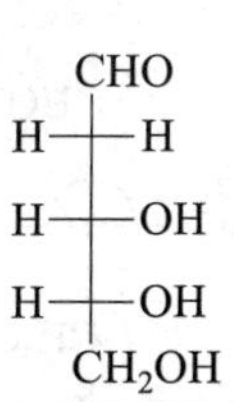   *D*-(−)-2-脱氧核糖 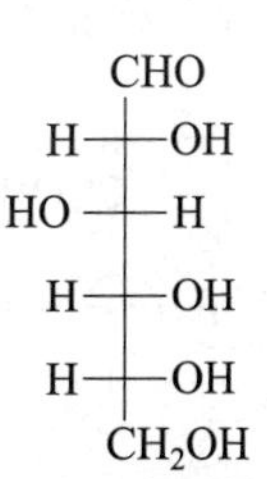   *D*-(＋)-葡萄糖

2. R/S 构型标记法

通过与手性碳原子相连的 4 个原子或原子团在空间的真实排列顺序,来确定对映异构体的构型,因可对任意手性化合物的构型进行标记,无须与标准化合物联系,被称为绝对构型标记法,现已被广泛使用,并成为 IUPIC 命名法中的重要部分。其标记方法为:①首先根据次序规则判断 $\overset{*}{C}abcd$ 中与 $\overset{*}{C}$ 连接的 a、b、c 和 d 的优先顺序,并按照从大到小顺序排列:a>b>c>d(d 为最小的原子或原子团);②将 d 置于四面体的顶端,a、b、c 在四面体的底部,从四面体的底部向顶端方向观察(距离 d 最远),其余 3 个原子或原子团处在同一个平面上,若 a→b→c 呈顺时针

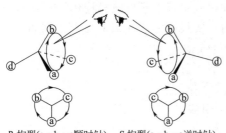

图 12-9 R/S 构型标记方法

方向排列为 R 构型(R 为拉丁文 Rectus 的词头,意为向右),相反,则为 S 构型(S 为拉丁文 Sinister,意为向左),如图 12-9 所示。

例如,用 R/S 构型标记法分别标记 D-(+)-甘油醛和 L-(-)-甘油醛的构型。首先在 D-(+)-甘油醛分子中,与手性碳原子相连的 4 个原子或原子团的优先顺序为:—OH>—CHO>—CH₂OH>—H,则以氢原子为四面体的顶端,底部—OH、—CHO、—CH₂OH 按顺时针方向排列标记为 R-构型。在 L-(-)-甘油醛分子中,底部—OH、—CHO、—CH₂OH 按逆时针方向排列标记为 S 构型。

用 R/S 标记乳酸的一对对映体,先按次序规则排列与手性碳原子相连的 4 个原子或基团优先顺序为:—OH>—COOH>—CH₃>—H,再借助立体模型或利用楔线式,观察者眼睛离—H 位置最远,—OH、—COOH、—CH₃ 顺时针方向排列为 R-型,相反为 S-型。

注意,D/L 或 R/S 是两种表示构型的方法,它们之间以及构型与旋光性之间均不存在任何固定的对应关系。若以费歇尔投影式直接标记手性碳的构型,判断的结果可能与实际的刚好相反。直接用费歇尔投影式确定 R、S 构型的简便方法为:①按照次序规则判断与手性碳原子相连的 4 个原子或基团的优先顺序;②若最小原子或基团 d 位于横键的左、右边,a→b→c 逆时针方向沿弧线排列,实际的空间排列应为顺时针,标记为 R 构型;相反则标记为 S 构型;③若最小原子或基团 d 在竖键的上、下方,a→b→c 顺时针方向沿弧线排列,实际也是顺时针,标记为 R 构型,相反则标记为 S 构型。例如:

> **课堂互动**

用 R/S 标记下列化合物的构型。

1. $\underset{\underset{CH=CH_2}{|}}{\overset{C_6H_5}{H_3C-\!\!\!\!-\!\!\!\!-H}}$ 2. $\underset{\underset{CH_3}{|}}{\overset{COOH}{\underset{H}{H}-\!\!\!\!-\!\!\!\!-\overset{OH}{Br}}}$ 3. $\overset{CHO}{\underset{H}{HO-\!\!\!\!-\!\!\!\!-CH_3}}$ 4. $\underset{\underset{CH(CH_3)_2}{|}}{\overset{H}{H_3C-\!\!\!\!-\!\!\!\!-CH_2CH_3}}$

（三）对映异构体的性质

一对对映体的物理性质，除旋光方向相反外，其他如比旋光度大小、熔点、沸点、溶解度和折射率等物理常数是完全相同的，例如，乳酸的一对对映体，右旋乳酸的比旋光度为 $+3.8°$，而左旋乳酸的比旋光度为 $-3.8°$，熔点均为 53℃，见表 12-2。

乳酸的一对对映体具有相同的官能团，因此，它们有许多相同的化学性质，如酸性大小一样，可发生酯化反应、脱水反应等。但一对对映体之间在生物活性、药理作用和毒性等方面有很大的差别。

表 12-2 乳酸的主要理化参数

物质	$[\alpha]_D^{20}$（水）	熔点/℃	pK_a（25℃）
（＋）-乳酸	＋3.8°	53	3.79
（－）-乳酸	－3.8°	53	3.79
（±）-乳酸	0	18	3.79

三、含 2 个手性碳原子化合物的对映异构

由于 2 个手性碳原子有相同、不相同两种情况，下面对含 2 个相同手性碳原子化合物的对映异构和含 2 个不同手性碳原子化合物的对映异构，分别加以讨论。

1. 含有 2 个不同手性碳原子化合物的对映异构

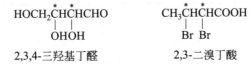

2,3,4-三羟基丁醛　　　　　　　2,3-二溴丁酸

例如，2,3,4-三羟基丁醛分子是含有 2 个不同手性碳原子的化合物，其中 C-2 连有 —OH、—CHO、—CH(OH)CH₂OH、—H；C-3 连有—OH、—CH(OH)CHO、—CH₂OH、—H，相同的原子或原子团（2 个羟基）在 2 个相邻不同手性碳原子的同侧称为赤型，相反为苏型，根据 D/L 或 R/S 构型标记法，可以进一步确定其构型，2,3,4-三羟基丁醛的 4 个旋光异构体如下：

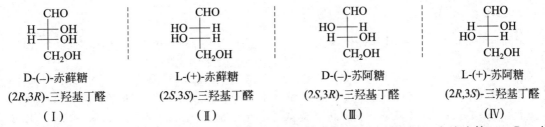

其中（Ⅰ）与（Ⅱ）、（Ⅲ）与（Ⅳ）分别呈实物与镜像的关系，构成 2 对对映体；（Ⅰ）与（Ⅱ）、（Ⅲ）与（Ⅳ）分别等量混合，形成（±）-赤藓糖、（±）-苏阿糖 2 个外消旋体；（Ⅰ）与（Ⅲ）或（Ⅳ），（Ⅱ）与（Ⅲ）或（Ⅳ）原子或原子团部分重合，不是实物与镜像的关

系，称为非对映体。依此类推，含有 n 个不同手性碳原子化合物有 2^n 个旋光异构体，2^{n-1} 对对映体，2^{n-1} 个外消旋体。

2. 含有 2 个相同手性碳原子化合物的对映异构

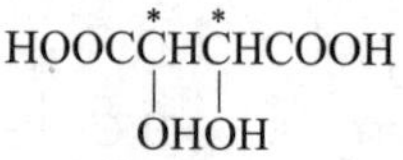

HOOCCHCHCOOH   HOOCCHCHCOOH
　　|　|　　　　　　　　　　|　|
　　OH OH　　　　　　　　　Br Br

2,3,4-三羟基丁二酸(酒石酸) 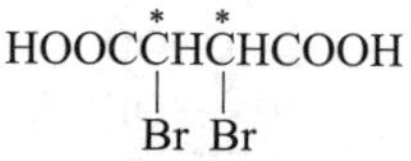　　　2,3-二溴丁二酸

例如，酒石酸分子是含有 2 个相同手性碳原子的化合物，根据 R/S 构型标记法，可以确定酒石酸的 3 个旋光异构体的构型如下：

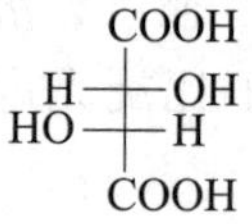

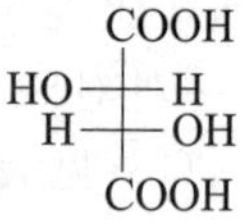

(2R,3R)-(+)-酒石酸　　(2S,3S)-(−)-酒石酸　　(2R,3S)-meso-酒石酸　　(2S,3R)-meso-酒石酸
（Ⅰ）　　　　　　　（Ⅱ）　　　　　　　　（Ⅲ）　　　　　　　　（Ⅳ）

其中，（Ⅰ）与（Ⅱ）呈实物与镜像的关系，是 1 对对映体，（Ⅰ）与（Ⅱ）等量混合，形成 1 个外消旋体：（±）-酒石酸，（Ⅰ）与（Ⅲ）或（Ⅳ）之间是非对映体的关系；（Ⅲ）与（Ⅳ）看起来似乎彼此互成镜像关系，将（Ⅳ）在纸平面上旋转 180°，即可与（Ⅲ）重合，所以（Ⅲ）与（Ⅳ）不是对映异构体，实际是同一化合物，（Ⅲ）为（2R,3S）-酒石酸，两个手性碳原子所连接的原子或原子团相同，但构型不同，一个是 R-构型，另一个是 S-构型，它们所引起的旋光度大小相等，但方向相反，旋光性从分子内部相互抵消，因而不显旋光性，称为内消旋体，用"meso"表示。与外消旋体不同，内消旋体是一个化合物，不能分离成两种具有旋光性的化合物。

（+）-酒石酸和（−）-酒石酸的物理性质除了旋光方向相反外，其他都完全相同，而它们与 meso-酒石酸的物理性质有很大的差别，见表 12-3。

表 12-3 酒石酸的主要理化参数

类别	$[\alpha]_D^{20}$（水）	熔点/℃	溶解度/g·$(100gH_2O)^{-1}$
（+）-酒石酸	+12°	170	139
（−）-酒石酸	−12°	170	139
（±）-酒石酸	0	206	20.6
meso-酒石酸	0	140	125

拓展阅读 》》》　　　　麻黄碱的药用价值

从药用植物中提取得到的天然药物——麻黄碱和伪麻黄碱为 2 个不同手性碳原子化合物，有 4 个旋光异构体。

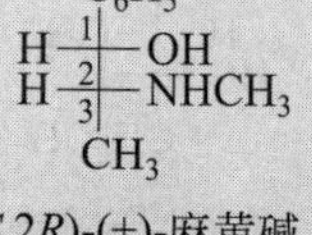

(1S,2R)-(+)-麻黄碱　　(1R,2S)-(−)-麻黄碱　　(1R,2R)-(−)-伪麻黄碱　　(1S,2S)-(+)-伪麻黄碱

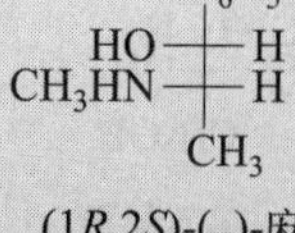

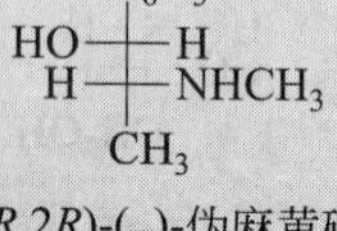

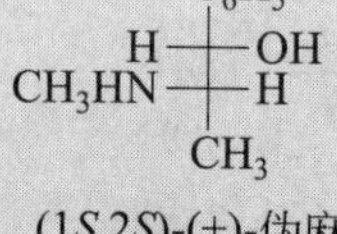

麻黄碱和伪麻黄碱为非对映体，它们的化学性质几乎完全相同，但是物理性质和生理活性差别很大，（−）-麻黄碱和（−）-伪麻黄碱 $[\alpha]_D^{20}$ 分别为 −34.9° 和 −52.5°，熔点分别为 218℃ 和 118℃；(1R,2S)-(−)-麻黄碱有显著的药理活性，用于治疗感冒，具有兴奋心脏、中枢神经作用。

四、外消旋体的拆分

自然界或者通过人工合成得到的含手性碳原子化合物，多数是以外消旋体存在。正如前面所讨论，一对对映体在生物活性、药理作用和毒性等方面有很大的差别，因此，外消旋体的拆分具有重要的实际意义。外消旋体是一种混合物，由等量的左旋体和右旋体组成，它们之间化学性质很相似，物理性质也差别不大，一般情况下，蒸馏、萃取和重结晶等分离方法无能为力，因此，常用如下几种方法进行拆分。

1. 化学拆分法

这种方法最适用于酸或碱的外消旋体的拆分。原理是将对映体转变成非对映体，再根据非对映异构体在物理性质上存在的差异而将两者拆分，即在一对对映体分子中引入同一种旋光物质，从而生成一对非对映异构体，将两者拆分后再把所引入的旋光物质除去，即可得到纯的左旋或右旋体。例如，拆分 D/L-扁桃酸，可用 L-（－）-苯乙胺做拆分剂，两者反应生成的盐就是非对映异构体，经过多次重结晶，将结晶盐用浓盐酸处理后再用乙醚萃取，经减压蒸馏除去乙醚，可得淡黄色（＋）-扁桃酸。

2. 晶种法或诱导结晶拆分法

这是一种物理方法的拆分，例如，合成抗菌作用的 (1R,2R)-（－）-氯霉素的中间体就是利用此法拆分得到的。该法的原理是在外消旋体的过饱和溶液中加入一定的左旋体或右旋体的晶种，则与晶种相同的异构体便优先析出来。滤出结晶后，母液中的另一对映体即为过量。此时，加入要拆分的外消旋体并加热溶解，再冷却，则过量的那种对映体又从溶液中首先析出。如此反复操作，可将两种对映体交替地从外消旋混合物中分离出来。该法优点是成本低，效果较好，但缺点是应用范围窄。

3. 生物拆分法

利用生物活性物质酶的专一性，选用适当的酶作为拆分试剂，可以将外消旋体分开。例如，（－）-苯丙氨酸的生产就采用乙酰水解酶作为拆分剂。但这种方法的缺点是在拆分过程中，外消旋体中的一个异构体被生物体同化，而只保留下另一个异构体，因而原料会损失一半，另外，还会增加产品提纯的难度。

重点小结

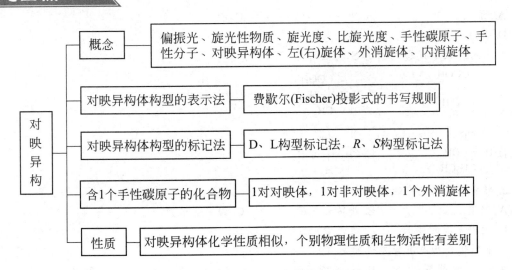

目标检测

一、选择题

(一) 单项选择题

1. 与 4 个不相同的原子或原子团相连的碳原子称为（　　）。

　A. 手性碳原子　　　　B. 伯碳原子　　　　C. 仲碳原子　　　　D. 叔碳原子

2. 下列化合物中没有手性碳原子的是（　　）。

　A. $CH_3CH(OH)CH_2CH_3$　　B. $HOOCCHCOOH$ (Br)　　C. $CH_3OCHDCH_2Br$　　D. 环己基(Cl)(CH$_3$)

3.（±）-乳酸称为（　　）。

　A. 内消旋体　　　　B. 外消旋体　　　　C. 顺反异构体　　　　D. 对映异构体

4. 某一旋光性物质的分子中含有 2 个不同的手性碳原子，其旋光异构体数目为（　　）个。

　A. 2　　　　　　　　B. 3　　　　　　　　C. 4　　　　　　　　D. 5

5. 下列物质中有内消旋体的是（　　）。

　A. 2-羟基丁二酸　　　　　　　　　　　B. 2,3-二羟基丁二酸
　C. 2-羟基丁酸　　　　　　　　　　　　D. 2,3-二羟基丁酸

6. 下列化合物为 R-构型的是（　　）。

　A. COOH—H—NH$_2$—CH$_3$　　B. CH$_3$—H—Br—Cl　　C. H—H$_3$C—COOH—NH$_2$　　D. Br—F—H—Cl

7. 苹果酸有（　　）个对映异构体。

　A. 1　　　　　　　　B. 2　　　　　　　　C. 3　　　　　　　　D. 4

8. 温度 20℃，以钠光灯为光源，用 200mm 盛液管，在旋光仪中测得某葡萄糖溶液旋光度为 +5.25°。已知葡萄糖在该温度下比旋光度 +52.5°，则该葡萄糖溶液的浓度是（　　）。

　A. 30%　　　　　　B. 20%　　　　　　C. 10%　　　　　　D. 5%

(二) 多项选择题

1. 化合物分子中 $CH_3CHCHClCH_3$ (CH$_3$) 第 3 个碳原子属于（　　）碳原子。

　A. 伯　　　　　　　B. 仲　　　　　　　C. 叔
　D. 手性　　　　　　E. 季

2. 下列费歇尔投影式属于 S-构型的是（　　）。

　A. COOH—H—Br—H$_3$C　　B. COOH—H$_2$N—H—CH$_3$　　C. H—Cl—Br—F　　D. CH$_3$—H—OH—CH$_2$CH$_3$　　E. Br—CH$_3$—C$_2$H$_5$—H

3. 影响测定旋光度的因素有（　　）。

　A. 温度　　　　　　B. 外界大气压　　　　C. 旋光管长度
　D. 所用光源的波长　E. 旋光管内径

4. 下列化合物没有旋光性的是（　　）。

　A.（+）-葡萄糖　　　B. meso-酒石酸　　　C.（±）-乳酸　　　D. 丙酸

第十二章 对映异构

E. (—)-甘油醛

二、简答题

1. 已知 200mL 葡萄糖水溶液含葡萄糖 4.7893g，20℃时，以钠光灯为光源，在 200mm 盛液管中，测得葡萄糖溶液的旋光度为 $+2.5°$，计算该溶液的比旋光度。

2. 下列化合物中，哪些有旋光异构体？若有，写出可能有的旋光异构体的投影式。指出对映体、非对映体、外消旋体和内消旋体，并用 R/S 标记法标明手性碳原子的构型。

(1) 2-甲基-2-丁醇　　　　　　　　(2) 2-氯-1-丁醇

(3) 2,3-二溴丁酸　　　　　　　　(4) 2,3-二溴丁二酸

三、推测结构

1. 某旋光性化合物的分子式为 C_6H_{12}（A），能被氧化，催化氢化得到化合物 C_6H_{14}（B），B 无旋光性，试推测 A、B 的结构式。

2. 丙烷氯化后的二氯代物（$C_3H_6Cl_2$）有四种异构体，其中 A 可得到 B、C 两种对映体，试推测 A、B、C 可能的结构。

（王秀芳）

第十三章 生物有机化合物

学习目标

知识要求
1. 掌握单糖和氨基酸的定义、分类和命名法;单糖的氧化反应、成脎反应和成苷反应;氨基酸的两性电离与等电点、成肽反应。
2. 熟悉单糖、双糖和多糖的结构与性质的关系,单糖的变旋现象。
3. 了解糖、氨基酸、蛋白质和油脂等重要生物有机化合物在医药上的应用。

能力要求
1. 能熟练书写葡萄糖、果糖的链状结构和环状哈沃斯透视式。
2. 能判断单糖的成脎、成苷和氨基酸的成肽等反应规律;学会鉴别还原糖和非还原糖,醛糖和酮糖;学会鉴别氨基酸、蛋白质和淀粉。

案例导入

案例 临床上,对于轻、中度低血糖患者常采用口服葡萄糖,葡萄糖是细胞活动所需要的主要能源物质。低血糖症是一组多种病因引起的以静脉血浆葡萄糖(简称血糖)浓度过低,临床上以交感神经兴奋和脑细胞缺氧为主要特点的综合征。低血糖的症状通常表现为出汗、饥饿、惊慌、面色苍白等,严重者还可能出现精神不集中、躁动、易怒甚至昏迷等症状。

刘女士的5岁小孩发育不良,医生开出赖氨酸口服液,并建议多运动,增强营养。食品中包含各种各样的营养物质,糖类化合物、蛋白质和脂类为三大产能营养素,人体生长发育需求量最大,不同人群要根据自身情况进行合理的饮食。

讨论 1. 葡萄糖、赖氨酸属于哪一类物质?
2. 什么是糖类化合物和氨基酸?是不是所有人都适合大量食用?

多糖、油脂和蛋白质等生物大分子都是特殊的有机化合物,它们不仅是生物体的结构和营养物质基础,更是生物体生命现象的功能基础。糖类是绿色植物光合作用的产物,是一切生物体维持生命活动所需能量的主要来源;油脂存在于生物体中,是产生能量最高的营养物质,也是机体能源的储存形式;蛋白质是组成细胞的重要成分,并且具有多种生物学功能,没有蛋白质就没有生命,而蛋白质的基本组成单位是氨基酸,所以氨基酸是人体不可缺少的物质。

第十三章 生物有机化合物

有机化学与药学

糖类有些可直接用作药物，也具有特殊的生物功能，人类最重要的药物之一就是糖类。如输液药用的葡萄糖；淀粉作为生产片剂的赋形剂；右旋糖酐作为血浆代用制剂；肝素具有抗凝血功能；氨基糖苷类抗生素是一大类含糖的抗生素，例如硫酸庆大霉素C复合物、链霉素等。

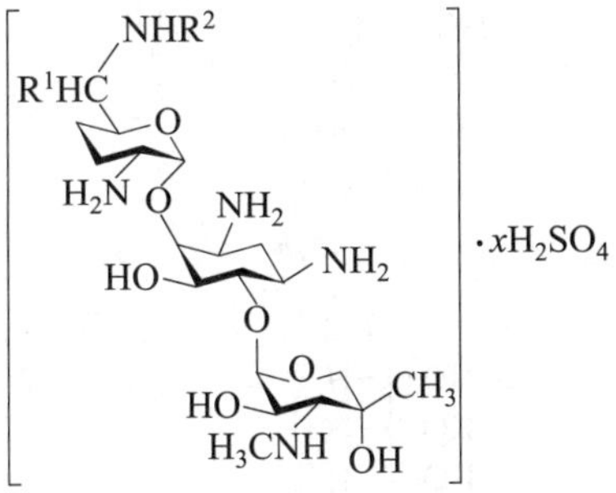

	R^1	R^2
庆大霉素 C_1	—CH_3	—CH_3
庆大霉素 C_2	—CH_3	—H
庆大霉素 $C_{1\alpha}$	—H	—H

硫酸庆大霉素C复合物

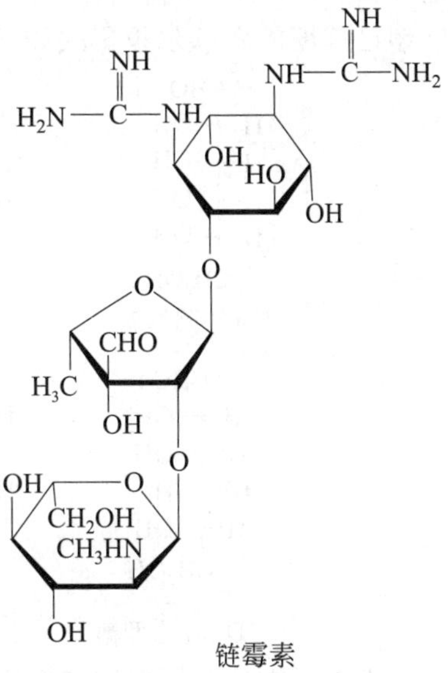

链霉素

第一节　单糖

从结构上看，糖类化合物是多羟基醛、多羟基酮及其脱水的缩合产物。根据能否水解及水解后生成产物的情况不同，糖类化合物一般分为3类：单糖、低聚糖和多糖。

单糖：不能被水解成更小分子的多羟基醛或多羟基酮。如葡萄糖为多羟基醛，果糖为多羟基酮。

低聚糖：又称寡糖，在酸性条件下能水解为2~10个单糖分子。即低聚糖是由2~10个单糖分子缩聚而成的物质。根据水解后所得到的单糖的数目，低聚糖可分为双糖、三糖等，其中最重要的是双糖，如蔗糖、麦芽糖和乳糖等。

多糖：在酸性条件下能水解成多个单糖分子，即多糖是由10个以上或成千上万个单糖分子缩聚而成的物质。多糖多为天然高分子化合物，如淀粉、糖原和纤维素等。

单糖按其结构可分为醛糖和酮糖；按分子中所含碳原子的数目，可分为丙糖、丁糖、戊糖和己糖。自然界最简单的单糖是丙糖：甘油醛和1,3-二羟基丙酮。最常见的是戊糖和己糖，其中最重要的戊糖是核糖和脱氧核糖，最重要的己糖是葡萄糖和果糖。

一、单糖的结构

（一）葡萄糖的结构

1. 链状结构

葡萄糖为己醛糖，分子式为 $C_6H_{12}O_6$，是一个直链五羟基己醛，结构式为：

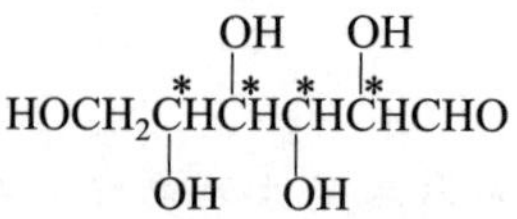

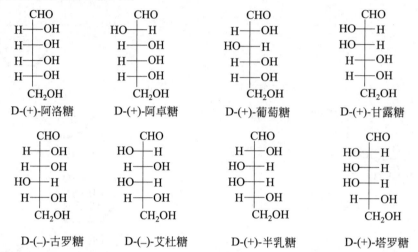

己醛糖分子中含有 4 个不相同的手性碳原子，具有 $2^4=16$ 个光学异构体。其中 8 个为 D 型，8 个为 L 型，构成 8 对对映体。在这些光学异构体中，自然界中存在的只有 D-(＋)-葡萄糖、D-(＋)-半乳糖、D-(＋)-甘露糖、D-(＋)-塔罗糖，其余的都需要人工合成，8 种 D-型己醛糖的费歇尔投影式如下：

D-(+)-阿洛糖　D-(+)-阿卓糖　D-(+)-葡萄糖　D-(+)-甘露糖

D-(–)-古罗糖　D-(–)-艾杜糖　D-(+)-半乳糖　D-(+)-塔罗糖

为书写方便，用费歇尔投影式表示糖的链状结构时，常用一根短线表示羟基，氢原子可省略；也可用“△”代表醛基（—CHO），“○”代表羟甲基（—CH_2OH）。例如：

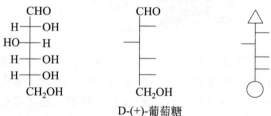

D-(+)-葡萄糖

2. 环状氧环式结构和变旋现象

D-葡萄糖在不同条件下结晶，可以得到两种物理性质不同的晶体。一种是在常温下从乙醇溶液析出的晶体，熔点为 146℃，比旋光度为＋112°；另一种是在 98℃以上从吡啶中析出的晶体，熔点为 150℃，比旋光度为＋18.7°。将这两种晶体分别溶于水后，它们的比旋光度都会逐渐变化，最终都增大或减小至恒定的＋52.5°。这种比旋光度发生变化的现象称为变旋现象。

课堂互动

请思考测定葡萄糖溶液的旋光度时，葡萄糖溶液能否现配制现用？

另外，从葡萄糖的链状结构来看，分子中含有醛基，能与 HCN 和羰基试剂发生类似醛的反应，但事实上，一般条件下它却与希夫试剂不发生显色反应；在无水酸性的条件下，只与 1 分子的甲醇反应。这些事实都无法用链状结构得到解释。

从醛、酮性质得知，醛与 1 分子醇加成生成半缩醛，γ-羟基醛、δ-羟基醛一般主要以环状半缩醛的形式存在。葡萄糖分子中同时存在着醛基和羟基，可发生分子内反应，生成环状的半缩醛结构，已经证实 X 射线衍射分析晶体单糖为环状结构。D-葡萄糖主要是以 C-5 上的羟基与醛基加成，生成六元环状半缩醛。戊糖和己糖通常以六元环或五元环的形式存在，当其以六元环形式存在时，与六元杂环吡喃相似，称为吡喃糖；以五元环形式存在时，与五元杂环呋喃相似，称为呋喃糖。

$$
\begin{array}{ccc}
\alpha\text{-D-吡喃葡萄糖} & \text{D-葡萄糖} & \beta\text{-D-吡喃葡萄糖} \\
[\alpha]_D=+112° & [\alpha]_D=+52.5° & [\alpha]_D=+18.7° \\
36.4\% & <0.01\% & 63.6\%
\end{array}
$$

D-葡萄糖由链状结构转变为环状结构时，醛基碳原子由非手性碳原子转变为手性碳原子，使得葡萄糖的环状半缩醛式有 2 种光学异构体，这 2 种异构体只是 C-1 构型不同，其他碳原子的构型完全相同，故称为端基异构体或异头体。C-1 上生成的羟基称为半缩醛羟基或糖苷羟基，通常将糖苷羟基与链状结构决定构型的 C-5 上的羟基同侧的称为 α-型，异侧的称为 β-型。在不同条件下可分别得到 α-D-(+)-吡喃葡萄糖和 β-D-(+)-吡喃葡萄糖结晶，它们在固态是稳定的，具有各自的熔点，但将其溶解于水中时，这两种环状结构均可以通过链状结构相互转变，比旋光度也相应随之改变，最后 3 种结构按一定比例同时存在形成动态平衡体系，该混合溶液比旋光度为 +52.7° 不再改变。凡是分子中具有环状半缩醛或半缩酮结构的糖都会产生变旋现象。

在 D-葡萄糖的平衡体系中，环状的半缩醛的比例>99%，所以只能与 1 分子甲醇脱水转变为缩醛。由于链状结构含量极少，葡萄糖与可逆性的亲核能力较弱的希夫试剂不容易反应。

3. 哈沃斯透视式

上述葡萄糖的环状半缩醛结构如果用费歇尔投影式表示，过长的碳氧键不能合理体现环的稳定性。为了更真实地表示单糖分子的环状结构，一般用哈沃斯（Haworth）透视式来表示。哈沃斯透视式的写法是先画 1 个横切纸平面的含 1 个氧原子的六元环，离我们视线近的（即纸平面的前方）用粗的楔形线，远的（即纸平面的后方）用细的实线。习惯上将氧原子写在六元环的后右上方，氧原子右下侧的碳原子为决定环状构型的碳原子（如葡萄糖为 C-1），从这个碳原子开始顺时针依次对环中碳原子编号，将糖费歇尔投影式中位于碳链左侧的原子或原子团写在环平面的上方（左上），位于碳链右侧的原子或原子团写在环平面的下方（右下）。D-型糖 C-5 上的羟甲基写在环平面上方，L-型糖上 C-5 的羟甲基写在环平面下方。半缩醛羟基与羟甲基处于环的异侧的为 α-型，在环的同侧的为 β-型。若无参照的羟甲基则以决定链状构型 D 或 L 的羟基为参照，半缩醛羟基与它同侧的为 α-型，异侧的为 β-型。例如：

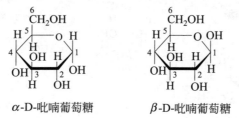

α-D-吡喃葡萄糖　　　β-D-吡喃葡萄糖

吡喃糖与环己烷相似，环中的原子实际并不在同一平面上，所以环状结构最合理的表达

式是构象式,最稳定的构象是椅式构象。吡喃葡萄糖的构象式如下:

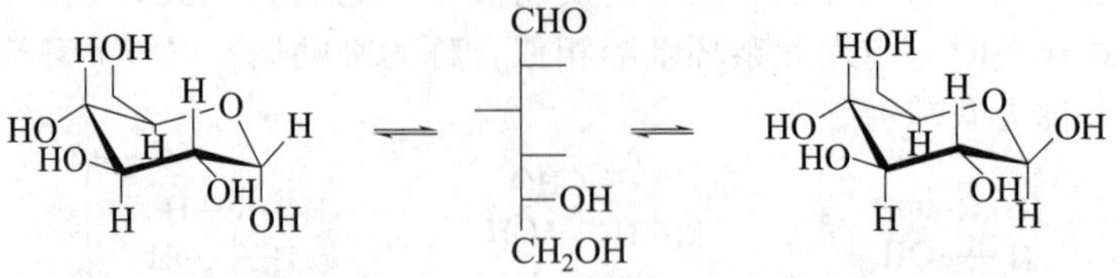

α-D-吡喃葡萄糖 ⇌ ⇌ β-D-吡喃葡萄糖

从构象式可以看出,在 β-D-吡喃葡萄糖中,所有大基团(—CH_2OH,—OH)都处于平伏键上,而在 α-D-吡喃葡萄糖分子中 C-1 上的糖苷羟基处在直立键上,故 β-D-吡喃葡萄糖比 α-D-吡喃葡萄糖稳定,与上述关于葡萄糖的互变平衡体系中,β-D-吡喃葡萄糖所占的比例大于 α-D-吡喃葡萄糖的结论相一致。

(二) 果糖的结构

1. 链状结构

果糖是己酮糖,分子式是 $C_6H_{12}O_6$,与葡萄糖互为同分异构体。其链状式结构为:

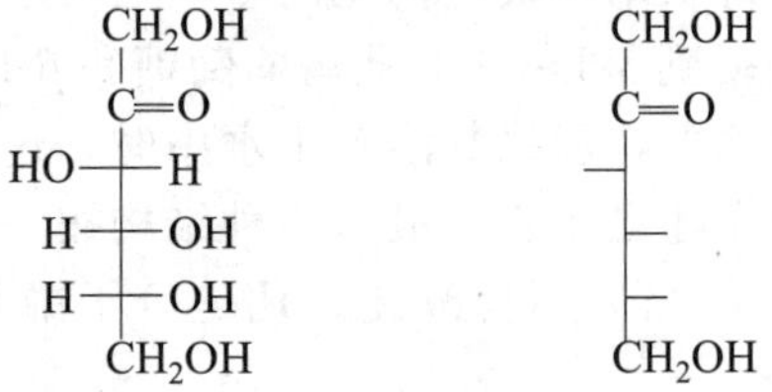

D-(−)-果糖

2. 哈沃斯透视式

与葡萄糖相似,果糖也主要以环状结构存在。果糖链状结构中的 C-5 或 C-6 上的羟基可以与酮基结合生成半缩酮,形成五元环呋喃型或六元环吡喃型两种环状结构的果糖,游离的果糖主要以吡喃型存在,结合态的果糖主要以呋喃型存在,如蔗糖中的果糖就是呋喃果糖。这两种环状结构都有各自的 α-型异构体和 β-型异构体,在水溶液中,同样存在链状结构与环状结构的互变平衡体系,因此,果糖也具有变旋现象,达到平衡时的比旋光度为 −92°。果糖的链状结构以及吡喃果糖、呋喃果糖的哈沃斯透视式互变平衡体系如下所示:

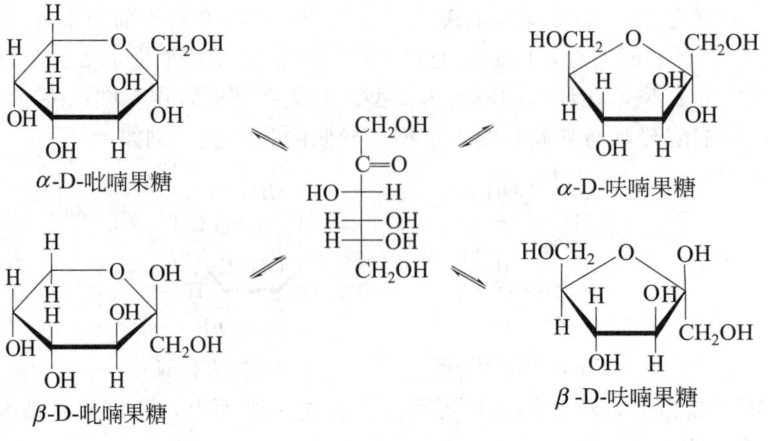

α-D-吡喃果糖 α-D-呋喃果糖

β-D-吡喃果糖 β-D-呋喃果糖

> **拓展阅读**　　　　**葡萄糖和果糖在医药、食品领域中的应用**
>
> 人体血液中的葡萄糖称为血糖，正常人血糖浓度为 3.9～6.1mmol·L^{-1}，低于此值，会患低血糖；高了或尿中出现葡萄糖时，可能患有糖尿病。因此，保持血糖浓度的恒定具有重要的生理意义。在医药上，葡萄糖作为营养剂，50g·L^{-1} 的葡萄糖溶液是临床上输液常用的等渗溶液，并有强心、利尿和解毒的作用。在制药、食品工业中，葡萄糖是重要原料，如葡萄糖是制备葡萄糖酸钙和维生素 C 的原料。
>
> 果糖和葡萄糖都能与磷酸作用形成磷酸酯，是人体内糖代谢的重要中间产物。果糖-1,6-二磷酸酯是高能营养性药物，有增强细胞活力和保护细胞的功能，可作为心肌梗死及各类休克的辅助药物。含有 42% 的果糖和 58% 的葡萄糖的这种混合物称为果葡糖浆或高果糖浆，它是用淀粉作原料生产出来的，不但成本低，还具有天然蜂蜜的香味，在食品工业中比果糖有更广的用途。

二、单糖的性质

单糖是无色晶体，有甜味，具有吸湿性，易溶于水，并能形成过饱和溶液（糖浆），难溶于乙醇等有机溶剂。单糖（除丙酮糖外）都具有旋光性，水溶液有变旋现象。

单糖是多羟基醛或多羟基酮，因此既具有醇和醛、酮的一般性质，又有处于同分子内相互影响而产生的特殊性质。另外，单糖在水溶液中以环状结构和链状结构的动态平衡体系存在，虽然链状结构的量很少，但可通过平衡移动而不断产生。所以，当发生化学反应时，根据加入试剂和反应部位的不同，有的是以链状结构，或以环状半缩醛（酮）结构参与反应。

（一）互变异构

单糖用稀碱溶液处理时，能形成 3 种异构体的平衡混合物。如用碱性处理 D-葡萄糖、D-甘露糖和 D-果糖任意一种糖，都会生成 3 种糖的互变平衡混合物。在碱性条件下，这 3 种糖可通过烯二醇中间体相互转化。

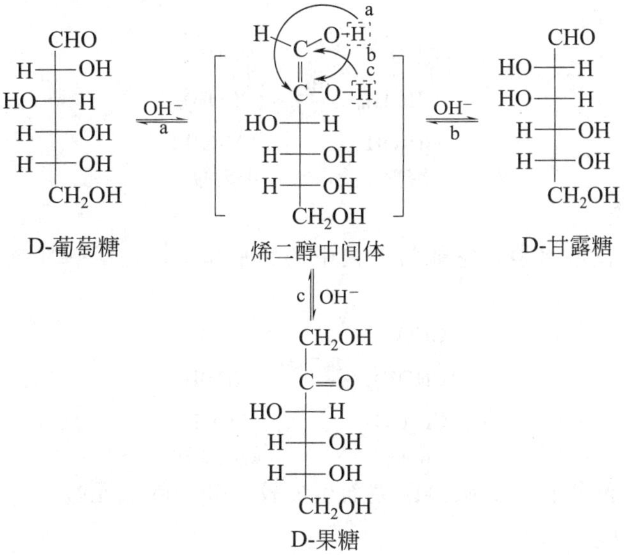

在含有 n 个手性碳原子的非对映异构体之间，只有一个手性碳原子的构型不同时，互称为差向异构体。D-葡萄糖和 D-甘露糖只是 C-2 构型不同，互称为 C-2 差向异构体，则它

们之间的转化又称为差向异构化。这种转化在体内酶的催化下，也可以实现。

课堂互动

取 2 支洁净试管，分别配制 2mL 托伦试剂，然后分别加入 5 滴 5％葡萄糖溶液和 5 滴 5％果糖溶液，摇匀。置于 60℃的水浴中加热 3～5min，请同学们分析 2 支试管中分别会出现什么现象并加以解释。

（二）氧化反应

1. 与托伦试剂、斐林试剂反应

单糖中醛糖或 α-羟基酮糖与弱氧化剂托伦试剂或斐林试剂发生氧化反应，分别生成银镜或砖红色的氧化亚铜沉淀。例如：

$$\text{醛糖} + [Ag(NH_3)_2]^+ \text{或} Cu^{2+}(\text{配离子}) \xrightarrow[\triangle]{OH^-} \text{糖酸(混合物)} + Ag(\text{或}Cu_2O)\downarrow$$

凡能被托伦试剂、斐林试剂氧化的糖称为还原糖，否则称为非还原糖。一般单糖都具有还原性，利用单糖的还原性可作为单糖的鉴别和定量测定。

拓展阅读　　班氏试剂的应用

班氏试剂是由硫酸铜、碳酸钠和柠檬酸钠配制成的蓝色溶液，与斐林试剂一样含有 Cu^{2+} 配离子，与糖发生氧化反应的规律也相同，但它比斐林试剂稳定，不需现用现配制，使用方便。临床上常用班氏试剂来检验糖尿病患者尿液中是否含有葡萄糖，并根据产生 Cu_2O 沉淀的颜色深浅以及量的多少来判断葡萄糖的含量。

2. 与溴水反应

溴水能将醛糖中的醛基氧化成为羧基，生成相应的醛糖酸。由于溴水是酸性氧化剂，酮糖不能异构化为醛糖，因此，溴水不能氧化酮糖。可利用溴水与醛糖或酮糖是否反应褪色来区分醛糖和酮糖。例如：

$$\begin{matrix} \text{CHO} \\ |\\ (\text{CHOH})_n \\ | \\ \text{CH}_2\text{OH} \end{matrix} \xrightarrow[\text{H}_2\text{O}]{\text{Br}_2} \begin{matrix} \text{COOH} \\ | \\ (\text{CHOH})_n \\ | \\ \text{CH}_2\text{OH} \end{matrix}$$

　　　醛糖　　　　　醛糖酸

3. 与稀硝酸反应

稀硝酸的氧化性比溴水强，它能将醛糖中的醛基和末位羟甲基都氧化为羧基而生成糖二酸。例如：

$$\begin{matrix} \text{CHO} \\ | \\ (\text{CHOH})_n \\ | \\ \text{CH}_2\text{OH} \end{matrix} \xrightarrow{\text{稀HNO}_3} \begin{matrix} \text{COOH} \\ | \\ (\text{CHOH})_n \\ | \\ \text{COOH} \end{matrix}$$

　　　醛糖　　　　　醛糖二酸

酮糖也可被稀硝酸氧化，经碳链断裂而生成较小分子的二元酸。

（三）成脎反应

单糖与等摩尔苯肼反应生成糖苯腙，当苯肼过量（1∶3）时，可将 α-羟基氧化成羰基，然后继续与苯肼反应生成糖脎。例如：

$$\begin{array}{c}\text{CHO}\\ \text{H}\!-\!\!\!-\!\text{OH}\\ \text{HO}\!-\!\!\!-\!\text{H}\\ \text{H}\!-\!\!\!-\!\text{OH}\\ \text{H}\!-\!\!\!-\!\text{OH}\\ \text{CH}_2\text{OH}\end{array} \xrightarrow{\text{PhNHNH}_2} \begin{array}{c}\text{CH}\!=\!\text{NNHPh}\\ \text{H}\!-\!\!\!-\!\text{OH}\\ \text{HO}\!-\!\!\!-\!\text{H}\\ \text{H}\!-\!\!\!-\!\text{OH}\\ \text{H}\!-\!\!\!-\!\text{OH}\\ \text{CH}_2\text{OH}\end{array} \xrightarrow{2\text{PhNHNH}_2} \begin{array}{c}\text{CH}\!=\!\text{NNHPh}\\ \text{C}\!=\!\text{NNHPh}\\ \text{HO}\!-\!\!\!-\!\text{H}\\ \text{H}\!-\!\!\!-\!\text{OH}\\ \text{H}\!-\!\!\!-\!\text{OH}\\ \text{CH}_2\text{OH}\end{array}$$

D-葡萄糖　　　　　　　　D-葡萄糖苯腙　　　　　　　D-葡萄糖脎

$$\begin{array}{c}\text{CH}_2\text{OH}\\ \text{C}\!=\!\text{O}\\ \text{HO}\!-\!\!\!-\!\text{H}\\ \text{H}\!-\!\!\!-\!\text{OH}\\ \text{H}\!-\!\!\!-\!\text{OH}\\ \text{CH}_2\text{OH}\end{array} \xrightarrow{\text{PhNHNH}_2(\text{过量})} \begin{array}{c}\text{CH}\!=\!\text{NNHPh}\\ \text{C}\!=\!\text{NNHPh}\\ \text{HO}\!-\!\!\!-\!\text{H}\\ \text{H}\!-\!\!\!-\!\text{OH}\\ \text{H}\!-\!\!\!-\!\text{OH}\\ \text{CH}_2\text{OH}\end{array}$$

D-果糖　　　　　　　　　D-果糖脎

糖脎是不溶于水的美丽黄色晶体（见图13-1），很稀的糖溶液加入过量苯肼加热即有糖脎析出。不同的糖脎晶形不同，成脎所需时间也不同，并各有一定的熔点，因此成脎反应常用于糖类化合物的定性鉴别。成脎反应仅发生在C-1和C-2上，对于含碳原子个数相同的单糖，如果除C-1或C-2外，其他碳原子的构型都相同时，则会生成相同的糖脎。例如，D-葡萄糖、D-甘露糖和D-果糖分别与过量苯肼反应可生成相同的晶形糖脎。或者说，只要单糖能形成相同的脎，那么，除C-1或C-2外，其他碳原子的构型必然相同，因此，成脎反应又可进行糖类化合物的构型确定。

（四）成苷反应

单糖环状结构中的半缩醛羟基即糖苷羟基较活泼，容易与一分子醇或酚等含羟基的化合

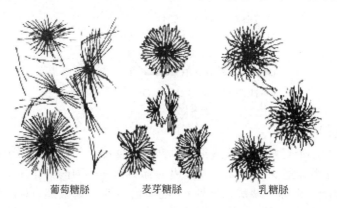

葡萄糖脎　　　麦芽糖脎　　　乳糖脎

图13-1　糖脎的晶体结构

物反应失水生成糖苷（缩醛），称为成苷反应。例如，D-葡萄糖在干燥氯化氢的条件下，可与甲醇作用，生成α-葡萄糖甲苷和β-葡萄糖甲苷的混合物。例如：

D-吡喃葡萄糖　　　　　　α-D-吡喃葡萄糖甲苷或β-D-吡喃葡萄糖甲苷

在糖苷中，糖的部分称为糖苷基，另一部分称为配糖基或苷元。糖苷基和配糖基通过氧

原子相连的键称为氧苷键，简称苷键。根据半缩醛羟基是 α-型或 β-型，相应的苷键将分为 α-苷键和 β-苷键两类。如 α-D-吡喃葡萄糖甲苷中，α-吡喃葡萄糖是糖苷基，来自甲醇的甲基是配糖基，形成的苷键为 α-苷键。

> **拓展阅读** 》》 **糖苷类化合物的药用价值**
>
> 糖苷类化合物在自然界分布很广，大多数具有生物活性，是许多中草药的有效成分之一。如从熊果的叶子萃取的熊果苷有杀菌消炎功效；有活血化瘀、凉血解毒功效的藏红花中的藏红花苦苷；蒲公英和槐花中的芦丁可用作预防高血压的辅助治疗剂等。 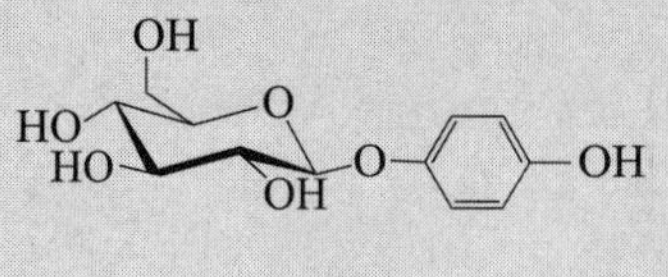
>
> 熊果苷 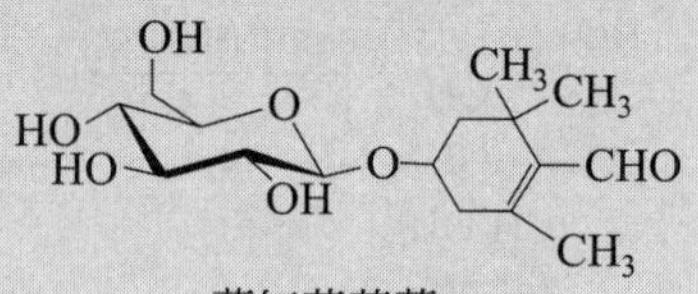　　　　　藏红花苦苷

由于糖苷分子中没有糖苷羟基，在水溶液中不能转变成链状结构，所以糖苷没有还原性，不能与托伦试剂、斐林试剂和班氏试剂发生氧化反应；不能与过量的苯肼成脎；也没有变旋现象。但在稀酸或酶的作用下，糖苷可水解生成原来的糖和配糖基部分，因此糖苷的水解产物具有还原性。

课堂互动

请问苦杏仁中含有苦杏仁苷，有止咳作用，但不能多食，你能明白其中的道理吗？

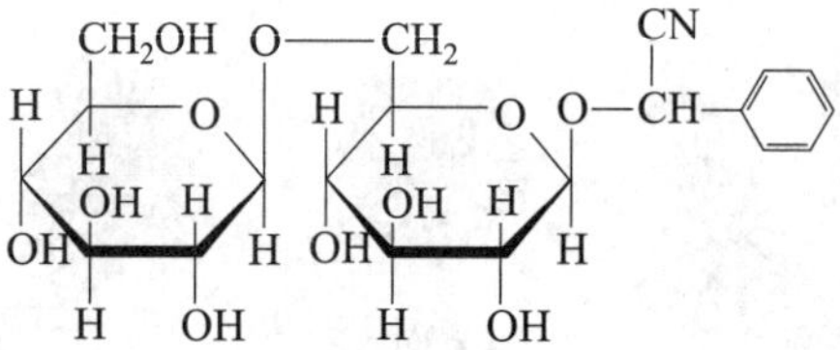

苦杏仁苷

（五）成酯反应

单糖分子中含有多个羟基可以被酯化，单糖的磷酸酯是体内重要的代谢和生物合成的中间体，具有重要的生物学意义。例如，人体内的葡萄糖在体内酶的作用下可与磷酸作用生成吡喃葡萄糖-1-磷酸酯（俗称 1-磷酸葡萄糖）、吡喃葡萄糖-6-磷酸酯（6-磷酸葡萄糖）或葡萄糖-1,6-二磷酸酯。例如：

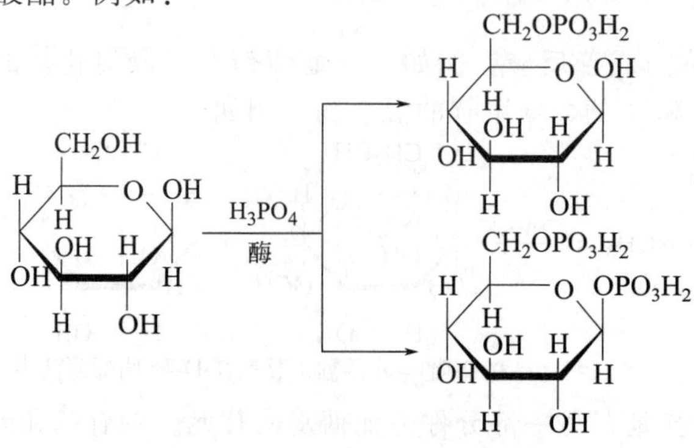

β-6-磷酸葡萄糖

β-1,6-二磷酸葡萄糖

（六）颜色反应

1. 莫立许（Molisch）反应

在糖的水溶液中加入α-萘酚的酒精溶液，然后沿试管壁缓慢加入浓硫酸，勿振摇，使密度较大的浓硫酸沉到试管底部，则在浓硫酸和糖溶液的交界面处很快会出现紫色环，该颜色反应称为莫立许反应。单糖、低聚糖和多糖都有此颜色反应，且反应很灵敏，常用于糖类的鉴别。

2. 塞利凡诺夫（Seliwanoff）反应

塞利凡诺夫试剂是间苯二酚的盐酸溶液，在酮糖（游离的酮糖如果糖或含有酮糖的双糖如蔗糖）的溶液中，加入塞利凡诺夫试剂，加热很快出现红色，此时醛糖溶液没有变化，从而将酮糖和醛糖区分开来。

> **课堂互动**
>
> 请说出葡萄和果糖的鉴别方法主要有哪些？

拓展阅读 >>>　重要的戊醛糖——D-核糖和D-2-脱氧核糖

D-核糖和D-2-脱氧核糖具有左旋性，在自然界均不以游离态存在，常与磷酸和一些有机含氮杂环结合而存在于核蛋白中，是组成核糖核酸（RNA）和脱氧核糖核酸（DNA）的重要组分之一，在细胞中起遗传作用，与生命现象有密切的关系。在核酸中核糖和脱氧核糖都是以β-型呋喃糖存在。

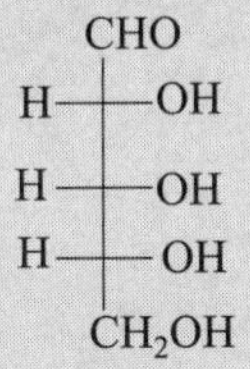

D-核糖　　β-D-呋喃核糖 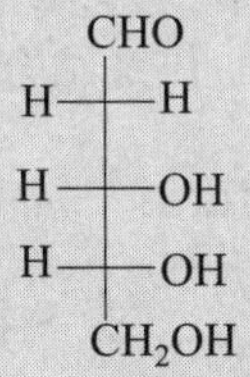　　D-2-脱氧核糖　　β-D-呋喃脱氧核糖

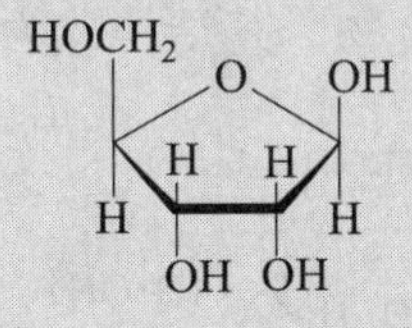

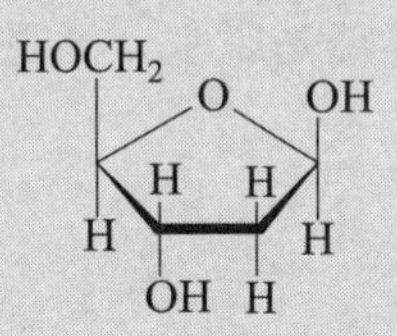

第二节　双糖

双糖是最简单的低聚糖，是由1分子单糖的半缩醛羟基与另1分子单糖的羟基脱水缩合后的产物，所以双糖其实也是糖苷。根据2分子单糖脱水方式的不同，可将双糖分为还原性双糖和非还原性双糖。

一、还原性双糖

由于双糖分子中的配糖基中仍保留有一个糖苷羟基，在溶液中可以开环为链状结构与环状结构的互变平衡体系，故此类双糖具有旋光性。这类双糖称为还原性双糖，能与托伦试剂、斐林试剂和班氏试剂发生氧化反应，可成脎和成苷。常见较重要的还原性双糖有麦芽糖和乳糖，它们的分子式都是 $C_{12}H_{22}O_{11}$。

1. 麦芽糖

麦芽糖主要存在于麦芽中，是淀粉在淀粉酶作用下的水解产物。麦芽糖为白色晶体，溶于水，甜度约为蔗糖的70％，是食用饴糖的主要成分，有营养价值，可用作糖果，也可用作细菌的培养基。

麦芽糖的结构可看成由 1 分子 α-D-吡喃葡萄糖 C-1 上的糖苷羟基与另 1 分子 α-D-吡喃葡萄糖 C-4 上的醇羟基脱水，通过 α-1,4-苷键结合的化合物。其结构式为：

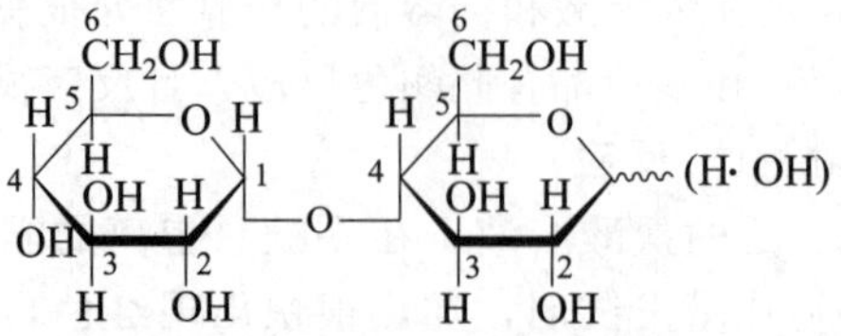

4-O-(α-D-吡喃葡萄糖基)-D-吡喃葡萄糖(麦芽糖)

麦芽糖分子中仍保留有 1 个糖苷羟基，在水溶液中存在 α-型和 β-型 2 种环状结构和链状结构的动态平衡体系，平衡时的比旋光度为 +136°。因此，麦芽糖是还原性双糖，能与托伦试剂、斐林试剂和班氏试剂等弱氧化剂反应，可成脎和成苷，具有变旋现象。在酸或酶的作用下，能水解生成 2 分子葡萄糖。

2. 乳糖

乳糖存在于哺乳动物的乳汁中，人乳中含 6%～8%，羊、牛乳中含 4%～6%。工业上可从乳酪的副产品乳清中得到。乳糖是白色晶体，微甜，水溶性较小，没有吸湿性，乳糖在食品工业中，用作婴儿食品及炼乳品种，是婴儿发育必需的营养物质；在医药上常用作散剂、片剂的矫味剂和填充剂。

乳糖的结构可看成由 1 分子 β-D-吡喃半乳糖 C-1 上的糖苷羟基与另 1 分子 D-吡喃葡萄糖 C-4 的醇羟基脱水，通过 β-1,4-苷键结合的化合物。其结构式为：

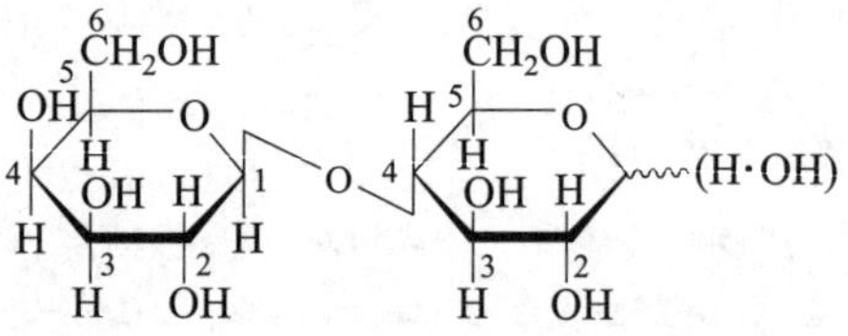

4-O-(β-D-吡喃葡萄糖基)-D-吡喃葡萄糖(乳糖)

乳糖分子中葡萄糖部分仍留有糖苷羟基，所以乳糖是还原性双糖，有变旋现象，链状与环状结构达平衡时比旋光度为 +53.5°。在稀酸或酶的作用下，乳糖水解生成半乳糖和葡萄糖。

二、非还原性双糖

蔗糖广泛分布在各种植物中，在甘蔗和甜菜中含量较高，故也有甜菜糖之称，食用糖中白糖、红糖就是蔗糖。它是白色晶体，熔点 186℃，甜度仅次于果糖，易溶于水，难溶于乙醇，具有右旋性，在水溶液中的比旋光度为 +66.7°。蔗糖在医药上主要用作矫味剂和配制糖浆。蔗糖高浓度时能抑制细菌生长，因此又可用作医药上的防腐剂和抗氧剂。将蔗糖加热到 200℃ 以上可得到褐色焦糖，常用于饮料和食品的着色剂。

通过 2 个糖苷羟基之间脱水缩合形成的双糖，分子中不再有糖苷羟基，也就失去了还原性，不能与托伦试剂、斐林试剂和班氏试剂等弱氧化剂反应，不成脎和成苷，没有变旋现象，这种双糖称为非还原性双糖。蔗糖为较重要的非还原性双糖，它的分子式是 $C_{12}H_{22}O_{11}$。蔗糖是由 1 分子 α-D-吡喃葡萄糖 C-1 上的糖苷羟基与 1 分子 C-2 上的糖苷羟基通过 1,2-苷键结合而成的双糖。其结构式为：

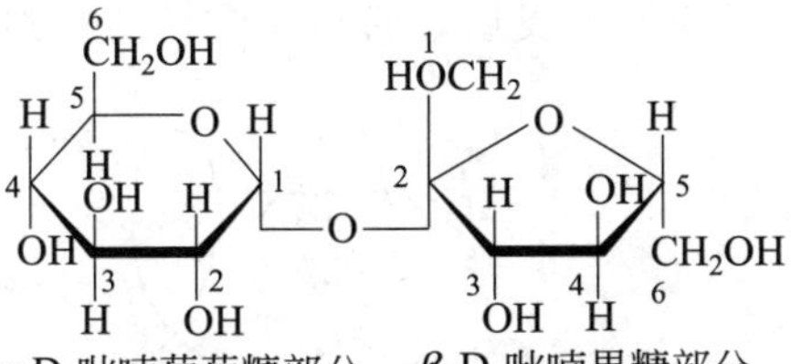

α-D-吡喃葡萄糖部分　β-D-吡喃果糖部分

蔗糖分子中无糖苷羟基，在水溶液中不能转变成链状结构，因而无变旋现象，无还原性，是非还原性双糖。蔗糖在酸或转化酶的作用下，水解生成等量的葡萄糖和果糖的混合物，具有左旋性，与水解前蔗糖的右旋性相反，所以将此混合物称为转化糖。转化糖比蔗糖要甜，蜂蜜中大部分是转化糖，它是由蜜蜂体内能催化蔗糖水解的酶即转化酶作用下得到的。

第三节　多糖

多糖是由成千上万个单糖分子之间通过苷键失水缩合而成的天然高分子化合物。由于多糖分子中的糖苷羟基几乎都被结合为苷键，因此，多糖的性质与单糖、双糖的性质有较大的区别。多糖大多为无定形粉末，没有甜味，大多数不溶于水，即便能溶于水也只能形成胶体溶液。多糖无还原性，不能生成糖脎，也没有变旋现象。在酸或酶的作用下，多糖可以逐步水解，水解的最终产物为单糖。

多糖在自然界分布极广，是生物体的重要组成部分，与生命活动密切相关，其中淀粉、纤维素和糖原较为重要。

一、淀粉和糖原

（一）淀粉

淀粉是无臭无味的白色粉末状物质，广泛存在于植物的茎、块根和种子中，是绿色植物光合作用的产物，是植物储存的营养成分之一，也是人类粮食的主要成分。淀粉是由 D-葡萄糖通过 α-苷键失水缩合而成。淀粉用热水处理后，可溶解部分为直链淀粉或可溶性淀粉；不溶而膨胀的部分为支链淀粉或胶淀粉。一般淀粉中含直链淀粉 10%～30%，支链淀粉 70%～90%。

1. 直链淀粉

直链淀粉存在于淀粉的内层，是由 1000～4000 个 α-D-吡喃葡萄糖通过 α-1,4-苷键结合而成的链状聚合物。直链淀粉的结构式如下：

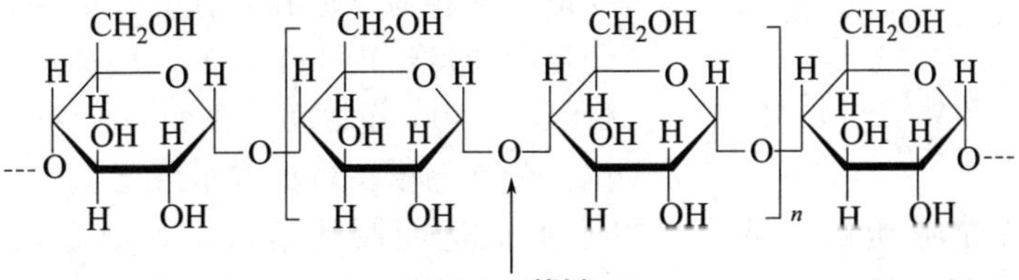

α-1,4-苷键

直链淀粉溶液遇碘显深蓝色，加热颜色消失，冷却后又复现。因为直链淀粉的空间结构并非直线型，由于分子内氢键的作用，有规律地卷曲成螺旋状（每一螺旋圈约含 6 个葡萄糖单位），而直链螺旋状结构中间的空穴恰好适合碘分子进入，依靠范德华力使碘与淀粉生成蓝色配合物（见图13-2）。此反应非常灵敏，常用于淀粉的鉴别。

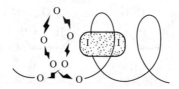

图13-2 淀粉-碘蓝色物质结构示意图

2. 支链淀粉

支链淀粉存在于淀粉的外层，组成淀粉的皮质。它是由20~30个α-D-吡喃葡萄糖单位通过α-1,4-苷键结合成的短链组成，短链之间又以α-1,6-苷键连接而形成高度分支化的多支链结构（见图13-3），比直链淀粉要复杂得多，相对分子质量比直链淀粉大，有的可达600万左右。支链淀粉的结构式如下：

淀粉在酸或酶的作用下可逐步水解，最后得到葡萄糖。

$$(C_6H_{10}O_5)_n \longrightarrow (C_6H_{10}O_5)_m \longrightarrow C_{12}H_{22}O_{11} \longrightarrow C_6H_{12}O_6$$
$$\text{淀粉} \qquad \text{糊精} \qquad \text{麦芽糖} \qquad \text{葡萄糖}$$

糊精是白色或淡黄色粉末，分子比淀粉小，但仍是多糖。溶于冷水，有黏性，用作黏合剂以及纸张、布匹的上胶剂。淀粉是发酵工业、制药工业的重要原料，在药物制剂中用作赋形剂。在分析化学上，淀粉用作指示剂。

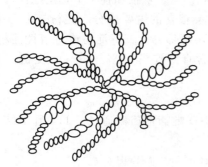

图13-3 支链淀粉分支状结构示意图

（二）糖原

糖原是在人和其他动物体内储存葡萄糖的一种多糖，又称动物淀粉或肝糖，主要存在于肝脏和肌肉中，因此糖原有肝糖原和肌糖原之分。糖原的结构与支链淀粉相似，但其支链更多更密，每隔8~10个葡萄糖单位就出现1个α-1,6-苷键，其相对分子质量在100万~400万之间，含6000~20000个D-葡萄糖单位。分支的增多可增大水溶度。

糖原是白色无定形粉末，可溶于热水形成透明胶体溶液，遇碘显红色。糖原在人体代谢中对维持人血液中的血糖浓度有着重要的调节作用。在胰岛素的作用下，当血糖浓度增高时，多余的葡萄糖就聚合成糖原储存于肝内；当血糖浓度降低时，肝糖原就分解成葡萄糖进入血液，以保持血糖浓度正常，为各组织提供能量。肌糖原是肌肉收缩所需的主要能源。

二、纤维素

纤维素是自然界中分布最广、存在量最多的多糖，它是植物细胞壁的主要成分。木材中含纤维素约为50%～70%，棉花是含纤维素最多的物质，含量高达90%以上。纯的纤维素常用棉纤维获得，脱脂棉、滤纸几乎是纯的纤维素制品。

图 13-4　纤维素的绳索状链结构示意图

纤维素是由成百上万个 β-D-葡萄糖分子通过 β-1,4-苷键结合而成的长链分子，一般无分支链，与链状的直链淀粉结构相似，但纤维素分子链相互间通过氢键作用形成绳索状（见图13-4）。纤维素的结构式如下：

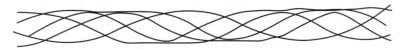

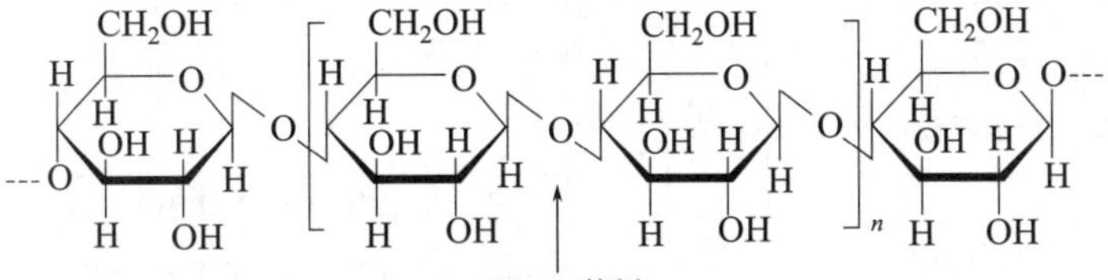

β-1,4-苷键

纤维素是白色物质，不溶于水，韧性很强，在高温、高压下经酸水解的最终产物是 β-D-葡萄糖。人体内的淀粉酶只能水解 α-1,4-苷键，不能水解 β-1,4-苷键，因此，纤维素不能直接作为人的营养物质。纤维素虽然不能被人体消化吸收，但有刺激胃肠蠕动、防止便秘、排除有害物质、减少胆酸和中性胆固醇的肝肠循环、降低血清胆固醇、影响肠道菌、抗肠癌等，所以食物中保持一定量的纤维素对人体健康是十分有益的。牛、马、羊等食草动物的胃中能分泌纤维素水解酶，能将纤维素水解成葡萄糖，所以纤维素可作为食草动物的饲料。纤维素的用途很广，可用于制纸，还可用于制造人造丝、火棉胶、电影胶片（赛璐珞）和硝基漆等。在药物制剂中，纤维素经处理后可用作片剂的黏合剂、填充剂、崩解剂、润滑剂和良好的赋形剂。

拓展阅读 》》　　抗癌佳品——香菇多糖

香菇多糖是从香菇中提取出来的有效活性成分，主要用于治疗胃癌、肝癌、肺癌及血液系统肿瘤，是一种兼有抑制肿瘤和提高免疫功能的多糖类生物反应调节剂。香菇多糖与化疗药物联合使用，有减毒、增效，并增强患者机体免疫功能的作用；香菇多糖还可对抗流感病毒，治疗结核杆菌感染性疾病，是一种特殊的生物活性物质。主要从食用香菇中摄取。其实香菇还含有丰富的不饱和酸、香菇嘌呤、卵磷脂、麦角甾醇和菌甾醇，大量的蛋白质，多种矿物质、维生素及膳食纤维等营养素，是集抗癌、抗病毒、降血压、降血脂、保肝和抑制血栓形成等多种功能于一身的超级健康食品。

第四节　氨基酸和蛋白质

分子中既含有氨基又含有羧基的化合物称为氨基酸。根据氨基和羧基的相对位置，氨基酸可分为 α-氨基酸、β-氨基酸、γ-氨基酸。组成蛋白质的20多种氨基酸绝大多数是 α-氨基酸（脯氨酸为α-亚氨基酸）。表 13-1 列出了一些常见的α-氨基酸，其中标有 * 号的 8 种氨基酸是在人体内不能合成，必须通过食物提供的"必需氨基酸"，其他的氨基酸可以利用其他物质在体内合成。应保证食物的多样化，人们不能偏食，才能获得人体必需的氨基酸。

表 13-1 一些常见的α-氨基酸

分类	名称	缩写符号 中文	缩写符号 英文	结构式	等电点
中性氨基酸	甘氨酸(glycine)（氨基乙酸）	甘	Gly	CH_2COOH 连 NH_2	5.97
	丙氨酸(alanine)（α-氨基丙酸）	丙	Ala	$CH_3CHCOOH$ 连 NH_2	6.00
	丝氨酸(serine)（α-氨基-β-羟基丙酸）	丝	Ser	$HOCH_2CHCOOH$ 连 NH_2	5.68
	半胱氨酸(cysteine)（α-氨基-β-巯基丙酸）	半胱	Cys	$HSCH_2CHCOOH$ 连 NH_2	5.05
	胱氨酸(cystine)（双-β-硫代-α-氨基丙酸）	胱	Cys-	$SCH_2CH(NH_2)COOH$ $SCH_2CH(NH_2)COOH$	4.8
	*苏氨酸(threonine)（α-氨基-β-羟基丁酸）	苏	Thr	$CH_3CHCHCOOH$ 连 OH 和 NH_2	5.7
	*蛋氨酸(methionine)（α-氨基-γ-甲硫基丁酸）	蛋	Met	$CH_3SCH_2CH_2CHCOOH$ 连 NH_2	5.74
	*缬氨酸(valine)（α-氨基-β-甲基丁酸）	缬	Val	$(CH_3)_2CHCHCOOH$ 连 NH_2	5.96
	*亮氨酸(leucine)（α-氨基-γ-甲基戊酸）	亮	Leu	$(CH_3)_2CHCH_2CHCOOH$ 连 NH_2	6.02
	*异亮氨酸(isoleucine)（α-氨基-β-甲基戊酸）	异亮	Ile	$CH_3CH_2CHCHCOOH$ 连 CH_3 和 NH_2	5.98
	*苯丙氨酸(phenylalanine)（α-氨基-β-苯基丙酸）	苯丙	Phe	$C_6H_5CH_2CHCOOH$ 连 NH_2	5.48
	酪氨酸(tyrosine)（α-氨基-β-对羟苯基丙酸）	酪	Tyr	$p\text{-}HOC_6H_4CH_2CHCOOH$ 连 NH_2	5.66
	脯氨酸(proline)（α-吡咯甲酸）	脯	Pro	（环状结构）COOH	6.30
	*色氨酸(tryptophane)[α-氨基-β-(3-吲哚)丙酸]	色	Try	（吲哚环）$CH_2CHCOOH$ 连 NH_2	5.80

续表

分类	名称	缩写符号 中文	缩写符号 英文	结构式	等电点
酸性氨基酸	天门氨酸(aspartic acid) (α-氨基丁二酸)	天门	Asp	$\text{HOOCCH}_2\text{CHCOOH}$ $\quad\quad\quad\quad\quad\ \ \|$ $\quad\quad\quad\quad\quad\text{NH}_2$	2.77
酸性氨基酸	谷氨酸(glutamic acid) (α-氨基戊二酸)	谷	Glu	$\text{HOOCCH}_2\text{CH}_2\text{CHCOOH}$ $\quad\quad\quad\quad\quad\quad\quad\ \|$ $\quad\quad\quad\quad\quad\quad\text{NH}_2$	3.22
碱性氨基酸	组氨酸(histidine) [α-氨基-β-(5-咪唑)丙酸]	组	His	(咪唑)-CH$_2$CHCOOH, NH$_2$	7.59
碱性氨基酸	*赖氨酸(lysine) (α,ω-二氨基己酸)	赖	Lys	$\text{H}_2\text{N(CH}_2)_4\text{CHCOOH}$ $\quad\quad\quad\quad\quad\quad\ \|$ $\quad\quad\quad\quad\quad\text{NH}_2$	9.74
碱性氨基酸	精氨酸(arginine) (α-氨基-δ-胍基戊酸)	精	Arg	$\text{H}_2\text{NCNH(CH}_2)_3\text{CHCOOH}$ $\quad\ \|\quad\quad\quad\quad\quad\quad\ \|$ $\quad\text{NH}\quad\quad\quad\quad\quad\text{NH}_2$	10.76

注:表中带"*"为营养必需氨基酸。

> **拓展阅读** >>> **人类必需的氨基酸的作用**
>
> 　　成人必需氨基酸的需要量约为蛋白质需要量的20%～37%,人体从食物摄取或补充氨基酸,促进青少年身体的生长、发育或中老年新陈代谢的营养需要,以保证身体健康。赖氨酸能促进大脑发育,是肝及胆的组成成分,能促进脂肪代谢,调节松果腺、乳腺、黄体及卵巢,防止细胞退化。蛋氨酸(甲硫氨酸)参与组成血红蛋白、组织与血清,有促进脾脏、胰脏及淋巴的功能。亮氨酸的作用是平衡异亮氨酸;异亮氨酸参与胸腺、脾脏及脑下腺的功能,脑下腺作用于甲状腺、性腺,调节身体生长及代谢。色氨酸能促进胃液及胰液的产生;苯丙氨酸参与消除肾及膀胱功能的损耗。苏氨酸有转变某些氨基酸达到平衡的功能;缬氨酸作用于黄体、乳腺及卵巢。

一、氨基酸的分类和命名

　　根据分子中氨基和羧基的数目不同,氨基酸又可分为中性氨基酸(氨基和羧基的数目相等)、酸性氨基酸(羧基的数目多于氨基)、碱性氨基酸(氨基的数目多于羧基)。氨基酸的系统命名法与羟基酸相似,即以羧酸为母体,氨基作为取代基来命名,氨基的位次习惯用希腊字母 α-、β-、γ- 来表示。氨基酸也常根据其来源或某些特性而采用俗名,如甘氨酸因具甜味而得名;胱氨酸最先得自尿结石;天门氨酸源于天门冬植物。

课堂互动

请命名下列化合物,并指出它们的类别属性(酸性、碱性或中性氨基酸)。

(1) CH_3CHCOOH
　　　$\ \ \ \ \ \ \ \ \|$
　　　$\ \ \ \ \ \ \text{NH}_2$

(2) $\text{H}_2\text{N(CH}_2)_4\text{CHCOOH}$
　　　$\quad\quad\quad\quad\quad\ \ \|$
　　　$\quad\quad\quad\quad\ \text{NH}_2$

(3) $\text{HOOCCH}_2\text{CHCOOH}$
　　　$\quad\quad\quad\quad\ \|$
　　　$\quad\quad\quad\text{NH}_2$

二、氨基酸的性质

α-氨基酸都是低挥发性的无色固体，熔点较高，一般在 200～300℃之间，加热至熔点易分解脱羧放出 CO_2，其中官能团可形成内盐的特殊结构是导致氨基酸具有低挥发性、高熔点和难溶于有机溶剂的主要原因。大多数能溶于水，均能溶于强酸、强碱溶液，难溶于乙醇（除甘氨酸、丙氨酸和亮氨酸）、乙醚、石油醚和苯等有机溶剂。有些 α-氨基酸具有甜味，例如，鸡蛋、鱼类和肉类的鲜甜味是由于甘氨酸的存在，谷氨酸的钠盐味道鲜美，制成"味精"作为食品的调味剂。除了甘氨酸，其他 α-氨基酸都具有旋光性，天然蛋白质水解得到的氨基酸都是 L-型。

氨基酸具有羧基和氨基的一般典型反应，同时，由于羧基和氨基的相互影响，使氨基酸还具有一些特殊的性质。

（一）氨基和羧基的反应

$$\text{RCHCOOH} \atop \text{NH}_2 \quad \begin{cases} \xrightarrow{HCl} & \text{RCHCOOH} \atop \text{NH}_3^+Cl^- \\ \xrightarrow{HNO_2} & \text{RCHCOOH} \atop \text{OH} + N_2\uparrow + H_2O \\ \xrightarrow{NaOH} & \text{RCHCOONa} \atop \text{NH}_2 + H_2O \\ \xrightarrow[H_2SO_4]{CH_3CH_2OH} & \text{RCHCOOCH}_2CH_3 \atop \text{NH}_2 + H_2O \end{cases}$$

α-氨基酸（除亚氨基酸如脯氨酸）都能与亚硝酸定量完成反应，根据释放出氮气的体积，可计算出氨基酸分子中氨基的含量，也可测定蛋白质或多肽分子中的游离氨基含量，此法称范斯莱克（Van Slyke）氨基测定法。

（二）特性

1. 两性电离和等电点

氨基酸分子中既含酸性的羧基又含碱性的氨基，故分子内酸性基团和碱性基团可以相互作用而形成内盐，内盐分子中既存在正离子，又有负离子，被称为两性离子或偶极离子。在水溶液中，氨基酸可以发生两性电离，解离出阳离子为碱式电离；解离出阴离子为酸式电离。

$$\underset{\substack{\text{阳离子}\\ pH<pI}}{\text{RCHCOOH} \atop \text{NH}_3^+} \underset{H^+}{\overset{OH^-}{\rightleftharpoons}} \underset{\substack{\text{两性离子(内盐)}\\ pH=pI}}{\text{RCHCOO}^- \atop \text{NH}_3^+} \underset{H^+}{\overset{OH^-}{\rightleftharpoons}} \underset{\substack{\text{阴离子}\\ pH>pI}}{\text{RCHCOO}^- \atop \text{NH}_2}$$

在纯水中，这 3 种离子的浓度并不相同。对于酸性溶液，氨基酸主要以阳离子形式存在；碱性溶液氨基酸主要以阴离子形式存在。在氨基酸水溶液加酸或碱，可以改变氨基酸的电离方向。故可调节溶液的 pH 到某一特定值，使得氨基酸的酸式电离和碱式电离程度相等，分子中的正、负离子的电荷数正好相等，氨基酸主要以电中性的偶极离子存在，在电场中既不向正极又不向负极移动，则将这个特定的 pH 称为氨基酸的等电点，常用 pI 表示。

等电点是氨基酸的一个重要的理化常数，不同结构的氨基酸等电点不同（见表 13-1）。中性氨基酸的 pI 为 5.0～6.5 之间（由于羧基的电离度略大于氨基的电离度，溶液中必须加入少量酸，来抑制羧基电离）；酸性氨基酸的 pI 为 2.8～3.2；碱性氨基酸的 pI 为 7.6～

10.8。在等电点时，氨基酸的溶解度最小，易从溶液中析出沉淀。因此，根据不同氨基酸具有不同的等电点这一特性，可通过调节溶液的 pH 使不同的氨基酸在各自的等电点时析出结晶，常用于分离精制氨基酸。

2. 脱羧反应

氨基酸在体外 $Ba(OH)_2$ 加热或体内酶的作用下，可脱羧生成伯胺。例如：

$$\underset{NH_2}{RCHCOOH} \xrightarrow[\triangle]{Ba(OH)_2} RCH_2NH_2 + CO_2\uparrow$$

在生物体内，氨基酸可在脱羧酶的作用下发生脱羧反应。如蛋白质腐败时，由精氨酸等发生脱羧反应生成 $H_2N(CH_2)_4NH_2$（丁二胺俗称腐胺）；由赖氨酸脱羧可得到 $H_2N(CH_2)_5NH_2$（戊二胺俗称尸胺）；由组氨酸脱羧后生成组胺，人体内的组胺过多，可引起过敏、发炎反应、胃酸分泌等，也可以影响脑部神经传导。

> **课堂互动**
>
> 请问当人食用了不新鲜的鱼后，为什么会出现中毒过敏现象？

3. 与茚三酮反应

α-氨基酸溶液与茚三酮的水合物共热，经过一系列反应，得到蓝紫色的化合物（含亚氨基的氨基酸如脯氨酸、羟脯氨酸与茚三酮呈黄色），该颜色反应称为 α-氨基酸的显色反应。这是鉴别 α-氨基酸最灵敏、最简便的方法。凡含有 α-氨酰基结构的化合物，如多肽和蛋白质都有此显色反应。例如：

水合茚三酮 + $H_2NCHCOOH$ (R) $\xrightarrow{\triangle}$ （蓝紫色产物） + $RCHO + CO_2\uparrow$

水合茚三酮　　　　　　　　　　（蓝紫色）

该反应中释放的 CO_2 量与氨基酸的量成正比，故又可用于氨基酸的定量分析。

> **拓展阅读》》 矿物质、微量元素的"搬运工"**
>
> 人体在补充了钙、铁、锌、硒等各种矿物质和微量元素后，需要氨基酸和蛋白质将它们搬送到身体各处。因此，氨基酸是人体内各种矿物质和微量元素的"搬运工"。如缺少氨基酸，这些微量元素和矿物质就不能被有效地送到人体的各个器官，仍然会导致体内矿物质和微量元素的缺乏。幼儿身体处于快速生长发育的阶段，对钙的需求量很大，补钙的同时一定要注意不能缺少氨基酸。注意饮食结构平衡，多吃蛋、奶、肉、鱼、大豆等。

三、多肽

肽是氨基酸分子之间通过氨基与羧基之间脱水缩合而形成的化合物。其中的酰胺键（—CONH—）称为肽键。例如：

$$H_2NCHC-OH + H-NCHCOOH \xrightarrow[\triangle]{-H_2O} H_2NCH-C-N-CHCOOH$$

肽键

由 2 分子氨基酸形成的肽称为二肽；如果 2 种不同的氨基酸，由于组合方式和排列顺序不同，形成的二肽有 2 种；3 种不同的氨基酸，形成的三肽有 6 种。例如，甘氨酸和丙氨酸形成的 2 种二肽，结构式如下：

$$\underset{\text{甘氨酰丙氨酸}}{H_2NCH_2\overset{O}{\overset{\|}{C}}NH\underset{\underset{CH_3}{|}}{C}HCOOH} \qquad \underset{\text{丙氨酰甘氨酸}}{H_2N\underset{\underset{CH_3}{|}}{C}H\overset{O}{\overset{\|}{C}}NHCH_2COOH}$$

3 个以上氨基酸由多个肽键结合起来形成的肽称为多肽，分子量高于 10^4 的多肽称为蛋白质，许多种氨基酸形成的多肽可达数千或上万个，这也是只有 20 几种 α-氨基酸就能形成数目十分巨大的蛋白质群的原因。

在肽分子中，通常将带有游离氨基的写在左端称为 N-端，将带有游离羧基的写在右端称为 C-端。多肽中的每个氨基酸单位称为氨基酸残基，氨基酸残基的数目等于成肽的氨基酸分子数目。命名肽时以 C-端氨基酸残基为母体，保留原名，从 N-端开始，将其他氨基酸残基的"酸"字改为"酰"字，依次列在母体名称前面。例如：

$$\underset{\text{丙氨酰甘氨酰天门氨酸}}{H_2N\underset{\underset{CH_3}{|}}{C}H\overset{O}{\overset{\|}{C}}NHCH_2CONH\underset{\underset{CH_2CH_2COOH}{|}}{C}HCOOH}$$

为了书写简便，也可用氨基酸的中文词头或英文缩写符号表示，氨基酸之间用"-"或"·"隔开。如上述三肽的名称可简写为丙-甘-天门或丙·甘·天门（Ala·Gly·Asp）。比较复杂的多肽一般只用俗名。

拓展阅读 >>> 人体生命的司令部——活性肽

活性多肽（HGH）是一种由人体脑下垂体分泌的具有特殊功能的肽，又称为人类生长素（HGH）。HGH 是由 191 个氨基酸组成，主要分布在神经组织和其他组织器官中。活性肽像一个自动运作的监视器，密切监视细胞的表达、复制过程。当细胞分裂、复制正常时，活性肽就保证细胞的正常分裂和蛋白质的正常合成；当细胞分裂出现错误时，活性肽就立即命令错误细胞的复制停下来并对它进行修复。活性肽能及时剪切、剪接和修复异常错误细胞，保证蛋白质的正常合成，保证人体处于健康状态。正是因为有了活性肽的存在才保证了生命体各种组织的正常生长，该合成时合成，该复制时复制，更关键是怎样合成和复制都要听活性多肽的指挥，因此活性肽为人体生命的"司令部"。补充活性多肽对防治心脑血管疾病、骨关节疾病、内分泌系统疾病、消化道疾病、糖尿病及肿瘤等具有很重要的意义。

四、蛋白质的分类和结构

蛋白质是由 20 多种 α-氨基酸通过肽键连接而成的高分子化合物。组成蛋白质的主要元素有 C、H、O、N、S。有些蛋白质还含有 Fe、Zn、Mn、P、I 等其他元素。任何生物样品中，1g 氮（N）存在于 6.25g 的蛋白质中，6.25 称为蛋白质系数，化学分析中，可通过测定生物样品中的氮含量来换算出其中蛋白质的大致含量。

1. 蛋白质的分类

蛋白质的结构复杂、种类繁多，一般按其化学组成不同可分为单纯蛋白质和结合蛋白质两大类。单纯蛋白质仅由 α-氨基酸组成，如乳清蛋白、蛋清蛋白、角蛋白和丝蛋白等；结合蛋白质由单纯蛋白质和非蛋白质（又称为辅基）两部分结合而成，如脂蛋白、糖蛋白、核蛋白和血红蛋白等。蛋白质水解后，除生成 α-氨基酸外，还有糖、脂肪、色素、含铁和磷化合物等；根据蛋白质的形状可分为球状蛋白和纤维蛋白；按生理功能可分为酶蛋白、激素蛋白、受体蛋白和调节蛋白等。

2. 蛋白质的结构

蛋白质的结构通常分为一级、二级、三级和四级结构，一级结构又称为初级结构或基本结构。由一条肽链组成的蛋白质只有一、二、三级结构，两条以上的才可能有四级结构。

蛋白质的一级结构是指蛋白质肽链中氨基酸残基的排列顺序。肽键在一级结构中的主键，蛋白质分子中有一条或多条多肽链，多肽链是蛋白质的基本结构。

蛋白质的空间结构是多肽链在自然状态下的存在构象，包括蛋白质的二、三、四级结构。氢键、二硫键、盐键（静电引力）、疏水键和范德华力等是维系和固定蛋白质空间结构的副键（图 13-5）。多肽链之间借助链内氢键的作用力，盘曲、折叠成 α-螺旋和 β-折叠，称为蛋白质的二级结构（图 13-6）。

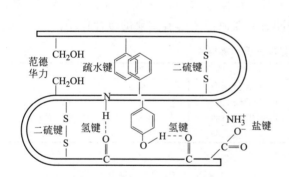

图 13-5 维系蛋白质空间结构的副键

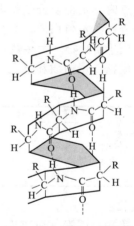

图 13-6 蛋白质的 α-螺旋结构

蛋白质分子结构在二级结构的基础上，主要通过疏水键等副键的相互作用，进一步盘曲折叠形成更稳定的三级结构。三级结构对蛋白质的性质和生理功能起着重要作用，多肽链折叠卷曲后会在分子表面形成某些具有生理功能的区域，如酶中心，图 13-7 为肌红蛋白的三级结构。蛋白质的四级结构是指由两条或多条具有三级结构的多肽链通过副键相互缔合而成的复杂空间结构，如图 13-8 为血红蛋白的四级结构。蛋白质结构的复杂性和差异性，决定了其特殊的理化性质和生物活性。

五、蛋白质的性质

蛋白质分子中存在着游离的羧基和氨基，所以具有一些与氨基酸相似的性质；同时由于蛋白质是高分子化合物，又具有一些特性。

1. 两性电离及等电点

蛋白质和氨基酸一样也是两性物质，也会发生两性电离，不同的蛋白质也具有不同的等

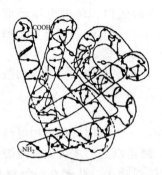
图 13-7 肌红蛋白的三级结构

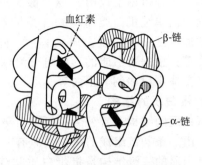
图 13-8 血红蛋白的四级结构

电点（如表 13-2）。蛋白质分子在水溶液中的电离情况如下：

$$P\diagup_{COOH}^{NH_3^+} \underset{H^+}{\overset{OH^-}{\rightleftharpoons}} P\diagup_{COO^-}^{NH_3^+} \underset{H^+}{\overset{OH^-}{\rightleftharpoons}} P\diagup_{COO^-}^{NH_2}$$

蛋白质阳离子　　　蛋白质两性离子　　　蛋白质阴离子
pH＜pI　　　　　pH＝pI　　　　　pH＞pI

等电点时，蛋白质分子呈电中性，其溶解度、黏度、渗透压和膨胀性都最小，可用于分离纯化和分析鉴定蛋白质。大多数蛋白质的 pI 在 5.0 左右，因此在人的体液和血液、组织液中（pH 约为 7.4），大多数蛋白质以负离子形式存在或与 Na^+、K^+、Ca^{2+} 和 Mg^{2+} 等阳离子结合成盐。蛋白质和蛋白质盐可组成缓冲对，在血液中起着重要的缓冲作用。

表 13-2　一些蛋白质的等电点

蛋白质	来源	pI	蛋白质	来源	pI
白明胶	动物皮	4.8～4.85	血清蛋白	马血	4.88
乳球蛋白	牛乳	4.5～5.5	血清球蛋白	马血	5.4～5.5
酪蛋白	牛乳	4.6	胃蛋白酶	猪胃	2.75～3.0
卵清蛋白	鸡卵	4.84～4.90	胰蛋白酶	胰液	5.0～8.0

2. 变性

受某些物理因素（如加热、高压、紫外光和超声波等）和化学因素（如强酸、强碱、有机溶剂、重金属盐和尿素等）的影响，蛋白质分子中空间结构发生改变，从而导致理化性质和生物活性随之变化，这种现象称为蛋白质的变性。变性的实质是维系蛋白质分子空间结构的副键受到破坏，使其正常的空间结构松弛。在温和条件下，蛋白质分子结构变化不大，一旦除去变性因素，蛋白质仍能恢复原有的性质，这种变性称为可逆变性；如尿素、氯化钠等引起蛋白质的变性。相反，如高温，Hg^{2+}、Pb^{2+}、Cu^{2+} 等重金属离子造成的蛋白质变性不可恢复，称为不可逆变性。

课堂互动

在医学上，利用放射线使癌细胞变性破坏用于癌肿瘤的放疗；高温、高压、紫外线和酒精使细菌或病毒的蛋白质变性凝固而死亡用于消毒灭菌；口服大量的蛋清或牛奶、豆浆使重金属与之生成不溶的变性蛋白质用于重金属中毒急救等。在药学上，中药提取时利用乙醇使浸出液中蛋白质变性沉淀而除去蛋白杂质。那么，请问具有生物活性的蛋白质（如酶、激素、抗血清和疫苗等）制备或保存时，为了不使其失活，应该注意些什么？

3. 沉淀

蛋白质是高分子化合物，分子颗粒直径范围为 $0.001 \sim 0.1 \mu m$，因此其水溶液具有胶体溶液的特性，如不能透过半透膜、电泳等。在通常情况下，蛋白质分子颗粒表面含有许多亲水基团（如氨基、羧基、羟基、巯基和肽键等），与水分子结合，形成水化膜，使蛋白质颗粒均匀分散在水中而难以聚沉；另外，蛋白质溶液在非等电点时，都带有相同的电荷，同性排斥，使蛋白质不易凝聚。即水化膜的存在和带有同种电荷是蛋白质溶液稳定的两个主要因素。

要使蛋白质凝聚沉淀，必须破坏蛋白质溶液稳定的两个因素。调节蛋白质溶液的 pH 至 pI，使蛋白质分子呈电中性，再加入适当的脱水剂除去水化膜，则蛋白质分子凝聚从溶液沉淀析出。沉淀蛋白质的方法有盐析（NaCl、Na_2SO_4）；加入脱水剂（乙醇、丙酮）、重金属盐（Hg^{2+}、Cu^{2+}、Pb^{2+}）和生物碱沉淀试剂（鞣酸、苦味酸）等。

4. 颜色反应

蛋白质分子中的肽键和氨基酸残基能与某些试剂生成有颜色的化合物。利用这些性质，可对蛋白质进行定性鉴定和定量分析。

（1）缩二脲反应　蛋白质在碱液中与硫酸铜溶液作用呈红紫色，称为缩二脲反应。

（2）茚三酮反应　蛋白质溶液与水合茚三酮溶液共热产生蓝紫色，称为茚三酮反应。

（3）黄蛋白反应　蛋白质分子中含有苯丙氨酸、色氨酸或酪氨酸等含苯环的氨基酸残基时，遇浓硝酸产生沉淀，再加热沉淀变为黄色，此反应称为黄蛋白反应。

（4）米伦反应　蛋白质分子中含有酪氨酸残基时，在其溶液中加入米伦（Millon）试剂（硝酸汞和硝酸亚汞的硝酸溶液）就会产生白色沉淀，再加热则变暗红色，该反应称为米伦反应。这是酪氨酸分子中酚基所特有的反应。

第五节　油脂

油脂是油和脂肪的总称，室温下呈液态的称为油，如花生油、豆油和芝麻油等，通常来源于植物；室温下呈固态或半固态的称为脂肪，如猪油、牛脂和羊脂等，通常来源于动物。油脂广泛存在于动植物体内，是生物维持生命活动不可缺少的物质。它是动物体内主要的能源物质，同时，对脂溶性维生素 A、维生素 D、维生素 E 和维生素 K 在体内的吸收起着十分重要的作用。

一、油脂的组成和结构

从化学结构和组成来看，油脂是甘油和 3 分子高级脂肪酸形成的酯类混合物。它的结构通式如下：

$$\begin{array}{l} CH_2O-\overset{O}{\overset{\|}{C}}-R \\ CHO-\overset{O}{\overset{\|}{C}}-R' \\ CH_2O-\overset{O}{\overset{\|}{C}}-R'' \end{array}$$

其中 R、R′、R″相同为单甘油酯，不同为混甘油酯，组成油脂的高级脂肪酸绝大多数是偶数碳原子直链的饱和羧酸和不饱和羧酸，其中以含 16 个和 18 个碳原子的为最常见。表 13-3 中是组成油脂常见的高级脂肪酸。在自然界存在的油脂中，大多为混甘油酯，天然油脂多是各种混甘油酯的混合物。含较多低级脂肪酸和不饱和脂肪酸的油脂，常温下一般为液态；含较多饱和高级脂肪酸的油脂，常温下一般为固态。

表 13-3　常见的高级脂肪酸

类型	名称	结构式
饱和脂肪酸	软脂酸(十六碳酸)	$CH_3(CH_2)_{14}COOH$
	硬脂酸(十八碳酸)	$CH_3(CH_2)_{16}COOH$
	花生酸(二十碳酸)	$CH_3(CH_2)_{18}COOH$
	巴西棕榈酸(二十四碳酸)	$CH_3(CH_2)_{22}COOH$
不饱和脂肪酸	油酸(9-十八碳烯酸)	$CH_3(CH_2)_7CH=CH(CH_2)_7COOH$
	亚油酸(9,12-十八碳二烯酸)	$CH_3(CH_2)_3(CH_2CH=CH)_2(CH_2)_7COOH$
	亚麻酸(9,12,15-十八碳三烯酸)	$CH_3(CH_2CH=CH)_3(CH_2)_7COOH$
	花生四烯酸(5,8,11,14-二十碳四烯酸)	$CH_3(CH_2)_3(CH_2CH=CH)_4(CH_2)_3COOH$
	EPA(5,8,11,14,17-二十碳五烯酸)	$CH_3(CH_2CH=CH)_5(CH_2)_3COOH$
	DHA(4,7,10,13,16,19-二十六碳六烯酸)	$CH_3(CH_2)_4(CH_2CH=CH)_6(CH_2)_2COOH$

拓展阅读 >> >>　　不饱和脂肪酸和脑黄金

　　分子中含有一个或多个双键的脂肪酸为不饱和脂肪酸。亚油酸、亚麻酸和花生四烯酸等不饱和脂肪酸在人体内不能合成，必须从膳食中摄取，对人体的生长和健康是必不可少的，被称为人体内的"必需脂肪酸"。可降低血中胆固醇和甘油三酯；是合成人体内前列腺素和凝血镁烷的前体物质；降低血液黏稠度，改善血液微循环；提高脑细胞的活性，增强记忆力和思维能力。二十六碳六烯酸（DHA）是从海洋鱼类及甲壳类动物体内所含的油脂中分离而得，是大脑所需要的营养物质，被誉为"脑黄金"。还具有抗衰老、降血脂、抗动脉粥样硬化、抗血栓等作用。食物中富含DHA的有大豆、鱼眼、鱼鳞等。

二、油脂的性质

　　纯净的油脂无色、无味、无臭，但一般油脂因能溶解色素和维生素常常有颜色和气味。油脂比水轻，不溶于水，易溶于有机溶剂。天然油脂没有固定的熔点和沸点。

　　油脂是脂肪酸的甘油酯，含不饱和脂肪酸的油脂中含有双键，所以油脂主要体现酯和碳碳双键的性质。

1. 皂化

　　油脂在酸、碱或酶作用下都能发生水解反应。如在碱性溶液下水解，生成1分子甘油和3分子高级脂肪酸盐。例如：

$$\begin{array}{c} CH_2O-\overset{O}{\underset{\|}{C}}-R \\ | \\ CHO-\overset{O}{\underset{\|}{C}}-R \\ | \\ CH_2O-\overset{O}{\underset{\|}{C}}-R \end{array} +3NaOH \xrightarrow{\triangle} \begin{array}{c} CH_2OH \\ | \\ CHOH \\ | \\ CH_2OH \end{array} +3RCOONa \text{（肥皂）}$$

　　日常使用的肥皂就是高级脂肪酸钠盐。因此，油脂在碱性溶液中的水解被称为皂化。1g油脂完全皂化所需要的氢氧化钾的质量（mg），称为皂化值，根据皂化值的大小，可以判断油脂的平均分子量。

拓展阅读 肥皂的乳化作用

常用的普通肥皂为硬肥皂，是指高级脂肪酸的钠盐，可作为洗涤用品；高级脂肪酸的钾盐肥皂为软肥皂，医药上常用软肥皂作为灌肠剂或乳化剂。肥皂分子的结构分为两部分：一部分是极性（的）易溶于水的亲水基（羧酸钠盐—COO⁻Na⁺），一部分是非极性（的）不溶于水的憎水基或亲油基（链状的烃基—R）。肥皂在洗涤时分子中的憎水烃基部分溶于污垢中的油滴中，而亲水部分则暴露在油滴外面分散于水中，这样每一滴油滴被许多肥皂分子包围着而悬浮在水中形成乳浊液，通过机械揉搓或水的冲洗，油滴就脱离纺织物进入水中，从而达到洗涤目的。这种油滴分散在肥皂水中的现象叫做乳化，具有乳化作用的物质叫做乳化剂（图 13-9）。

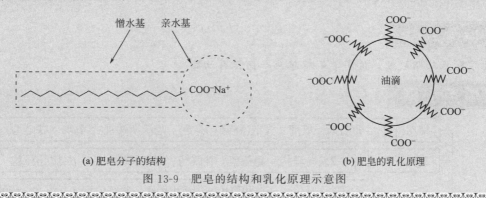

(a) 肥皂分子的结构　　　　　　(b) 肥皂的乳化原理

图 13-9　肥皂的结构和乳化原理示意图

2. 加成

含不饱和脂肪酸的油脂中含有双键，可以与氢、碘等发生加成反应。

（1）加氢　通常将油脂的氢化反应又称为油脂的硬化，含不饱和脂肪酸的油脂可通过催化加氢由液态变为固态或半固态，这种油脂为硬化油。硬化油较稳定，便于储存和运输，可作为制肥皂的原料。

（2）加碘　碘也可以与油脂中的碳碳双键发生加成反应。100g 油脂所能吸收碘的质量（g）称为碘值。根据碘值，可以判断油脂的不饱和程度。

3. 酸败

油脂在空气中放置过久，逐渐发生变质，产生难闻气味同时颜色加深，这种现象称为油脂的酸败。空气、光、热、水分和微生物都可以加速油脂的酸败。中和 1g 油脂中的游离脂肪酸所需要的氢氧化钾的质量（mg）称为油脂的酸值。酸值越大，说明油脂酸败程度越严重。

皂化值、碘值和酸值是油脂质量分析中的三个重要理化指标，国家对不同油脂的皂化值、碘值、酸值有一定的要求，符合国家规定标准的油脂才可供药用和食用。

拓展阅读 反式脂肪

油脂氢化分为全氢化和部分氢化，当油脂中所有双键都被氢化后，得到全氢化脂肪，用于制肥皂工业，部分氢化产品可用于食品工业中。

油脂经氢化后其稳定性增加，颜色变浅，风味改变，便于运输和贮运。但是多不饱和脂肪酸含量降低，脂溶性维生素被破坏，双键发生位移并产生反式异构体，即所谓"反式脂肪"，它是植物油经过氢化技术处理后形成的人造脂肪。与一般植物油成分相比，反式脂肪具有耐高温、不易变质、延长食品保质期等作用。自从20世纪初被发明之后，反式脂肪在日常生活中的使用范围极为广泛，例如用于油炸的油脂、起酥油、人造奶油，所涉及的食品包括烘焙糕饼类的点心、饼干、面包、蛋糕，油炸食物类的炸薯条、炸鸡、炸油条、速食面等。

据大量研究指出，由于人体的必需脂肪都是顺式构型，反式脂肪会降低人体有益的高密度脂蛋白的含量，增加有害的低密度脂蛋白，从而引发各种健康问题。经常食用反式脂肪含量高的食品，不但会引发肥胖，增加罹患心血管疾病的风险，还会破坏人体激素平衡，诱发心脑血管疾病、动脉粥样硬化，以及糖尿病、乳腺癌和老年痴呆症等疾病，因此要引起重视。尽管至今尚未有可用的科学数据，无法建立食品中反式脂肪的安全含量，但可以肯定的是，摄入反式脂肪越少，越有利健康。

课堂互动

为了防止油脂酸败，请同学们想想应如何储存油脂？

重点小结

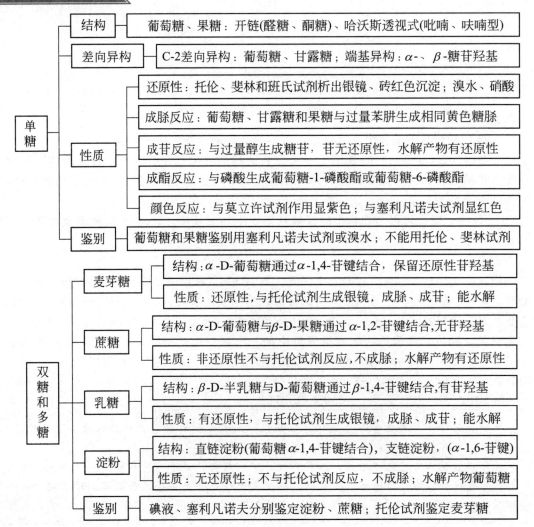

第十三章 生物有机化合物

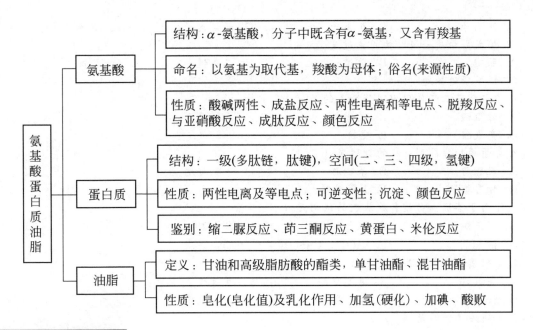

目标检测

一、选择题

（一）单项选择题

1. 下列试剂不能用于鉴别果糖和蔗糖的是（　　）。
  A. 托伦试剂　　　B. 斐林试剂　　　C. 班氏试剂　　　D. 塞利凡诺夫试剂

2. 下列具有还原性的化合物是（　　）。
  A. 葡萄糖苷　　　B. 纤维素　　　C. 果糖　　　D. 蔗糖

3. 下列能形成内盐的化合物是（　　）。
  A. CH_3CH_2COOH　　B. $\underset{Br}{CH_3CHCOOH}$　　C. $\underset{OH}{CH_3CHCOOH}$　　D. $\underset{NH_2}{CH_3CHCOOH}$

4. 临床上检验糖尿病患者尿液中葡萄糖的常用试剂是（　　）。
  A. 班氏试剂　　　B. 托伦试剂　　　C. 溴水　　　D. 苯肼

5. 油脂酸败的主要原因是（　　）。
  A. 加氢　　　B. 加碘　　　C. 氧化　　　D. 硬化

6. 氨基酸和蛋白质的共性是（　　）。
  A. 发生缩二脲反应　　B. 两性电离和等电点　　C. 含有肽键　　D. 可水解

7. 酒精消毒杀菌的原理是（　　）。
  A. 盐析　　　B. 溶解　　　C. 变性　　　D. 还原

8. 能使蛋白质沉淀的试剂是（　　）。
  A. 稀 HCl　　　B. $CuSO_4$ 溶液　　　C. 稀 NaOH　　　D. 稀 H_2SO_4

9. 血糖通常是指血液中的（　　）。
  A. 葡萄糖　　　B. 果糖　　　C. 半乳糖　　　D. 糖原

10. 下列关于油脂的叙述不正确的是（　　）。
  A. 油脂属于酯类　　B. 天然油脂没有固定的熔、沸点
  C. 是高级脂肪酸的甘油酯　　D. 油脂都不能使溴水褪色

11. 谷氨酸（pI＝3.22）在 pH＝5.30 的溶液中，主要存在的结构形式是（　　）。

219

A. 阳离子 B. 阴离子 C. 两性离子 D. 中性分子

12. 构成蛋白质一级结构的主键是（ ）。

A. 肽键 B. 氢键 C. 二硫键 D. 盐键

（二）多项选择题

1. 与水合茚三酮作用出现蓝紫色的是（ ）。

A. 甘氨酸 B. 葡萄糖 C. 血红蛋白
D. 亮氨酸 E. 淀粉

2. 与葡萄糖脎晶型一样的糖脎是（ ）。

A. 乳糖脎 B. 果糖脎 C. 半乳糖脎
D. 甘露糖脎 E. 麦芽糖脎

3. 能用于鉴别蛋白质和氨基酸的试剂是（ ）。

A. 茚三酮试剂 B. 米伦试剂 C. 浓 HNO_3
D. 稀 HCl E. NaOH，$CuSO_4$

4. 下列属于必需氨基酸的是（ ）。

A. 亮氨酸 B. 异亮氨酸 C. 丝氨酸
D. 赖氨酸 E. 精氨酸

5. 下列为单糖的是（ ）。

A. 葡萄糖 B. 果糖 C. 半乳糖 D. 乳糖
E. 核糖

6. 下列试剂能用于鉴别果糖和葡萄糖的是（ ）。

A. 托伦试剂 B. 斐林试剂 C. 稀硝酸 D. 溴水
E. 塞利凡诺夫试剂

二、完成下列反应式

1. 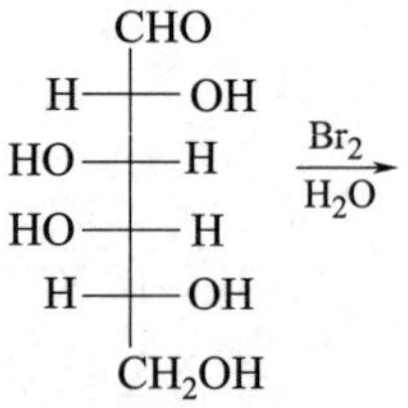
$$\begin{array}{c}CHO\\H-OH\\HO-H\\HO-H\\H-OH\\CH_2OH\end{array} \xrightarrow{Br_2/H_2O}$$

2.
$$\begin{array}{c}CHO\\HO-H\\HO-H\\H-OH\\H-OH\\CH_2OH\end{array} \xrightarrow{稀HNO_3}$$

3.
$$\begin{array}{c}CH_2OH\\C=O\\H-OH\\H-OH\\H-OH\\CH_2OH\end{array} \xrightarrow{PhNHNH_2(过量)}$$

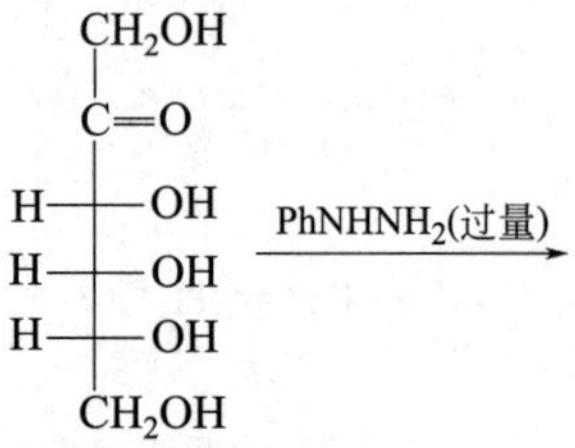

4. 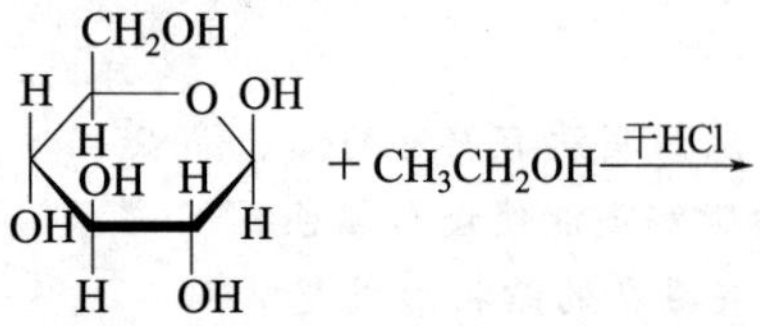 [吡喃型葡萄糖结构] + CH_3CH_2OH $\xrightarrow{干HCl}$

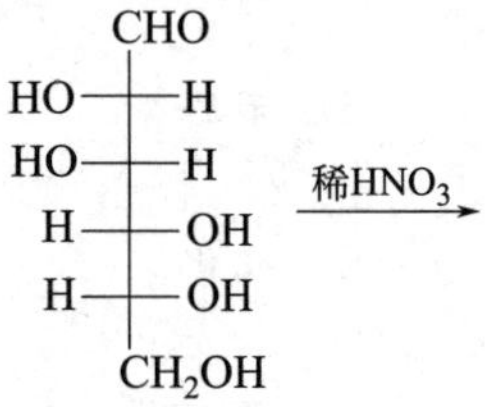

5. 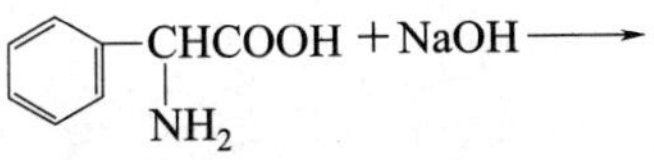 $\underset{NH_2}{\underset{|}{C_6H_5-CH}}-COOH + NaOH \longrightarrow$

6. 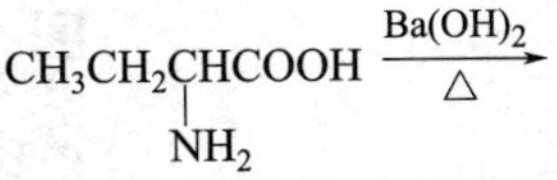 $\underset{NH_2}{\underset{|}{CH_3CH_2-CH}}-COOH \xrightarrow[\triangle]{Ba(OH)_2}$

7. 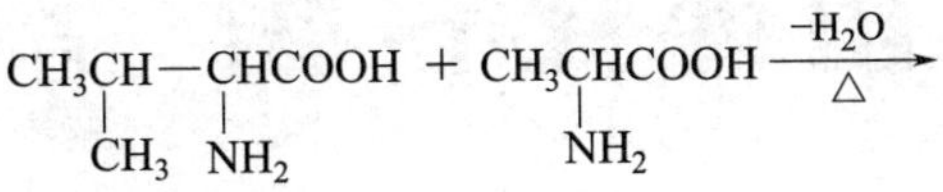 $\underset{CH_3\ \ \ NH_2}{\underset{|\ \ \ \ \ \ \ \ \ \ |}{CH_3CH-CHCOOH}} + \underset{NH_2}{\underset{|}{CH_3CHCOOH}} \xrightarrow[\triangle]{-H_2O}$

三、区分下列各组化合物

1. 葡萄糖、果糖、蔗糖
2. 麦芽糖、蔗糖、淀粉
3. 蛋白质、甘氨酸、色氨酸

四、推测结构

1. 有 3 种单糖与过量苯肼反应后，得到了相同的糖脎。其中一种单糖的链状费歇尔投影式为：

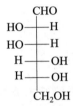

（1）写出另外两种糖的链状费歇尔投影式，并命名之。

（2）写出这 3 种糖的环状哈沃斯式（吡喃型和呋喃型）及它们的名称。

2. D-戊醛糖 A 经硝酸氧化后生成具有旋光性的糖二酸 B，A 通过碳链缩短反应得到丁醛糖 C，C 氧化后生成没有旋光性的糖二酸 D（内消旋体），试推测 A、B、C、D 的结构。

（卫月琴）

第十四章 萜类和甾体化合物

学习目标

知识要求

1. 掌握萜类和甾体化合物的基本结构特征。
2. 了解萜类和甾体化合物的分类及主要用途。

能力要求

1. 学会识别萜类和甾体化合物的类别。
2. 依据萜类和甾体化合物的结构推测其主要性质，并能了解它们的用途。

案例导入

案例 龙脑为透明六角形片状结晶，具有类似胡椒及薄荷的香气，能升华，但挥发性较小，不溶于水，易溶于乙醚、乙醇、氯仿等有机溶剂。龙脑具有发汗、镇痉、止痛等作用，是人丹、冰硼散、六神丸等药物的主要成分之一。

讨论 1. 龙脑属于什么类型的有机化合物？
2. 龙脑的结构是怎样的？化学名是什么？

萜类和甾体化合物广泛存在于自然界中，是一类重要的天然化合物，主要来源于动植物体和真菌内。萜类是许多植物香精油的主要成分，甾体化合物在动植物生命活动中起着极其重要的调节作用，与药物的关系非常密切。

有机化学与药学

萜类和甾体化合物是某些药用植物的有效成分，有的能直接用来治疗疾病，有的是合成药物的原料。例如，穿心莲内酯滴丸的主要成分是穿心莲内酯，为双环二萜，临床上用于治疗急性痢疾、胃肠炎、咽喉炎、感冒发热等；对乳腺癌、卵巢癌等具有良好疗效的紫杉醇也是萜类化合物。有的是甾体激素类药物或合成药物的原料，例如，可的松是肾上腺皮质激素类药物，主要应用于肾上腺皮质功能减退症的替代治疗，亦可应用于过敏性和炎症性疾病。

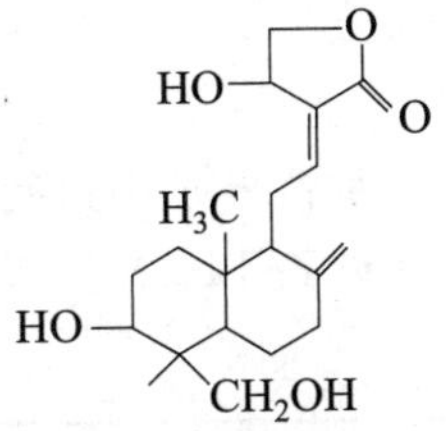

第十四章 萜类和甾体化合物

穿心莲内酯(抗炎药) 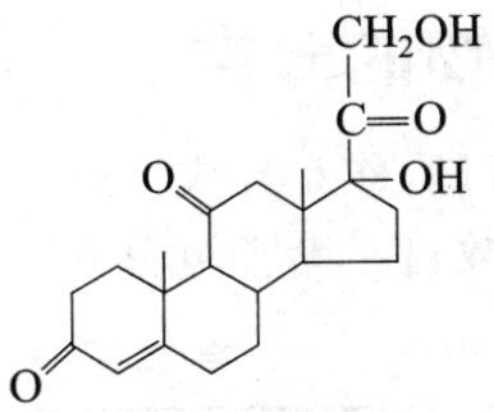　　可的松(抗过敏药)

第一节 萜类化合物

萜类化合物是挥发油（又称精油）的主要成分，存在于许多植物的花、果、叶、茎及根中，挥发油有挥发性，大多是芳香气味的油状物质，可随水蒸气蒸馏出来而又与水不相混溶，挥发油常有一定的生理活性，在临床上具有祛痰、止咳、发汗、抗菌、驱虫、祛风、镇痛等作用。其化学结构分属不同的类别，其中有些是萜类及其含氧衍生物，例如，罗勒油、柠檬油、薄荷油等均含有萜类化合物。

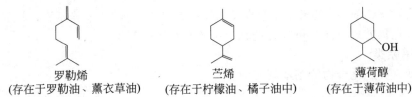

罗勒烯　　　　　　　　　苧烯　　　　　　　　　薄荷醇
(存在于罗勒油、薰衣草油)　(存在于柠檬油、橘子油中)　(存在于薄荷油中)

一、萜类化合物的结构

萜原意为"十"的意思，萜类化合物是指分子中碳原子数为 10 或 10 的倍数化合物。研究发现，萜类化合物分子中所含碳原子数实际上是 5 的倍数。例如，月桂烯存在于月桂油、黄柏油中，分子式为 $C_{10}H_{16}$，其结构可看作 $(C_5H_8)_2$，是指由 2 个异戊二烯单元由头尾连接而成；其他萜类化合物的分子结构也含有若干个异戊二烯单元且按一定方式相连接。

月桂烯　　　　　α-蒎烯　　　　　山道年

因此，萜类化合物是由若干个异戊二烯单元组成，可以用通式 $(C_5H_8)_n$（双键及氢原子的数目可以有差别）来表示，其碳架结构由异戊二烯单元以头-尾（或非头-尾），少数以头-头或尾-尾顺序连接而成，这个规律称为异戊二烯规则。异戊二烯的碳架通常表示为：

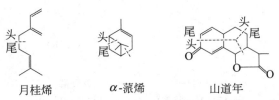

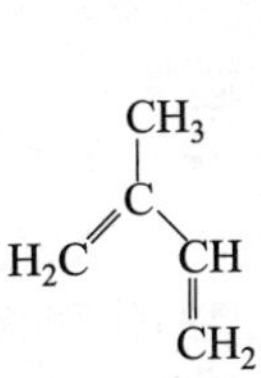

异戊二烯(2-甲基-1,3-丁二烯) 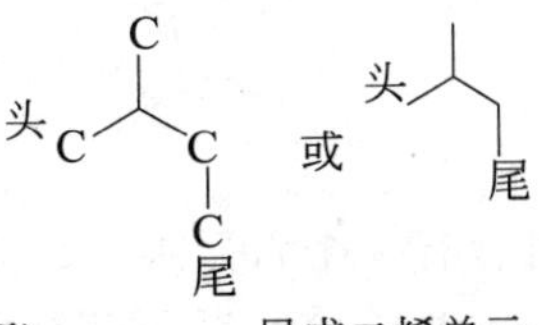　　　异戊二烯单元

二、萜类化合物的分类

萜类化合物的碳架可看作是异戊二烯的聚合体,对萜分子中进行异戊二烯单元划分,按其所含异戊二烯单元的数目,萜类可分为以下几类(见表 14-1)。

表 14-1 萜类化合物的分类

异戊二烯单元数目	碳原子数	类别	实例
2	10	单萜类	α-蒎烯、薄荷醇、冰片
3	15	倍半萜类	金合欢醇、愈创木薁、山道年
4	20	二萜类	丹参酮、维生素 A、紫杉醇
6	30	三萜类	甘草次酸
8	40	四萜类	胡萝卜素
>8	>40	多萜类	

萜类化合物也可以根据碳架的不同分为链状和环状,环状又分为单环、双环和多环等。

在自然界中,单萜或倍半萜化合物大多数是某些挥发油的主要成分;二萜、三萜或多萜类化合物则多为植物的树脂、皂苷或色素的主要成分。

(一)单萜类

单萜化合物 $(C_5H_8)_2$ 是指由 2 个异戊二烯单元组成,含 10 个碳原子,根据 2 个异戊二烯单元的相互连接方式不同,可分为链状、单环和双环单萜类。

1. 链状单萜类

链状单萜(类)化合物的基本碳架为:

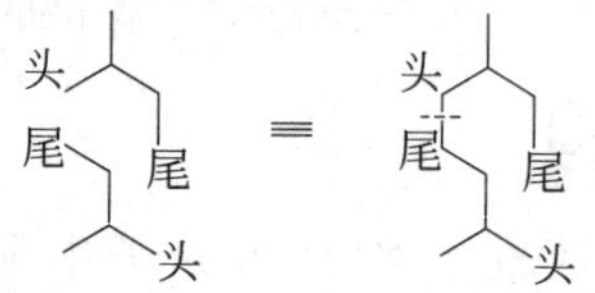

柠檬醛是开链单萜中最重要的代表物,柠檬醛又称香叶醛、橙花醛,是香茅属植物柠檬草挥发油的主要成分,广泛存在于柠檬草油、山苍子油和柑橘类叶油等中。柠檬醛分子式为 $C_{10}H_{16}O$,一般为无色或淡黄色的液体,具有强烈的柠檬香味,可用作香料,也是合成维生素 A 的主要原料;天然柠檬醛是 α-、β-两种顺反异构体的混合物。例如:

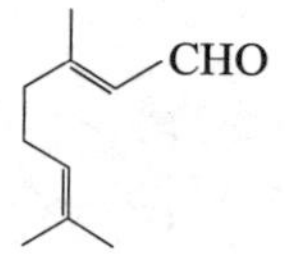

香叶醛
α-柠檬醛(E构型)

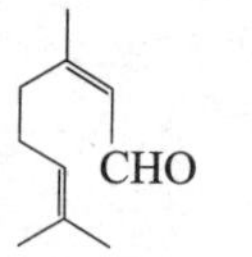

橙花醛
β-柠檬醛(Z构型)

2. 单环单萜类

单环单萜化合物的基本碳架为:

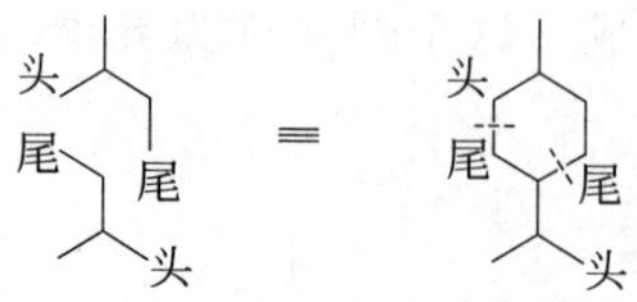

萜烷

单环单萜类分子中都含有一个六元碳环,薄荷醇是典型的代表物。薄荷醇又称薄荷脑、3-萜醇,是薄荷中薄荷油的主要成分,系由薄荷的叶、茎中所提取。薄荷醇分子式为 $C_{10}H_{20}O$,

为无色针状或白色晶体，其分子中含有 3 个不相同的手性碳原子，理论上应有 8 种旋光异构体，但天然薄荷醇中只有一种左旋体，比旋光度－48°。(－)-薄荷醇具有薄荷香气并有清凉作用，在医疗上用作杀菌清凉剂、祛风剂及防腐剂，是清凉油、人丹等的主要成分之一。皮肤科外用搽剂中也常加入薄荷醇，用以止痛止痒，薄荷醇还被添加到润喉糖、牙膏等食品或化妆品中。

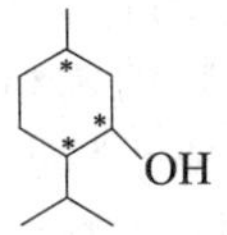

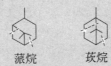

薄荷醇(3-莰醇) 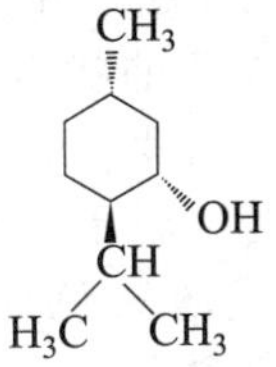　　　　(–)-薄荷醇

拓展阅读 》》　　重要的双环单萜类化合物

双环单萜化合物的基本碳架主要为：

蒎烷　　莰烷

双环单萜类分子中都含有两个碳环，其中一个是六元环，另一个可以是三元环、四元环或五元环。它们的某些不饱和衍生物如蒎烯型、莰烯型及其含氧衍生物广泛存在于植物中，其中最常见的化合物是 α-蒎烯、龙脑和樟脑，它们属于桥环化合物。例如：

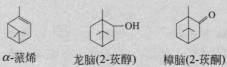

α-蒎烯　　龙脑(2-莰醇)　　樟脑(2-莰酮)

α-蒎烯存在于松木、针叶中，是松节油的主要成分，分子式为 $C_{10}H_{16}$，为无色透明液体，有树脂气味，松节油有局部止痛作用，是跌打药酒的成分。α-蒎烯又是合成冰片、樟脑等的重要原料。

龙脑又称 2-莰醇、冰片，主要存在于热带植物龙脑的挥发油中，分子式为 $C_{10}H_{18}O$，为无色片状晶体，有清凉气味，具有发汗、镇痉、止痛等作用，是复方丹参滴丸的成分之一，也是人丹、冰硼散等中药制剂的主要成分。

樟脑又称 2-莰酮，主要存在于樟树中，将樟树的枝、干、叶等切碎，用水蒸气蒸馏可得到樟脑。樟脑分子式为 $C_{10}H_{16}O$，为白色闪光晶体，樟脑制剂曾一度广泛用作强心药，是呼吸及循环系统的兴奋剂，对循环性虚脱或急性心功能衰竭者有效。樟脑易升华，有使人愉快的香味，有驱虫作用，常用作衣服的防蛀剂。

课堂互动

请你试着依据异戊二烯规则划分薄荷醇、冰片的异戊二烯单元。

（二）倍半萜类

倍半萜化合物 $(C_5H_8)_3$ 是指由 3 个异戊二烯单元组成，含 15 个碳原子，倍半萜是挥发油的主要成分，其含氧衍生物大多具有生物活性。例如：

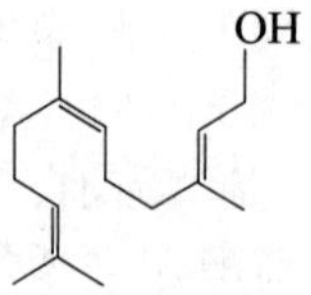

金合欢醇 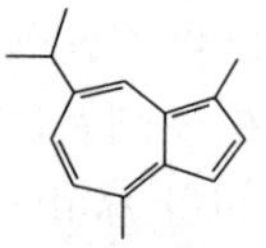　　　　　愈创木薁

金合欢醇又称法呢醇，属于链状倍半萜，天然金合欢醇存在于柠檬草油、香茅油等精油中，分子式为 $C_{15}H_{26}O$，为无色油状液体，具有特有的青香韵的铃兰花香气，纯度为 96% 以上的金合欢醇可作为铃兰、紫罗兰、素心兰香型香精的调和香料。

愈创木薁又称愈创蓝油烃，属于二环倍半萜，来源于杜鹃花科植物兴安杜鹃，分子式为 $C_{15}H_{18}$，是蓝色油状液体或浅蓝紫色片状结晶，有抗炎和兴奋子宫的作用，用作抗炎剂；也可用于治疗冻疮及促进伤口愈合。

（三）二萜类

二萜化合物 $(C_5H_8)_4$ 是指由 4 个异戊二烯单元组成，含 20 个碳原子，有链状、单环、双环、三环等多种结构。二萜类在自然界分布广泛，是植物的乳汁及树脂的主要成分，绝大多数不能随水蒸气蒸馏。例如：

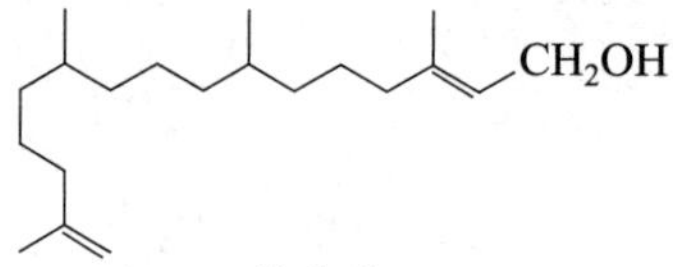

植物醇

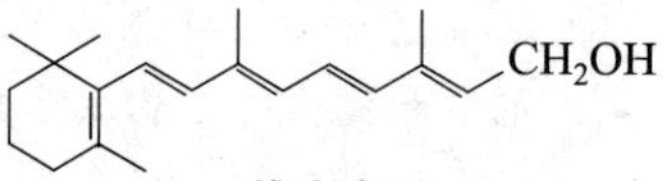

维生素A

植物醇又名叶绿醇，属于链状二萜。叶绿醇是叶绿素的一个组成部分，分子式为 $C_{20}H_{39}OH$，用碱水解叶绿素可得叶绿醇，叶绿醇是合成维生素 K_1 及维生素 E 的原料。

维生素 A 属于单环二萜，为淡黄色结晶，又叫视黄醇，主要存在于奶油、蛋黄和动物肝脏中，特别是鱼肝中含量更丰富。维生素 A 分子式为 $C_{20}H_{30}O$，是一种脂溶性维生素，是人与哺乳动物正常生长发育所必需的物质，如缺乏维生素 A 则发育不健全，皮肤粗糙，并能引起眼角硬化症、眼睛干燥和夜盲症。

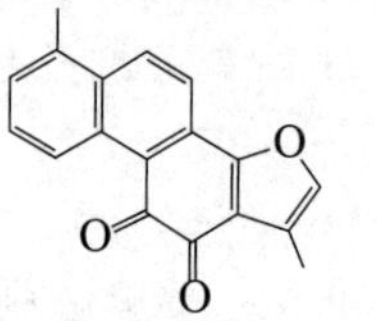

丹参酮Ⅰ 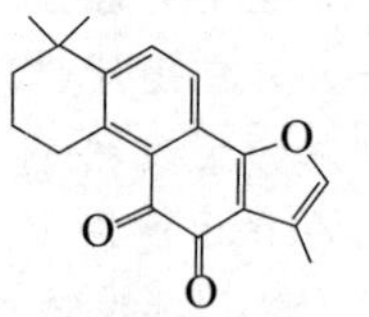　　　　　丹参酮ⅡA

丹参酮Ⅰ、丹参酮ⅡA 属于类似四环二萜，来源于双子叶植物唇形科丹参的根、茎中，是总丹参酮的主要成分，具有抗菌、消炎、活血化瘀、促进伤口愈合等多方面作用，丹参酮Ⅰ、丹参酮ⅡA 为棕红色或橘红色针状结晶，丹参酮ⅡA 的磺化产物丹参酮ⅡA 磺酸钠，临床上证明治疗心绞痛效果显著，是治疗冠心病的新药。

课堂互动

请你试着依据异戊二烯规则划分金合欢醇、愈创木薁、维生素 A 的异戊二烯单元。

（四）其他萜类

其他萜类化合物多为植物的树脂、皂苷或色素的主要成分，人参、甘草、桔梗、三七、茯苓等中药含有三萜类化合物，南瓜和胡萝卜中 α-胡萝卜素、β-胡萝卜素为四萜类化合物。三萜、四萜类化合物都有较强的生理活性。例如，α-胡萝卜素能抑制肺癌、肝癌及皮肤癌；而 β-胡萝卜素，它具有共轭多烯链结构，分子中碳链中间（虚线处）在酶的作用下发生断裂，可分解成 2 分子维生素 A，由于 β-胡萝卜素在体内显示出这种维生素 A 的活性，故称它为维生素 A 原，其结构式为：

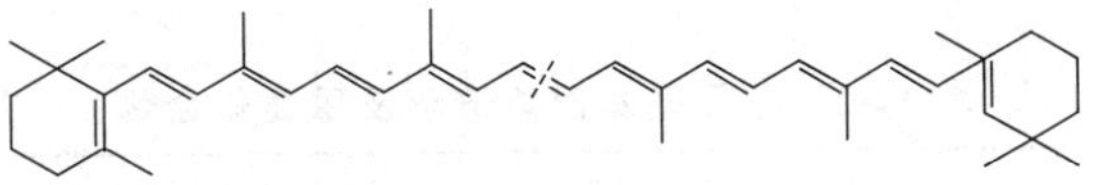

β-胡萝卜素

第二节　甾体化合物

甾体化合物是另一类重要的天然化合物，主要存在于动物体内，并具有一定的生理活性，对生物体的生命活动起着重要作用，与医药有着极为密切的联系。

一、甾体化合物的结构

甾体化合物结构很复杂，但它们都含有一个基本结构——甾烷，甾烷是由 3 个六元环和 1 个五元环稠合而成的环戊烷并多氢化菲，甾烷的基本骨架如下：

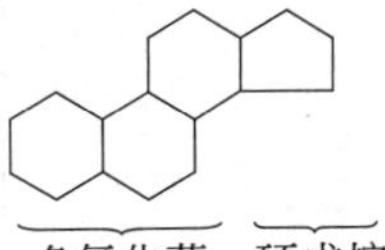

多氢化菲　环戊烷
（甾烷）

甾体化合物的"甾"是象形字，它形象地表示甾体化合物的结构特征，甾字中的"田"表示 A、B、C、D 4 个环，"巛"则表示环上的 C-10、C-13 及 C-17 上的 3 个侧链，其中 C-10、C-13 上的 2 个侧链通常是甲基，称为角甲基；C-17 上为烃基或取代烃基。甾体化合物的一般结构式为：

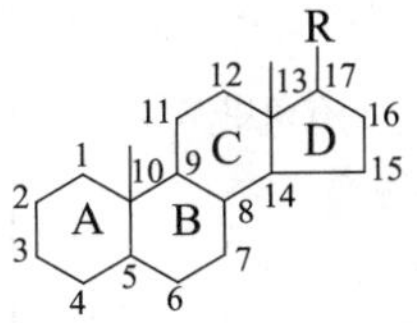

通常地，甾体化合物在 C-3、C-12 上连有羟基或酮基，环上饱和度不一，多数是甾烷或甾烯的含氧衍生物如胆固醇、胆酸等。

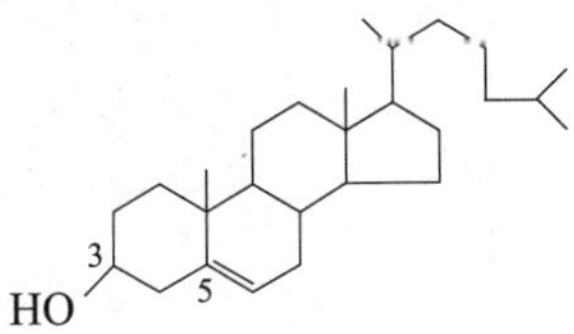

胆固醇 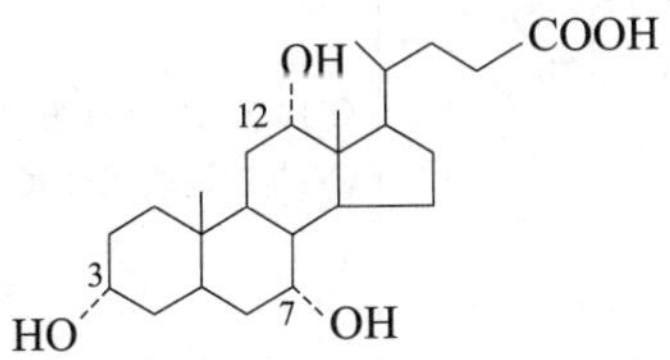　　　　　胆酸

二、甾体化合物的命名

用系统命名法命名时，首先是选择相应的甾烷母环作为母体，其次是取代基的位次、数目、名称及构型的标识，母环为甾烯时，或用"Δ"表示双键，并在"Δ"右上角标明双键的位次，实线连接的取代基为 β-构型，虚线则为 α-构型。常见基本甾体母环及重要化合物见表 14-2。

表 14-2　常见基本甾体母环及重要化合物

甾体基本母环	结构特征	实例
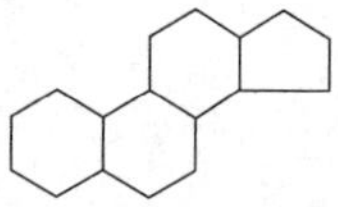 甾烷	C-10、C-13 上无角甲基 C-17 上无取代基	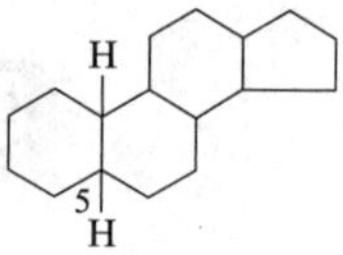 5β-甾烷
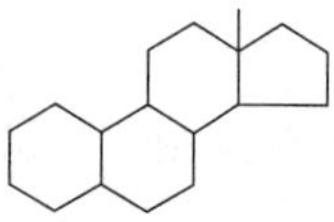 雌甾烷	C-10 上无角甲基 C-13 上有角甲基 C-17 上无取代基	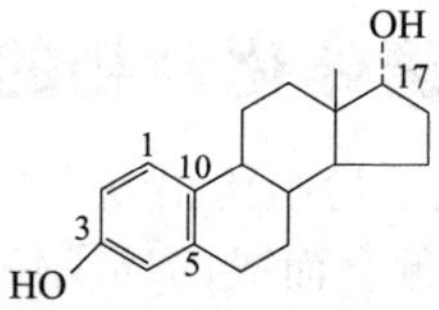 $3\beta,17\alpha$-二羟基雌甾-1,3,5-三烯
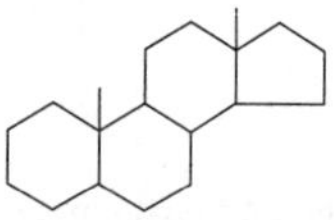 雄甾烷	C-10、C-13 上有角甲基 C-17 上无取代基	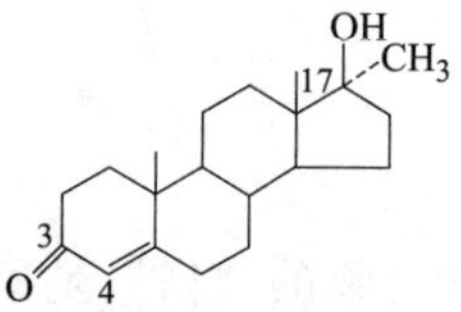 17α-甲基-17β-羟基-4-雄甾烯-3-酮
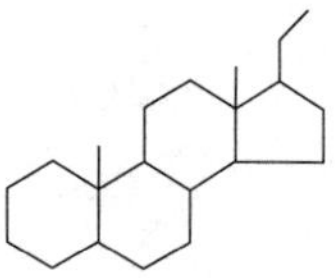 孕甾烷	C-10、C-13 上有角甲基 C-17 上是乙基	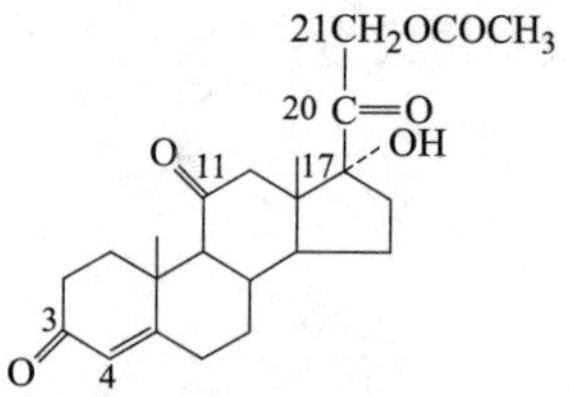 $17\alpha,21$-二羟基孕甾-4-烯-3,11,20-三酮-21-醋酸酯
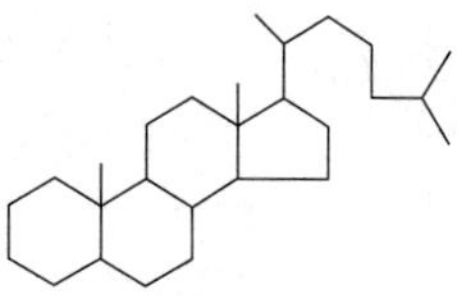 胆甾烷	C-10、C-13 上有角甲基 C-17 上是取代烃基	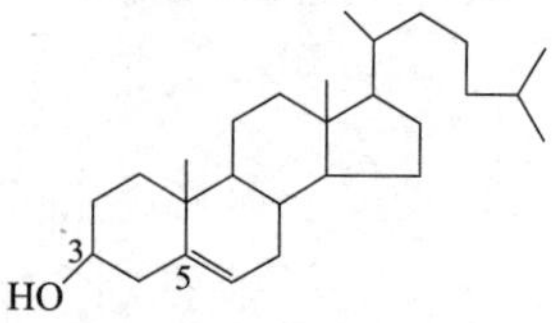 Δ^5-3β-羟基胆甾烯

续表

甾体基本母环	结构特征	实 例
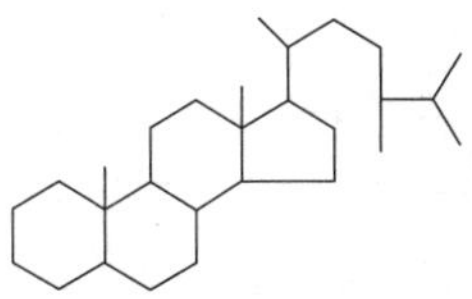 麦角甾烷	C-10、C-13 上有角甲基 C-17 上是取代烃基	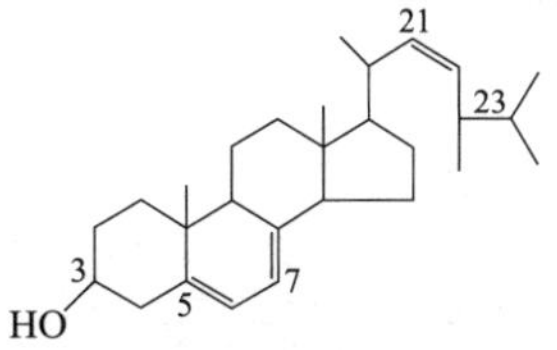 3β-羟基麦角甾-5,7,21-三烯

自然界的甾体化合物也常用其来源或性质的俗称。Δ^5-3β-羟基胆甾-5-烯来源于胆石俗称胆固醇，3α,7α,12α-三羟基胆甾酸来源于动物胆汁俗称胆甾酸。

课堂互动

请试着命名下列化合物。

1.

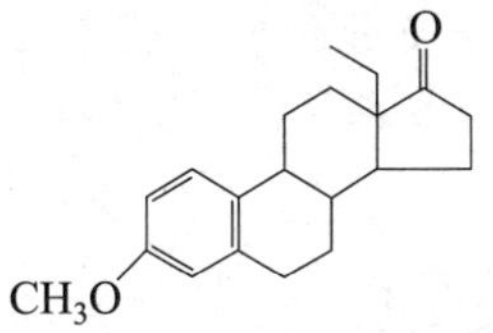

2.

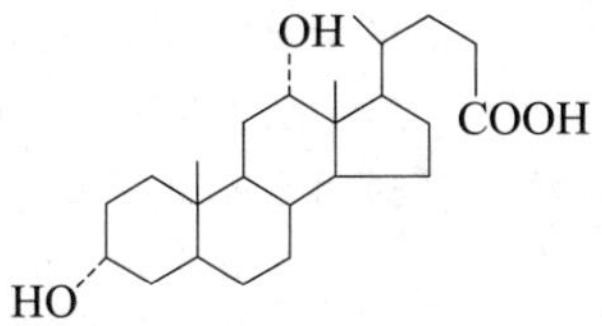

三、甾体化合物的分类

（一）甾醇类

甾醇又称为固醇，分布很广，通常以游离态或酯、苷的形式存在于动植物体内，天然甾醇在 C-3 上有 1 个羟基，且多数为 β-构型。

1. 胆甾醇

胆甾醇又称胆固醇，因最初从胆石中发现而得名。它是一种动物甾醇，广泛存在于动物的脂肪、血液和胆中，心、肝、蛋黄、鱼卵和蟹黄中含量也较多。胆固醇的基本母环是胆甾烷，其结构特征是 C-3 上连有 β 构型的羟基，C-5 与 C-6 间为双键，C-17 上连有 8 个碳原子的烷基，结构式如下：

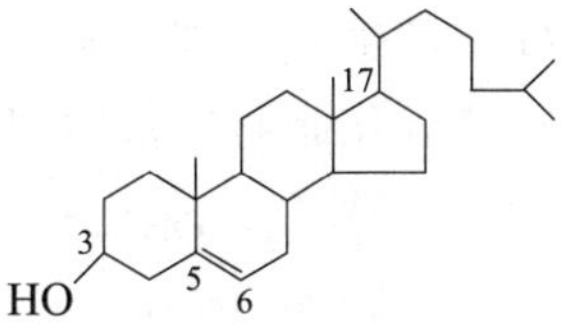

3β-羟基胆甾-5-烯(胆固醇)

胆固醇为无色或略带黄色的固体，不能被皂化。胆固醇对于生命来说非常重要，它不仅参与形成细胞膜，而且是合成胆汁酸、维生素 D 以及甾体激素的原料。胆固醇摄入多了，或血液中低密度胆固醇低，就容易引起高胆固醇血症，进而会形成冠状动脉粥样硬化性心脏病等所谓的"富贵病"。

2. 麦角甾醇

麦角甾醇又称麦角固醇，因其来源于酵母和麦角中而得名。麦角固醇是一种重要的植物甾醇，为白色片状或针状晶体，麦角固醇的基本母环是麦角甾烷，其结构特征是：C-3 上连

有 β-构型的羟基，C-5、C-7、C-21 处有 3 个双键，C-17 上连有 9 个碳原子的烯基，麦角甾醇受到紫外线照射时，发生一系列变化，B 环中的 C-8、C-9 间断键生成维生素 D_2，它们的结构式如下：

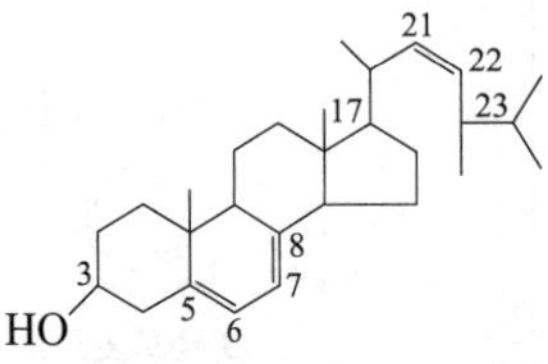

3β-羟基麦角甾-5,7,21-三烯(麦角固醇) 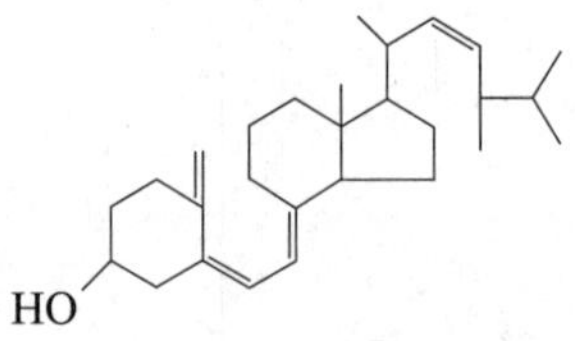　　　　维生素D_2

> **拓展阅读 》》》　　维生素 D 的来源及生理作用**
>
> 维生素 D 为固醇类衍生物，是一类抗佝偻病维生素的总称，其主要生理作用是能调节钙、磷代谢，促进骨骼正常发育，人体缺乏它时，便患软骨病（佝偻病），所以儿童需服用维生素 D，多晒太阳。维生素 D 属于动植物甾醇如 7-脱氢胆甾醇或麦角甾醇的开环衍生物，目前已知至少有 10 种维生素 D，其中活性较高的是维生素 D_2（麦角骨化醇）和维生素 D_3（胆骨化醇），它们是经麦角甾醇或 7-脱氢胆甾醇（以胆甾醇结构为基础，C-7 与 C-8 间为双键），在紫外线照射下，分别转化得到的，结构式如下：
>
> 3β-羟基胆甾-5,7-二烯(7-脱氢胆甾醇) 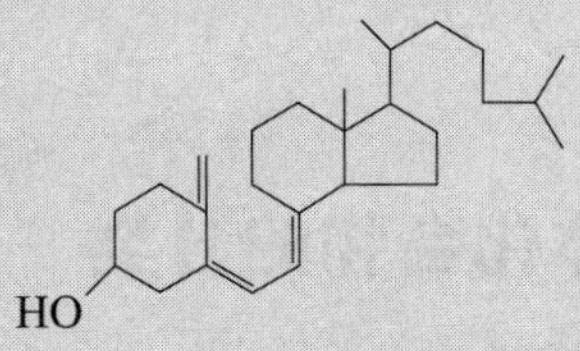　　　　维生素D_3 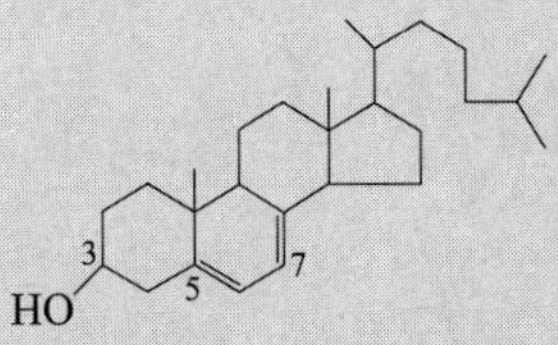

（二）胆甾酸类

胆酸、7-脱氧胆酸等来源于动物胆汁中，故称为胆甾酸，其中最重要的是胆酸，其次是 7-脱氧胆酸。胆酸的基本母环为胆甾烷，其结构特征是：分子中无双键，C-3、C-7 和 C-12 上连有 3 个 α-构型的羟基，C-17 上连有 5 个碳原子的侧链，链端为羧基。胆酸为白色或类白色粉末，在动物胆汁中分别与甘氨酸、牛磺酸（$H_2NCH_2CH_2SO_3H$）等结合形成胆汁酸，大部分胆汁酸以甘氨胆酸或牛磺胆酸钠盐或钾盐形式存在，胆汁酸是胆汁的重要成分，在脂肪代谢中起着重要作用，胆汁盐能乳化脂肪，帮助和促进脂肪在小肠内消化与吸收。

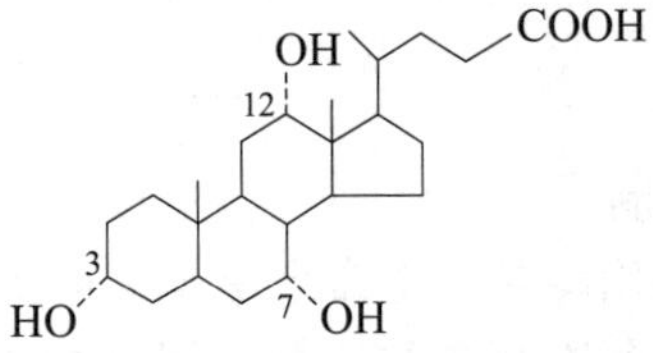

3α,7α,12α-三羟基胆甾酸(胆酸) 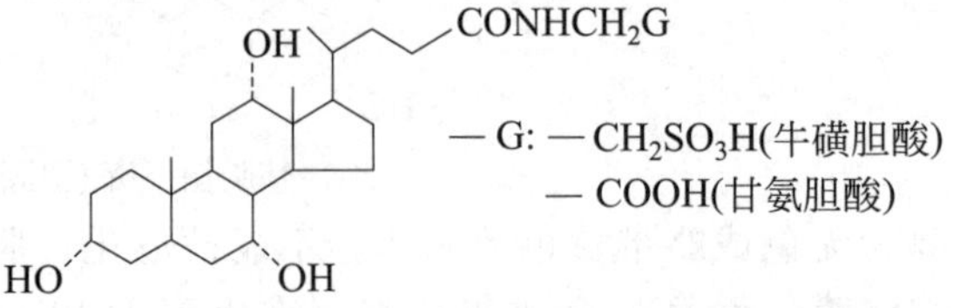　　　　牛磺胆酸(或甘氨胆酸)

—G：—CH_2SO_3H(牛磺胆酸)
—　　　—COOH(甘氨胆酸)

（三）甾体激素类

甾体激素又称类固醇激素，是在研究哺乳动物内分泌系统时发现的内源性物质，它们在维持生命活动、性功能及免疫调节、皮肤疾病治疗等方面有明确的作用。根据来源，甾体激素可分为肾上腺皮质激素和性激素两类。

第十四章 萜类和甾体化合物

1. 肾上腺皮质激素

肾上腺皮质激素是由肾上腺皮质分泌的激素。按其生理功能不同，可分为两类，一类是盐皮质激素如醛固酮，这类激素的生理功能主要是促使体内保留钠离子及排出过多的钾离子，调节水盐代谢，维持电解质平衡；另一类是糖皮质激素如皮质酮、可的松，这类激素的生理功能主要是抑制糖的氧化，促进蛋白质转化为糖，升高血糖，调节糖代谢等。肾上腺皮质激素在结构上有相似之处，它们的基本母环为孕甾烷，结构特征是：C-3 为酮基，C-4 与 C-5 间为双键，C-17 上都连有 1 个羟基乙酰基（—COCH$_2$OH），C-13 醛固酮为醛基，皮质酮则为角甲基。例如：

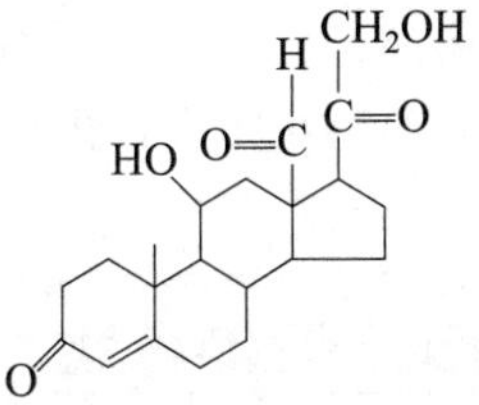

醛固酮 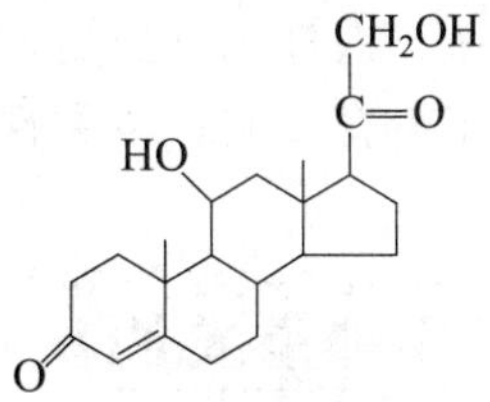　　　　　　皮质酮

目前使用的肾上腺皮质激素药物，临床多用作治疗皮肤病、风湿性关节炎，以及控制中毒感染等。可的松及氢化可的松具有减轻炎症及过敏反应，对氢化可的松的改性及构效关系的研究，又研制出了比氢化可的松抗炎能力强的药物，氟氢可的松的抗炎作用为氢化可的松的 15 倍，强的松龙、泼尼松龙为 4～5 倍。例如：

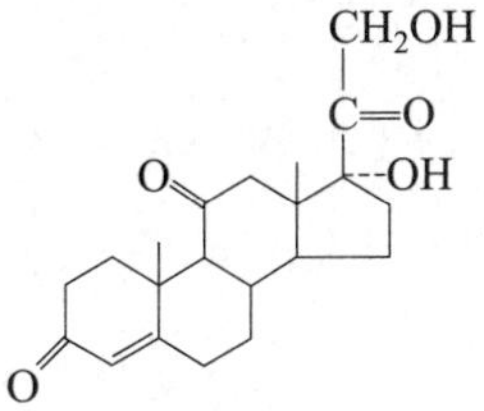

可的松 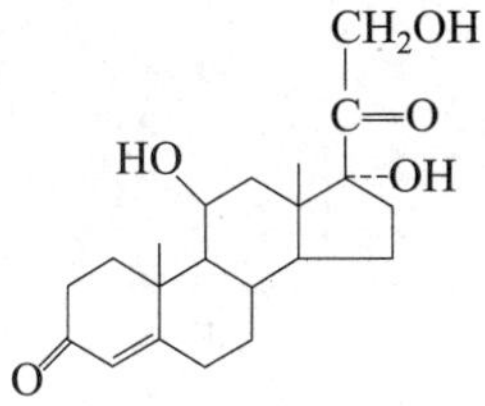　　　　氢化可的松 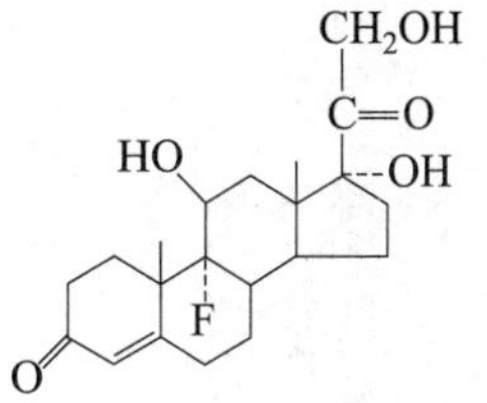　　　　氟氢可的松

2. 性激素

性激素是由性腺（睾丸、卵巢）分泌，具有促进性器官成熟、第二性征发育及维持性功能等生理作用，分为雄性激素和雌性激素两类。

（1）雄性激素　雄性动物睾丸分泌睾丸酮的雄性激素。雄性激素的基本母环为雄甾烷，结构特征为：C-3 为酮基，C-10、C-13 有角甲基，C-17 上连有羟基或酮基（无取代烃基），睾丸酮是自然界生理活性最强的雄性激素，结构式如下：

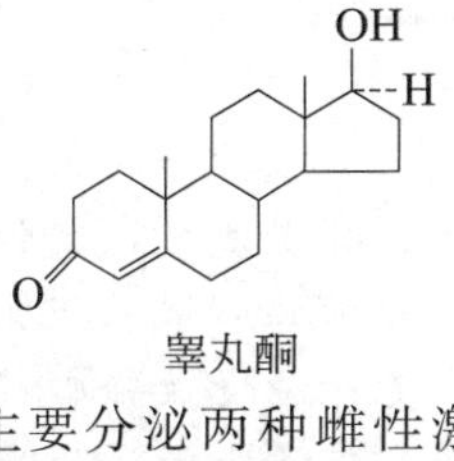

睾丸酮

（2）雌性激素　雌性动物卵巢主要分泌两种雌性激素——雌性激素与孕激素，基本母环分别为雌甾烷、孕甾烷，雌性激素的结构特征为：A 环为苯环，C-3 上连有酚羟基，C-10 上无角甲基，C-13 上有角甲基，C-17 上连有羟基或酮基，β-雌二醇是自然界生理活性最强的雌性激素；而黄体酮又称孕甾酮，是一种孕激素，黄体酮的结构特征为：C-3、C-20 有 2 个酮基，C-4 与 C-5 间为双键，C-10、C-13 上有角甲基，C-17 上是乙酰基，黄体酮的主要生理功能是阻止排卵，停止月经，减少子宫收缩，使受精卵在子宫中着床发育。结构式如下：

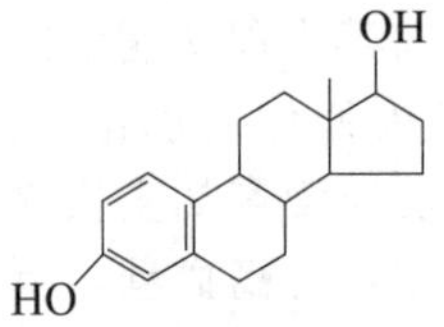

β-雌二醇 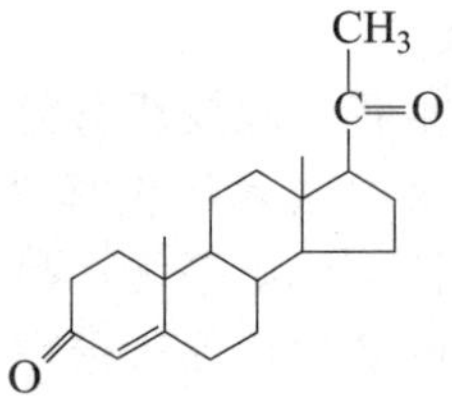 黄体酮

雄性激素具有促进蛋白合成、抑制蛋白质代谢的同化作用，能够使雄性变得肌肉发达，骨骼粗壮。雌性激素在临床上主要用途是治疗绝经症状和骨质疏松，黄体酮临床上用于习惯性流产、子宫功能性出血、痛经和月经失调等疾病的治疗。此外，雌性激素药物如炔诺酮，可用作避孕药，主要用于生育控制。两类性激素可以相互转变，由尿排出；在医药方面已得到实际应用。

拓展阅读 》》 几种重要的甾体强心苷类化合物

强心苷主要存在于玄参科、夹竹桃科和毛茛科植物中，强心苷由强心苷元和强心配糖体组成，具有显著的生理活性，是一类选择性强心作用的药物，又称强心苷或强心配糖基。天然强心苷结构复杂，性质不稳定，绝大多数含内酯环，易发生水解反应，其结构特征为：C-3、C-12、C-14 上为 β-构型的羟基（或衍生取代基），C-17 上连有不饱和的内酯环，配糖基均与 C-3 的羟基缩合形成强心苷。例如：

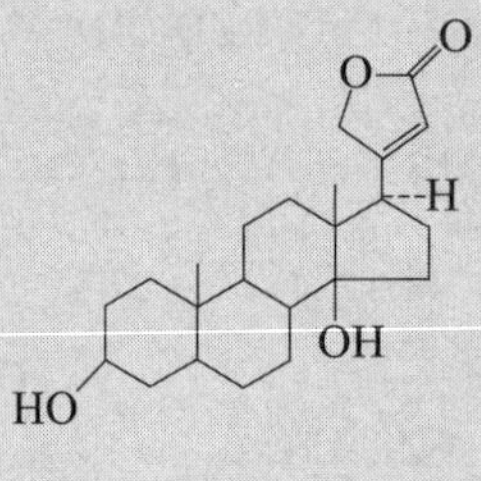

洋地黄毒苷

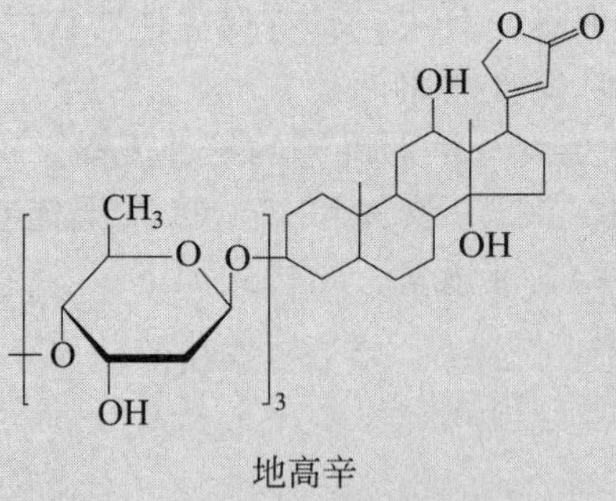

地高辛

从自然界得到的强心苷类化合物已有千余种，例如，洋地黄毒苷由玄参科植物洋地黄叶子提取得到，为白色结晶性粉末，能加强心肌收缩力、减慢心率、抑制传导，主要用于治疗充血性心功能不全等心脏疾病，是一种慢效强心苷类药物，过量使用有毒性反应。地高辛是毛花洋地黄苷丙的次级苷，由毛花洋地黄中的酶催化水解去除葡萄糖制备，地高辛是一种中效强心苷类药物，用于高血压、先天性心脏病等急性和慢性心功能不全治疗，控制伴有快速心率等。

毒毛旋花子苷 K 为常用速效强心苷类药物，作用较洋地黄毒苷、地高辛快 10～20 多倍，适用于动脉硬化性心脏病患者的急性充血性心力衰竭，心率不快的治疗。

重点小结

- 萜类化合物
  - 结构：两个或两个以上异戊二烯单元头尾（少数头头、尾尾）连接
  - 分类
    - 单萜：2个异戊二烯单元，例如薄荷醇、α-蒎烯、冰片、樟脑
    - 倍半萜：3个异戊二烯单元，例如法尼醇、杜鹃酮、愈创木薁
    - 二萜：4个异戊二烯单元，例如植物醇、维生素A、丹参酮Ⅰ
    - 四萜：8个异戊二烯单元，例如β-胡萝卜、番茄红素、叶黄素

- 甾体化合物
  - 结构：多氢化菲并环戊烷：4个环稠合，3个侧链为甲基或取代烃基
  - 甾烷：甾烷、雌甾烷、雄甾烷、孕甾烷、胆烷、胆甾烷、麦角甾烷
  - 命名：俗名或取代基甾烷母核名称，实线、虚线用β-型、α-型表示
  - 分类
    - 甾醇类：胆甾醇(固醇)、麦角固醇及维生素D_2、维生素D_3
    - 甾酸类：与甘氨酸、牛磺酸结合而成甘氨胆酸、牛磺胆酸
    - 甾体激素类：肾上腺皮质激素、雌性、孕激素、雄性激素

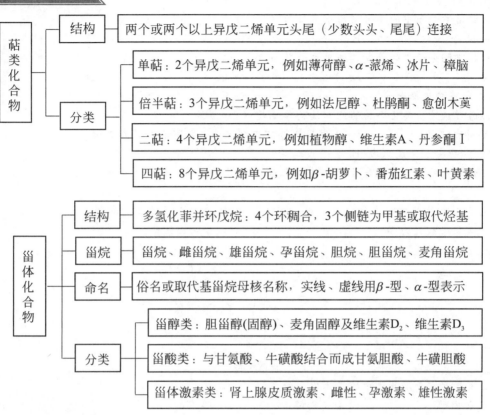

目标检测

一、选择题

（一）单项选择题

1. 山道年分子中的异戊二烯单元数目为（　　）。

A. 2　　B. 3　　C. 4　　D. 6

2. 下列化合物中，不属于萜类化合物的是（　　）。

A.

B.

C.

D.

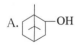

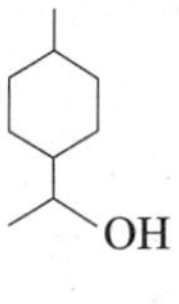

3. 甾体化合物的基本结构是（　　）。

A. 环戊烷　　B. 全氢菲　　C. 甾烷　　D. 苯并菲

4. 下列化合物中属于单萜类化合物的是（　　）。

A. 薄荷醇　　B. 冰片　　C. 丹参酮ⅡA　　D. 维生素 A

5. 下列关于胆酸叙述不正确的是（　　）。

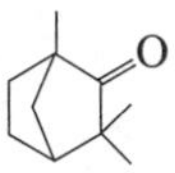

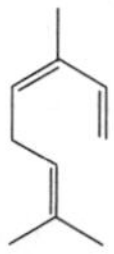

A. 基本母环为胆甾烷

B. C-3、C-7 和 C-12 的羟基为 α-构型

C. C-3、C-7 和 C-12 的羟基为 β-构型

D. C-10、C-13 都有角甲基

6.薄荷醇是萜烷的含氧衍生物,其中连接羟基的位置是( )。
A. C-2　　　　　　B. C-3　　　　　　C. C-4　　　　　　D. C-5

7.胆甾烷分子中的手性碳原子数目为( )。
A. 4个　　　　　　B. 5个　　　　　　C. 6个　　　　　　D. 8个

8.杜鹃酮分子中的异戊二烯单元数目为( )。
A. 2　　　　　　　B. 3　　　　　　　C. 4　　　　　　　D. 6

(二) 多项选择题

1.通常认为萜类化合物的基本结构单元是( )。
A.异戊二烯　　　　B. 2-甲基-1,3-丁二烯　　　C. 2-甲基-2,4-戊二烯
D. 2-甲基-1,3-戊二烯　E. 2,4-戊二烯

2.甘草中的主要成分是甘草皂苷,水解后可得到甘草次酸,关于甘草次酸的叙述正确的是( )。
A.含5个异戊二烯单元　　　　　B.含6个异戊二烯单元
C.碳原子数目为30　　　　　　　D. 5环三萜类
E.甾体激素类

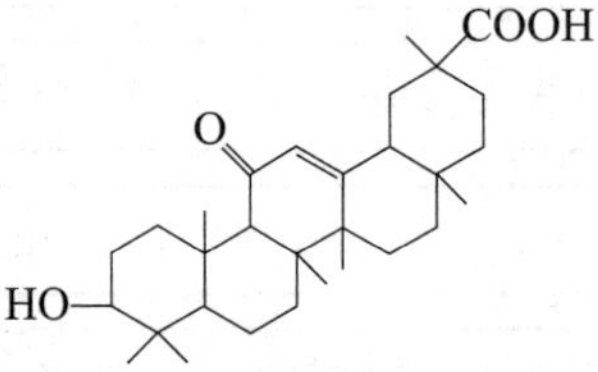

甘草次酸

3.主要存在于动物体中的甾体化合物是( )。
A.胆固醇　　　　　B.麦角固醇　　　　C.醛固酮
D.睾丸酮　　　　　E.洋地黄毒苷

4.下列属于甾族化合物的是( )。
A.氢化可的松　　　B.去氧皮质酮　　　C.黄体酮　　　　　D.睾丸素
E.胆固醇

5.下列物质加入2,4-二硝基苯肼会产生黄色沉淀的是( )。
A.胆甾醇　　　　　B.雌二醇　　　　　C.睾丸甾酮　　　　D.孕甾酮
E.胆酸

二、用系统命名法命名下列化合物

1. 甲睾酮

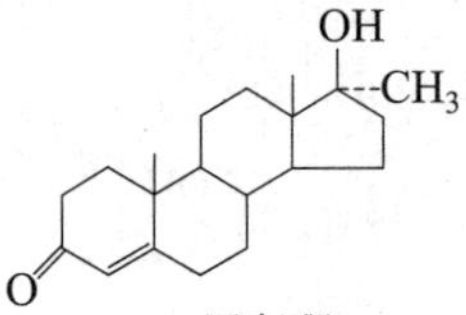

2. 醋酸甲地孕酮

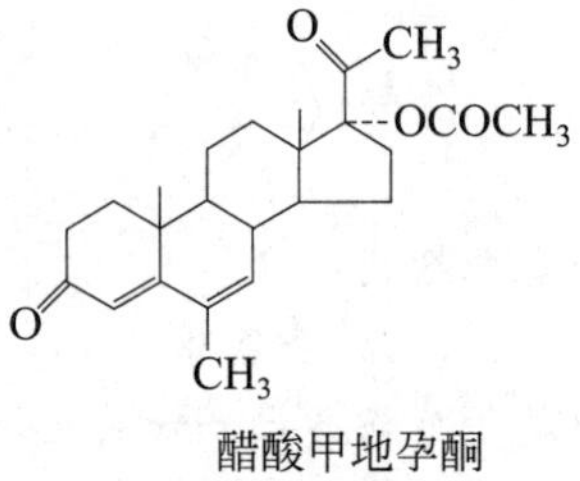

3. β-雌二醇

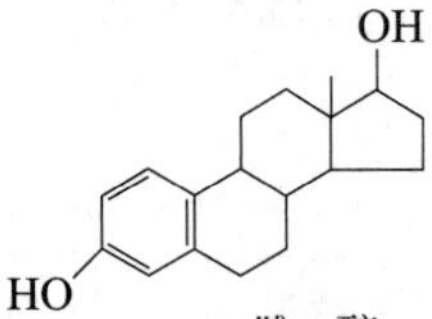

4. 黄体酮

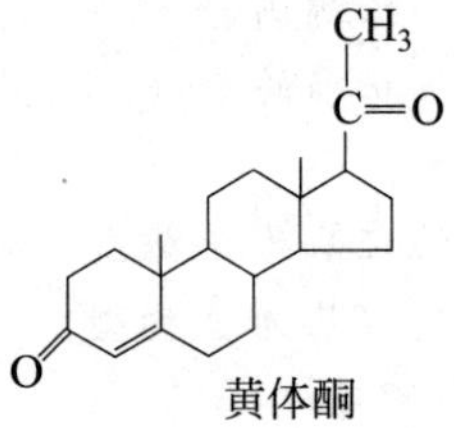

5. 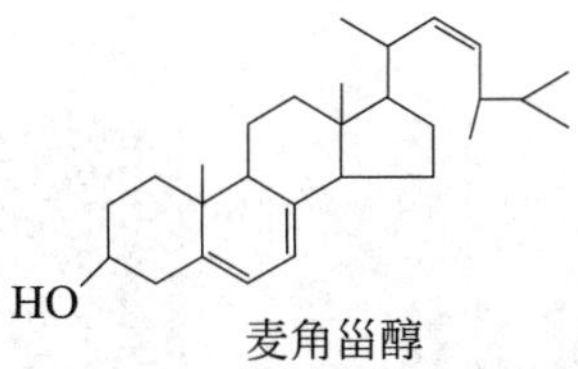 麦角甾醇

6. 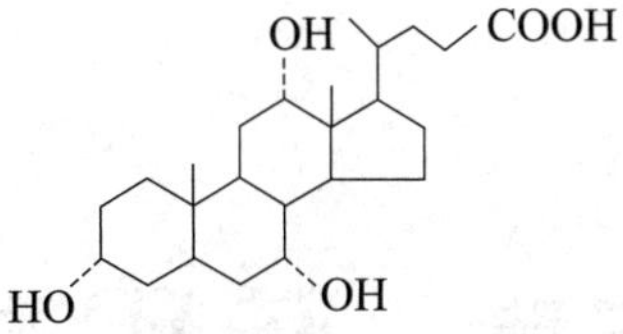 胆酸

三、划分下列化合物的异戊二烯单元，并指出它们的类别。

1. 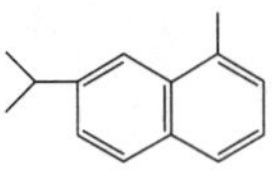 β-蛇床烯

2. 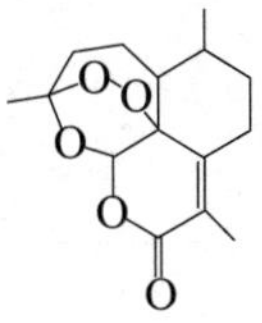 青蒿素

3. 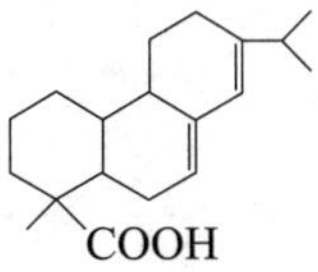 松香酸

4. 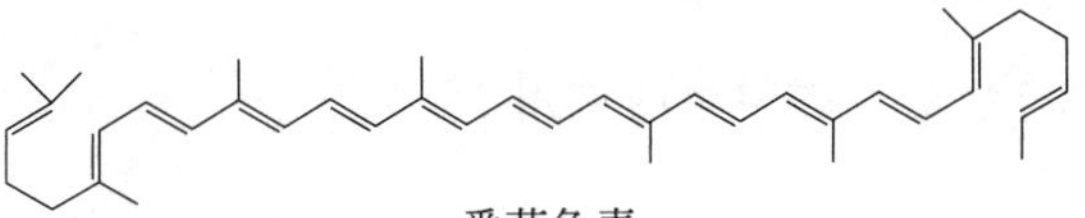 番茄色素

四、区分下列各组化合物
1. 金合欢醇、柠檬醛、樟脑
2. 睾丸甾酮、孕甾酮、雌二醇、胆酸、胆甾醇

五、简答题
1. 什么是异戊二烯规律？月桂烯、柠檬醛、角鲨烯、维生素 A、胡萝卜素各属于哪一类萜？
2. 为什么晒太阳可以防止佝偻病的发生？

（冼昶华）

第十五章 药用高分子材料

药用高分子材料

学习目标

知识要求
1. 熟悉高分子化合物的定义、命名和结构。
2. 了解几种常见药用高分子材料在药物制剂辅料中的应用。

能力要求
1. 能大致了解高分子化合物的命名方法和性能。
2. 能说出几种常见药用高分子材料在药物制剂辅料中的主要用途。

案例导入

案例 调查称恶性肿瘤已经成为我国城市居民第一位死亡原因，发病率呈快速上升趋势。常规化疗药物缺乏对肿瘤细胞或组织的选择性，治疗效果有限且毒副作用大。因此，如何提高抗肿瘤药物的靶向性、降低毒副作用是药物研究的重点。高分子药物靶向机理是利用肿瘤组织特殊的生物学特征，使药物在肿瘤部位积聚，达到肿瘤靶向治疗的目的。

讨论 1. 什么是高分子？
2. 常见的医药用高分子材料有哪些？主要应用有哪些？

高分子化合物简称高分子，包括天然、半合成和合成的高分子化合物，是一类令人瞩目的功能高分子材料，它已渗透并应用到医药、食品、生物、化工等领域中，合成高分子已应用于药物制剂辅料。近年来，随着其在控释、缓释微胶囊药物中的应用，使药物制剂给药定时、定向、高效，为人类疾病的预防和治疗提供了新的方法和手段。

有机化学与药学

自20世纪50年代初，合成高分子就开始应用于药物制剂辅料，目前地位已逐渐由从属、辅助作用向主导地位转变，形成了具有特征的高分子药物制剂辅料。高分子材料由于具有良好的生物体相容性，也不与药物发生化学反应，可负载小分子或大分子药物，二者之间存在微弱的氢键结合力可形成一类高分子载体药物。例如，有序介孔炭材料是一种多孔纳米材料，是20世纪末发展起来的新型功能高分子材料，其优良的球形结构和光滑表面，易于从体内排出，而且孔分布集中，规整，孔径可调，是一种理想的药物控缓释制剂载体。特利加压素是一种多肽类药物，用于控制肝硬化病人门脉循环的各充血静脉与体静脉之间，由于出现血管吻合、门静脉压升高现象的食管静脉曲张出血。有序介孔炭材料负载特利加压素制成控缓释制剂，延长了在体内半衰期，减少给药次数，是一种智能控缓释高分子载体药物。

对功能高分子材料进行改性，例如，将氧化铁嵌入高分子碳链制成复合型的磁性高分子材料，在外科整形手术中，抗生素、生长素、抗雌激素、镇静剂是治疗骨组织等方面疾病的常用药物，将磁性高分子材料与这些药物制成高分子靶向药物植入骨组织中，药物的靶向传输系统能够在骨组织指定部位释放药物分子，一般需要药物载体携带高浓度（有时是低浓度的）且有效的给药量以能在病灶部位释放足够的药物分子。一方面通过药物的靶向传输系统的孔结构、孔径尺寸及高的表面积进行科学合理控制药物的释放，另一方面通过对药物靶向传输系统本身磁场强度的优化以控制它与外部磁场的响应能快速定向到达病灶区，从而克服了药物因过早降解而失去药效的缺点。

一、高分子化合物

1. 概念

高分子化合物是指分子量在一万以上，甚至高达几百万的大分子化合物，虽然高分子化合物的分子量很大，但其组成和结构一般比较简单，合成高分子化合物一般通过小分子（单体）在一定条件进行聚合反应制得。例如：

$$n \text{CH}_2=\text{CH}-\text{C}_6\text{H}_5 \xrightarrow[\text{高温、高压}]{\text{催化剂}} \text{--}[\text{CH}-\text{CH}_2]_n\text{--}$$

苯乙烯（小分子，单体） → 聚苯乙烯（高分子或大分子，聚合物），链节，n 聚合度

上述反应实际上是一个加聚反应，生成的聚合物或高聚物是一类十分重要的合成高分子（或大分子）化合物。聚合物是由很多个相同的结构单元构成，构成高分子化合物的结构单元称为链节，许多链节重复地连接成性能良好、功能各异的链状结构，称为主链，有的在主链基础上通过氧、氮、硫等原子连接出现一些支链，其链节数 n 称为聚合度。天然高分子化合物如聚糖类的淀粉、糖原、纤维素，它们的分子是由许多个相同的葡萄糖残基（—$C_6H_{10}O_5$—）连接而成的，通式可写成 $(C_6H_{10}O_5)_n$。高分子主链的长度以及结构单元之间结合方式不同，形成链状的线型分子，或者网状的交联体型分子。

2. 命名

高分子化合物一般根据其来源或性质用俗名。例如，淀粉、纤维素、蛋白质、酚醛树脂、塑料和橡胶等。合成高分子化合物通常根据聚合反应中的单体名称来命名，在单体名称前冠以"聚"字，称为聚合物。例如：

$$-[\text{CH}_2-\text{CH}_2]_n- \qquad -[\text{CH}_2-\underset{\text{CH}_3}{\text{C}}=\text{CH}-\text{CH}_2]_n-$$

聚乙烯（塑料）　　　聚异戊二烯（橡胶）

天然高分子化合物如多肽、蛋白质、多糖作为高分子药物或药用辅料，应用于药物制剂已有很长的历史，随着合成高分子化合物的发展，越来越多的特殊功能高分子在药物制剂辅料中也有广泛的用途，像聚维酮、卡波沫、丙烯酸树脂等药用合成高分子材料无毒无味，安全稳定，具有良好的生物相容性，用于改进药物的剂型。

二、药用高分子材料

(一) 天然和半合成药用高分子材料

1. 淀粉

淀粉是人类的主要食物,也是制药工业重要的药用高分子材料。淀粉在药物制剂中被大量用作赋形剂,还用作生产葡萄糖等药物的原料,此外,淀粉还用于制备羧甲基淀粉钠(CMSNa),羧甲基淀粉钠是由淀粉在碱存在下,与氯乙酸钠作用制得。例如:

$$\text{淀粉—OH} + \text{ClCH}_2\text{COONa} \xrightarrow{\text{NaOH}} \text{淀粉—OCH}_2\text{COONa (CMSNa)}$$

羧甲基淀粉钠(CMSNa)具有很强的吸湿性,可用作片剂及胶囊的崩解剂。羧甲基淀粉钠为体型分子,不溶于水,但在水中吸水后能发生溶胀,体积约为原来的300倍,羧甲基淀粉钠吸水后形成凝胶,沉淀的黏度也不明显增加。

2. 纤维素及其衍生物

纤维素是存在于自然界中最多的一种多糖,纤维素经酸处理后可得微晶纤维素,微晶纤维素的黏合力很强,可用作黏合剂、填充剂、崩解剂或润滑剂,用脱脂棉制得的微晶纤维素是良好的赋形剂。纤维素分子中的羟基可发生酰化、成酯和成醚,乙酰化的纤维素,其酰化程度不同的醋酸纤维素常用作控缓释制剂的骨架或薄膜原料;酯化生成的三醋酸酯几乎能与所有的药用辅料配伍,亦可作为透皮吸收的载体;纤维素中的羟基被醚化后,生成各种纤维素醚类衍生物,如羧甲基纤维素钠、乙基纤维素和羟丙基纤维素等,羧甲基纤维素钠在药物制剂中用作黏合剂或粒、薄膜包衣材料;乙基纤维素用作缓释制剂,以及固体分散载体,适用于对水敏感的药物;羟丙基纤维素用作乳化剂、混悬剂、黏合剂和延效剂等。

(二) 合成药用高分子材料

药用高分子化合物用作药用高分子材料种类繁多,以下仅简要介绍常用的几种。

1. 聚乙烯

$$-\!\!\!\!-\!\!(\text{CH}_2-\text{CH}_2)_n\!\!\!\!-\!\!\!\!-$$

聚乙烯(PE)是由乙烯单体经加聚反应而制得,它是目前世界产量最大,应用最广的塑料。聚乙烯无毒、无味,是一种较为理想的食品、药品的包装材料,低密度的聚乙烯大量用作包装薄膜材料。

2. 聚乙烯醇

$$-\!\!\!\!-\!\!(\text{CH}_2-\text{CH})_n\!\!\!\!-\!\!\!\!-$$
$$\qquad\quad\ \ |$$
$$\qquad\quad\text{OH}$$

聚乙烯醇(PVA)由于乙烯醇性质不稳定,不存在,故它不经乙烯醇单体聚合制得,通常用聚醋酸乙烯醇解制成。聚乙烯醇对眼、皮肤无毒,是一种安全的外用辅料,可用作药液的增黏剂。聚乙烯醇是一种水溶性聚合物,醇解度为87%~89%的聚乙烯醇水解度最好,它是一种良好的水溶性成膜材料,可用于制备缓释制剂和透皮给药制剂。

3. 聚乙烯吡咯烷酮

聚乙烯吡咯烷酮(PVP)又称聚维酮,PVP安全无毒,在液体药剂中,10%以上的PVP有助悬、增稠和胶体保护作用;更高浓度可延缓可的松、青霉素等的吸收。在药物片剂中，PVP是优良的黏合剂，可作片剂薄膜包衣材料，着色包衣材料色素的分散剂，胶囊剂和眼用制剂等的辅料。PVP有极强的亲水性和水溶性而非常适合作固体分散体载体，促进难溶药物的溶解，提高生物利用度和制剂的稳定性，也可用于制备骨架的缓释片。交联的聚乙烯吡咯烷酮可作片剂和崩解剂和填充剂、赋形剂。

4. 卡波沫

$$\mathrm{+CH_2-CH+_{\mathit{m}}+C_3H_5-C_{12}H_{22}O_1+_{\mathit{n}}}$$
$$\mathrm{\underset{OH}{\overset{|}{C}}=O}$$

卡波沫由丙烯酸与烯丙基蔗糖共聚而成，是一种特异臭味疏松的白色粉末，具有酸性，吸湿性强，无毒，对皮肤无刺激性，但对眼黏膜有严重的刺激，主要用作软膏、洗剂、乳膏剂、栓剂或植入亲水性凝胶剂的基质。低分子量的卡波沫可作内服或外用药液的增黏剂，或用作颗粒剂和片剂的黏合剂；高分子量的卡波沫可用作乳化剂、增稠剂和助悬剂。

5. 丙烯酸树脂

$$\mathrm{+CH_2-\underset{\underset{OH}{\overset{|}{C}=O}}{\overset{R}{\overset{|}{C}}}+_{\mathit{n_1}}+CH_2-\underset{\underset{OCH_3}{\overset{|}{C}=O}}{\overset{R}{\overset{|}{C}}}+_{\mathit{n_2}}}$$

通常把甲基丙烯酸、丙烯酸酯和甲基丙烯酸酯等单体的共聚物称为丙烯酸树脂，是一类常用的药物制剂薄膜包衣材料。根据树脂类型的不同可作胃溶型薄膜包衣，肠溶型薄膜包衣。国产肠溶型Ⅰ号丙烯酸树脂乳液就是甲基丙烯酸-丙烯酸丁酯（1：1）的共聚物，分子量为$2.5×10^5$；肠溶型Ⅱ号丙烯酸树脂乳液就是甲基丙烯酸-丙烯酸甲酯（1：1）的共聚物，分子量为$1.35×10^5$；肠溶型Ⅲ号丙烯酸树脂乳液就是甲基丙烯酸-甲基丙烯酸甲酯（1：2）的共聚物，相对分子质量为$2.5×10^5$。丙烯酸树脂是一类无毒、安全的药用高分子材料。它主要用作片剂、小丸、硬胶囊等的薄膜包衣，近年来丙烯酸树脂亦用于制备微胶囊、固体分散体，并用作控缓释、缓释药物剂型的包衣材料。

6. 泊洛沙姆

$$\mathrm{HO(CH_2CH_2O)_{\mathit{a}}(\underset{CH_3}{\overset{|}{C}HCH_2O})_{\mathit{b}}(CH_2CH_2O)_{\mathit{c}}H}$$

泊洛沙姆是聚氧乙烯、聚氧丙烯的共聚物，它无臭、无味、无毒，对眼黏膜、皮肤具有很高的安全性，是目前使用的静脉乳剂中唯一的合成乳化剂。在口服制剂中，泊洛沙姆可增加药物的溶出度和吸收，在液体药剂中，可作增稠剂、助悬剂。高相对分子质量的泊洛沙姆，具有良好的亲水性，可作水溶性栓剂、亲水性软膏、凝胶、滴丸剂的基质，近年来，利用其水凝胶制备药物控缓释制剂，如埋植剂、长效滴眼液等。

重点小结

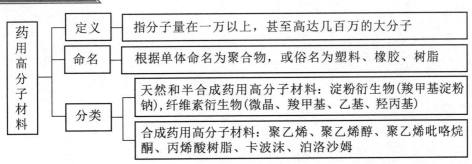

目标检测

一、选择题

(一) 单项选择题

1. 下列物质中，属于多糖类药用天然高分子衍生物的是（　　）。
   A. 聚甲基丙烯酸甲酯　B. 聚氯乙烯　　　C. 羟丙基纤维素　　D. 聚异戊二烯

2. 下列物质中，不属于合成高分子材料的是（　　）。
   A. 羧甲基淀粉钠　　　B. 聚苯乙烯　　　C. 聚乙烯　　　　　D. 酚醛树脂

3. 下列不属于药用高分子材料应有的性能的是（　　）。
   A. 化学稳定性高　　　B. 易溶于水　　　C. 生物相容性好　　D. 无毒、无味

4. 目前世界上产量最大、应用最广的塑料是（　　）。
   A. 聚乙烯　　　　　　B. 聚氯乙烯　　　C. 聚乙烯醇　　　　D. 丙烯酸树脂

5. 聚乙烯醇（PVA）是由（　　）醇解制成。
   A. 聚乙烯　　　　　　B. 聚氯乙烯　　　C. 乙烯醇　　　　　D. 聚醋酸乙烯

6. 目前使用在静脉乳剂中唯一的合成乳化剂是（　　）。
   A. 泊洛沙姆　　　　　B. 卡波姆　　　　C. 聚乙烯吡咯烷酮　D. 丙烯酸树脂

7. 当甲基丙烯酸/丙烯酸丁酯（1∶1）时形成的丙烯酸树脂是（　　）。
   A. 肠溶型Ⅰ号　　　　B. 肠溶型Ⅱ号　　C. 肠溶型Ⅲ号　　　D. 肠溶型Ⅳ号

(二) 多项选择题

1. 下列物质中，不属于多糖类药用天然高分子材料的是（　　）。
   A. 丙烯酸树脂　　　　B. 乙基纤维素　　C. 羧甲基纤维素钠
   D. 羧甲基淀粉钠　　　E. 聚维酮

2. 下列物质中，属于合成高分子化合物的是（　　）。
   A. 泊洛沙姆　　　　　B. 卡波沫　　　　C. 聚乙烯吡咯烷酮
   D. 聚乙烯　　　　　　E. 乙基纤维素

3. 下列物质中，可聚合成丙烯酸树脂的单体包括（　　）。
   A. 甲基丙烯酸　　　　B. 丙烯酸丁酯　　C. 甲基丙烯酸甲酯
   D. 丙烯酸甲酯　　　　E. 丙烯酸

二、简答题

1. 药用高分子材料具有哪些方面性能？
2. 举例说明药用高分子材料在药物制剂辅料的应用。

（陈任宏）

第十六章 有机合成基础

学习目标

知识要求
1. 掌握有机合成中合成路线的设计、碳架的增长或缩短和官能团的引入及转化的方法。
2. 熟悉有机合成中的基本反应及典型试剂的应用。
3. 了解逆向合成分析法合成有机物的方法。

能力要求
1. 学会应用有机合成路线的设计思路设计几个典型有机物的合成路线。
2. 能利用碳架的构建（增长或缩短）和官能团的引入及转化合成一些重要有机物。

案例导入

案例 阿司匹林是一种历史悠久的解热镇痛药，化学名称乙酰水杨酸，它与青霉素、安定一起被称为"医药史上的三大经典药物"。最初人们发现植物提取物水杨酸疗效很好，具有较强的酸性，使口腔感到灼痛，而且口服会导致胃痛。有机合成的发展伴随着科学家的探索开拓，水杨酸的类似物——乙酰水杨酸被研制出来，与其他水杨酸药品相比，它具有同样的疗效，但副作用要小得多。

讨论 1. 什么是有机合成？
2. 通过有机合成合成所需药物，有哪些设计方法？

有机合成是指通过一系列的有机反应，将易得、廉价的原料制备成人们所希望的结构较为复杂有机物的过程。有机合成不仅能制备出自然界已存在的有机物，还能合成出自然界尚未知的、性能各异的有机物。据美国《化学文摘》统计，目前已知的有机物已达到数千万种，大多数是由合成得到的。有机合成化学的发展和进步，对新医药的研究和开发起着非常重要的作用，一系列结构复杂的新化合物合成，一些如抗生素、抗病毒、抗菌及免疫功能的新药，特别是抗肿瘤药物在临床中相继得到应用，减轻了人类的病痛，延长了寿命。现在人类已可以模仿某些生物合成的过程，用化学合成手段探究生命过程的奥秘，这标志着有机合成水平已发展到了崭新的阶段，有机合成潜力巨大，对有机化学、药物化学和生命科学的发展至关重要。

有机化学与药学

随着有机合成技术的发展，临床医学家开始从有机合成中寻找对疾病有防治作用的化合物。

有机合成为生物学实验提供了化合物基本的来源,科学家在总结化合物生物活性的基础上提出了"药效团"的概念,指导人们进行有目的性的药物合成研究,促进了合成药物的发展。其中,最著名的合成药物是阿司匹林,它的出现标志着人类进入用化学手段改变天然产物的结构,使之成为更理想药物的新阶段。而磺胺类药物的发现,则使人们认识到从体内代谢产物中寻找新药的可能性,开启了化学治疗的新纪元。目前临床上使用较多的磺胺类抗菌药包括磺胺嘧啶和磺胺甲𫫇唑等。

阿司匹林　　　　　　磺胺嘧啶

一、有机合成中合成路线的设计思路

对于同一目标分子,可以有多条合成路线,不同路线在反应步骤、条件、时间和产物纯度等合成效率上存在明显的差别,所以合成路线设计是合成的关键,通常有两种方法。

(一) 正向合成分析法

从原料出发,选择适当的反应,逐步转变而达到所要合成的目标分子,这种方法称为正向合成分析法,又称顺推法。

(二) 逆向合成分析法

当目标分子结构复杂时,通常从目标分子出发,用逆向切断、连接、重排和官能团的相互转变、添加、消除等方法,将目标分子变换成若干分子片段,即合成子,并将这些合成子转换成相应的合成等效试剂,称为逆向合成分析法,这种与顺推法相反的分析方法,又称逆推法。逆向合成分析法是设计有机合成路线常用的方法,下面介绍常用的几个术语。

1. 目标分子及其转换

目标分子是需要合成的最终化合物。中间体是从起始原料到目标分子所经历的所有中间化合物,原料则是价格低廉、容易购买的化合物。

在逆向合成分析法过程中,常由目标分子作为出发点往前寻找中间体和原料,这与实际合成方向相反。为了加以区别,一般将有机合成用"$\longrightarrow$"表示,而将逆向合成分析法中的结构或官能团的变化称为转换,用"$\Longrightarrow$"表示。

2. 合成子和合成等效试剂

在逆向合成分析法中,将拆开的目标分子或是中间体所得到的各个组成结构单元(碎片)称为合成子。合成子不一定是稳定的化学结构实体,但它都有对应的反应物和试剂,它们称为合成等效试剂。一个合成子可以对应多个合成等效试剂。例如:

$$CH_3CH_2\text{-}\underset{\underset{C_6H_5}{|}}{\overset{\overset{OH}{|}}{C}}\text{-}C_2H_5 \Longrightarrow CH_3\bar{C}H_2 + \underset{\underset{C_2H_5}{|}}{\overset{\overset{C_6H_5}{|}}{\overset{+}{C}}}\text{-}OH$$

其中 $CH_3\bar{C}H_2$ 的合成等效试剂可以是 CH_3CH_2MgX,$\underset{\underset{C_2H_5}{|}}{\overset{\overset{C_6H_5}{|}}{\overset{+}{C}}}\text{-}OH$ 的合成等效试剂可以是 $C_6H_5\overset{\overset{O}{\|}}{C}\text{-}C_2H_5$。

3. 切断、连接和重排

（1）**切断**　在逆向合成分析法中，用切断化学键的方法把目标分子碳架剖析成不同性质的合成子，称为切断。它是简化目标分子的基本方法，通常可在被切断的位置上划一虚线"⫶"表示。例如：

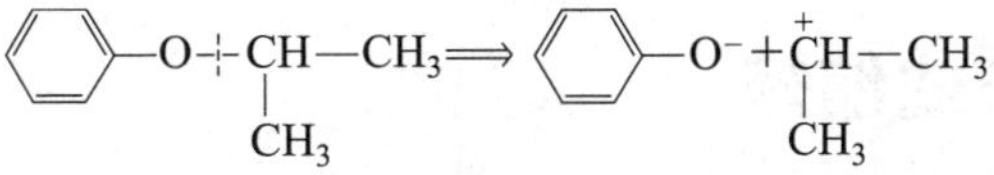

$$C_6H_5-O\!\!\mid\!\!CH(CH_3)CH_3 \Longrightarrow C_6H_5-O^- + {}^+CH(CH_3)CH_3$$

（2）**连接**　在逆向合成分析法中，将目标分子中两个适当碳原子用新的化学键连接起来，称为连接。例如：

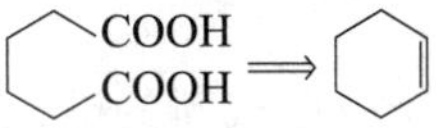

环己烷-1,2-二甲酸 $\Longrightarrow$ 环己烯

（3）**重排**　在逆向合成分析法中，把目标分子碳架拆开重新组装称为重排，它是实际合成中重排反应的逆向过程。例如：

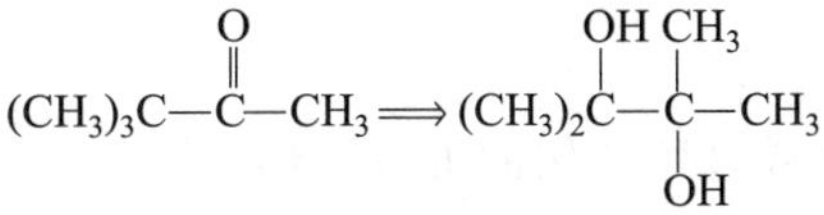

$$(CH_3)_3C-\underset{O}{\underset{\|}{C}}-CH_3 \Longrightarrow (CH_3)_2\underset{OH}{\underset{|}{C}}-\underset{CH_3}{\underset{|}{C}}(OH)-CH_3$$

4. 官能团的相互转变、添加和消除

在逆向合成分析法中，在不改变目标分子碳架的前提下，对官能团进行相互转变、添加和消除称为官能团变换。

（1）**官能团的相互转变**　将目标分子中的一种官能团逆向转变为原料分子中或较易制备的化合物中的一种官能团，称为官能团的相互转变。例如：

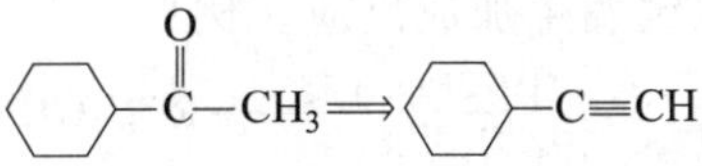

环己基-CO-CH$_3$ $\Longrightarrow$ 环己基-C≡CH

（2）**官能团的添加**　在目标分子上增加一个官能团，称为官能团的添加。例如：

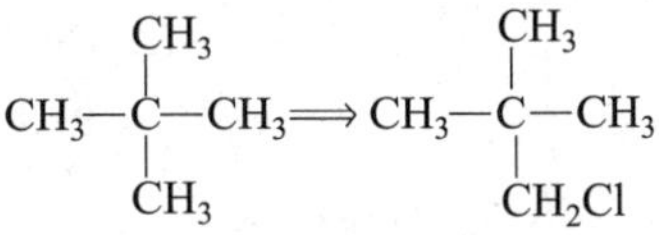

$(CH_3)_3CH \Longrightarrow (CH_3)_3C-CH_2Cl$

（3）**官能团的消除**　为使分子简化，在目标分子中有选择地除去一个或几个官能团，称为官能团的消除。例如：

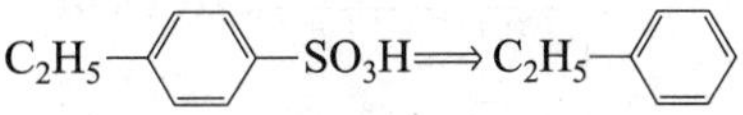

$C_2H_5\text{-}C_6H_4\text{-}SO_3H \Longrightarrow C_2H_5\text{-}C_6H_5$

利用逆向合成分析法可以找到适于合成目标分子的原料。例如：

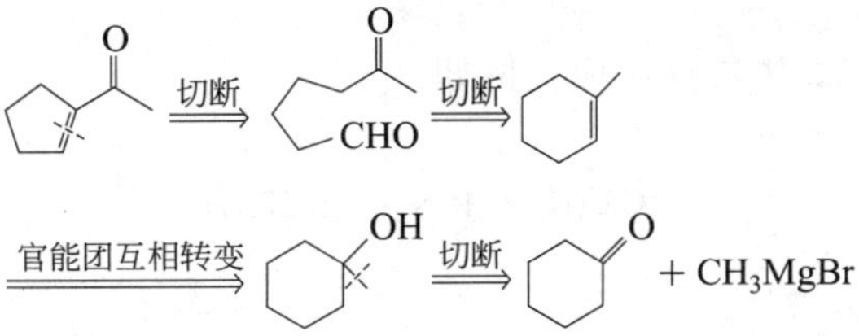

环戊烯基-CO- $\xrightarrow{\text{切断}}$ -CO-CH$_2$CH$_2$CH$_2$-CHO $\xrightarrow{\text{切断}}$ 环己烯基-CH$_3$

环己基(OH)-CH$_3$ $\xrightarrow{\text{官能团互相转变}}$ 环己基(OH)-CH$_3$ $\xrightarrow{\text{切断}}$ 环己酮 + CH$_3$MgBr

通过逆向合成分析法得出，合成 环戊烯基-CO-CH$_3$ 可用的原料为 环己酮 和 CH$_3$MgBr。

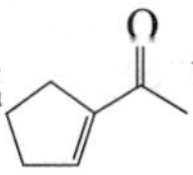

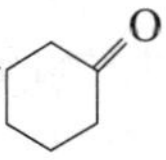

课堂互动

请利用逆向合成分析法，选择拟合成目标化合物的比较适合的原料。

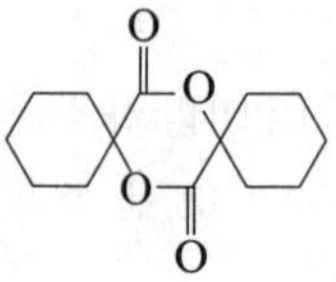

二、碳链的增长或缩短

（一）碳链的增长

用于增长碳链的方法很多，包括亲核取代反应、亲电取代反应和亲核加成反应等。

1. 亲核取代反应

卤代烃与含碳亲核试剂发生取代反应形成新的碳碳键。例如：

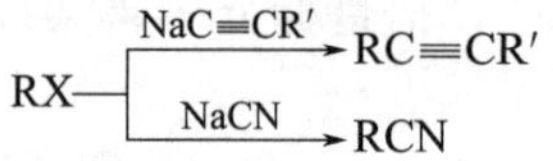

$$RX \begin{cases} \xrightarrow{NaC\equiv CR'} RC\equiv CR' \\ \xrightarrow{NaCN} RCN \end{cases}$$

2. 亲电取代反应

此类反应是芳环上引入含碳基团常用的方法。例如：

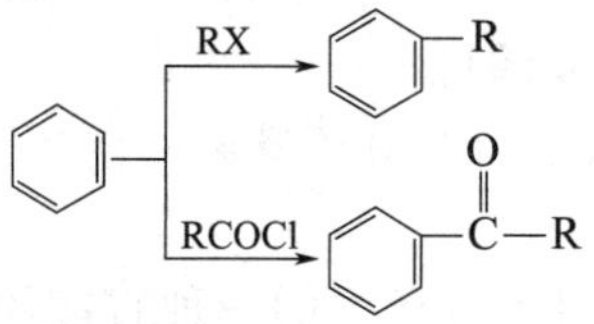

$$C_6H_6 \begin{cases} \xrightarrow{RX} C_6H_5-R \\ \xrightarrow{RCOCl} C_6H_5-CO-R \end{cases}$$

3. 亲核加成反应

（1）格氏试剂与极性碳氧双键发生加成反应。例如：

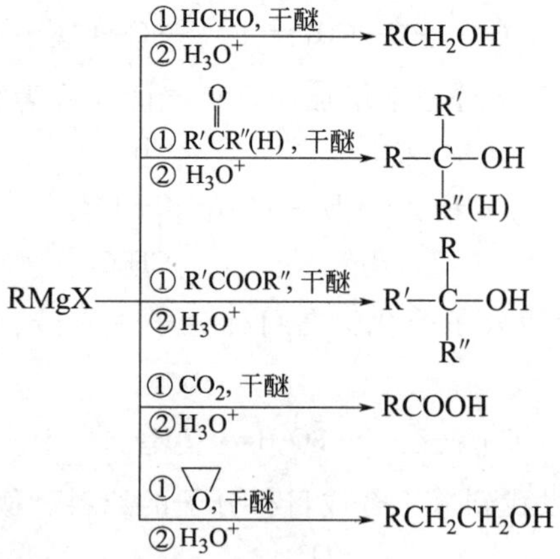

$$RMgX \begin{cases} \xrightarrow{①HCHO, 干醚}_{②H_3O^+} RCH_2OH \\ \xrightarrow{①R'CR''(H)=O, 干醚}_{②H_3O^+} R-\underset{R''(H)}{\underset{|}{C}}(R')-OH \\ \xrightarrow{①R'COOR'', 干醚}_{②H_3O^+} R'-\underset{R''}{\underset{|}{C}}(R)-OH \\ \xrightarrow{①CO_2, 干醚}_{②H_3O^+} RCOOH \\ \xrightarrow{①环氧乙烷, 干醚}_{②H_3O^+} RCH_2CH_2OH \end{cases}$$

（2）醛、酮与氢氰酸发生加成反应。例如：

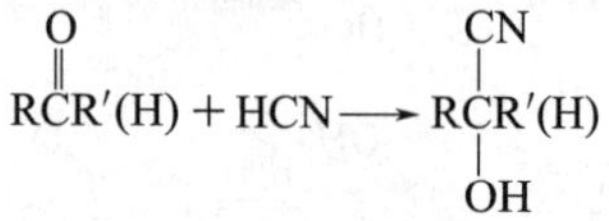

$$RCR'(H)=O + HCN \longrightarrow RCR'(H)(OH)CN$$

4. 缩合反应

羟醛缩合反应也是增长碳链的重要反应。例如：

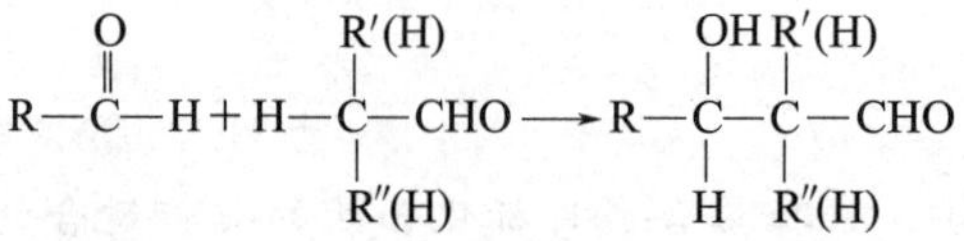

$$R-CHO + H-\underset{R''(H)}{\underset{|}{C}}(R')-CHO \longrightarrow R-\underset{H}{\underset{|}{C}}(OH)-\underset{R''(H)}{\underset{|}{C}}(R')-CHO$$

第十六章 有机合成基础

（二）碳链的缩短
缩短碳链的反应很多，包括氧化反应、卤仿反应、脱羧反应和降解反应等。

1. 氧化反应

（1）不饱和烃的氧化 烯烃、炔烃在强氧化剂的作用下，不饱和键断裂，根据结构不同，得到不同的氧化产物。例如：

$$\underset{R'}{\overset{R}{>}}C=CHR'' \xrightarrow[\text{②Zn, H}_2\text{O}]{\text{①O}_3} R-\overset{O}{\underset{\|}{C}}-R' + R''CHO$$

$$RC\equiv CH \xrightarrow[H^+]{KMnO_4} RCOOH + CO_2$$

（2）芳烃侧链的氧化 芳烃侧链有 α-H 时，被强氧化剂氧化为芳香羧酸。例如：

$$C_6H_5CH_2CH_3 \xrightarrow[H^+]{KMnO_4} C_6H_5COOH$$

2. 卤仿反应

例如：

$$R-\overset{O}{\underset{\|}{C}}-CH_3 \xrightarrow[\text{NaOH}]{I_2} RCOOH + CHI_3$$

3. 脱羧反应

例如：

$$CH_3\overset{O}{\underset{\|}{C}}CH_2COOC_2H_5 \xrightarrow[\triangle]{5\%NaOH} CH_3\overset{O}{\underset{\|}{C}}CH_2COONa \xrightarrow[\triangle]{H_3O^+} CH_3\overset{O}{\underset{\|}{C}}CH_3 + CO_2$$

$$HOOCCH_2COOH \xrightarrow{\triangle} CH_3COOH + CO_2$$

4. 霍夫曼降解反应

酰伯胺在碱性溶液中与卤素（X_2）作用，降解为少一个碳原子的伯胺。例如：

$$R-\overset{O}{\underset{\|}{C}}-NH_2 \xrightarrow[\text{NaOH}]{X_2} RNH_2$$

（三）成环反应
成环反应在有机合成中非常重要，几乎所有的全合成都涉及至少一步关键的成环反应，通过成环反应可以巧妙地将链状化合物转化成环状化合物，是有机合成的亮点。

1. 狄尔斯-阿尔德反应（Diels-Alder 反应）

在这类反应中，与共轭双烯作用的烯烃称为亲双烯体，亲双烯体上的吸电子取代基（如羰基、氰基、硝基、羧基等）和共轭双烯上的给电子取代基都能加速反应的进行。利用狄尔斯-阿尔德反应可以合成取代环己烯。

G: —CH_3、—CN、—CHO、—COOH、—COOR

2. 狄克曼反应（Dieckmann 反应或 Dieckmann 缩合）

二元酸酯可以发生分子内的及分子间的酯缩合反应。如果分子中的两个酯基被 4 个或 4 个以上的碳原子隔开，就发生分子内的缩合反应，形成五元环或更大环的 β-羰基内酯。

$$\text{二元酸酯} \xrightarrow{RONa} \text{β-酮酸酯环化物}$$

3. 酮醇缩合

二元酸酯在醚或苯溶液中与金属钠一起加热，还可以发生另一种成环反应，生成 α-酮醇。

$$\text{二元酸酯} \xrightarrow[\Delta]{Na} \text{α-酮醇（环状）}$$

三、官能团的引入及转化的方法

在有机合成中，除了对目标分子进行碳链结构的调整之外，官能团的引入及转化也是有机合成的关键步骤。

（一）官能团的引入

1. 烃基的引入

例如：

$$C_6H_6 + CH_3CH_2Br \xrightarrow[\Delta]{\text{无水}AlCl_3} C_6H_5CH_2CH_3$$

2. 碳碳双键的形成

在催化剂作用下，卤代烷脱卤化氢或醇分子内脱水，形成含碳碳双键的烯烃。例如：

$$RCH_2CHCH_3 \underset{X}{|} \xrightarrow[\Delta]{KOH, C_2H_5OH} RCH=CHCH_3$$

$$RCH_2CH_2CHCH_3 \underset{OH}{|} \xrightarrow[\Delta]{H_2SO_4} RCH_2CH=CHCH_3$$

3. 羟基的形成

（1）烯烃水合　例如：

$$RCH_2CH=CH_2 + H_2O \xrightarrow{H_2SO_4} RCH_2CHCH_3 \underset{OH}{|}$$

（2）卤代烃水解　例如：

$$RCH_2CH_2X \xrightarrow[H_2O]{NaOH} RCH_2CH_2OH$$

（3）醛、酮、酸的还原　例如：

$$C_6H_5CH=CHCHO + H_2 \xrightarrow{Ni} C_6H_5CH_2CH_2CH_2OH$$

$$CH_3-\overset{O}{\underset{\|}{C}}-CH_2CH_3 \xrightarrow[CH_3CH_2OH]{NaBH_4} CH_3CHCH_2CH_3 \underset{OH}{|}$$

$$CH_2=CHCH_2COOH \xrightarrow[\text{②}H_3O^+]{\text{①}LiAlH_4} CH_2=CHCH_2OH$$

（4）格氏试剂合成　例如：

$$CH_3CH_2MgCl + CH_3CHO \xrightarrow{\text{干醚}} \xrightarrow{H_3O^+} CH_3CH_2CHCH_3 \underset{OH}{|}$$

$$CH_3MgBr + \triangle_O \xrightarrow{\text{干醚}} \xrightarrow{H_3O^+} CH_3CH_2CH_2OH$$

第十六章 有机合成基础

4. 羰基的形成
（1）炔烃水合　例如：

$$(R)HC\equiv CH + H_2O \xrightarrow[H_2SO_4]{HgSO_4} CH_3\underset{\underset{}{}}{C}(R)=O$$

（2）醇氧化　例如：

$$R-\underset{R'}{C}HOH \xrightarrow[H^+]{K_2Cr_2O_7} R-\underset{}{C}(=O)-R'$$

（3）芳环酰化　例如：

$$C_6H_6 + RCOCl \xrightarrow[\Delta]{无水AlCl_3} C_6H_5-C(=O)-R$$

5. 羧基的形成
（1）烃基氧化　例如：

$$RCH=CH_2 \xrightarrow[H^+]{KMnO_4} RCOOH + CO_2$$

$$RC\equiv CH \xrightarrow[H^+]{KMnO_4} RCOOH + CO_2$$

$$C_6H_5CH_2CH_3 \xrightarrow[H^+]{KMnO_4} C_6H_5COOH$$

（2）伯醇或醛的氧化　例如：

$$RCH_2OH \xrightarrow[H^+]{K_2Cr_2O_7} RCHO \xrightarrow[H^+]{K_2Cr_2O_7} RCOOH$$

（3）腈水解　例如：

$$RCN \xrightarrow[H^+]{H_2O} RCOOH$$

（4）格氏试剂与 CO_2 反应　例如：

$$C_6H_5CH_2MgX + CO_2 \xrightarrow{干醚} C_6H_5CH_2COMgX \xrightarrow{H_3O^+} C_6H_5CH_2COOH$$

（二）官能团的保护及去保护

1. 羟基的保护及去保护
（1）醇羟基转化成醚　例如：

$$-OH \underset{H^+}{\overset{CH_3I, NaOH}{\rightleftharpoons}} -OCH_3 \text{（对碱、氧化剂等稳定）}$$

（2）酚羟基转化成酚酯　例如：

$$-OH \underset{OH^-, H_2O}{\overset{(CH_3CO)_2O}{\rightleftharpoons}} -O-C(=O)-CH_3 \text{（对酸、氧化剂等稳定）}$$

2. 羰基的保护及去保护
例如：

$$-\overset{O}{\overset{\|}{C}}-H \underset{H_2O, H^+}{\overset{2CH_3OH, 干HCl}{\rightleftharpoons}} -\underset{OCH_3}{\overset{OCH_3}{C}}H-OCH_3 \text{（对碱、氧化剂、还原剂稳定）}$$

$$\rangle C=O \underset{H_2O, H^+}{\overset{HOCH_2\,HOCH_2'\,干HCl}{\rightleftharpoons}} \rangle C\underset{O-CH_2}{\overset{O-CH_2}{\Big\langle}} \text{（对碱、氧化剂、还原剂稳定）}$$

3. 羧基的保护及去保护

例如：

$$-COOH \underset{H_2O,\ H^+}{\overset{CH_3OH,\ H_2SO_4}{\rightleftharpoons}} -\overset{O}{\underset{\|}{C}}-OCH_3 \text{（对氧化剂稳定）}$$

4. 氨基的保护及去保护

（1）转化成盐 例如：

$$\!>\!NH \underset{OH^-}{\overset{H^+}{\rightleftharpoons}} \!>\!NH_2^+ \text{（对氧化剂等稳定）}$$

（2）转化成酰胺 例如：

$$\!>\!NH \underset{H_2O,\ H^+}{\overset{(CH_3CO)_2O}{\rightleftharpoons}} \!>\!N\overset{O}{\underset{\|}{C}}CH_3 \text{（对氧化剂等稳定）}$$

拓展阅读 >>> 对甲基苯酚转化为对羟基苯甲酸的合成工艺

对甲基苯酚转化为对羟基苯甲酸的合成工艺过程中，由于酚羟基很容易被氧化，所以直接将对甲基苯酚中的甲基氧化成羧基是不可能得到预期产物的，因此就要考虑酚羟基的保护问题。这种情况下，可以让对甲基苯酚与碘甲烷反应，将酚羟基转化为酚醚，酚醚在甲基氧化条件下稳定，待甲基氧化成羧基后再水解还原为酚羟基，从而顺利得到目标化合物。

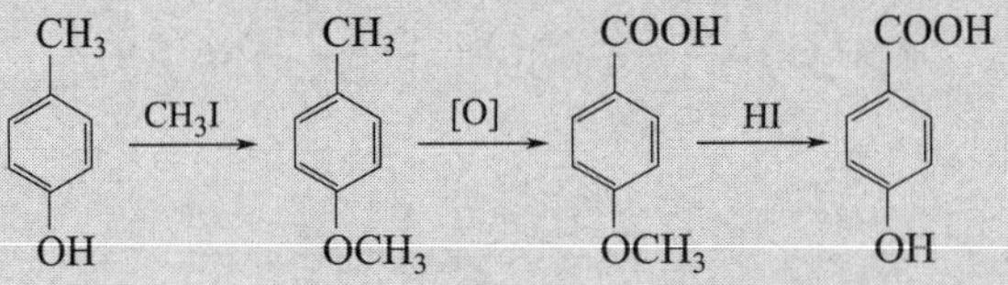

对甲基苯酚(OH, CH₃) $\xrightarrow{CH_3I}$ 对甲氧基甲苯(OCH₃, CH₃) $\xrightarrow{[O]}$ 对甲氧基苯甲酸(OCH₃, COOH) $\xrightarrow{HI}$ 对羟基苯甲酸(OH, COOH)

四、有机合成中的基本反应及典型试剂的应用

（一）有机合成中的基本反应

1. 加成或卤代反应

通过有机物的加成或卤代反应生成含卤素原子的卤代烃。例如：

$$CH_3CH=CH_2 + HCl \longrightarrow CH_3\underset{Cl}{\underset{|}{C}}HCH_3$$

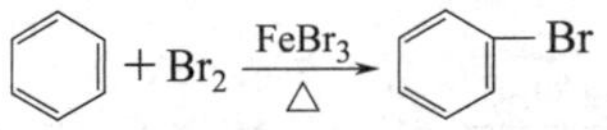

苯 $+ Br_2 \xrightarrow[\triangle]{FeBr_3}$ 溴苯 $-Br$

2. 烷基化反应

用烷基取代苯分子中氢原子得到烷基苯。例如：

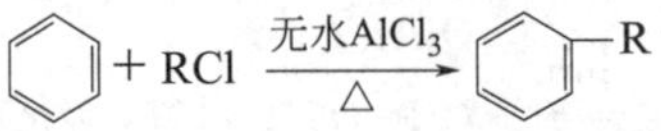

苯 $+ RCl \xrightarrow[\triangle]{\text{无水}AlCl_3}$ 烷基苯 $-R$

3. 酰基化反应

用酰基取代芳烃分子中氢原子得到芳香酮，或取代氨或伯胺、仲胺分子中氢原子生成酰胺。例如：

第十六章 有机合成基础

$$\text{C}_6\text{H}_6 + \text{RCOCl} \xrightarrow[\triangle]{\text{无水AlCl}_3} \text{C}_6\text{H}_5\text{COR}$$

$$\text{RNH}_2 + \text{R}'\text{COCl} \longrightarrow \text{RNHCOR}'$$

4. 氧化反应

在氧化剂存在下，有机物分子加氧或去氢得到氧化产物。例如：

$$\text{O}_2\text{N}-\text{C}_6\text{H}_4-\text{CH}_3 \xrightarrow[\text{H}^+]{\text{KMnO}_4} \text{O}_2\text{N}-\text{C}_6\text{H}_4-\text{COOH}$$

5. 还原反应

在还原剂作用下，有机物分子加氢或去氧得到还原产物。例如：

$$\text{C}_6\text{H}_5\text{COCH}_3 \xrightarrow{\text{Zn-Hg, 浓HCl}} \text{C}_6\text{H}_5\text{CH}_2\text{CH}_3$$

$$\text{R}-\text{COOH} \xrightarrow{\text{LiAlH}_4} \text{RCH}_2\text{OH}$$

6. 缩合反应

两个及两个以上有机物分子之间相互作用，失去一个小分子，形成一个新的较大分子。例如：

$$\text{CH}_3\text{CHO} + \text{CH}_3\text{CHO} \longrightarrow \text{CH}_3\text{CH(OH)CH}_2\text{CHO} \xrightarrow[-\text{H}_2\text{O}]{\triangle} \text{CH}_3\text{CH}=\text{CHCHO}$$

7. 重氮化反应

芳香伯胺在强酸性（如 HCl、HI 或 H_2SO_4）条件下，与硝酸钠作用生成重氮盐，通过桑德迈尔反应等得到卤代苯、腈、酚的一系列化合物；或与酚、胺发生偶联反应得到重要的偶氮化合物。例如：

$$\text{C}_6\text{H}_5\text{NH}_2 \xrightarrow[0\sim5℃]{\text{NaNO}_2, \text{H}_2\text{SO}_4} \text{C}_6\text{H}_5\text{N}_2^+\text{HSO}_4^-$$

重氮盐进一步反应：
- $\xrightarrow[\triangle]{\text{Cu}_2\text{X}_2, \text{HX}} \text{C}_6\text{H}_5\text{X}$ （X=Cl、Br）
- $\xrightarrow[\triangle]{\text{Cu}_2(\text{CN})_2, \text{KCN}} \text{C}_6\text{H}_5\text{CN}$
- $\xrightarrow[\triangle]{\text{KI}} \text{C}_6\text{H}_5\text{I}$
- $\xrightarrow[\triangle]{\text{H}_3\text{O}^+} \text{C}_6\text{H}_5\text{OH}$
- $\xrightarrow[\triangle]{\text{H}_3\text{PO}_2} \text{C}_6\text{H}_6$
- $\xrightarrow{\text{C}_6\text{H}_5\text{N(CH}_3)_2, \text{H}^+} \text{C}_6\text{H}_5-\text{N}=\text{N}-\text{C}_6\text{H}_4-\text{N(CH}_3)_2$

(二) 典型试剂的应用

1. 格氏试剂

（1）**格氏试剂** 通过卤代烷与金属镁在干醚条件下制备，它是强亲核试剂，可以发生一系列的亲核取代及亲核加成反应，在有机合成上有广泛的应用。例如，格氏试剂与环氧乙烷反应，水解后得到增加了 2 个碳原子的伯醇；格氏试剂与醛酮发生的亲核加成反应是不可逆的，加成产物不经分离直接进行水解就可得到醇类。格氏试剂与甲醛反应，可制备伯醇；与其他醛反应，可制备仲醇；与酮反应，可制备叔醇。

（2）**应用实例** 用格氏试剂和相应的羰基化合物合成 2-甲基 2-丁醇。例如：

$$CH_3-\underset{\underset{O}{\|}}{C}-CH_3 + CH_3CH_2MgCl \xrightarrow{\text{干醚}} CH_3-\underset{\underset{CH_2CH_3}{|}}{\overset{\overset{OMgCl}{|}}{C}}-CH_3 \xrightarrow{H_3O^+} CH_3-\underset{\underset{CH_2CH_3}{|}}{\overset{\overset{OH}{|}}{C}}-CH_3$$

> **课堂互动**
>
> 请试着选择不同的羰基化合物和格氏试剂合成 2-戊醇（无机试剂任选）。

2. 乙酰乙酸乙酯

（1）**亚甲基上烃基化反应** 乙酰乙酸乙酯中亚甲基上的 α-H 受相邻 2 个羰基的影响，比较活泼，与强碱醇钠作用生成乙酰乙酸乙酯的钠盐，该钠盐与卤代烃发生取代反应，生成在亚甲基碳上的烃基化产物。例如：

$$CH_3-\underset{\underset{O}{\|}}{C}-CH_2COOC_2H_5 \xrightarrow{C_2H_5ONa} CH_3-\underset{\underset{O}{\|}}{C}-\overset{Na^+}{\underset{}{C}}HCOOC_2H_5 \xrightarrow{RX} CH_3-\underset{\underset{O}{\|}}{C}-\underset{\underset{R}{|}}{C}HCOOC_2H_5$$

$$\xrightarrow{\substack{① C_2H_5ONa \\ ② R'X}} CH_3-\underset{\underset{O}{\|}}{C}-\underset{\underset{R}{|}}{\overset{\overset{R'}{|}}{C}}COOC_2H_5$$

当在亚甲基上引入两个烃基时应该优先引入大取代基，再引入小取代基。

（2）**分解反应** 乙酰乙酸乙酯易发生分解反应，在不同条件下，分解产物不同。乙酰乙酸乙酯在稀碱溶液中发生酯的水解，酸化得到的 β-羰基酸不稳定，受热脱羧生成甲基酮，称为酮式分解。例如：

$$CH_3-\underset{\underset{O}{\|}}{C}-\underset{\underset{R}{|}}{C}HCOOC_2H_5 \xrightarrow{5\%NaOH} CH_3-\underset{\underset{O}{\|}}{C}-\underset{\underset{R}{|}}{C}HCOONa \xrightarrow[②\triangle]{① H_2O, H^+} CH_3-\underset{\underset{O}{\|}}{C}-CH_2R$$

$$\text{或}\quad CH_3-\underset{\underset{O}{\|}}{C}-\underset{\underset{R}{|}}{\overset{\overset{R'}{|}}{C}}COOC_2H_5 \xrightarrow{5\%NaOH} CH_3-\underset{\underset{O}{\|}}{C}-\underset{\underset{R}{|}}{\overset{\overset{R'}{|}}{C}}COONa \xrightarrow[②\triangle]{① H_2O, H^+} CH_3-\underset{\underset{O}{\|}}{C}-\underset{\underset{R'}{|}}{C}HR$$

乙酰乙酸乙酯在浓碱溶液中加热，酮的羰基也受到攻击，发生碳碳键断裂，生成两分子羧酸盐，酸化后得到两分子羧酸，称为酸式分解。例如：

$$CH_3-\underset{\underset{O}{\|}}{C}-\underset{\underset{R}{|}}{C}HCOOC_2H_5 \xrightarrow[\triangle]{40\%NaOH} CH_3COONa + RCH_2COONa \xrightarrow{H_2O, H^+} CH_3COOH + RCH_2COOH$$

或 $CH_3-\underset{\underset{R}{|}}{\overset{\overset{O}{\|}}{C}}-\underset{\underset{R'}{|}}{C}COOC_2H_5 \xrightarrow[\triangle]{40\%NaOH} CH_3COONa + R\underset{\underset{R'}{|}}{C}HCOONa \xrightarrow{H_2O,\,H^+} CH_3COOH + R\underset{\underset{R'}{|}}{C}HCOOH$

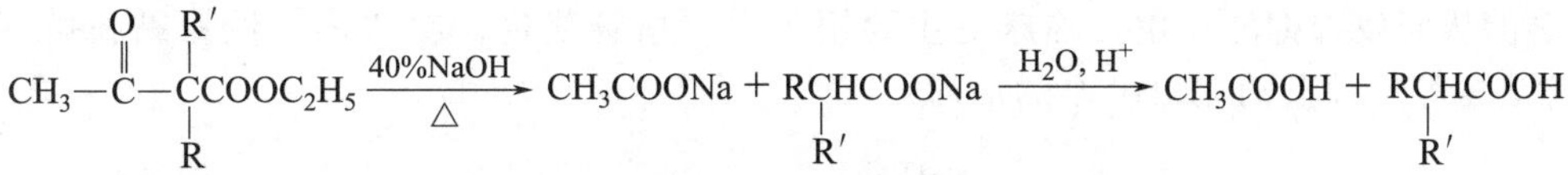

乙酰乙酸乙酯亚甲基上的烃基化产物经酮式分解或酸式分解后，可以得到甲基酮或烃基取代的乙酸，在有机合成上有广泛的应用。

（3）应用实例 以乙酰乙酸乙酯为原料合成 3-甲基-2-戊酮，在醇钠的作用下，乙酰乙酸乙酯变为亲核试剂，依次与溴乙烷、溴甲烷分别发生亲核取代反应，然后经过酮式分解生成目标分子。例如：

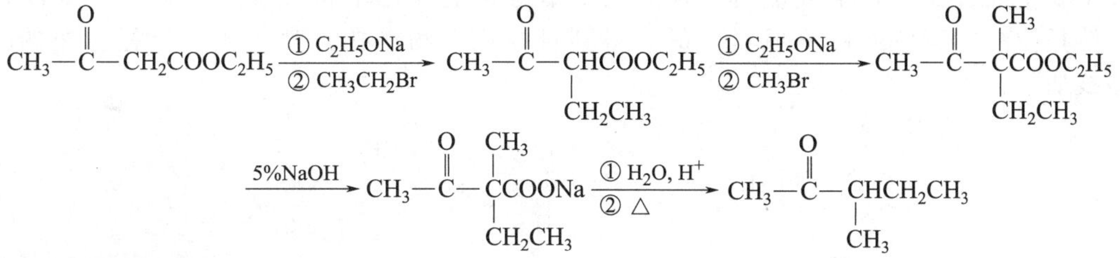

$CH_3-\overset{\overset{O}{\|}}{C}-CH_2COOC_2H_5 \xrightarrow[\text{② }CH_3CH_2Br]{\text{① }C_2H_5ONa} CH_3-\overset{\overset{O}{\|}}{C}-\underset{\underset{CH_2CH_3}{|}}{C}HCOOC_2H_5 \xrightarrow[\text{② }CH_3Br]{\text{① }C_2H_5ONa} CH_3-\overset{\overset{O}{\|}}{C}-\underset{\underset{CH_2CH_3}{|}}{\overset{\overset{CH_3}{|}}{C}}COOC_2H_5$

$\xrightarrow{5\%NaOH} CH_3-\overset{\overset{O}{\|}}{C}-\underset{\underset{CH_2CH_3}{|}}{\overset{\overset{CH_3}{|}}{C}}COONa \xrightarrow[\text{② }\triangle]{\text{① }H_2O,\,H^+} CH_3-\overset{\overset{O}{\|}}{C}-\underset{\underset{CH_3}{|}}{C}HCH_2CH_3$

课堂互动

请试着利用乙酰乙酸乙酯为原料，合成丁酮和丁酸（无机试剂任选）。

3. 重氮化合物

（1）重氮化合物 通过重氮化反应，芳伯胺可以转变为重氮盐，重氮盐很不稳定，性质活泼，加热容易分解放出氮气，生成一些重要化合物；此外，重氮盐也是一种强的亲电试剂，可以与酚、胺发生偶联反应。

（2）应用实例 以对甲苯胺为原料合成间溴甲苯，不能直接从甲苯溴代制备，也不能从溴代苯烷基化制备，若先保护氨基，再溴代，低温下进行重氮化反应，然后利用去氨基的方法则可制备间溴甲苯。例如：

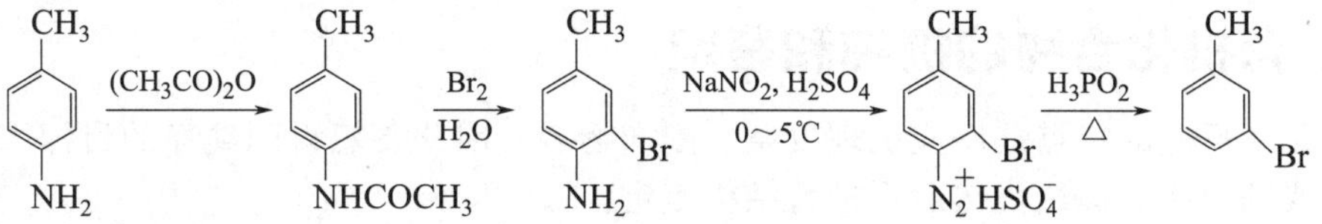

对甲基苯胺 $\xrightarrow{(CH_3CO)_2O}$ 对甲基乙酰苯胺 $\xrightarrow[H_2O]{Br_2}$ 2-溴-4-甲基苯胺 $\xrightarrow[0\sim5℃]{NaNO_2,\,H_2SO_4}$ 重氮盐 $\xrightarrow[\triangle]{H_3PO_2}$ 间溴甲苯

课堂互动

请利用重氮盐的性质，以甲苯为原料合成间溴甲苯（无机试剂任选）。

五、有机合成设计实例

有机合成需要设计合理的合成路线，分析目标化合物的结构特征，用逆向合成分析法依次切割，直到起始原料，通过分析从原料合成目标化合物的过程中是否需要增长或缩短碳链，是否需要成环或开环，以及是否需要保护-脱保护等反应操作，最终筛选出一条最佳的合成路线。我们选取了一个化学药物的合成和一个天然药物中间体的结构修饰作为实例，给大家简单展示一下有机合成在医药领域的重要作用。

泮托拉唑钠是一种新型的质子泵抑制剂，可抑制刺激胃壁细胞分泌胃酸的 H^+-K^+-

ATP 酶从而发挥抑酸作用，临床上主要用于十二指肠溃疡、胃溃疡急性胃黏膜病变、复合性胃溃疡等急性上消化道出血的治疗。

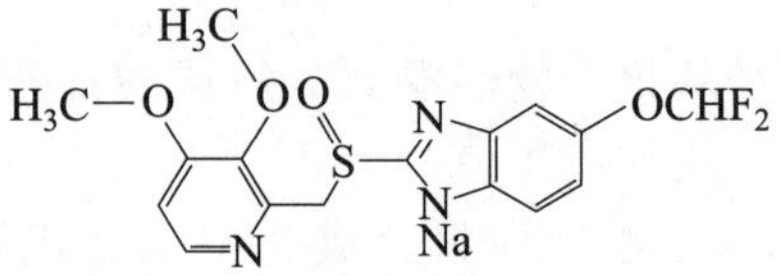

泮托拉唑钠

泮托拉唑钠的合成以吡啶类衍生物盐酸盐Ⅱ与苯并咪唑类衍生物Ⅲ为原料，在碱性条件下发生缩合反应，生成硫醚Ⅳ，并在次氯酸钠的作用下被氧化为亚砜Ⅴ，即泮托拉唑，泮托拉唑在碱性条件下成盐，最终得到目标化合物泮托拉唑钠Ⅰ，泮托拉唑钠的合成路线如下：

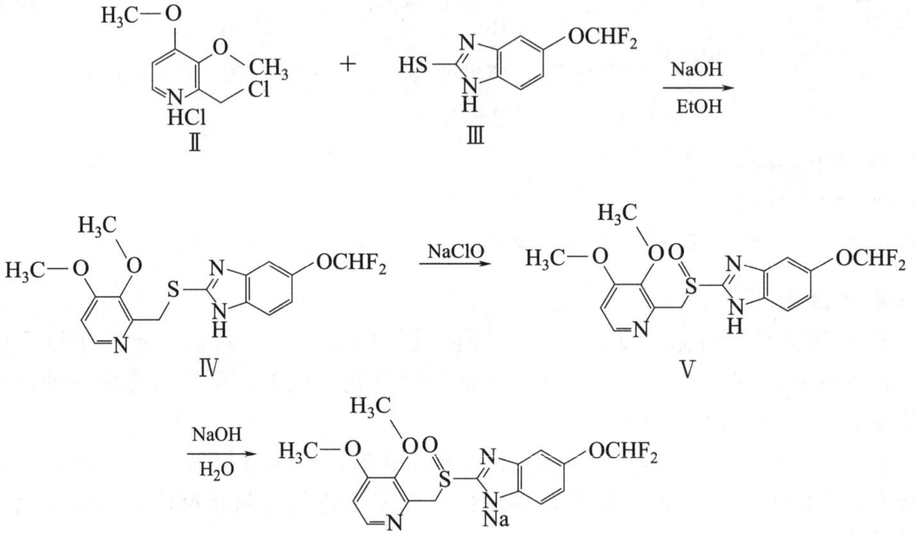

六、有机化合物的提纯和鉴定

有机化学反应的特点是反应机理复杂、副产物多，因此要想得到纯净的目标产物，就必须进行必要的分离、提纯，然后再进行结构鉴定。

1. 有机化合物的提纯

有机化合物的提纯方法通常包括重结晶法、蒸馏法、升华法和色谱法。

（1）重结晶法　利用混合物中各组分在某种溶剂中溶解度不同或在同一溶剂不同温度时的溶解度不同而使各组分分离。一般来说，固体有机物在溶剂中的溶解度随温度的升高而增大；反之，则溶解度降低。加热使混合物溶解于溶剂中，当温度降低，其溶解度也降低，溶液变成过饱和，从而析出结晶，根据目标产物与杂质组分的溶解度不同进行分离纯化。重结晶法适用于目标产物与杂质组分性质差别较大、杂质组分含量小于5％的体系。

（2）蒸馏法　利用液体混合物中各组分挥发性的差异而将组分进行有效分离。蒸馏是分离沸点相差较大的液体混合物的一种重要手段，蒸馏方法包括常压蒸馏、减压蒸馏、水蒸气蒸馏和分馏，根据分离对象及所含杂质的不同，可以采取不同的蒸馏方法。当沸点相差不大的液体混合物进行分离纯化时，利用常压蒸馏很难得到满意的分离效果，可以采用分馏法进行多次蒸馏。

（3）**升华法** 适用于某些具有挥发性的固体有机化合物，例如从茶叶中提取咖啡因的实验就利用了升华法。由于大多数有机化合物高温时不稳定，因此使用升华法通常在减压下进行，可以降低升华温度。

（4）**色谱法** 色谱分析的过程是待分离物质分子在固定相和流动相之间分配平衡的过程，不同的物质在两相之间的分配不同，随流动相运动的速度也不同，因此混合物中的不同组分在固定相中得以相互分离。色谱法包括薄层色谱、纸色谱、柱色谱、气相色谱和高效液相色谱等。高效液相色谱速度快、效率高，是目前最常用的分离和检测手段，在有机化学、生物化学、医药化工、食品科学、环境监测等方面都有广泛的应用。

目标化合物经过分离提纯后，需要测定物理常数与标准数据进行对照来验证纯度。通常用来对照的物理常数包括熔点（m.p.）、沸点（b.p.）、密度（d_4^t）、折射率（n_λ^t）和比旋光度（$[\alpha]_\lambda^t$）等。

2. 有机化合物的鉴定

（1）**元素的定性与定量分析** 元素的定性与定量分析可以对纯净化合物进行分子组成的确定，根据分析的结果，即可推测该化合物的实验式。实验式的计算方法是将分子中各元素的百分含量除以相应元素的原子量，求出该化合物分子中各元素原子的最小个数比即为该化合物分子的实验式。例如，某有机化合物的元素分析结果为 C：40.00%、H：6.66%、O：53.34%，则 C、H、O 三种元素原子的最小个数比为：

$$\frac{40.00}{12.01} : \frac{6.66}{1.008} : \frac{53.34}{16.00} = 3.33 : 6.61 : 3.33 = 1 : 2 : 1$$

根据计算结果，可以推测该有机化合物分子的实验式为 CH_2O，此时的实验式只是最简式，不能代表分子中真正的原子数目，只有测定了化合物的分子量后，才能确定化合物的分子式。例如，测得实验式为 CH_2O 的有机化合物分子量为 60，则该有机化合物的分子式可确定为 $C_2H_4O_2$。

（2）**分子量的测定** 测定有机化合物的分子量，目前通常使用质谱法（MS）。有机化合物分子在高真空环境下，经高能电子流冲击，失去电子产生各种阳离子。在电场和磁场的综合作用下，不同的阳离子按照质荷比（离子的质量与电荷的比值：m/e）的大小不同记录下一系列高矮不一的尖峰，构成质谱图。通过分析质谱图可以得到精确的分子量和分子式，同时可以为结构鉴定提供线索。

质谱图的横坐标表示不同阳离子的质荷比（m/e），纵坐标则表示阳离子的相对丰度。丰度最高的峰为 100%，称为基峰，其他峰称为碎片峰，与基峰比较确定其相对丰度。

分子失去 1 个电子生成的自由基阳离子称为分子离子，一般用 M^+ 表示。由于电子的质量很小，M^+ 的质荷比在数值上与分子的质量相同，因此在质谱图中找到分子离子峰就可以确定分子量。例如，当甲烷的样品经过高能电子流冲击，甲烷分子首先形成分子离子，继而进一步分裂成其他的碎片（图 16-1）。

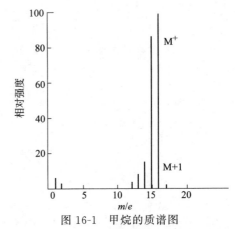

图 16-1 甲烷的质谱图

$$CH_4 \xrightarrow{e} \cdot[CH_4]^+, \cdot[CH_3]^+, \cdot[CH_2]^+, \cdot[CH]^+, \cdot[C]^+$$
$$m/e: \quad\quad\quad 16 \quad\quad 15 \quad\quad 14 \quad\quad 13 \quad\quad 12$$

3. 结构式的确定

确定有机化合物的结构是一件非常重要的工作，目前大部分新有机化合物结构的测定是利用光谱的方法。除上面已介绍的质谱（MS）外，还有紫外光谱（UV）、红外光谱（IR）及核磁共振（NMR）等。光谱的特点是样品使用量少，分析数据可靠。其中，紫外光谱根据有机物的紫外吸收光谱的波长、位置估计含有哪些官能团，判断结构中有无共轭，并初步推测分子结构。红外光谱主要用于推测分子结构中的各种官能团，核磁共振可以确定分子结构中碳氢骨架的情况。

拓展阅读 》》 　　　　　　　　**绿色化学**

绿色化学的核心是利用化学原理从源头上减少和消除工业生产对环境的污染，期望在反应过程中，反应物的原子全部转化为期望的最终产物。目前，世界上很多国家已经把绿色化学作为化学进展的主要方向之一。

1. 绿色化学简介

1991年，美国著名的有机化学家Trost提出了"原子利用率"的概念，催生了绿色化学的萌芽。1996年美国首届"总统绿色化学挑战奖"的颁布以及1999年英国创办的世界第一本《绿色化学》杂志，则正式标志着绿色化学的诞生。

传统有机合成反应的产率定义为：

$$\text{产率} = \frac{\text{实际产量}}{\text{理论产量}} \times 100\%$$

该定义的描述忽略了合成反应中生成的副产物，就算是有的合成反应可以得到100%的产率，其产生的副产物的量往往十分巨大。而绿色化学期待反应过程中的所有物质尽可能多地转化为最终产物，而减少副产物产生的关键就是提高目标产物的选择性和原子利用率。原子利用率定义为：

$$\text{原子利用率} = \frac{\text{目标产物的量}}{\text{按化学计量式所得所有产物的量之和}} \times 100\%$$

$$= \frac{\text{目标产物的量}}{\text{各反应物的量之和}} \times 100\%$$

例如，以金属银为催化剂，乙烯与氧气合成环氧乙烷的反应，原子利用率达到了100%：

$$C_2H_4 + \frac{1}{2}O_2 \longrightarrow C_2H_4O$$

摩尔质量/g·mol^{-1}　　　28　　　　16　　　　　44
目标产物的质量/g　　　　　　　　　　　　　　　44

$$\text{原子利用率} = \frac{44}{28+16} \times 100\% = 100\%$$

绿色化学又称环境无害化学、环境友好化学和清洁化学。绿色化学遵循的12条原则包括：

① 优先考虑防止污染的产生，而不是产生污染后再来考虑如何处理；
② 尽可能使反应物的原子全部转化为期望的产物，提高原子利用率；
③ 尽量减少化学合成中的有毒原料和产物，反应中使用和生成的物质应尽可能对人类健康和环境无毒或毒性很小；
④ 设计的化学产品应在保持功效的同时尽量使其无毒或毒性很小；

⑤ 使用无毒无害的溶剂和辅助溶剂，尽量不使用辅助性物质（如溶剂、分离试剂等），如果一定要用，也应使用无毒物质；

⑥ 合理使用和节省能源，合成过程尽可能在环境温度和压力下进行，能量消耗越小越好，应能为环境和经济方面的考虑所接受；

⑦ 只要技术上和经济上可行，尽可能使用可再生原料；

⑧ 尽量减少不必要的衍生化步骤，如基团的保护、物理与化学过程的临时性修改等；

⑨ 采用高选择性催化剂，而不是提高反应物的配料比；

⑩ 设计化学产品时，应考虑当该物质完成自己的功能后，不再滞留于环境中，而可降解为无毒的产品；

⑪ 发展分析技术，对污染物实行在线监控，使之能做到实时、现场监控，防止有害物质的形成；

⑫ 减少使用易燃易爆品，降低事故隐患，如气体释放、爆炸和着火等。

绿色化学的原则可以贯穿于化学工业的各个领域，既可对总过程进行绿色化学设计，也可以对一系列过程的某些环节进行绿色化学设计，提高原子利用率的同时，减少环境污染。

2. 绿色化学的任务

绿色化学的任务就是利用化学原理来减少或消除对人类健康和生态环境有害的反应原料、催化剂、溶剂、试剂、产物和副产物。

(1) 设计安全有效的目标分子　设计安全有效的目标分子是绿色化学的关键任务之一，我们期待设计出来的目标分子具有最佳的使用功能而没有毒性。利用构效关系分析和分子控制方法对分子进行绿色化学设计，可以满足最佳的所需功能和毒性最低的要求。目前，由于计算机辅助药物设计的发展，对构效关系的研究不断深入，分子设计和分子模拟研究已经引起人们的广泛关注，实验台＋通风橱＋计算机三位一体的新化学实验室已经普及，安全有效的目标分子的设计将会得到更快的发展。

(2) 寻找安全有效的反应原料　传统的化学合成和药品生产中，不可避免地使用一些危害人类健康或污染生态环境的原料。绿色化学的任务之一就是研究如何利用无毒无害的原料，代替这些有毒有害的原料生产我们需要的产品，减少有害物质的使用，从而减少对人类和环境的危害。例如，用二氧化碳代替有毒有害的光气生产聚氨酯；利用可再生的生物资源葡萄糖代替致癌物苯，拓展了己二酸合成的原料路线等。

(3) 寻找安全有效的合成路线　合成路线对生产过程绿色化与否具有重要的影响，在寻找安全有效的合成路线时，需要特别考虑的问题是合成路线的原子利用率。在设计新的安全有效的合成路线时，既要考虑到产品的性能优良、价格低廉，又要使生产的副产物最少，对环境无害，其难度是可想而知的。计算机辅助设计，可以提高寻找安全有效合成路线的效率，按照我们制订的方法自动地比较可能的合成路线，随时排除不合适的路线，最终找出满足条件的最佳合成路线。

(4) 寻找安全有效的反应条件　反应条件对整个合成过程以及对环境的影响起着重要的作用。在合成过程中要提高合成效率，减少环境污染，可改进催化剂的使用。例如，采用天然的维生素 B_{12} 作催化剂进行电化学还原环化，避免了传统方法中三丁基锡烷的污染问题；用光辐射替代重金属作催化剂进行硫杂环己烷的开环反应，避免了溶剂的使用及重金属造成的环境污染等。

重点小结

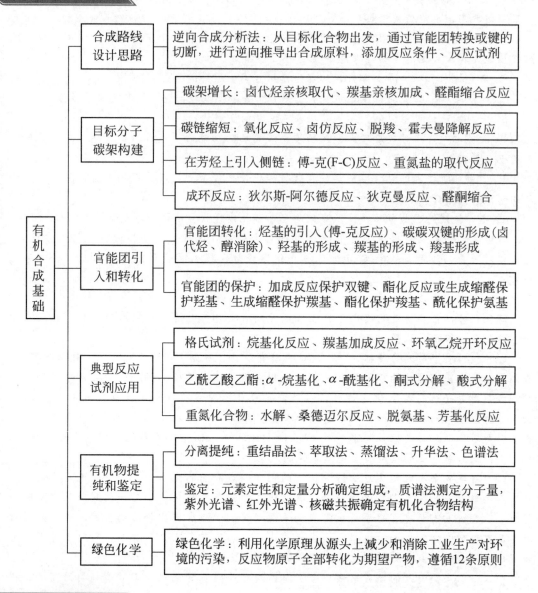

目标检测

一、选择题

（一）单项选择题

1. 下列反应中不能使碳链增长的是（　　）。

A. $CH_3I + NaC\equiv CCH_3 \longrightarrow CH_3C\equiv CCH_3$

B. ⌬ $+ CH_3COCl \xrightarrow{无水AlCl_3}$ 苯基-COCH$_3$

C. $C_2H_5MgBr + $ 环氧乙烷 $\xrightarrow[②H_3O^+]{①干醚} CH_3CH_2CH_2CH_2OH$

D. $CH_3-\underset{\underset{O}{\|}}{C}-NH_2 \xrightarrow[NaOH]{Br_2} CH_3NH_2$

2. 下列试剂能使丙酮的碳链缩短的是（　　）。
   A. Zn-Hg，浓 HCl　　B. I_2，NaOH　　C. $LiAlH_4$　　D. HCN

3. 下列能使卤代烃分子引入羟基的试剂是（　　）。
   A. NaCN　　　　　　　　　　　　　　B. NaOH，H_2O
   C. NaOH，C_2H_5OH　　　　　　　　D. C_2H_5MgCl，H_3O^+

4. 在有机合成中，下列需要防止水解的物质（　　）。
   A. 醇　　　　　B. 酮　　　　　C. 酸　　　　　D. 酯

5. 在有机合成中，为了防止氧化通常利用酰基保护的基团是（　　）。
   A. 硝基　　　　B. 羟基　　　　C. 羧基　　　　D. 芳伯胺基

6. 下列能与格氏试剂反应制备仲醇的是（　　）。
   A. 甲醛　　　　B. 乙醛　　　　C. 丙酮　　　　D. 甲酸

7. 乙基溴化镁与环氧乙烷反应可制备（　　）。
   A. 乙醇　　　　B. 丙醇　　　　C. 叔丁醇　　　D. 丁醇

8. 各种元素原子数目最简单整数比的式子表示化合物的（　　）。
   A. 结构式　　　B. 分子式　　　C. 实验式　　　D. 结构简式

（二）多项选择题

1. 下列化合物中加入酸性高锰酸钾能引入羧基的是（　　）。
   A. 甲烷　　　　B. 环戊烯　　　C. 丙炔
   D. 甲苯　　　　E. 乙醛

2. 在有机合成中，为了防止氧化需要保护的基团是（　　）。
   A. 酚羟基　　　B. 羧基　　　　C. 硝基
   D. 羰基　　　　E. 芳伯胺基

3. 可以利用乙酰乙酸乙酯直接合成的化合物是（　　）。
   A. 丙酮　　　　B. 丁酮　　　　C. 乙酸
   D. 丁酸　　　　E. 3-戊酮

二、利用所给的有机物（无机试剂任选）合成下列化合物

1. 用乙炔、格氏试剂及适当的原料合成 2-丁醇。

2. 用乙酰乙酸乙酯合成（1）2-戊酮；（2）环丁基—COOH。

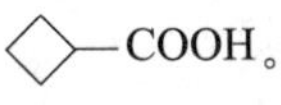

三、试用逆向合成分析法，推测合成 （结构式）的原料。

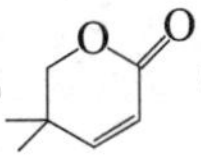

（王静）

第三篇

实训项目

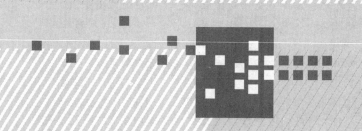

实训项目一　有机化学实训基础知识

高职高专是以实训为主线教学特色的职业教育，主张理实一体化，并以实践教学为基础，实训是实践教学的重要环节，通过实训可以帮助学生理解和巩固课堂讲授的基础理论知识，学以致用，使学生掌握有机化学基本操作技能，培养学生学会观察、综合分析问题和解决实际问题的能力，培养创新意识，团结协作的良好习惯，养成严肃认真、实事求是的科学态度和严谨的工作作风，为学生学习后续专业课程以及为药品的生产、检验、流通和销售等实际工作奠定基础。为此，学生在实训前应学习有机化学实训基础知识。

一、实训室规则

实训前要做好充分的准备工作，认真通读《实训室守则》，培养良好的实训习惯，严格遵守实训室规则，排除实训安全隐患，增强安全意识，将安全摆在第一位，安全、规范地操作。

（1）实训前要认真通读实训教材或讲义，明确实训内容和目标，领会实训原理和方法，熟悉实训操作步骤，了解实训的注意事项，按要求书写预习报告方能进行实训。

（2）进入实训室，应先熟悉实训所需仪器和试剂的摆放位置，检查仪器的齐缺或破损，清洁仪器，仪器和试剂随用即复原，注意节约水、电和试剂，要保持安静，遵守秩序，听从教师指导。

（3）实训时应穿白大褂，不准穿拖鞋，长头发的女生要求用橡皮筋或发夹将头发扎起，遵守实训室纪律，不能交头接耳，要静心实训，浮躁、吵声和噪声会影响实训质量。

（4）实训时要签到；实训结束后，洗净、点齐仪器，清洁台面，污物、残渣等应扔到指定的地点，废酸、废碱等腐蚀性溶液不能倒进水槽，应倒入指定的废液缸中，经实训室老师检查是否符合要求；认真观察，做好实训结果记录，并将实训原始记录交给老师检查，经认可签名后方可离开。

（5）认真、严肃按实训要求，安全、规范地操作，按编号对号入座，实训时不得擅自离开岗位，使用有毒、易挥发、易燃、易爆物品要小心，防止事故发生，实训如有异常，应及时报告老师。

（6）轮流值日的学生要履行值日职责，听从实训室老师安排，主动配合，补充试剂、检查点齐仪器，为其他班级的实训做好工作准备，清扫实训室，清倒废液，并关好水、电、门、窗等。

二、实训室安全知识

有机化学实训所用仪器大部分是易破、易碎的玻璃制品，所用药品多数是易燃、易爆、有毒和有腐蚀性的试剂，稍有不慎，就容易发生割伤、烧伤、中毒、甚至爆炸等意外事故。学习实训室的安全知识，可以更好地预防和应付在实训中危险情况的发生。

1. 防火安全知识

熟悉实训室水、电开关位置，以及安全用具如灭火器材、沙箱和急救箱的放置地点和使用方法。处理方法：①如果不慎发生着火事故，应首先切断电源，迅速移开易燃物，用沙子、数层湿布或石棉布覆盖灭火；若电器着火，先切断电源，再用不导电的二氧化碳或四氯化碳灭火剂的灭火器灭火，不能用泡沫灭火器灭火，以防触电；②在操作和处理易挥发、易燃物品如苯、乙醚、酒精和丙酮等时，不能明火，应远离火源；③若衣服着火，切勿乱跑，应立即用石棉布覆盖身上着火部位或立即脱下衣服，必要时可卧地打滚扑灭火种；④如果酒精灯或酒精喷灯在使用过程中需要添加酒精，必须先熄灭火焰，然后通过漏斗加入酒精；有机溶剂着火时，小火可用湿抹布覆盖严禁直接泼水灭火，火势较大时，可用灭火器灭火；⑤油类物质着火，要用沙或使用适宜的灭火器灭火。

2. 防易燃、易爆安全知识

防止易燃、易爆隐患的安全知识及处理方法：①常压下，加热反应或蒸馏，必须与大气相通，以防造成密闭系统加热气体膨胀发生爆炸，实训过程要检查仪器各部位是否堵塞，或仪器是否使用正确，以保证能接通大气；②无论常压或减压蒸馏，液体都不能蒸干，防止仪器过热而破裂或过氧化物分解发生爆炸；③勿将低沸点、易燃溶剂放在大口容器（如烧杯）内加热，以防有机溶剂溢出燃烧；④反应过于剧烈时，要根据不同情况采用冷却或控制加料速度等措施；反应或加热如有暴沸现象，应加入几粒沸石或素瓷片防止暴沸；⑤蒸馏或回流易燃有机物时，应采取水浴或油浴（或电热套）间接加热，严禁直接明火加热，并且要注意装置不能漏气，如发现漏气，应立即停止加热。

3. 防毒安全知识

对有毒物质进行防护的安全知识及处理方法：①对反应中产生的有毒、恶臭有害气体如溴化氢、二氧化氮等强烈刺激性物质时，应使用吸收装置处理或在通风橱中操作，以免吸入有毒气体或污染环境，应按规定处理、排放，保持实训室空气流通良好；②有毒或有腐蚀性试剂，应统一发放和回收；处理和使用有毒、易挥发物质时，应在抽风橱中进行；③使用药品时不要接触到手或皮肤，试剂不得入口，实训结束后要立即洗净双手，以免中毒。严禁在实训室内吸烟或吃任何食物。

4. 眼睛及皮肤的防护安全知识

眼睛及皮肤的防护安全知识及处理方法：①在进行有可能发生危险的实训时，要根据具体情况采取必要的安全措施，如戴防护眼镜、面罩、手套或其他防护设备，防止玻璃碎片、液体等飞溅到眼睛，以保护眼睛及皮肤；②绝对禁止实训仪器的口部对准他人或自己；③玻璃割伤也是实训室常见的事故，应用镊子小心取出玻璃碎片，用双氧水洗净伤口，涂上碘酒；若没有玻璃碎片，可直接贴上止血贴，若伤口严重，做止血处理；④接触强酸、强碱或纯溴等实训时，皮肤可能受灼伤时，应立即用洁净的布、卫生纸吸干，用大量的水冲洗，然后分别用5％碳酸氢钠溶液、硼酸溶液和2％硫代硫酸钠洗涤，涂上烫伤软膏；严重伤者处理后送医务室诊治。

三、有机化学实训常用仪器及其使用

常用仪器及名称	使用及注意事项
b型管（熔点测定管）	(1) b型管(Thiele管)又称熔点测定管、提勒管,形如英文小写字母"b"字,配合样品管(熔点管),用于测量固体有机物的熔点。 (2) 环状部位右下边受热,热轻冷重,逆时针液体扩散流动,使样品循环受热均匀。 (3) 由于热胀冷缩的原理,装传热液(如液体石蜡)时,不能过多,否则沸腾时会溢出。 (4) 使用前后内外不宜水洗,否则加热时,液体石蜡变浑浊或有爆鸣声,影响熔点测量的顺利进行

续表

常用仪器及名称	使用及注意事项
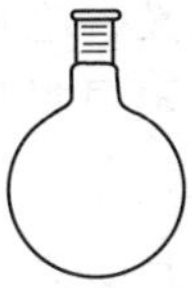 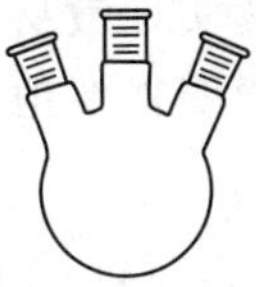 标准磨口圆底烧瓶　三口烧瓶	(1)圆底烧瓶耐热、耐压,是蒸馏、有机合成实训中加热、回流时常用的玻璃仪器,用于产品沸点>120℃的有机合成。 (2)三口烧瓶耐热、耐压,是有机合成实训中常用的玻璃仪器,三个口用于连接温度计、滴液漏斗、搅拌器或冷凝管(蒸馏或回流)等
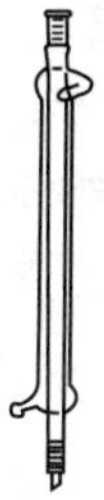 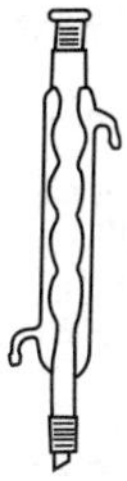 直形冷凝管　球形冷凝管	(1)冷凝管用于冷凝蒸气成液体,倾斜向下,进水方向为下进水、上出水。 (2)被蒸液体沸点<130℃可选用直形或球形冷凝管。 (3)用作加热回流的冷凝管,垂直放置,如乙酸乙酯合成实训所用的球形冷凝管
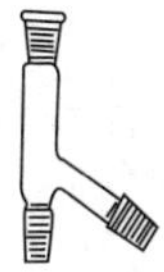 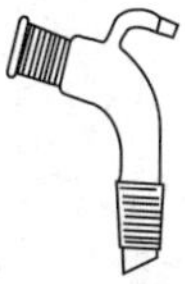 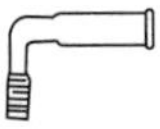 蒸馏头　接液管　干燥管	(1)蒸馏头用于连接烧瓶和冷凝管、上口接温度计或搅拌器。 (2)接液管用于常压蒸馏,带支管接液管通过橡皮管把易燃、易爆气体引入水槽下水道,小心支管碰烂。 (3)干燥管用于填装块状或粒状的干燥剂(如无水氯化钙),干燥管两端用玻璃纤维或棉花填塞住,干燥剂松紧适中
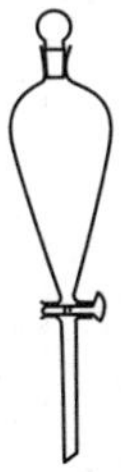 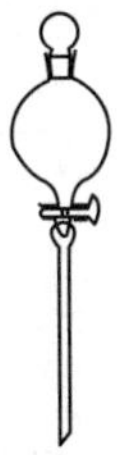 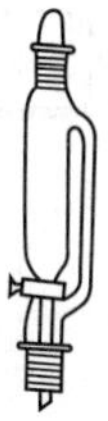 分液漏斗　滴液(恒压)漏斗	(1)分液漏斗用于洗涤或萃取分离互不相溶的两相,如乙酸乙酯萃取5%苯酚水溶液,根据相似相溶原理,苯酚大部分集中到乙酸乙酯(有机相)的有机层,蒸发出乙酸乙酯(溶剂)可得到苯酚;而水层(无机相)用$FeCl_3$试剂检验,不显紫色,证明没有苯酚。 (2)滴液(恒压)漏斗用于暂时储存液体,用于向反应器滴加液体,可控制滴加速度
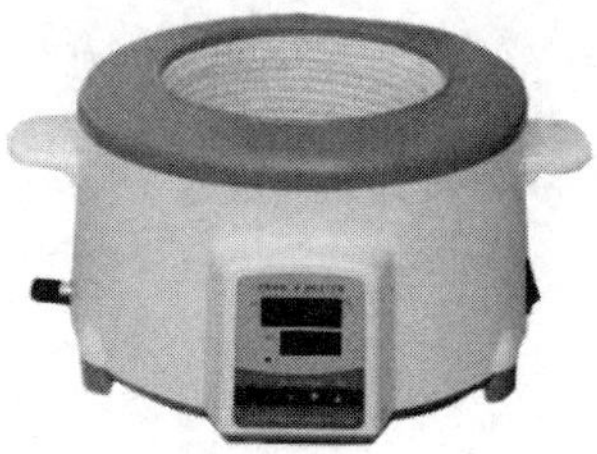 恒温电热套	(1)恒温电热套是实训室常用的加热仪器,由无碱玻璃纤维包裹金属丝的半球形加热内套和控制电路组成,多用于精确控温加热。 (2)有电子调温、数显升温等类型及功能,缓慢升温至所需温度,可高达400℃,根据反应温度、液体量进行控温。 (3)利用热空气间接加热,故玻璃容器不能贴近内套,对于沸点>80℃液体加热均可使用,受热均匀,比较完全。 (4)弄湿的手不要随意接触内套,以防触电
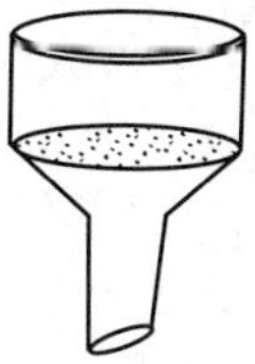 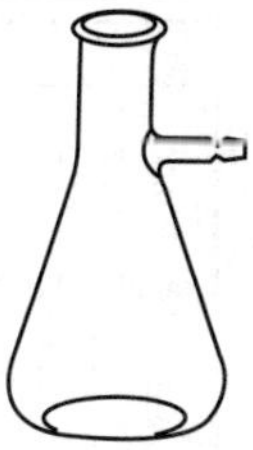 布氏漏斗　抽滤瓶	(1)布氏漏斗用于负压力抽吸进行过滤,为扁圆筒状。 (2)上面开了很多小孔,一般放2~3张滤纸(负压大,很容易破裂),刚好盖住小孔稍大一点,抽滤时,先用水湿润滤纸,再倒入滤液。 (3)抽滤瓶形似锥形瓶,侧向连接口与缓冲安全瓶(抽真空)连接,然后,再连接到真空泵减压抽滤

四、实训报告的书写

为了使实训能够达到预期的效果,在实训前要预先反复阅读实训教材或讲义,吃透实训内容,明确实训要求,领会实训原理和操作步骤的要点等,并简明扼要地书写预习报告。

(一) 实训预习报告基本要求

预习报告内容主要包括:①实训项目名称;②实训目标;③实训原理(主反应、副反应、简要的文字说明);④实训试剂(主要试剂用量及规格)和仪器;⑤实训操作步骤及现象(实训装置、步骤和实训安全注意事项等,实训操作步骤要求用流程图表示)。下面介绍关于有机化合物的物理常数测定、制备和性质验证3例预习报告格式,以供参考。

【例1】 有机化学基本操作(或有机化合物的物理常数测定)实训预习报告格式

专业_____ 班级_____ 姓名_____ ____年____月____日

实训预习报告一　熔点的测定

一、实训目标
1. 掌握毛细管法测定熔点的操作技术;
2. 了解熔点测定原理和意义。

二、实训装置图(略)

三、实训操作步骤

实训操作 SOP

装样 → 准备热浴 → 搭装置 → 加热

→ 读数记录 → 降温 → 平行实验 → 拆除装置

1. 实训准备:毛细管填装样品→安装熔点测定装置;
2. 熔点测定:加热→观察变化→记录原始数据;
3. 结果评价:数据处理→实训结果评价与分析。

四、实训安全注意事项
1. 热的温度计和 b 形管均不需水洗,否则将可能造成温度计或 b 形管破裂;
2. 防止导热液掺水加热或导热液过热,导热液(如液体石蜡)飞涨烫伤皮肤。

【例2】 有机化合物的性质验证实训预习报告格式

专业_____ 班级_____ 姓名_____ ____年____月____日

实训预习报告二　醇、酚的性质

一、实训目标
1. 验证醇、酚的主要化学性质;
2. 掌握醇、酚的鉴别方法。

二、实训操作步骤、现象及解释

项目	操作步骤		实训现象	解释或结论
1.醇的氧化	1# CH_3CH_2OH 10滴	滴入 $KMnO_4$ 5滴 H_2SO_4 10滴	紫红色褪色	$CH_3CH_2OH \xrightarrow[H^+]{KMnO_4} CH_3COOH$
	2# $CH_3\underset{OH}{CH}CH_3$ 10滴		紫红色褪色	$CH_3\underset{OH}{CH}CH_3 \xrightarrow[H^+]{KMnO_4} CH_3COCH_3$
	3# $(CH_3)_3C—OH$ 10滴		不褪色	
……	……		……	……

三、实训讨论

【例3】 有机化合物的制备实训预习报告格式

专业_____ 班级_____ 姓名_____ ____年____月____日

实训预习报告三 乙酰水杨酸的制备

一、实训目标

1. 掌握乙酰水杨酸的制备方法，进一步巩固重结晶、抽滤等基本操作技术；
2. 了解乙酰水杨酸的制备原理，乙酰水杨酸中杂质的来源及定性检测方法。

二、实训原理

乙酰水杨酸俗名阿司匹林，是一种历史悠久的解热镇痛药，还可用于预防和治疗缺血性心脏病。乙酰水杨酸为白色结晶，常以水杨酸为原料，乙酸酐作为乙酰化试剂，通过酰化反应制备。

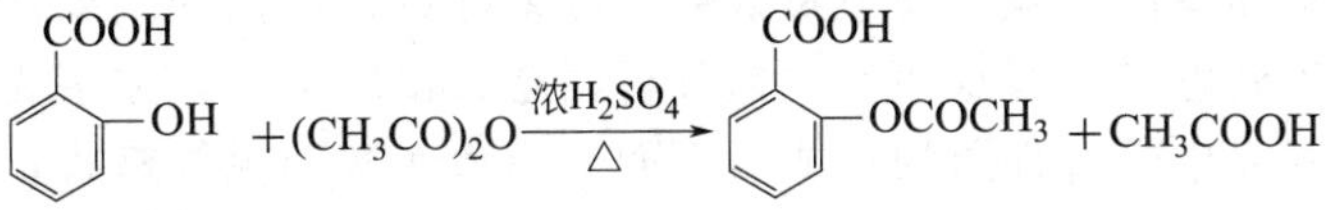

$$\text{C}_6\text{H}_4(\text{OH})\text{COOH} + (\text{CH}_3\text{CO})_2\text{O} \xrightarrow[\triangle]{\text{浓}\,\text{H}_2\text{SO}_4} \text{C}_6\text{H}_4(\text{OCOCH}_3)\text{COOH} + \text{CH}_3\text{COOH}$$

三、实训装置图（略）

四、实训操作步骤（用流程图表示）

实训操作SOP：

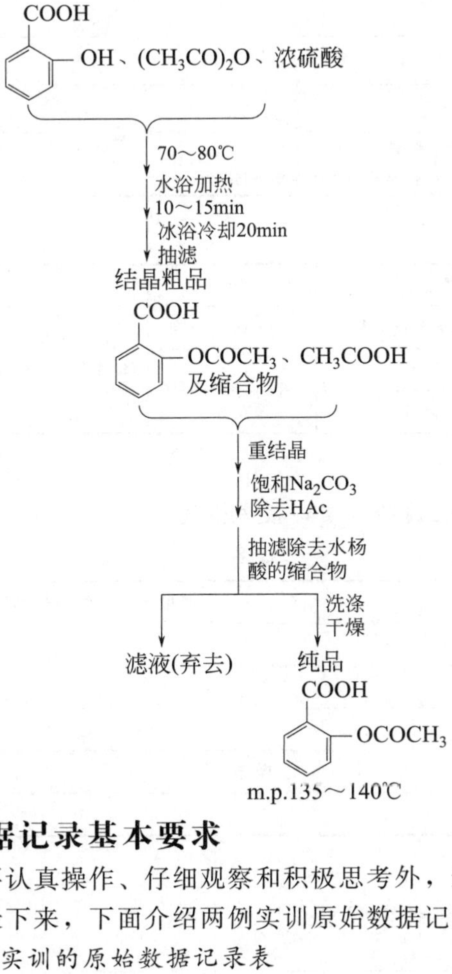

水杨酸、$(CH_3CO)_2O$、浓硫酸
↓ 70～80℃ 水浴加热 10～15min
↓ 冰浴冷却20min
↓ 抽滤
结晶粗品（含乙酰水杨酸、CH_3COOH 及缩合物）
↓ 重结晶
↓ 饱和 Na_2CO_3 除去HAc
↓ 抽滤除去水杨酸的缩合物
→ 滤液（弃去）
↓ 洗涤 干燥
→ 纯品 乙酰水杨酸 m.p.135～140℃

（二）实训原始数据记录基本要求

在实训中，学生除了要认真操作、仔细观察和积极思考外，还应将观察到的现象，测得的实训原始数据如实地记录下来，下面介绍两例实训原始数据记录格式，以供参考。

【例4】 物理常数测定实训的原始数据记录表

样品	熔点/℃	熔程/℃	结论

【例5】 有机化合物的制备实训的原始数据记录表

原料、产品名称	分子量	产品外观	m.p./℃	b.p./℃	溶解度或相对密度	产率

(三) 实训报告基本要求

实训报告是对实训的总结和思考，实训完毕，将预习报告和实训原始数据记录加以整理，实训报告内容主要包括实训目标、实训原理、实训主要试剂（主要试剂规格及用量）和仪器、实训装置、实训操作步骤、现象及解释、产率计算、结论和结果评价与分析等，要如实认真书写报告，积极思考，客观而科学地分析问题、得出结论，文字要精练，简明扼要概括。实训报告一般用表格或流程图的形式，下面介绍3例实训报告格式，以供参考。

【例6】 有机化学基本操作（或有机化合物的物理常数测定）实训报告格式

专业_____ 班级_____ 姓名_____ ____年____月____日

实训名称	实训报告一　熔点的测定
一、实训目标	
二、实训原理	
三、实训试剂和仪器	
四、实训操作步骤	1. 实训装置图 2. 实训操作 SOP（用流程图表示）

五、实训数据记录及处理

样品	熔点/℃	熔程/℃	结论
肉桂酸	132.8～133.1	0.3	纯固体物质有一定的熔点，熔程小；含杂质的固体物质由于分子间作用力减小导致熔点下降，熔程增大
尿素	131.8～132.3	0.5	
肉桂酸和尿素（1∶1）	108.6～114.3	6.3	

六、实训讨论

【例7】 有机化合物的性质验证实训报告格式

专业_____ 班级_____ 姓名_____ ____年____月____日

实训名称	实训报告二　醇、酚的性质			
一、实训目标				
二、实训原理				
三、实训试剂和仪器				
四、实训操作步骤	项目	操作步骤	实训现象	解释或结论

五、实训讨论

【例8】 有机化合物的制备实训报告格式

专业_____ 班级_____ 姓名_____ ____年____月____日

实训名称	实训报告三　乙酰水杨酸的制备
一、实训目标	
二、实训原理	主反应： 副反应： 简要的文字说明
三、实训试剂和仪器	
四、实训操作步骤	1.实训装置图 2.实训操作SOP（用流程图表示）

五、实训数据记录及处理

1.实训原料、产品和主要副产品的物理常数

原料及产品	分子量	产品外观	m.p./℃	b.p./℃	溶解度	产率
水杨酸	138	白色晶体	157～159	211	2.17	
乙酐	102	无色液体	−73	139.6	—	
乙酰水杨酸	180	白色晶体	135～140	—	0.33	
冰醋酸	60	无色液体	16.6	117.9		

2.实训结果处理

（1）产品外观：白色针状晶体。

（2）产量（质量或体积）：2.1g。

（3）产率计算：乙酐为过量，乙酰水杨酸理论产量以水杨酸计算：0.022×138＝3.0（g）

乙酰水杨酸产率 $=\dfrac{2.1}{3.0}\times 100\%=70\%$

六、实训结果评价与分析

由于加热温度过高，反应时间不够充分，部分乙酐溢出或浓度变稀，不能完全参与反应，同时在重结晶时，加入溶剂太多，热过滤时损失部分产品等主要原因，使产率偏低。

（冼昶华）

实训项目二　熔点的测定

一、实训目标

1.掌握毛细管法测定熔点的操作技术。
2.了解熔点测定原理和意义。

二、实训原理

在常压下（通常指101.3kPa大气压），将固体物质加热到一定的温度，从固态转变为液态，当物质固-液两相平衡时的温度称为该物质的熔点。熔点实际上是指熔点范围，是固态物质的一个重要物理常数，大多数有机物的熔点都在400℃以下，通常可以准确测定其熔点。纯净的固体物质都有固定的熔点，从始熔到全熔的温度范围称为熔距或熔程，一般不超

过0.5~1℃。若物质含有杂质则熔点会下降,熔距增大。因此,利用熔点测定技术,可以初步判断该化合物的纯度或鉴别未知的固态化合物,此外,可以通过测定纯度较高有机物的熔点来进行温度计的校正。

本实训利用毛细管法分别测定尿素、肉桂酸以及它们混合后的熔点,采用混合物熔点测定法鉴别它们是否为同一化合物,将2种熔点相近的物质混合后,看其熔点是否下降,以此来判断它们是否为同一物质;若为两种不同物质的混合物,则通常熔点会下降,熔距增大;若是相同物质的混合物,则熔点不变。尿素和肉桂酸的熔点比较接近,大约都是133℃,它们若等量(1:1)混合后,混合物熔点远低于133℃,且熔距变长,这种现象称为混合物熔点降低。

三、实训仪器和试剂

(1) 仪器 熔点测定管又称提勒管或b形管、温度计(200℃)、毛细管(长7~8cm,内径1mm)、长玻璃管(内径约5mm,长约50cm)、铁架台、酒精灯、表面皿和小胶圈等。

(2) 试剂 尿素、肉桂酸、液体石蜡。

四、实训内容及步骤

1. 实训内容

(1) 分别测定纯样品尿素和肉桂酸的熔点,平行测定3次取平均值。

(2) 测定尿素和肉桂酸等量混合(1:1)后的熔点,平行测定3次取平均值。

2. 实训方法

(1) 毛细管的熔封 取一根内径为1mm,长为7~8cm的毛细管,呈45°角在酒精灯外焰上加热,并不断捻动,使其熔化、端口封闭,一端熔封的毛细管作为样品管(熔点管)。

(2) 样品的装填 将待测熔点的干燥样品研磨成粉末状,取少许(约0.1g)聚成一小堆于洁净的表面皿上,然后将样品管开口一端向下插入粉末样品堆中,使样品挤入样品管内。取一根内径5mm,长约50cm的玻璃管竖立于桌面上,把装有样品的毛细管开口端向上,熔封端向下,让其从玻璃管口上端自由落下,使样品填装在毛细管熔封端,如此重复数次,将样品装填均匀、结实,至样品在管内高度约为3mm。一个样品最好同时装填三根毛细管备用。

(3) 熔点测定装置的安装 熔点测定装置如实训图2-1所示,熔点测定管又称提勒管(Thiele管)或b形管,是毛细管法测定熔点的主要仪器,将提勒管固定在铁架台上,倒入导热液(本实训采用液体石蜡),使液面略高于提勒管侧管的上限,管口用1个带缺口的软木塞将温度计固定,温度计刻度正对面向观察者。将装填样品的样品管用小胶圈固定于温度计上(小胶圈及样品管的开口端不能浸没到导热液中),并使样品位于水银球旁中部。温度计的位置为水银球在b形管两侧管的中部,加热部位为b形管倾斜处的末端下缘,受热的液体因温度差而发生对流循环,使温度均匀。

(4) 纯样品熔点的测定 按上述装置安装好仪器后,用酒精灯在熔点测定管的侧管末端加热。开始时升温速度可以稍快,上升大约为5℃/min;为了准确地测定熔点,在加热至接近样品的熔点时,必须使温度上升的速度缓慢而均匀,至距熔点10~15℃时,若为未知样品,需要先粗测大致的熔点,再按此步骤精测。控制升温速度为1~2℃/min,当接近熔点时,加热速度要更慢至0.2~0.3℃/min。对于每一种样品,至少要测定2次,第一次升

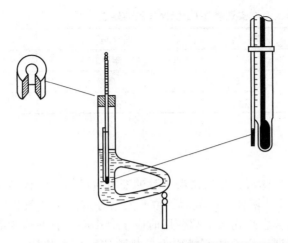

(a) 提勒管(Thiele管)或b形管　　(b) 样品管在温度计水银球旁的正确位置

实训图 2-1　熔点测定装置示意图

温可快些,先测得一个近似的熔点,然后待导热液的温度下降至熔点以下 20~30℃时,换另一根装有样品的毛细管进行第二次测定。

在加热的同时要仔细观察温度计所示温度上升和毛细管中样品的变化情况(见实训图 2-2),当毛细管内样品形状开始萎缩时,应注意观察,当样品开始塌落并有液滴出现时,立即记下此时的温度,为始熔温度,再记下固体完全消失时的温度,为全熔温度,始熔到全熔之间的温度范围即为该化合物的熔程。例如,尿素样品约 131.8℃开始收缩,132.1℃塌落,有液滴出现,132.3℃时全部成为透明液体,应记录为: m.p.132.1~132.3℃。

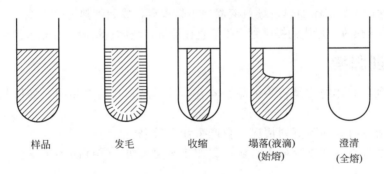

样品　　发毛　　收缩　　塌落(液滴)　　澄清
　　　　　　　　　　　　(始熔)　　　　(全熔)

实训图 2-2　毛细管中样品的变化情况示意图

混合物熔点的测定按上述实训方法进行,将少量尿素和肉桂酸等量混合,测定尿素和肉桂酸混合物的熔点。

(5) 温度计的校正　用上述方法测定熔点时,从温度计得到的熔点读数与真实熔点之间常有一定偏差,这可能是由于温度计刻度误差引起的,因此,在使用温度计时,先要对温度计进行绝对校正,用熔点方法校正温度计的标准样品如实训表 2-1 所示,通常采用表中的纯粹有机物的熔点作为校正标准,校正时选择数种已知熔点的纯粹化合物作为标准,测定它们的熔点,以测得的熔点为纵坐标,以测得的熔点与真实熔点的差值为横坐标,绘制校正曲线。在任一温度时的误差即可直接从曲线读出。例如,用温度计测得某化合物熔点为 100℃,在曲线中查得 100℃时温度计误差值为 -1.3℃,则校正后的温度值为 101.3℃。

实训表 2-1　标准样品的熔点

样品	熔点/℃	样品	熔点/℃
苯甲酸苄酯	71	苯甲酸	122
萘	80.5	尿素	133
乙酰苯胺	114	水杨酸	159

五、实训提示

（1）测定熔点时，导热液体可选用浓硫酸、甘油及有机硅油、液体石蜡等。浓硫酸可用作熔点在 220℃ 以下样品的导热液体，高温时，浓硫酸会分解产生三氧化硫，若含有有机杂质，会使硫酸变黑，且浓硫酸会灼伤人，故使用时应十分小心。甘油作为导热液体，适用于测定熔点较低的样品。本实训选用液体石蜡作为导热液体，可加热到 200～220℃，但在高温时，其蒸气容易燃烧。

（2）精确测定熔点至少要 2 次取平均值，两次测量误差不能超过 ±1℃；或者将第 1 次作为粗测，第 2 次精确测定其熔点；每次测定都必须用新的毛细管装填样品。

（3）毛细管封口处必须严密而底薄，可把封口的一端插入水中，检验是否漏水。样品研磨越细越好，否则装入样品管内时，有空隙，熔距会增大，影响测定结果。

（4）熔点测定的关键是控制加热速度，因热量透过毛细管壁加热样品需要一定时间，控制升温速度可使熔化温度与温度计所示温度一致，但加热速度过快会使测得的数据偏高。

（5）测定完毕，温度计需冷却至接近室温后，用废纸擦去导热液体，才能用水冲洗，否则温度计急剧冷缩容易破裂；提勒管在使用前后不要用水洗。

（6）掺有水的石蜡液体加热使导热液浑浊不易观察，或因加热温度升高使油水飞溅烫伤皮肤，应换新鲜的导热液；加热的提勒管手不能直接接触；液体石蜡应冷却至室温后倒入回收瓶。

六、实训思考

（1）如何判断固体物质是否为纯品？若有两种样品，其熔点相同，如何判断它们是不是同一物质？

（2）测定熔点时如遇到下列情况，会产生什么后果？
①样品研磨得不够细或装填不密实；②加热速度太快；③样品不干燥。

（田勇）

实训项目三　常压蒸馏和沸点测定

一、实训目标

1. 掌握常压蒸馏和沸点测定的操作技术。
2. 了解沸点测定和分离提纯液体有机物的原理及意义。

视频
常压蒸馏操作

二、实训原理

在一定温度下，液体物质具有一定的饱和蒸气压，其大小随着温度的升高而增大，当饱和蒸气压与外界大气压相等时，液体就开始沸腾，此时的温度即为该液体的沸点。沸点与外界大气压有关，不同物质的沸点不同，沸点也是有机物的一个重要物理常数，在一定压力下，纯净液体有机物的沸点是固定的，通过沸点的测定，对于有机物的纯度鉴别及分离提纯有一定的应用价值。

通常指在 101.3 kPa 大气压下，将液体有机物加热至沸腾时，液体变成蒸气，然后再将蒸气冷凝成液体的操作过程称为常压蒸馏。蒸馏时从出现冷凝液滴开始至最后一滴的温度变化范围称为沸程，纯净的液体有机物沸点是恒定的，沸程很小，一般不超过 0.5~1℃；大多数液体混合物则不同，没有固定的沸点，沸程较大。如果将液体有机物进行蒸馏，沸点低的先被蒸出，最后被蒸出的是高沸点物质，不挥发的则留在蒸馏烧瓶内，从而达到分离和提纯的目的。

本实训测定无水乙醇的沸点，以及通过常压蒸馏将乙醇从 40%~60%乙醇溶液中分离出来，此方法样品的用量一般要 10mL 以上，称为常量法，可将沸点不同（大约相差 30℃）的液体混合物分离。

三、实训仪器和试剂

（1）仪器　50mL 蒸馏烧瓶、蒸馏接头、直形冷凝管、100℃磨砂温度计、真空接液管、电热套、50mL 接收瓶、短颈玻璃漏斗。

（2）试剂　无水乙醇、40%~60%乙醇、沸石。

四、实训内容及步骤

1. 实训内容

（1）常压蒸馏法测定纯无水乙醇的沸点，平行测定 3 次取平均值。

（2）从 40%~60%乙醇蒸馏分离出乙醇。

2. 实训方法

（1）常压蒸馏装置的装配　常压蒸馏装置如实训图 3-1 所示，主要由热源、蒸馏烧瓶、温度计、冷凝管、接液管和接收瓶（烧瓶或锥形瓶）等组成，装配顺序遵循"自下而上，从左到右"原则，从热源（电热套或水浴）开始，根据热源的高度，将蒸馏烧瓶固定在铁架台上，用铁夹口夹住蒸馏接头侧管上部靠近瓶颈处，注意松紧度要恰好，从瓶颈插入磨砂温度计，调整温度计的位置，使水银球的上限恰好与蒸馏烧瓶侧管的下限在同一水平线上，然后使蒸馏烧瓶侧管与已接好橡皮管的直形冷凝管同轴相连接，冷凝管尾部接上接液管和接收瓶，无论从正面或侧面观察，要求所有仪器在同一平面内或成一直线，使整套装置简明、美观。

（2）无水乙醇沸点的测定

① 液体样品的加入　小心取下温度计并放好，通过漏斗向 50mL 蒸馏烧瓶加入 20mL 无水乙醇（液体的用量为烧瓶体积的 1/3~2/3），注意不要使液体从支管流出，同时，沿蒸馏烧瓶壁慢慢加入 2~3 粒沸石，让它轻轻滑落至瓶底，插好温度计，检查装置连接是否紧密不漏气，再次确认蒸馏仪器装置的轴心在同一平面上。

② 先通冷凝水、再加热　先缓慢通水，冷凝管的通水方向为下进上出，冷凝管下端的进水口与自来水龙头连接，然后启动电热套或用水浴开始加热，缓慢升温。

③ 蒸馏测定沸点　注意观察蒸馏瓶中的现象和温度计的读数变化，当瓶内液体开始沸腾，蒸气到达温度计水银球时，使温度急剧上升，温度计水银球出现液滴，蒸馏瓶侧管末端出现第一滴馏出液，调节加热速度，使蒸馏速度控制在馏出液 1~2 滴/s 为宜，温度计水银

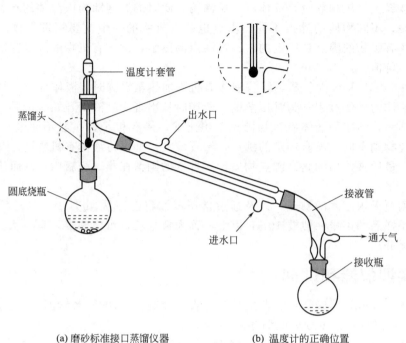

(a) 磨砂标准接口蒸馏仪器　　　　(b) 温度计的正确位置

实训图 3-1　常压蒸馏装置示意图

球处于被冷凝液包裹状态，达到液态与气态平衡，此时温度计的读数就是无水乙醇液体的沸点，收集 77~79℃ 的馏分。烧瓶稍冷却至 50℃ 左右，重新加入 20mL 液体样品，另加入沸石（用过的沸石可回收，烘干后循环使用），第二次测定无水乙醇沸点的按以上步骤进行。

(3) 含水乙醇的蒸馏提纯　方法步骤与蒸馏测定无水乙醇的沸点相似，一般达到沸点之前都会有液体馏出，称为前馏分，应弃去，更换一只洁净的、干燥的接收瓶，此时收集的就是较纯的乙醇，收集 80~90℃ 的馏分。若维持原来的加热速度，温度计读数会突然上升，即可停止蒸馏，用量筒量取馏出液体积，计算回收率。注意不能将瓶内液体完全蒸干，以免过氧化物加热分解而发生意外。蒸馏结束，先停止加热，待冷却后，再停止通水，拆卸仪器顺序与装配时相反。

五、实训提示

(1) 注意保护好磨砂温度计，小心轻放，不让滑动，加热使用过的温度计应冷却至室温才能用水冲洗，不慎打碎温度计立即向老师报告，及时妥善对水银进行处理。

(2) 水银（汞）处理方法：尽量把散落的汞收集用硫黄粉处理或用硫黄粉洒在液体汞流过的地方，使汞转变成硫化汞，防止汞挥发到空气中危害人体健康。

(3) 玻璃仪器逐个固定，松紧合适，小心使用玻璃仪器，以防夹坏、脱落和碰倒现象。

(4) 若用空气冷凝管代替水冷凝的直形冷凝管，因为用水冷凝 140℃ 蒸气，温差大，冷凝管容易破裂。

(5) 为了避免蒸馏过程中的过热现象，保证沸腾的平稳进行，以免液体突然暴沸，通常在加热前向烧瓶中加入 2~3 粒沸石，形成液体汽化中心，防止暴沸的发生。

(6) 若被蒸馏的液体沸点低于 80℃，热源应改用水浴；高于 80℃ 时，热源应选用电热套。

(7) 通过蒸馏得到的馏分并非无水乙醇，而是含 95.6% 的乙醇和 4.4% 的水的共沸混合物，如果要制得无水乙醇，需要将共沸混合物加生石灰后再蒸馏。

六、实训思考

（1）如果蒸馏中途由于某种原因停止加热，蒸馏停止一段时间后，在重新加热蒸馏前，是否需要加入新的沸石？

（2）开始加热之前，为什么要先检查装置的气密性？蒸馏装置若没有与大气相通，会造成什么影响？

（3）为什么要控制蒸馏速度？快了有什么影响？

（田勇）

实训项目四　水蒸气蒸馏

一、实训目标

1. 掌握水蒸气蒸馏的操作技术。
2. 了解水蒸气蒸馏的原理和分离提纯难溶于水易挥发的有机物的意义。

二、实训原理

对于难溶于水易挥发的有机物与水共热，由于 $p_{总}=p_A+p_B$，其中 p_A 为水的蒸气压，p_B 为有机物的蒸气压，显然，混合物的总蒸气压总是大于任一组分的蒸气压，因此，在相同外压下，沸腾时互不相溶混合物的沸点比其中任一组分的沸点都低，换句话说，有机物在低于100℃的温度下，就能随水蒸气一起蒸馏出来，这种操作过程称为水蒸气蒸馏，它也是分离纯化有机物的常用方法之一。

被提纯物质必须具备以下几个条件：①不溶或难溶于水；②共沸下与水不发生反应；③在100℃左右时，必须具有一定的蒸气压。水蒸气蒸馏方法尤其适用于树脂状或不挥发性杂质的有机物，采用一般蒸馏法和萃取法都难于分离；也适用于一些常压蒸馏时易发生分解、氧化或聚合的高沸点有机物，在中草药中的挥发油成分提取中此方法更为常用。

本实训利用水蒸气蒸馏八角茴香，在蒸馏时，混合物沸点保持不变，直至该八角茴香中的挥发油成分全部随水蒸出，温度才会上升至水的沸点，停止蒸馏，蒸出的是水和挥发油的混合物，两者互不相溶，很容易分离。

三、实训仪器和试剂

（1）仪器　水蒸气发生器、三口烧瓶、蒸馏弯头、直形冷凝管、接液管、接收瓶（烧瓶或锥形瓶）、长玻璃管、T形管、螺旋夹等。

（2）试剂　八角茴香。

四、实训内容及步骤

1. 实训内容

5g八角茴香捣碎后置于在250mL三口烧瓶中，加入20mL水浸泡20min，备用。

2. 实训方法

（1）水蒸气蒸馏装置的装配　水蒸气蒸馏装置如实训图4-1所示，主要包括水蒸气发生器、蒸馏部分、冷凝部分和接收器四部分。装配顺序遵循从下而上，从左至右的原则，水蒸气发生器一般为白铁皮制或圆底烧瓶，水蒸气发生器内的盛水量以不超过其容积的 2/3 为宜，其中插入一支敞口起安全作用的长玻璃管（安全管），下端应距瓶底约 1cm。水蒸气发生器与三口烧瓶通过 T 形管相连接，此处管路应短而平，使蒸气不致被冷凝，能畅通地进入烧瓶中，插入烧瓶中的导气管末端应接近烧瓶底部，支管下套一段短胶皮管，用螺旋夹旋紧，它的作用是可随时排出冷凝水，并可在系统内压力骤增或蒸馏结束时释放蒸气，调节内压。三口烧瓶内盛放八角茴香的浸泡液，三口烧瓶的另一侧口通过蒸馏弯头依次连接冷凝管、接液管和接收器。

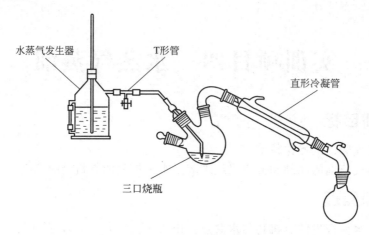

实训图 4-1　水蒸气蒸馏装置示意图

（2）水蒸气蒸馏分离纯化

① 加料　称取 5g 八角茴香，捣碎后放入 250mL 三口烧瓶中，加入 20mL 水浸泡 20min。

② 加热　检查装置气密性，在水蒸气发生器加入约占其容积 2/3 的热水，并加入几粒沸石，防止加热暴沸。冷凝管通水，通水方向下进上出，先打开 T 形管螺旋夹，开始加热。

③ 水蒸气蒸馏　加热水蒸气发生器至沸腾，当有大量水蒸气产生，并从 T 形管支管冲出时，立即旋紧螺旋夹，水蒸气进入三口烧瓶，开始蒸馏。由于水蒸气的冷凝可能导致三口烧瓶内液体量增加，可用小火加热三口烧瓶，加快蒸馏速度，但应注意烧瓶内的崩跳现象，蒸馏速度控制在 2～3 滴/s 为宜。一直蒸馏至馏出液透明无明显油珠，或烧瓶中的液体澄清透明时，即可停止蒸馏。首先打开螺旋夹，然后移去热源，拆卸仪器顺序与装配时相反。

④ 馏出液的分离纯化　收集馏出液 100～150mL，将馏出液转移至分液漏斗中，用 10mL 乙醚分两次萃取馏出液，静置，分离出茴香油等油性物质。

五、实训提示

（1）三口烧瓶或长颈圆底烧瓶常用于水蒸气蒸馏中，烧瓶应与桌面斜放成 45°角度，这样可以避免由于蒸馏时液体翻腾剧烈，同时也应注意控制产生的蒸气量，以免使物料冲出烧瓶。

（2）水蒸气发生器内的安全管对系统内压力起调节作用，若发生器内蒸气压过大，安全管的调压作用使水沿着安全管上升；若蒸馏系统发生阻塞，水从安全管中溢出，此时应立即打开螺旋夹，通大气减压，移走热源，停止蒸馏；若蒸馏瓶内大于水蒸气发生器内的压力时，常发生液体倒吸现象，此时应打开螺旋夹或对蒸馏瓶进行保温，加快蒸馏速度。

（3）蒸气温度高防止烫伤，玻璃仪器易夹坏，碰倒，小心使用。

(4) 如果馏出物质具有较高的熔点，在冷凝后易析出晶体，应调小冷凝水的流速，使馏出物质保持液态。

六、实训思考

(1) 水蒸气蒸馏过程中，若安全管中水位上升很高，说明什么问题？应如何处理？
(2) 适用于水蒸气蒸馏的物质应具备什么条件？

（田勇）

实训项目五　折射率的测定

一、实训目标

1. 掌握测定液体有机物折射率的操作技术。
2. 了解折光仪的构造及测定折射率的原理。

二、实训原理

单色光在 2 种不同介质之间产生折射效果不同，根据光的折射定律，在一定温度和波长下，若在空气介质中的入射角 α 与在另一介质中如松节油的折射角 β 的正弦之比为一常数，它等于光线在两种介质中的传播速度之比，即折射率为：

$$n = \sin\alpha / \sin\beta = v_1 / v_2$$

式中，n 为一常数，v_1、v_2 分别为光线在 2 种不同介质中的传播速度，由于光线在空气中的速度比在液体中的速度大（入射角大于折射角），如实训图 5-1 所示，因此 n 总是大于 1，物质的折射率 n 与光的波长 λ 和温度 t 等因素有关，随光线波长的变短而增大，随温度的升高而变小。故折射率常用 n_D^t 表示，它表示以钠光的 D 线作为光源，测定折射率时的温度为 t ℃，例如，松节油 $n_D^{20}=1.4670$，表示 20 ℃ 时，该介质对钠光 D 线的折射率为 1.4670。

物质的折射率通常用阿贝折光仪测定，它是基于折射现象和临界角的基本原理设计而成的，当物质的入射角接近或等于 90°时，折射角就达到了最大值，称为临界角。液体有机物的折射率不同，临界角也不同，测临界角可换算出折射率。

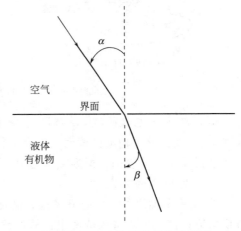

实训图 5-1　光的折射现象示意图

折射率是有机化合物的一个重要物理常数，测定折射率可以鉴定未知物的纯度或确定液体有机物的组成。

本实训用重蒸馏水对阿贝折光仪进行校正，测定未知样品的折射率，与标准样品的折射率对照比较，以确定未知物的成分或鉴定纯度。

三、实训仪器和试剂

(1) 仪器　阿贝（Abbe）折光仪。

（2）试剂　重蒸馏水、松节油。

四、实训内容及步骤

1. 实训内容

测定未知样品的折射率，与标准样品的折射率对照比较，以确定未知物的成分鉴定纯度。

2. 实训方法

（1）阿贝折光仪的构造及使用方法　阿贝（Abbe）折光仪如实训图 5-2 所示，主要部分由两块直角棱镜组成，上面一块是光滑的测量棱镜，下面一块是可以开启的表面磨砂的辅助棱镜，左面的镜筒是读数镜，内有刻度盘，其上面一行数值是 1.3000～1.7000 的折射率，右边的镜筒是测量目镜，用来观察折光情况，筒内装有消色散棱镜。光线由反射镜反射入下面的辅助棱镜，以不同的入射角射入两个棱镜之间的液层，然后再射到测量棱镜的光滑表面上，由于它的折射率很高，一部分光线经折射后进入测量目镜，另一部分光线则发生全反射，形成"半明半暗"的临界角，调节螺旋使测量目镜中的视场（见实训图 5-2），即明暗界线刚好落在"+"字的交叉点，如此重复 2～3 次，记下读数，取其平均值。

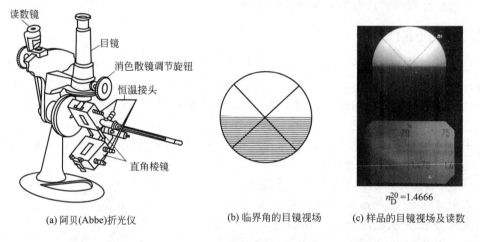

(a) 阿贝(Abbe)折光仪　　(b) 临界角的目镜视场　　(c) 样品的目镜视场及读数

实训图 5-2　阿贝折光仪及临界角的目镜视场示意图

（2）阿贝折光仪的校正　阿贝折光仪置于靠近窗户或光线明亮的平台上，开启棱镜，滴加 1～2 滴乙醇于辅助棱镜面上，合上棱镜，使难挥发的污物逸走，再打开棱镜，用镜头纸轻轻揩拭，洁净镜面。恒温接头与恒温水浴相连，调节恒温水温度为 20～25℃。

（3）折射率的测定

① 用重蒸馏水校正　打开棱镜，滴加 1～2 滴重蒸馏水于辅助棱镜面上，锁紧棱镜，调节反射镜，使入射光进入棱镜组，从目镜中观察，使视场最亮。转动消色散镜调节旋钮，消除色散，使视场最清晰。再转动左边刻度盘的棱镜调节旋钮，使读数目镜中刻度盘的读数等于重蒸馏水的折射率（$n_D^{20}=1.3325$），再用一特制的小旋子旋动右面镜筒下方的方形螺旋，使明暗界线和"+"字交叉点重合。

② 测定　阿贝折光仪经校正后，通 20～25℃恒温水恒温，打开棱镜，均匀滴加 2～3 滴待测液体于磨砂面棱镜上，锁紧棱镜，转动反射镜使视场最亮。轻轻转动左边刻度盘的棱镜调节旋钮或消色散镜调节旋钮，在目镜中看到明暗分界线清晰地对准"+"字交叉点，读取折射率，重复 2～3 次。与标准样品松节油 $n_D^{20}=1.4670$ 对照，以确定未知物的成分或鉴定纯度。

五、实训提示

(1) 折光仪使用前后，需用乙醇（或乙醚、丙酮）洁净磨砂辅助棱镜，用镜头纸轻轻揩拭镜面，不能打转或用力过猛，防止镜面刮花，硬物或尖锐（如滴管）均不可接触镜面。
(2) 置放折光仪的木箱内应有干燥剂，在干燥、空气流通的室内储放。

六、实训思考

(1) 折光仪辅助棱镜未滴加液体或液体已挥发，能否观察到折射现象？
(2) 影响折射率的有哪些因素？

（刘意）

实训项目六　萃取与洗涤

一、实训目标

1. 掌握萃取与洗涤分离纯化有机物的操作技术。
2. 了解萃取与洗涤的原理和应用。

二、实训原理

萃取通常是指利用液体或固体混合物在溶剂中的溶解性差异，根据相似相溶原理，溶解度较大的组分从混合物中聚集到溶剂中来的分离操作过程。液-液萃取常通过分液漏斗的操作来实现，而固-液萃取则借助索氏提取器进行操作，与之相对应类似的方法，使用溶剂从液体混合物中除去少量杂质的操作过程称为洗涤，萃取与洗涤是分离纯化有机化合物常用的基本操作之一。

在一定温度下，同一种物质在不同溶剂中的溶解度不同，甚至差异很大，为使溶质 X 从溶剂 A 中萃取出来，可选用对 X 溶解度大，且与溶剂 A 不混溶，也不发生化学反应的溶剂 B 作为萃取剂，将萃取剂与溶液充分混合后，当 X 在 A、B 两相间达到分配平衡时，X 在 A、B 两相间的浓度之比为一常数，即分配系数 K，其表达式为：

$$\text{分配系数 } K = \frac{X \text{ 在溶剂 A 中的浓度}}{X \text{ 在溶剂 B 中的浓度}}$$

由上式可知，分配系数 K 越大，则 X 组分容易转移到萃取剂中，由分配定律可推导出萃取次数与萃取效果的关系式为：

$$m_n = m\left(\frac{KV}{KV+S}\right)^n$$

式中，m 为待萃取溶液中溶质 X 的总质量，g；K 为分配系数；V 为萃取溶液的体积，mL；S 为溶质 X 萃取时在溶剂 B 中的质量，g/100mL；m_n 为第 n 次萃取后溶质 X 在溶剂 A 中的剩余质量，g。由于 $KV/(KV+S)<1$，所以 n 越大，m_n 就越小。由此可知，将一定量溶剂分成若干等体积的溶剂对溶液进行多次萃取，一般为 3 次，少量多次，萃取的效果最好。本实训以乙酸乙酯为萃取剂，从 5%苯酚水溶液中将苯酚萃取出来。

三、实训仪器和试剂

(1) 仪器　分液漏斗（100mL）、长颈漏斗、量筒（50mL）、锥形瓶（250mL）、50mL

烧杯、点滴板等。

（2）试剂　5％苯酚水溶液、乙酸乙酯、1％$FeCl_3$溶液、无水$MgSO_4$、凡士林。

四、实训内容及步骤

1. 实训内容

乙酸乙酯萃取剂60mL，分成3次每次20mL，从15mL 5％苯酚水溶液萃取出苯酚。

2. 实训方法

（1）检漏　液-液萃取（或洗涤）常在分液漏斗中进行，分液漏斗的使用是分离纯化有机物的基本操作之一，分液漏斗的检漏方法：取100mL分液漏斗，加入大约50mL自来水，按实训图6-1振摇分液漏斗片刻，再用干燥滤纸在开关活塞及磨砂塞子处揩拭，若滤纸湿润表明漏水。此时应取出分液漏斗开关活塞，用吸水纸吸干活塞与塞孔之间的水，在活塞的细端和塞孔磨口粗端各涂上薄薄一层凡士林，然后小心将活塞插入并旋转数圈，使凡士林分布均匀，注意观察分液漏斗液体是否能通畅流下，再次检查无漏水及凡士林不堵住活塞中央的小孔为止。

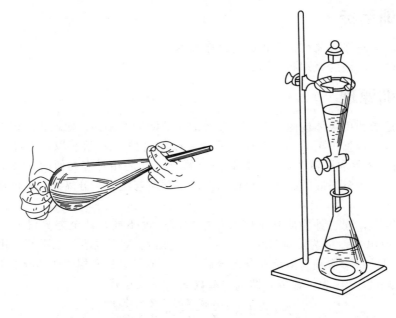

(a) 分液漏斗的振摇　　　　　　　　(b) 分液漏斗的静置分层

实训图6-1　分液漏斗的振摇及静置分层示意图

（2）加料、振摇　在确认不漏水后，将分液漏斗固定在铁架台铁圈上，关好活塞，打开上口磨砂塞子，依次通过长颈漏斗分别加入15mL 5％苯酚水溶液和20mL乙酸乙酯，并旋紧磨砂塞子。取下分液漏斗，右手顶住磨砂塞子，用中指和无名指分叉在漏斗两侧，拇指和食指紧拉活塞，按实训图6-1所示振摇分液漏斗，每振摇几次，打开活塞放气，右手低左手稍高，如此重复振摇2～3min，再将分液漏斗放回铁圈上静置分层见实训图6-1。

（3）静置、分离　待分液漏斗中两相分层明显后，打开上口磨砂塞子，小心缓慢开启活塞，下层（水层）通过活塞从下面放出，直至两层液体的界面恰好到达活塞孔的上边缘处，立即旋紧活塞；然后上层（乙酸乙酯层）从分液漏斗上口倒入锥形瓶中，并密塞；将分出的水相经漏斗倒回分液漏斗，重复上述方法再萃取2次，3次萃取所得的乙酸乙酯层合并，加适量无水 $MgSO_4$ 干燥 1h 除去少量水分，将滤液蒸馏，回收乙酸乙酯，得到精制苯酚。

（4）萃取、洗涤分离效果验证　取 5 滴水层溶液于点滴板滴加 2 滴 1‰ $FeCl_3$ 溶液，没有发现紫色出现，与未经萃取 5‰ 苯酚水溶液对照试验，证明多次萃取效果的可靠性。

五、实训提示

（1）分液漏斗有几种不同形状和规格如锥形、梨形和球形等可供选择，分液漏斗容积比待萃取液和萃取剂的总体积要大 1 倍以上。

（2）使用分液漏斗，一般要涂上凡士林，使其在活塞和塞孔上均匀分布，既不使凡士林堵塞小孔，又不让液体渗出；分液漏斗使用完毕应擦干，并垫一层纸将活塞和塞孔以及磨砂塞子和塞口隔开。

（3）分液漏斗呈水平状并旋转振摇，使不相溶的液体充分混合，但振摇时不可太剧烈，以免产生乳化现象。此过程中应适时打开活塞排出振摇产生的气体，以平衡漏斗内外气压。

六、实训思考

（1）影响萃取效率的因素有哪些？怎样选择萃取剂？
（2）萃取时若发生乳化现象，应如何处理？

（刘意）

实训项目七　葡萄糖旋光度的测定

一、实训目标

1. 掌握旋光性物质旋光度测定的操作技术。
2. 了解旋光仪的构造及旋光度测定的原理。

旋光度的测定

二、实训原理

手性物质能使偏振光的振动方向发生改变，并且使其偏振面旋转一定的角度，这种性质称为旋光性，具有旋光性的物质叫做旋光性物质或光学物质，使偏振光的偏振面旋转的角度，称为旋光度，顺时针方向旋转称为右旋体，符号为（＋）或 d，逆时针方向旋转称为左旋体，符号（－）或 l。物质的旋光度与溶液的浓度、溶剂、温度、旋光管的长度和所用光源的波长等都有关系，所以常用比旋光度 $[\alpha]_\lambda^t$ 来表示光学物质的旋光性。

$$[\alpha]_\lambda^t = \frac{\alpha}{cl}$$

式中，$[\alpha]_\lambda^t$ 表示旋光性物质的比旋光度，（°）；α 为实验所测得旋光度的数值，（°）；c 为样品溶液的浓度，$g·mL^{-1}$，液体化合物可用密度表示；l 为盛液管长度，dm；t 为测定时的温度，℃；λ 为光源的波长，一般用钠光源 D 线为 589nm。比旋光度是旋光性物质特有的物理常数，通过对旋光度的测定可以进行光学活性物质的含量测定和纯度鉴别。

三、实训仪器和试剂

（1）仪器　目测旋光仪、分析天平、100mL 烧杯、100℃ 温度计、100mL 容量瓶。

(2) 试剂　空白溶液、10%葡萄糖溶液、未知浓度葡萄糖溶液。

四、实训内容及步骤

1. 实训内容
(1) 10%葡萄糖溶液旋光度的测定。
(2) 未知浓度的葡萄糖溶液旋光度的测定及浓度的计算。

2. 实训方法

(1) 目测旋光仪的使用　目测旋光仪的外形构造如实训图 7-1 所示，由钠光灯发出的单色光，通过起偏镜产生偏振光，当偏振光进入旋光管中的光学物质时，物质的旋光性能使偏振光的偏振面发生向左或向右旋转一定角度，光线不能通过检偏镜，必须旋转同样的角度偏振光才能到达目镜，因此，从旋光仪刻度盘上的读数可以得知该样品溶液在此浓度时的旋光度。而数字式旋光仪可直接从面板上的数字读出旋光度，更为便捷。

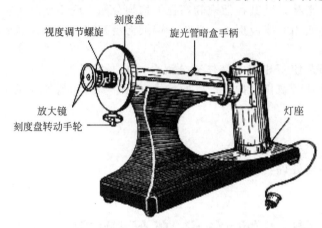

实训图 7-1　目测旋光仪的外形构造示意图

(2) 样品溶液的配制及装液

① 样品溶液的配制　用分析天平准确称量 10g（±0.0001g）葡萄糖晶体于小烧杯中，加入适量蒸馏水，搅拌使之溶解，定量转移到 100mL 容量瓶中，稀释至标线，摇匀备用。

② 空白溶液的准备　旋光管用蒸馏水润洗 2~3 次，并装满蒸馏水，使液面凸出管口，将玻璃盖沿管口边缘轻轻平推盖好，管内不能留有气泡（如有气泡，应赶至管颈突出处），装上橡皮垫圈，拧紧螺帽至不漏水，但不能拧得过紧（太紧会使玻璃片产生应力，影响测量），用吸水纸擦净旋光管，备用。

(3) 旋光度的测定

① 旋光仪零点的校正　旋光仪接通电源，钠光灯预热约 5min，打开旋光管暗盒手柄，将盛空白溶液的旋光管放入旋光仪中，校正目镜的焦距，使视场清晰，将刻度盘调到"0"度左右，旋转粗调旋钮、微动手轮，使视场内Ⅰ和Ⅱ部分的明暗一致（见实训图 7-2），记录读数即为零点，重复操作至少 5 次，取平均值。若零点相差太大时，应对仪器进行重新校正。

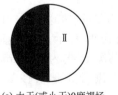　　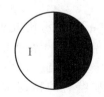

(a) 大于(或小于)0度视场　　(b) 0度视场　　(c) 小于(或大于)0度视场

实训图 7-2　旋光仪目镜"0"度读数视场示意图

② 10%葡萄糖溶液旋光度的测定　用少量10%葡萄糖溶液润洗旋光管 2~3 次，以避免

葡萄糖溶液被蒸馏水稀释而改变浓度，然后将葡萄糖溶液装入旋光管中，按上述方法测定其旋光度，此时所得的读数与零点之间的差值即为葡萄糖的旋光度，重复操作3次，取其平均值，记录旋光管的长度和溶液的温度，根据公式计算葡萄糖的比旋光度。

③ 旋光仪的旋光度读数方法　刻度盘分两个半圆分别为0～180°，读数时，先读游标尺的"0"落在刻度盘上的整数值，再用游标尺与刻度盘重合线读出游标尺上的小数值（见实训图7-3）。

④ 未知浓度的葡萄糖溶液旋光度的测定　用同样方法测定未知浓度的葡萄糖溶液的旋光度，代入比旋光度公式，即可确定该溶液的浓度或根据公式 $c_{未知} = \dfrac{\alpha_{未知}}{\alpha} \times c$ 计算。

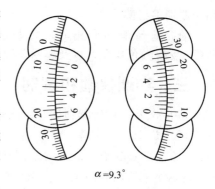

$\alpha = 9.3°$

实训图7-3　旋光仪的旋光度读数示意图

五、实训提示

（1）所测葡萄糖溶液必须提前24h配制，所配溶液应澄清。
（2）镜片不能用不洁或硬质布、纸、手去揩拭，应用软绒布揩擦；旋光管使用后要及时将溶液倒出，并用蒸馏水洗净并擦干放好。
（3）采用双游标读数法，可消除刻度盘偏心差。计算公式：$\alpha = (A_1 + A_2)/2$，其中 A_1、A_2 分别为两游标尺的商数值，若 $A_1 = A_2$，仪器无偏心差。

六、实训思考

（1）旋光度测定的意义及测定时应注意哪些问题？
（2）为什么葡萄糖溶液要提前配制？

（卫月琴）

实训项目八　醇、酚的性质

一、实训目的

1. 验证醇、酚的主要化学性质。
2. 掌握醇、酚的鉴别方法。

二、实训原理

伯醇、仲醇、叔醇3种醇与HX反应活性顺序为：叔醇＞仲醇＞伯醇，其中叔醇与卢卡斯试剂（Lucas试剂：由浓HCl和无水$ZnCl_2$配制而成）活性最强，在室温下立即反应，仲醇次之，而伯醇活性最弱，加热才能反应，可利用3种醇与卢卡斯试剂反应出现浑浊和分层现象的快慢来鉴别。

伯醇能被氧化生成醛，仲醇能被氧化生成酮，它们进一步氧化则可生成羧酸。叔醇不易氧化。多元醇具有伯醇、仲醇的通性，此外，能与新鲜$Cu(OH)_2$作用变为深蓝色溶液，常用于鉴别多元醇。

酚羟基与苯环形成 p-π 共轭效应的结构特点,决定苯酚具有特性,如弱酸性、与 $FeCl_3$ 发生颜色反应,以及容易与溴水发生卤代反应。

三、实训仪器和试剂

(1) 仪器　试管架、试管、试管夹、恒温槽、酒精灯、胶头滴管、药匙、烧杯。

(2) 试剂　正丁醇、仲丁醇、叔丁醇、95％乙醇、异丙醇、叔丁醇、甘油、饱和苯酚溶液、1％苯酚溶液、α-萘酚、间苯二酚、卢卡斯试剂、$0.02mol \cdot L^{-1}KMnO_4$、$3mol \cdot L^{-1}H_2SO_4$、$0.5mol \cdot L^{-1}CuSO_4$、NaOH（$5mol \cdot L^{-1}$、$1mol \cdot L^{-1}$）、饱和 $NaHCO_3$ 溶液、饱和溴水、$0.02mol \cdot L^{-1}FeCl_3$ 溶液。

四、实训步骤

1. 醇的性质

(1) 与卢卡斯试剂反应　取 3 支干燥试管,分别加入卢卡斯试剂 20 滴,然后依次加入正丁醇、仲丁醇、叔丁醇各 10 滴,振摇,比较各试管出现浑浊或分层现象的快慢。

(2) 醇的氧化　取 3 支试管,分别加入 $0.02mol \cdot L^{-1}KMnO_4$ 溶液 5 滴,$3mol \cdot L^{-1}H_2SO_4$ 10 滴,然后依次加入乙醇、异丙醇、叔丁醇各 10 滴,振摇,观察各试管颜色有何变化,并解释原因。

(3) 多元醇的特性　取 2 支试管,分别加入 $0.5mol \cdot L^{-1}CuSO_4$ 溶液 10 滴和 $1mol \cdot L^{-1}NaOH$ 溶液 15 滴,振摇,然后依次加入甘油 3 滴和 95％乙醇 5 滴,振摇,观察各试管颜色变化,并加以比较。

2. 酚的性质

(1) 苯酚的酸性　取苯酚晶体或饱和苯酚溶液少许于试管中,加水 1mL,振摇使其成乳浊液,再取另一支试管将其分成两份。第一支试管的乳浊液逐滴加入 $5mol \cdot L^{-1}NaOH$ 溶液至澄清为止,然后在此澄清液中逐滴加入 $3mol \cdot L^{-1}H_2SO_4$ 至溶液呈酸性,观察有何变化。另一支试管的乳浊液逐滴加入饱和 $NaHCO_3$ 溶液,振摇,观察溶液是否澄清,并解释原因。

(2) 卤代反应　取 1％苯酚溶液 10 滴于试管中,慢慢逐滴加入饱和溴水,并不断振摇,观察有何现象发生。

(3) 与 $FeCl_3$ 反应　取 4 支试管,分别加入 1％的苯酚、α-萘酚和间苯二酚,以及 95％乙醇溶液各 10 滴,然后依次加入 $0.02mol \cdot L^{-1}FeCl_3$ 溶液各 2~3 滴于试管中,观察颜色变化。

五、实训提示

(1) 6 个碳原子以下的醇均能溶于浓盐酸的氯化锌溶液中,而多于 6 个碳原子的醇则不溶,故卢卡斯试验适用于 C_3~C_6 醇的鉴别。

(2) $K_2Cr_2O_7$ 具有与 $KMnO_4$ 相当的氧化能力,3 种醇与 $K_2Cr_2O_7$ 酸性溶液的产物及现象相同。

(3) 苯酚对气管、喉咙和皮肤都有很强的刺激性或腐蚀性,使用时切勿吸入或接触皮肤,实训时宜在通风橱中进行,万一碰到皮肤及时报告老师,大量水冲洗再用酒精棉球擦洗。

六、实训思考

(1) 如何鉴别下列各组化合物。
① 1-丁醇、2-丁醇、2-甲基-2-丙醇；② 乙醇、甘油、苯酚。
(2) 你能解释苯酚比苯容易发生亲电取代反应吗？

（王秀芳）

实训项目九　醛和酮的性质

一、实训目标

1. 验证醛和酮的主要化学性质。
2. 学会醛和酮的鉴别方法。

二、实训原理

醛和酮分子中都含有相同羰基，因而具有许多相似的化学反应。例如，羰基与饱和$NaHSO_3$、2,4-二硝基苯肼等亲核加成反应；3个α-H的醛、酮或甲基醇能与$NaOI$发生碘仿反应。

醛分子中羰基在碳链的末端，至少与1个氢原子相连接，与酮存在结构的差异，表现出具有醛基的特殊性质，例如，所有醛能与托伦试剂发生银镜反应（酮不能反应）；脂肪醛与斐林试剂反应生成Cu_2O砖红色沉淀（甲醛形成铜镜），而芳香醛、酮等不与斐林试剂反应；醛与希夫试剂反应显紫红色，甲醛与希夫试剂反应所显颜色遇硫酸不褪色，而其他醛则褪色。

三、实训仪器和试剂

(1) 仪器　中试管、小试管、烧杯（250mL）、温度计（100℃）、石棉网、酒精灯。
(2) 试剂　乙醛、苯甲醛、丙酮、苯乙酮、乙醇、异丙醇、饱和亚硫酸氢钠溶液、2,4-二硝基苯肼试剂、碘试剂、斐林试剂A、斐林试剂B、希夫试剂、$2mol \cdot L^{-1}$氢氧化钠溶液、$0.05mol \cdot L^{-1}$硝酸银溶液、$2mol \cdot L^{-1}$氨水溶液。

四、实训步骤

1. 醛和酮的相似反应

(1) 与亚硫酸氢钠反应　取4支试管，分别加入1mL新配制的饱和亚硫酸氢钠溶液和乙醛、苯甲醛、丙酮、苯乙酮各5滴，边加边振摇，观察是否有沉淀析出。如无晶体析出，可用玻璃棒摩擦试管壁或将试管浸入冰水冷却后再观察，并解释现象。

(2) 与2,4-二硝基苯肼的反应　取4支试管，分别加入乙醛、丙酮、苯甲醛、苯乙酮各5滴，再各加入2,4-二硝基苯肼试剂10滴，充分振荡后，静置片刻，观察反应现象并解释。若无沉淀析出，可微热1min，冷却后再观察，有时出现油状物，可加1~2滴乙醇，振摇促使沉淀生成，解释反应发生的现象。

(3) 碘仿反应　取5支试管，分别加入乙醛、丙酮、苯甲醛、乙醇和异丙醇各5滴，再各加入10滴碘试剂，边振荡边逐滴加入$2mol \cdot L^{-1}$氢氧化钠溶液至碘的颜色恰好褪去。振荡，观察有无沉淀生成。若无沉淀析出，可在温水浴中加热数分钟，冷却后再观察，解释反应发生的现象。

2. 醛和酮的相似反应

（1）与托伦试剂反应　取 4 支洁净的试管，分别加入新配制的托伦试剂 1mL，各加入甲醛、乙醛、丙酮、苯甲醛 5 滴，摇匀后，在 80～90℃的水浴中加热。观察并解释发生的现象。

（2）与斐林试剂反应　取 4 支小试管，分别依次加入 0.5mL 斐林试剂 A 和 0.5mL 斐林试剂 B，混合均匀即得斐林试剂，再分别加入乙醛、乙醇、丙酮、苯甲醛各 5 滴，摇匀后，在 80℃水浴中加热 2～3min，观察并解释发生的现象。

（3）与希夫试剂反应　取 4 支试管，分别加入乙醛、乙醇、丙酮、苯甲醛各 5 滴，然后再分别加入希夫试剂 10 滴，观察并解释发生的现象。

五、实训提示

（1）进行碘仿反应时，滴加碱液后必须呈淡黄色，有微量的碘存在即可，碱液不能过量，否则会使碘仿分解。

（2）托伦试剂的配制：$0.02mol \cdot L^{-1}$ $AgNO_3$ 溶液 1mL，加 $2mol \cdot L^{-1}$ NaOH 溶液 0.5 滴，逐滴加入 $2mol \cdot L^{-1}$ $NH_3 \cdot H_2O$ 使沉淀恰好消失为止，即得新配制的托伦试剂。

（3）用于银镜反应的试管应洗涤干净，而且不要经常摇动试管，否则生成的金属银不能附在试管内壁形成银镜。另外，反应时必须采用水浴加热，以防生成具有爆炸性的雷酸银而发生意外。实训完毕，立即用稀硝酸洗涤银镜。

（4）斐林试剂与醛反应时，溶液颜色由蓝色转变为绿色，再变黄进而生成砖红色的氧化亚铜（甲醛反应后生成金属铜）。芳香醛及酮不能与斐林试剂反应，但斐林试剂如果长时间加热也会分解析出氧化亚铜砖红色沉淀，出现假阳性反应。

（5）醛与希夫试剂的反应在室温和酸性条件下进行，因为加热、碱性物质或氧化剂，会使二氧化硫会逸去而恢复品红的颜色。

六、实训思考

（1）进行银镜反应时要注意哪些事项？
（2）使用希夫试剂鉴别醛应该注意什么？

（冼昶华）

实训项目十　羧酸及其衍生物、取代羧酸的性质

一、实训目的

1. 验证羧酸及其衍生物、取代羧酸的主要化学性质。
2. 掌握羧酸及其衍生物、取代羧酸的鉴别方法。

二、实训原理

羧酸具有酸性，与碱作用生成盐；在浓硫酸催化下，羧酸与醇发生酯化反应生成酯；在适当的条件下，乙二酸、丙二酸等二元羧酸可发生脱羧反应；甲酸、草酸具有还原性，均能

被高锰酸钾氧化，甲酸的结构特殊，分子中含有醛基，与托伦试剂作用析出银镜。

羧酸的衍生物如酰卤、酸酐、酯、酰胺，均能发生水解反应生成相应的酸，水解反应难易次序为：**酰卤＞酸酐＞酯＞酰胺**；醇解产物为酯；尿素加热高于熔点至155℃左右发生缩合反应生成缩二脲，缩二脲不溶于水，能溶于碱，与硫酸铜显紫红色。

羟基酸具有还原性，如乳酸被氧化生成酮酸；乙酰乙酸乙酯是酮式和烯醇式的互变异构混合物，烯醇与氯化铁溶液作用显紫色，其中双键与溴加成使溴水褪色；乙酰水杨酸易发生水解反应，水杨酸和乙酰水杨酸均能与氯化铁溶液反应显紫色，后者颜色较浅。

三、实训仪器和试剂

（1）仪器　试管架、试管、带支管试管、试管夹、酒精灯、胶头滴管、药匙、烧杯、红色石蕊试纸、恒温槽、铁架台。

（2）试剂　苯甲酸、冰醋酸、无水乙醇、草酸、甲酸、乙酸、乙酰氯、乙酰胺、乙酸酐、花生油、尿素、甘油、10％乙酰乙酸乙酯、乳酸、水杨酸、乙酰水杨酸、饱和溴水、浓硫酸、饱和食盐水、澄清石灰水、托伦试剂、（新配制）NaOH（$2mol·L^{-1}$、$1mol·L^{-1}$）、$1mol·L^{-1}$ HCl、$0.02mol·L^{-1}$ $KMnO_4$、$3mol·L^{-1}$ H_2SO_4、$0.02mol·L^{-1}$ $AgNO_3$、$3mol·L^{-1}$ $NH_3·H_2O$、$2mol·L^{-1}$ Na_2CO_3、$0.5mol·L^{-1}$ $CuSO_4$、$0.02mol·L^{-1}$ $FeCl_3$。

四、实训步骤

1. 羧酸的性质

（1）酸性　取1支试管，依次加入0.1g苯甲酸、1mL蒸馏水，边振摇，边逐滴加入$1mol·L^{-1}$ NaOH溶液至恰好澄清，再逐滴加入$1mol·L^{-1}$ HCl溶液，观察现象变化。

（2）酯化反应　取1支干燥试管，依次加入0.5mL冰醋酸、1mL无水乙醇，再逐滴加入浓硫酸10滴，摇匀后，将试管放于恒温槽中，调节温度为60～70℃，热水浴10min，取出试管待其冷却后加入2mL饱和食盐水，闻其浮在液面酯层的气味，并解释原因。

（3）脱羧反应　取2支带支管的干燥试管，各加入1mL冰醋酸和1g草酸，用塞子塞紧试管口，导管的末端分别插入盛有1～2mL澄清石灰水的小试管中，带支管的试管固定在铁架台上或用试管夹夹住，然后加热，观察澄清石灰水有何变化。

（4）氧化反应

① 还原性　取3支试管，分别加入$0.02mol·L^{-1}$ $KMnO_4$溶液5滴，$3mol·L^{-1}$ H_2SO_4 10滴，摇匀，依次加入甲酸、乙酸各5滴，0.5g草酸，观察其颜色变化。

② 银镜反应　取1支试管，加入甲酸溶液5滴，边振摇，边逐滴加入$1mol·L^{-1}$ NaOH溶液至呈弱碱性，再加入新配制的托伦试剂1mL，热水浴加热，观察现象。

2. 羧酸衍生物的性质

（1）水解反应

① 酰卤的水解　取1支试管，加入1mL蒸馏水，沿试管壁慢慢滴加乙酰氯5滴，摇匀，观察现象。待反应结束后，再加入$0.02mol·L^{-1}$ $AgNO_3$溶液2滴，观察有何变化。

② 酰胺的水解　取2支试管，分别加入0.1g乙酰胺，其中一支试管加入$1mol·L^{-1}$ NaOH溶液10滴，另一支试管加入$3mol·L^{-1}$ H_2SO_4溶液10滴，煮沸，并将湿润的红色石蕊试纸放在试管口，观察试纸颜色变化，闻其产生气体的气味。

(2) 醇解反应

① 酰卤的醇解　取 1 支试管，加入无水乙醇 10 滴，边振摇，边逐滴加入 10 滴乙酰氯，待试管冷却后，慢慢加入 $2mol \cdot L^{-1} Na_2CO_3$ 溶液至中性，观察现象并闻其气味。

② 酸酐的醇解　取 1 支试管，加入无水乙醇和乙酸酐各 10 滴，再加入浓硫酸 2 滴，振摇，待试管冷却后，慢慢加入 $2mol \cdot L^{-1} Na_2CO_3$ 溶液至中性，观察现象并闻其气味。

(3) 缩二脲反应　取 1 支干燥的试管，加入 0.5g 尿素，小心加热至固体熔化，继续加热又凝固，同时用湿润的红色石蕊试纸检查放出的刺激性气体酸碱性，冷却后加入 1mL 蒸馏水，振摇，再滴加 $1mol \cdot L^{-1}$ NaOH 溶液 5 滴和 $0.5mol \cdot L^{-1} CuSO_4$ 溶液 3 滴，观察并解释现象。

(4) 乙酰乙酸乙酯的酮式-烯醇式互变异构　取 1 支试管，加入 10％乙酰乙酸乙酯的乙醇溶液 10 滴，$0.02mol \cdot L^{-1} FeCl_3$ 溶液 1 滴，出现紫红色，边振摇，边逐滴加入饱和溴水数滴，紫红色褪去，稍待片刻紫红色又出现，解释原因。

3. 取代羧酸的性质

(1) 氧化反应　取 1 支试管，加入乳酸 10 滴，边振摇，边逐滴加入 $0.02mol \cdot L^{-1} KMnO_4$，$3mol \cdot L^{-1} H_2SO_4$ 10 滴，观察现象。

(2) 水杨酸与乙酰水杨酸与氯化铁的反应　取 2 支试管，分别加入 0.1g 水杨酸和乙酰水杨酸，加入 1mL 蒸馏水，摇匀，再加入 $0.02mol \cdot L^{-1} FeCl_3$ 溶液 1 滴，观察并解释现象。

五、实训提示

(1) 浓硫酸有腐蚀性，小心使用，以防浓硫酸烫伤皮肤或烧坏衣服。

(2) 加热草酸固体时，将试管口略向下倾斜，以防固体中水分或倒吸石灰水使试管破裂。

(3) 用于银镜反应的试管必须洁净，且不要晃动试管，否则只能形成黑色的银粒；银镜可用稀硝酸氧化洗掉。

(4) 乙酰氯与空气中的水剧烈反应产生氯化氢气体，在通风橱中进行；实训时，试管口不准对准人，尤其是眼睛。

六、实训思考

(1) 甲酸和草酸都具有还原性，均可被 $KMnO_4$ 酸性溶液氧化，为什么？

(2) 具有哪些结构的化合物才能与氯化铁发生颜色反应？

（王秀芳）

实训项目十一　糖的性质

一、实训目标

1. 验证糖的主要化学性质。

2. 掌握单糖、双糖和多糖的鉴别方法。

二、实训原理

葡萄糖、果糖和麦芽糖属于还原性糖,均能与托伦试剂发生银镜反应,与斐林试剂或班氏试剂产生砖红色氧化亚铜沉淀,而蔗糖、淀粉属于非还原性糖则不发生上述反应。所有糖类化合物在浓硫酸催化下与莫立许试剂作用都能产生紫色化合物。酮糖如果糖、蔗糖与塞利凡诺夫试剂加热很快出现红色,而醛糖(葡萄糖、麦芽糖)则不能。淀粉与遇碘变蓝色。

蔗糖、淀粉本身没有还原性,在酸或酶作用下可发生水解反应,水解产物具有还原性,能与托伦试剂、斐林试剂或班氏试剂反应。

三、实训仪器和试剂

(1) 仪器 试管架、试管、试管夹、水浴锅、酒精灯、白瓷点滴板、滴管。

(2) 试剂 5%葡萄糖、5%果糖、5%蔗糖、5%麦芽糖、2%淀粉、碘液、班氏试剂、莫立许试剂、塞利凡诺夫试剂、浓盐酸、浓或稀硫酸、浓硝酸、斐林试剂A和B、托伦试剂(新配制)、$1mol \cdot L^{-1}$ NaOH、$0.02mol \cdot L^{-1}$ $AgNO_3$、$3mol \cdot L^{-1}$ NH_3。

四、实训步骤

1. 糖的还原性

(1) 与托伦试剂的反应 取5支洁净的试管,分别加入0.5mL新配制的托伦试剂,依次加入5%葡萄糖、5%果糖、5%麦芽糖、5%蔗糖、2%淀粉各5滴,摇匀后,同时将5支试管放在60~80℃热水浴中加热数分钟,观察现象并解释。

(2) 与斐林试剂的反应 取5支试管,分别加入班氏试剂1mL,再依次加入5%葡萄糖、5%果糖、5%麦芽糖、5%蔗糖、2%淀粉各5滴,放在沸水浴中加热2~3min,观察现象并解释。

2. 糖的颜色反应

(1) 与莫立许(Molish)试剂反应 取5支试管,依次加入5%葡萄糖、5%果糖、5%麦芽糖、5%蔗糖、2%淀粉各20滴,再分别加入莫立许试剂2滴,摇匀,将试管倾斜沿试管壁慢慢加入浓硫酸10滴,观察界面层的颜色变化,观察现象并解释。

(2) 与塞利凡诺夫(Seliwanoff)试剂反应 取5支试管,依次加入塞利凡诺夫试剂20滴,再分别加入5%葡萄糖、5%果糖、5%麦芽糖、5%蔗糖、2%淀粉各5滴,摇匀,在沸水浴中加热2min,观察现象并解释。

(3) 淀粉与碘的反应 取1支试管,加入2%淀粉10滴和碘液1滴,观察颜色的变化,将此溶液稀释至浅蓝色,加热,再冷却,观察颜色的变化,解释现象。

3. 蔗糖、淀粉的水解

取2支试管,分别加入5%蔗糖、淀粉20滴和浓盐酸2滴,摇匀后,将两支试管同时放在沸水浴中加热20min,冷却后用$1mol \cdot L^{-1}$ NaOH溶液中和至弱碱性,然后向2支试管中分别加入斐林试剂A、B各0.5mL,摇匀,再放在沸水浴中加热2~3min,观察现象并解释。

五、实训提示

(1) 淀粉难水解,应适当增加反应时间,吸取1滴反应液在白瓷板上,滴加1滴碘液,不显蓝色时,证明淀粉已水解完全。

(2) 莫立许反应很灵敏,糖类都有此反应,此外,甲酸、草酸、乳酸、丙酮、葡萄糖醛酸及糠醛衍生物等也能与莫立许试剂产生紫色,因此,阴性反应是糖类不存在的确证,而阳性反应则只表明可能含有糖类。

(3) 小心使用浓硫酸、浓硝酸和溴水,勿滴到皮肤和衣服。

六、实训思考

(1) 鉴别下列各组化合物
① 葡萄糖、果糖、蔗糖;② 麦芽糖、蔗糖、淀粉。

(2) 蔗糖与班氏试剂长时间加热,有时可以得到阳性的结果,说明蔗糖具有还原性,这种说法正确吗?为什么?

(卫月琴)

实训项目十二 氨基酸、蛋白质和油脂的性质

一、实训目标

1. 验证氨基酸和蛋白质的主要化学性质。
2. 掌握氨基酸和蛋白质的几种简单鉴定方法。

二、实训原理

在蛋白质溶液中加入某些中性盐(如硫酸铵、硫酸钠等)达到相当大浓度时,由于它们既是电解质又是与水亲和的物质,可使蛋白质从溶液中沉淀出来,此种作用称为盐析。除盐析法外,加入少量重金属盐类,或加钨酸、三氯醋酸等生物碱沉淀剂(生成不溶解的蛋白质盐),或加丙酮、酒精等也能使蛋白质沉淀。

蛋白质中含有不同的氨基酸和酰胺键(肽键),可在酸、碱、酶的作用下水解形成氨基酸的混合物,遇不同试剂可发生各种特有的颜色反应,利用这些反应可以鉴别蛋白质。

油脂在碱性条件下水解生成肥皂和甘油,前者可盐析,后者与新鲜的氢氧化铜作用显深蓝色。

三、实训仪器和试剂

(1) 仪器 10mL量筒、小试管、试管架、试管夹、烧杯、胶头滴管、酒精灯、石棉网、水浴锅。

(2) 试剂 蛋清液、花生油、95%乙醇、饱和食盐水、饱和硫酸铜、碱性醋酸铅、饱和硫酸铵、5%醋酸、饱和苦味酸、饱和鞣酸、1%甘氨酸、1%酪氨酸、1%色氨酸、浓硝酸、20%氢氧化钠、5%硫酸铜、茚三酮试剂、米伦试剂。

四、实训步骤

1. 蛋白质的沉淀反应

(1) 用重金属盐沉淀蛋白质 取2支试管,各盛1mL蛋清液,分别加入饱和硫酸铜、碱性醋酸铅2~3滴,观察有无蛋白质沉淀析出,解释观察到的现象。

(2) 蛋白质的可逆沉淀 取1支试管,加入2mL蛋清液,加入同体积的饱和硫酸铵溶液,将混合物稍加振荡,析出蛋白质沉淀使溶液变浑或呈絮状沉淀。将1mL浑浊的液体倾

入另 1 支试管中,加入 1～3mL 蒸馏水,振荡时,观察蛋白质沉淀是否溶解,解释观察到的现象。

(3) 蛋白质与生物碱试剂反应　取 2 支试管,各加 0.5mL 蛋清液,并滴加 5％的醋酸使之呈酸性。然后分别滴加饱和的苦味酸溶液和饱和的鞣酸溶液,直到沉淀发生为止。解释观察到的现象。

2. 氨基酸和蛋白质的颜色反应

(1) 蛋白质的缩二脲反应　取 1 支管,加入 1mL 蛋清液,加入 1mL20％氢氧化钠溶液,再加 3～5 滴 5％硫酸铜溶液共热,观察是否由于蛋白质与硫酸铜生成配合物而呈紫色,解释观察到的现象。

(2) 与茚三酮反应　取 4 支试管,分别加入 1％甘氨酸、1％酪氨酸、1％色氨酸和蛋清液各 1mL,再分别滴加茚三酮试剂 2～3 滴,在沸水浴中加热 10～15min,观察实训现象,并解释。

(3) 黄蛋白反应　取 1 支试管,加入 1mL 蛋清液和 1mL 浓硝酸,此时呈现白色沉淀或浑浊。加热煮沸,此时溶液和沉淀是否都呈黄色？有时由于煮沸使析出的沉淀水解,而使沉淀全部或部分溶解,溶液的黄色是否变化,解释观察到的现象。

(4) 米伦反应　取试管 2 支,分别加入 1％甘氨酸溶液和蛋清液各 1mL,再各滴加 3 滴米伦试剂,在水浴中加热,观察溶液的颜色变化,解释观察到的现象。

3. 油脂的皂化

取 1 支试管,依次加入 0.1g 花生油、95％乙醇 20 滴和 2mol·L^{-1} NaOH 溶液 20 滴,摇匀,在沸水浴中加热约 20min,取其得到的黏稠液,检验是否有甘油存在,鉴别方法参考实训项目八,将剩余的黏稠液倒入 10mL 温热的饱和食盐水的小烧杯中,观察并解释现象。

五、实训提示

(1) 浓硝酸是强氧化剂,具有腐蚀性,使用时应注意安全。

(2) 缩二脲反应中,硫酸铜溶液不要过量,以免在碱性溶液中生成氢氧化铜沉淀,会遮蔽所产生的紫色反应。

六、实训思考

(1) 为什么鸡蛋清可用作铅或汞中毒的解毒剂？
(2) 蛋白质的盐析和蛋白质的沉淀有什么不同？

(冯伟)

实训项目十三　茶叶中咖啡因的提取

一、实训目标

1. 掌握蒸馏、升华、熔点测定等基本操作技术。
2. 了解从茶叶中提取咖啡因的方法,索氏提取器的使用。

二、实训原理

茶叶中含有咖啡因、儿茶素和茶碱等多种天然成分,咖啡因属于弱碱性的嘌呤类生物碱，故咖啡因也称为咖啡碱，它在茶叶中占1%～5%，结构如下：

1,3,7-三甲基-2,6-二氧嘌呤(咖啡因)

含结晶水的咖啡因是白色针状晶体，在100℃时失去结晶水，并开始升华，120℃时升华相当显著，至178℃以上升华加快。利用咖啡因易溶于水、氯仿、乙醇等溶剂的性质，通过索氏提取器进行连续抽提，将咖啡因从茶叶中提取出来，然后再经过蒸馏、升华等方法进行精制。

三、实训仪器和试剂

(1) 仪器　150mL圆底烧瓶、恒温电热套、索氏提取器、球形冷凝管、蒸馏烧瓶、直形冷凝管、接收瓶、蒸发皿、玻璃漏斗、熔点测定装置。

(2) 试剂　茶叶末、95%乙醇、生石灰。

四、实训步骤

1. 制备

称取8g茶叶末，放入索氏提取器的滤纸筒里，在150mL干燥的圆底烧瓶中，依次加入95%乙醇100mL和2～3粒沸石，启动恒温电热套加热1.5h，回流提取，直到提取液颜色较浅时为止，待冷凝液刚好虹吸下去时，立即停止加热。

2. 分离、提纯

将提取液转移到100mL蒸馏瓶中，进行蒸馏，待馏出液蒸出60～70mL，停止蒸馏。蒸馏烧瓶中的残余液趁热倾倒入蒸发皿，拌入生石灰2～3g使之成糊状，置蒸气浴上慢慢蒸干，移至石棉网上用小火焙炒片刻，取一只与蒸发皿口径合适的玻璃漏斗，将其倒罩在蒸发皿上，中间用扎有小孔的滤纸隔开，组成升华装置，用沙浴220℃左右小心加热，升华精制，可得到纯咖啡因。

3. 检验

纯咖啡因为白色针状晶体粉末，熔点为234.5℃，测定产品的熔点，并与纯品比较，对结果进行评价及分析。

五、实训提示

(1) 索氏提取器的虹吸管易断裂，要小心使用。

(2) 滤纸套的大小要适宜，其高度不得超过虹吸管，滤纸包茶叶时要严实，以防止茶叶漏出堵塞虹吸管，滤纸套的上面应折成凹形，以保证回流液均匀浸润被提取物。

(3) 升华操作是本实验的关键，在升华过程中始终要控制温度，用小火加热，如果温度过高，会使天然产物碳化。

六、实训思考

(1) 比较采用传统加热回流和索氏提取法从茶叶中提取咖啡因的优缺点。

(2) 进行升华操作的时候应该注意什么？

(黄艳萍)

实训项目十四　乙酸乙酯的制备

一、实训目标
1. 掌握加热滴加、萃取、洗涤、干燥和蒸馏等基本操作技术。
2. 了解利用酯化反应制备乙酸乙酯的方法。

二、实训原理
在浓硫酸催化下，以乙酸和乙醇为原料，利用羧酸和醇的酯化反应制备乙酸乙酯。

$$CH_3COOH + C_2H_5OH \xrightarrow[110\sim120℃]{H_2SO_4} CH_3COOC_2H_5 + H_2O$$

酯化反应是可逆反应，一般采用升高温度和乙醇过量，使反应向生成酯的方向进行；同时利用酯的沸点低，通过蒸馏，使产物乙酸乙酯不断从反应体系中分离，以提高乙酸乙酯的产量。得到的粗品中含有少量乙酸、乙醇和水等，分别用饱和碳酸钠溶液反应除去乙酸，用饱和氯化钙溶液洗涤除去其中的乙醇，并用无水硫酸镁进行干燥除去水。

三、实训仪器和试剂
（1）仪器　三口烧瓶、电热套、滴液漏斗、温度计、接收瓶、直形冷凝管、分液漏斗。
（2）试剂　95％乙醇、冰醋酸、浓硫酸、饱和碳酸钠溶液、饱和食盐水、饱和氯化钙溶液、无水硫酸镁。

四、实训步骤

1. 加热制备
在 100mL 干燥的三口烧瓶中，依次加入 95％乙醇（0.20mol）10mL 和浓硫酸 6mL，混匀，并加入 2~3 粒沸石。参照实训图 14-1 乙酸乙酯制备装置，从下到上、自左至右安装仪器，滴液漏斗末端和温度计的水银球均应浸入液面，大约离瓶底约 0.5~1cm 处。向滴液漏斗分别加入 10mL 无水乙醇（0.20mol）及 12mL 冰醋酸（0.21mol），混合均匀，滴入约 3~4mL 混合液后。用恒温电热套缓慢升温加热，直至馏出液流入接收瓶时，再开始滴加混合液，使滴液速度和馏出液速度大致相等，维持反应温度在 110~120℃ 左右，约 30min 滴加完毕，继续加热数分钟停止反应。

2. 分离、提纯
向馏出液缓慢加入 10mL 饱和碳酸钠溶液，边加边振摇，直到无二氧化碳气体产生。然后将混合液转移到分液漏斗，充分振摇，静置，萃取得到酯层，依次用饱和食盐水 10mL、饱和氯化钙溶液 10mL 和蒸馏水 10mL 各洗涤 1 次，弃去下层液体，酯层用无水硫酸镁干燥，将干燥的粗乙酸乙酯滤入干燥的 50mL 蒸馏烧瓶中，在水浴中进行蒸馏（见实训图 14-2），收集 73~78℃ 的馏分，得到纯品，称量，计算产率（产量约 9~12g，产率 49％~65％）。

3. 检验
纯乙酸乙酯为无色水果香味的液体，b.p. 77.1℃，折射率 n_D^{20} 1.3723，测定产品折射率，并与纯品比较，对结果进行评价及分析。

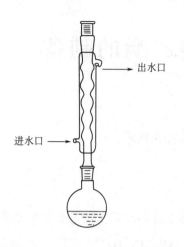
实训图 14-1　乙酸乙酯的合成装置示意图

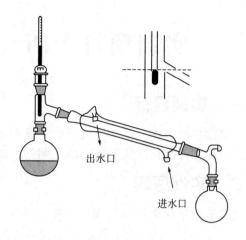
实训图 14-2　乙酸乙酯的蒸馏装置示意图

五、实训提示

(1) 浓硫酸具有很强的氧化性和脱水性，混合时放出大量的热，缓慢分批次小心加入，边加边冷却，防止原料碳化；浓硫酸的用量为醇的 3% 时即能起催化作用，因它的脱水作用而增加酯的产量，但硫酸用量过多，由于氧化作用反而对反应不利。

(2) 反应温度控制在 110~120℃，温度太低反应不完全；温度过高会产生副产物，影响酯的纯度；滴加速度太快会使乙醇来不及反应而被蒸出，降低酯的产率。

(3) 酯化反应乙醇为过量，乙酸乙酯的理论产量以乙酸为准计算，$m=0.21\times 88=18.5$（g），产率 $=\dfrac{12}{18.5}\times 100\% = 65\%$。

六、实训思考

(1) 酯化反应为可逆反应，如何提高酯的产率？

(2) 能否用浓氢氧化钠代替饱和碳酸钠溶液来洗涤馏出液？通过盐析后的食盐水中仍含有碳酸钠，继续加入饱和氯化钙溶液洗涤有何现象出现？

（黄艳萍）

实训项目十五　乙酰水杨酸的制备

一、实训目标

1. 掌握重结晶、抽滤等基本操作技术。
2. 了解利用酰化反应制备乙酰水杨酸方法及定性检验。

二、实训原理

乙酰水杨酸俗名为阿司匹林，通常在浓硫酸催化下，以水杨酸和乙酸酐为原料，通过酰化反应制备。

主反应:

$$\underset{\text{水杨酸}}{\begin{array}{c}\text{COOH}\\ \text{—OH}\end{array}} + (CH_3CO)_2O \xrightarrow[\Delta]{\text{浓}H_2SO_4} \underset{\text{乙酰水杨酸}}{\begin{array}{c}\text{COOH}\\ \text{—OCOCH}_3\end{array}} + CH_3COOH$$

由于水杨酸分子中的羧基与酚羟基易形成分子内氢键，影响水杨酸的酰化，所以少量的浓硫酸作为催化剂能破坏氢键，从而使酰化反应顺利进行。

副反应:

$$\begin{array}{c}\text{COOH}\\ \text{—OH}\end{array} + \text{HOOC—}\begin{array}{c}\text{COOH}\\ \end{array} \xrightarrow[\Delta]{-H_2O} \begin{array}{c}\text{COOH}\\ \text{—OCO—}\end{array}\begin{array}{c}\text{OH}\\ \end{array}$$

粗品溶于 $NaHCO_3$ 溶液抽滤除去不溶的杂质，重结晶得到纯品。纯乙酰水杨酸用氯化铁的显色反应进行纯度检验，判断是否有水杨酸的残留。

三、实训仪器和试剂

（1）仪器　50mL 锥形瓶（配胶塞）、100mL 烧杯、试管、抽滤装置、控温水浴箱、滤纸。

（2）试剂　水杨酸、乙酸酐、浓硫酸、饱和 Na_2CO_3 溶液、6mol·L^{-1} HCl、95％乙醇、0.1mol·L^{-1} $FeCl_3$ 溶液。

四、实训步骤

1. 制备

在 100mL 干燥的锥形瓶中，依次加入 3g（0.022mol）水杨酸及 5mL（0.053mol）乙酸酐，塞紧胶塞，并不断摇动锥形瓶至水杨酸固体全部溶解。然后逐滴加入 5 滴浓硫酸，充分摇匀。在水温 70～80℃中加热 20min，在水浴加热过程中应不断摇动锥形瓶。稍微冷却后，缓慢加入 5mL 蒸馏水，分解未反应的乙酸酐。再加入 20mL 蒸馏水，并在冰浴中冷却 15min，直至白色结晶完全析出。抽滤，用少量蒸馏水洗涤，抽干，得到粗品。

2. 分离、提纯

乙酰水杨酸粗品放入 100mL 烧杯中，在搅拌下，缓慢加入约 35mL 饱和 Na_2CO_3 溶液至无二氧化碳产生。抽滤，除去水杨酸的缩合物等不溶性杂质，用 5～10mL 水洗涤，滤液转移至 100mL 烧杯中，边搅拌边加入 6mol·L^{-1} HCl 12mL，搅拌，在冰水浴中冷却，至完全析出结晶。抽滤，用冷水洗涤结晶，抽干，干燥后得到纯品，称重，计算产率。

3. 纯度检验

乙酰水杨酸为白色针状结晶，熔点 135～140℃，微溶于水，取少许纯乙酰水杨酸晶体于试管中，加入 95％乙醇 2mL 溶解后，滴入 0.1mol·L^{-1} $FeCl_3$ 溶液 1 滴，观察，若不发生显色反应即为纯品，否则含有水杨酸杂质。

五、实训提示

（1）水杨酸在酰化反应中可能会出现自身缩合反应，生成难溶于碱的少量缩合物，反应温度不宜过高，以减少聚合物的生成。

（2）饱和碳酸氢钠溶液要适量，应缓慢加入，防止二氧化碳气体产生过快引起溶液外溢。

（3）乙酸酐的质量是水杨酸通过酰化反应制备乙酰水杨酸的关键点之一，含水的乙酸酐或乙酸酐发生水解反应不利于反应。

六、实训思考

（1）在制备乙酰水杨酸中有哪些副产物？加入饱和碳酸氢钠溶液的目是什么？

（2）分离乙酰水杨酸粗品进行抽滤时，能用少量蒸馏水洗涤晶体吗？为什么？

（黄艳萍）

目标检测参考答案

第一章 有机化合物概述

一、选择题
(一) 单项选择题
1. B 2. A 3. C
(二) 多项选择题
1. ABCDE 2. CDE
二、简答题 (略)

第二章 饱和烃

一、选择题
(一) 单项选择题
1. C 2. A 3. D 4. A 5. B 6. B 7. C 8. A 9. D 10. B
(二) 多项选择题
1. ABCE 2. ABDE 3. ACD

二、写出下列化合物的名称或结构式
1. 3-甲基-4-乙基己烷   2. 2,4-二甲基-3-乙基戊烷   3. 2-环己基己烷

4. 顺-1-甲基-4-异丙基环己烷   5. $CH_3CH_2\underset{CH_3}{\overset{CH_3}{\underset{|}{\overset{|}{C}}}}HCHCH_3$

6. 环己基-CH_3 7. $CH_3\underset{CH_3}{\overset{|}{C}}H\underset{C_2H_5}{\overset{|}{C}}HCH_2CH_3$ 8. 环戊基结构

三、完成下列反应式
1. 环己基-Br   2. $\underset{Br}{\overset{|}{C}}H_2CH_2\underset{Br}{\overset{|}{C}}H_2$ 3. $CH_3\underset{Br}{\overset{CH_3}{\underset{|}{\overset{|}{C}}}}CH_3$ 4. $CH_3\underset{Cl}{\overset{|}{C}}HCH_3$

四、区分下列各组化合物
1. 丙烷 $\left.\begin{matrix}\\\\\end{matrix}\right\}\begin{matrix}Br_2 & (-)\\ H_2O & (+) \text{ 褪色}\end{matrix}$
   环丙烷

2. 1,1-二甲基环丙烷 $\left.\begin{matrix}\\\\\end{matrix}\right\}\begin{matrix}Br_2 & (+) \text{ 褪色}\\ H_2O & (-)\end{matrix}$
   环己烷

五、推测结构
1. A. $CH_3CH_2CH_2CH_2CH_3$ B. $H_3C-\underset{CH_3}{\overset{CH_3}{\underset{|}{\overset{|}{C}}}}-CH_3$ C. $CH_3\underset{CH_3}{\overset{|}{C}}HCH_2CH_3$

2. A.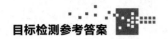

第三章 不饱和烃

一、选择题

(一) 单项选择题

1. C 2. B 3. C 4. D 5. D 6. A 7. C 8. B 9. B

(二) 多项选择题

1. ABDE 2. ABDE 3. ABE 4. AB

二、命名或写出下列化合物的结构式

1. 3,5-二甲基-3-庚烯
2. (E)-3-氯-2-戊烯
3. 4,5-二甲基-2-己炔
4. 3-甲基-1,5-己二烯
5. 4-甲基-2-庚烯-5-炔

6. $\begin{array}{c} C_2H_5 \\ \diagdown \\ CH_3 \end{array} C=C \begin{array}{c} CH_3 \\ \diagup \\ CH_2CH_3 \end{array}$

7. $CH_3C\equiv CCHCH_3$
   $| $
   CH_3

8. $CH_2=CHC=CHCH_3$
   $|$
   Br

9. $CH_3-CH-CH-C\equiv C-CH_3$
   $|$
   CH_3

10. $\begin{array}{c} C_2H_5 \\ \diagdown \\ Cl \end{array} C=C \begin{array}{c} C_2H_5 \\ \diagup \\ Cl \end{array}$

三、完成下列反应式

1. $CH_3-\underset{\underset{CH_3}{|}}{\overset{\overset{Br}{|}}{C}}-CH_3$

2. $CH_2BrCH_2CH_3$

3. $CH_3\overset{\overset{O}{\|}}{C}CH_3 + CH_3COOH$

4. 环己基-COCH_3 (环己基甲基酮)

5. $CH_3CH_2C\equiv CNa, CH_3CH_2C\equiv CCH_3$

6. 2,4-二甲基-3-环己烯-1-甲醛

7. $BrCH_2CH=CHCH_2Br$

8. $CH_3\overset{\overset{Br}{|}}{C}=CH_2$ 或 $CH_3\overset{\overset{Br}{|}}{\underset{\underset{Br}{|}}{C}}-CH_3$

四、区分下列各组化合物

1. 丙烷 $\xrightarrow{\text{银氨溶液}}$ (一) $\xrightarrow{\text{溴水}}$ (一)
   丙烯 $\xrightarrow{\text{银氨溶液}}$ (一) $\xrightarrow{\text{溴水}}$ (+) 褪色
   丙炔 $\xrightarrow{\text{银氨溶液}}$ (+) 白色沉淀

2. 1-戊炔 $\xrightarrow[\text{氨溶液}]{\text{氯化亚铜}}$ (+) 棕红色沉淀
   2-戊炔 $\xrightarrow[\text{氨溶液}]{\text{氯化亚铜}}$ (一)

五、利用所给的化合物作为原料（无机试剂任选）合成有机物

$CH\equiv CH \xrightarrow[NH_3]{NaNH_2} CH\equiv CNa$

$CH\equiv CH + H_2 \xrightarrow{\text{Lindlar催化剂}} CH_2=CH_2 \xrightarrow{HBr} CH_3CH_2Br \xrightarrow{CH\equiv CNa} CH\equiv CCH_2CH_3$

六、推测结构

1. A. $CH_3C=CCH_3$
      $| |$
      $CH_3 CH_3$

   B. $CH_3C=CHCH_2CH_3$
      $|$
      CH_3

   或 $CH_3CH=CCH_3$
      $|$
      CH_3

2. A. 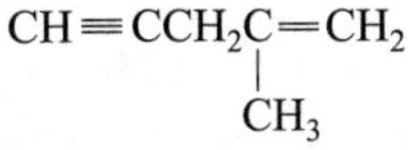 CH≡CCH$_2$C(CH$_3$)=CH$_2$ B. CH$_2$=CHCH$_2$C(CH$_3$)=CH$_2$ C. CH$_3$COCH$_2$COOH

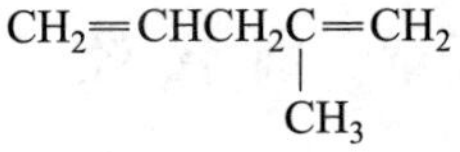

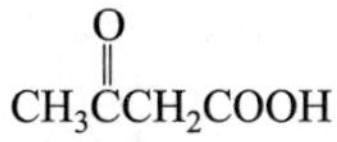

第四章　芳香烃

一、选择题

(一) 单项选择题

1. B 2. D 3. B 4. A 5. C 6. B

(二) 多项选择题

1. ABCD 2. ABC 3. ACE

二、命名或写出下列化合物的结构式

1. 对硝基乙苯 2. 2-苯基-2-丁烯 3. 4-叔丁基-3-氯甲苯

4. 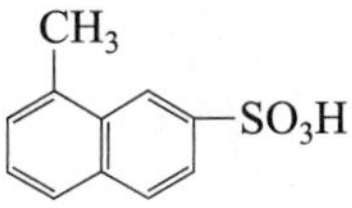 8-甲基萘-2-磺酸 5. 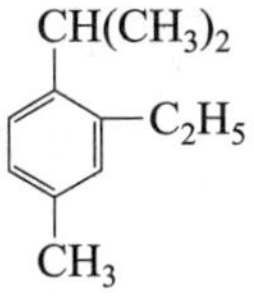 1-异丙基-2-乙基-4-甲基苯 6. 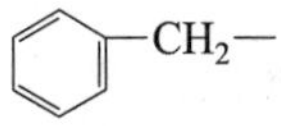 二苯甲烷（苯基-CH$_2$-苯基）

三、简答题

1. （结构式见图，取代位置标注）

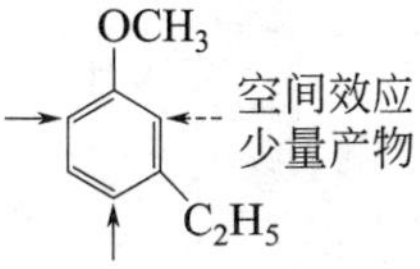

2. (4) > (5) > (2) > (1) > (3)

四、完成下列反应式

1. 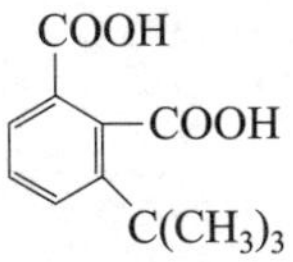 3-叔丁基邻苯二甲酸   2. 2-硝基-4-甲基苯甲醚   3. 1-溴萘   4. 对甲基苯乙酮

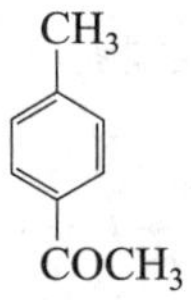

五、以苯为原料（无机试剂任选）合成下列化合物

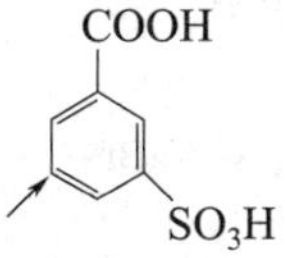

1. 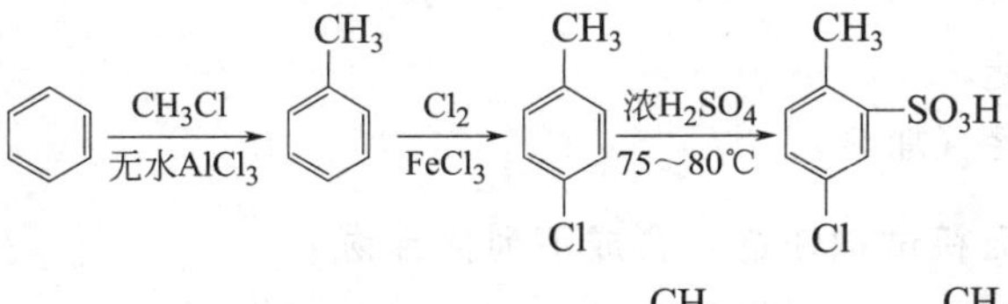 苯 →(CH$_3$Cl/无水AlCl$_3$)→ 甲苯 →(Cl$_2$/FeCl$_3$)→ 对氯甲苯 →(浓H$_2$SO$_4$, 75~80℃)→ 2-甲基-5-氯苯磺酸

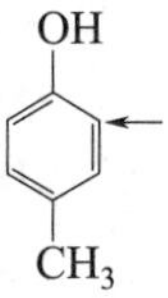

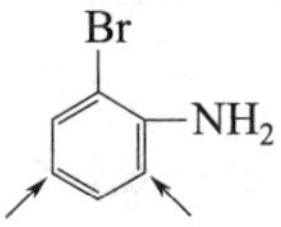

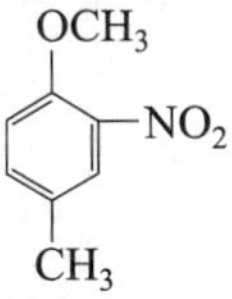

2. 苯 →(CH$_3$Cl/无水AlCl$_3$)→ 甲苯 →(Cl$_2$/FeCl$_3$)→ 对氯甲苯 →(浓HNO$_3$/浓H$_2$SO$_4$)→ 2-硝基-4-氯甲苯

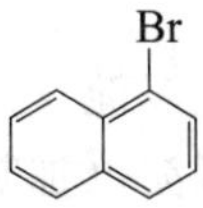

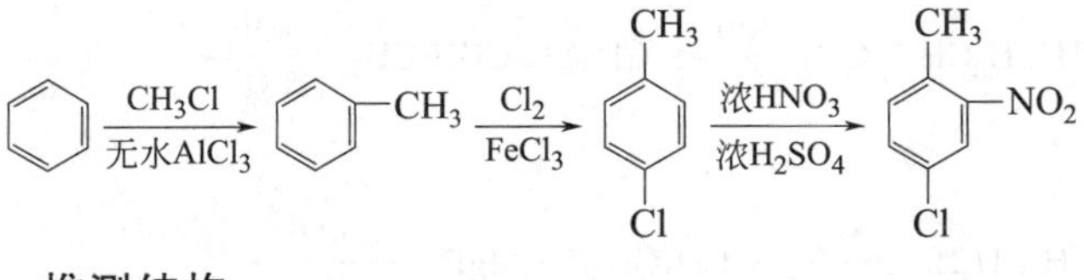

六、推测结构

A. 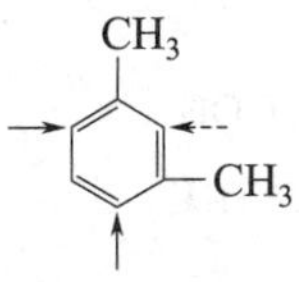 1,2,3-三甲苯   B. 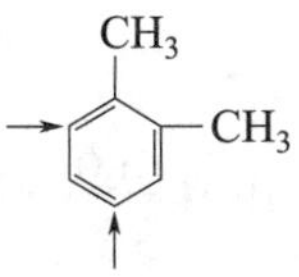 1,2,4-三甲苯   C. 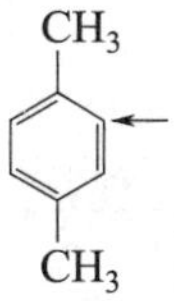 1,2,4-三甲苯（对位取代）

第五章 卤代烃

一、选择题

(一) 单项选择题

1. B 2. C 3. D 4. B 5. C 6. B 7. C 8. D

(二) 多项选择题

1. BCDE 2. ADE 3. ABE 4. AE

二、命名或写出下列化合物的结构式

1. 2-甲基-4-乙基-6-氯庚烷 2. (E)-3-甲基-2-溴-2-戊烯 3. 4-氯-2-溴甲苯

4. (1-甲基-2-氯萘) 5. (对氯苄基溴) 6. CHCl$_3$

7. (CH$_3$)$_2$C(Cl)C(Cl)(CH$_3$)$_2$ 8. 环己基甲基溴 9. 3-氯环己烯

三、完成下列反应式

1. 对溴-α-羟乙基苯 2. CH$_3$CH$_2$CH$_2$NHCH$_2$CH$_3$ 3. C$_6$H$_5$OCH$_3$

4. 亚丙基环己烷 5. C$_6$H$_5$CH$_2$MgCl   C$_6$H$_5$CH$_2$COOH 6. CH$_3$CH$_2$CH(ONO$_2$)CH$_3$ + AgBr↓

7. 环丙基CH$_2$CN   环丙基CH$_2$COOH 8. CH$_3$CH$_2$C(CH$_3$)=CHCH$_3$

四、区分下列各组化合物

1. 3-溴环己烯／氯代环己烷／碘代环己烷 —硝酸银醇溶液→ (+)淡黄色沉淀／(+)白色沉淀(加热)／(+)黄色沉淀(加热)

2. 氯苯／苄氯／氯乙烷 —硝酸银醇溶液→ (−)／(+)白色沉淀／(+)白色沉淀(加热)

五、利用所给的有机物为原料（无机试剂任选）合成下列化合物

1. CH$_3$CH$_2$CH$_2$CH$_2$Br $\xrightarrow{\text{NaOH}/\text{醇}}$ CH$_3$CH$_2$CH=CH$_2$ $\xrightarrow{\text{HBr}}$ CH$_3$CH$_2$CHBrCH$_3$ $\xrightarrow{\text{NaOH}/\text{H}_2\text{O}}$ CH$_3$CH$_2$CH(OH)CH$_3$

2. CH$_3$CH=CH$_2$ $\xrightarrow[\text{过氧化物}]{\text{HBr}}$ CH$_3$CH$_2$CH$_2$Br $\xrightarrow[\text{无水乙醚}]{\text{Mg}}$ CH$_3$CH$_2$CH$_2$MgBr $\xrightarrow[(2)\text{H}_3\text{O}^+]{(1)\text{CO}_2}$ CH$_3$CH$_2$CH$_2$COOH

3. C$_6$H$_5$CH$_2$CH$_3$ $\xrightarrow[\text{光照}]{\text{Cl}_2}$ C$_6$H$_5$CHClCH$_3$ $\xrightarrow{\text{NaCN}}$ C$_6$H$_5$CH(CN)CH$_3$ $\xrightarrow{\text{H}_3\text{O}^+}$ C$_6$H$_5$CH(COOH)CH$_3$

六、推测结构

1. A. $\underset{\underset{Br}{|}}{CH_3CH_2CHCH_3}$ B. $CH_3CH_2CH_2CH_2Br$ C. $CH_3CH=CHCH_3$

D. $CH_3CH_2CH=CH_2$

2. A. 邻氯苄氯 (邻-Cl-C₆H₄-CH₂Cl) B. 邻氯苄醇 (邻-Cl-C₆H₄-CH₂OH)

3. A. 环丙基甲基 ▷—CH₃ B. $CH_3CH_2CHBrCH_3$ C. $CH_3CH_2CH=CH_2$

第六章 醇、酚、醚

一、选择题

（一）单项选择题

1. D 2. C 3. B 4. C 5. A 6. D 7. B 8. A 9. D

（二）多项选择题

1. ABDE 2. BE 3. ACE 4. ACD 5. CDE

二、命名或写出下列化合物的结构式

1. 4-甲基-1,2-己二醇 2. 2-戊烯-4-炔-1-醇 3. 乙异丙醚

4. 1-苯基-1-丙醇 5. 间硝基苯酚 6. $C_6H_5OC_6H_5$

7. $\underset{\underset{OH}{|}}{CH_3\underset{\underset{CH_3}{|}}{CH}CH_2CH_3}$ 8. 对硝基苯酚钠 (p-NO₂-C₆H₄-ONa)   9. HO—C₆H₄—CH₃（对甲苯酚）   10. $CH_3\underset{\underset{CH_3}{|}}{CH}CH_2CH_2\underset{\underset{OH}{|}}{CH}CH_3$

三、完成下列反应式

1. $\underset{\underset{Br}{|}}{CH_3CHCH_2CH_3}$ $CH_3CH=CHCH_3$

2. $CH_3\underset{\underset{O}{\|}}{C}CH_3$

3. HO—C₆H₄—CH₃ + CH₃I

4. CH₃O—C₆H₄—ONa

5. 邻硝基苯酚 + 对硝基苯酚（o-NO₂-C₆H₄-OH + p-NO₂-C₆H₄-OH）

6. 2,4,6-三溴苯酚（Br₃C₆H₂OH）

四、区分下列各组化合物

1. 1-戊醇 ┐
   2-戊醇 ├ 卢卡斯试剂 → (+) 出现浑浊或分层（加热）
   2-甲基-2-丁醇 ┘   (+) 室温下较慢出现浑浊或分层
                                    (+) 室温下立即出现浑浊或分层

2. 甲苯 ┐ 氯化铁溶液 → (−)
   苯酚 ┘   (+) 紫色

3. 1,3-丁二醇 ┐ 氢氧化铜溶液 → (−)
   2,3-丁二醇 ┘   (+) 深蓝色

五、推测结构

1. A. C₆H₅—OCH(CH₃)₂ B. C₆H₅—OH C. $\underset{\underset{I}{|}}{CH_3CHCH_3}$ D. $\underset{\underset{OH}{|}}{CH_3CHCH_3}$

2. A. $\underset{\underset{OCH_3}{|}}{CH_3CHCH_3}$ B. $CH_3CH=\underset{\underset{CH_3}{|}}{C}CH_3$

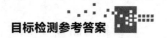

第七章 醛、酮、醌

一、选择题

（一）单项选择题

1. D 2. C 3. D 4. B 5. B 6. C 7. B 8. D 9. B 10. B

（二）多项选择题

1. BCD 2. ABCD 3. BDE 4. ABC 5. ACE

二、写出下列化合物的名称或结构式

1. 4-甲基-2-己酮   2. 3-戊烯-2-酮   3. 3-甲氧基苯甲醛

4. 1,4-环己二酮   5. 1,4-萘醌   6. $CH_2=CHCHO$

7. 苯-CH_2CHO 8. $CH_3CH_2COCH_2COCH_3$ 9. CH_3CHCH_2CHO 带 CH_2CH_3 支链   10. 二苯甲酮结构

三、完成下列反应式

1. 环己基(OH)(CN)   2. 苯-$CH_2COONH_2 + 2Ag\downarrow$ 3. $CHI_3 + CH_3COONa$

4. $CH_3CH_2CH=NHNH$-(2,4-二硝基苯基)   5. CH_3CHCH_3(OMgCl) 及 CH_3CHCH_3(OH)   6. $HCOONa +$ 苄醇($C_6H_5CH_2OH$)

7. 环己基-$CH_2CH(OH)CH(环己基)CHO$ 8. 烯丙基缩酮及丙基缩酮结构，$CH_3COCH_2CH_2CH_3$ 9. 2,3-二氢-1H-茚-1-酮 及 茚满

四、区分下列各组化合物

1. 己醛、2-己酮、环己酮：托伦试剂（+银镜、−、−）；$I_2/NaOH$（+黄色沉淀、−）

2. 丙醛、丙酮、丙醇、异丙醇：2,4-二硝基苯肼（+橙红色结晶沉淀、+橙红色结晶沉淀、−、−）；托伦试剂（+银镜、−）；$I_2/NaOH$（−、+黄色沉淀）

3. 2-戊醇、2-戊酮、3-戊酮：2,4-二硝基苯肼（−、+橙色沉淀、+橙色沉淀）；$I_2/NaOH$（+黄色沉淀、−）

五、利用所给的化合物（无机试剂任选）合成下列化合物

1. $CH_3CH_2CHO \xrightarrow[\text{无水乙醚}]{CH_3MgCl} CH_3CH_2CHCH_3(OMgCl) \xrightarrow{H_3O^+} CH_3CH_2CHCH_3(OH)$

2. $HC\equiv CH \xrightarrow[HgSO_4/H_2SO_4]{H_2O} CH_3CHO \xrightarrow{\text{稀}NaOH} CH_3CH(OH)CH_2CHO$

$\xrightarrow[\Delta]{H^+} CH_3CH=CHCHO \xrightarrow[\text{高温}]{H_2Ni} CH_3CH_2CH_2CH_2OH$

298

3. 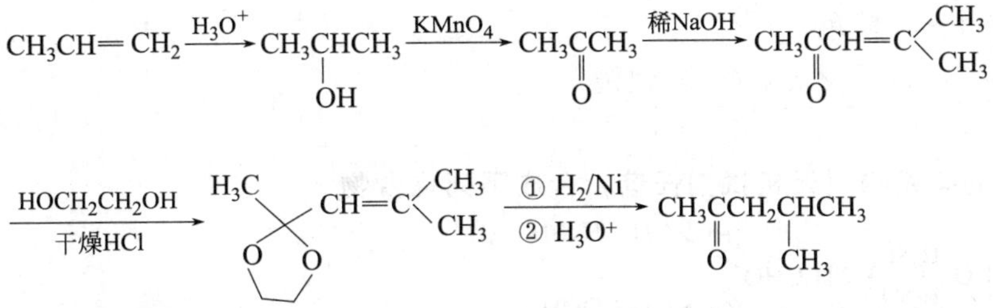 CH₃CH=CH₂ —H₃O⁺→ CH₃CHCH₃(OH) —KMnO₄→ CH₃CCH₃(O) —稀NaOH→ CH₃CH=C(CH₃)CH₃(O)

—HOCH₂CH₂OH/干燥HCl→ H₃C-C(OCH₂CH₂O)-CH=C(CH₃)(CH₃) —①H₂/Ni ②H₃O⁺→ CH₃CH₂CH(CH₃)C(O)CH₃

六、推测结构

1. A. 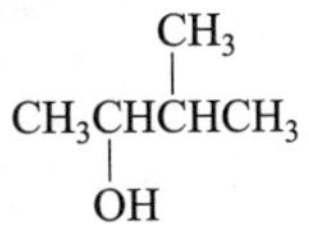 CH₃CH(CH₃)CH(OH)   B. 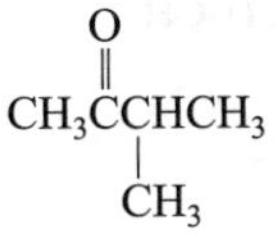 CH₃C(O)CH(CH₃)   C. 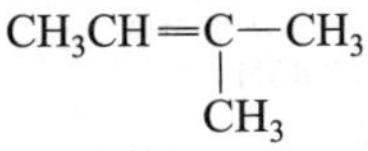 CH₃C(=CH-CH₃)

2. A. 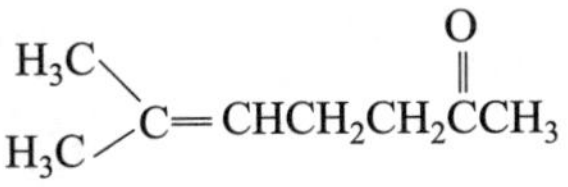 (H₃C)(H₃C)C=CHCH₂CH₂C(O)CH₃   B. 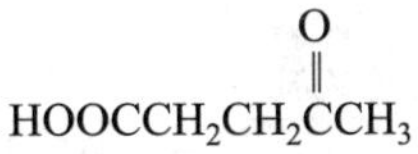 HOOCCH₂C(O)CH₃

第八章 羧酸及取代羧酸

一、选择题

（一）单项选择题

1. C 2. C 3. A 4. D 5. A 6. C 7. C 8. A 9. B 10. B 11. A 12. C

（二）多项选择题

1. AC 2. ABCE 3. ABD 4. ABD

二、写出下列化合物的名称或结构式

1. 2,4-二甲基己酸   2. 3-甲基戊二酸   3. 3-氯环己基甲酸
4. 2-甲基-4-苯基-3-戊烯酸 5. 4-溴-2-羟基戊酸 6. 4-甲基-3-戊酮酸

7. 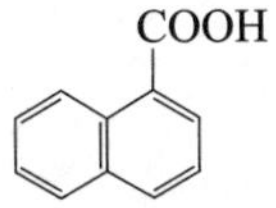 萘-1-COOH
8. 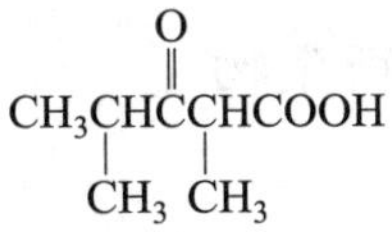 CH₃CH(CH₃)CH(CH₃)COOH
9. 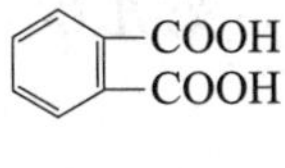 邻-C₆H₄(COOH)₂
10. 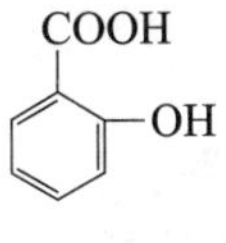 邻-HOC₆H₄COOH

三、完成下列反应式

1. 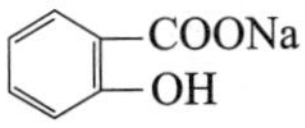 邻-HOC₆H₄COONa
2. 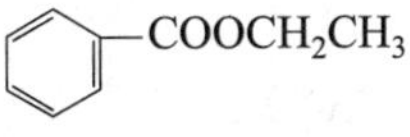 C₆H₅COOCH₂CH₃
3. 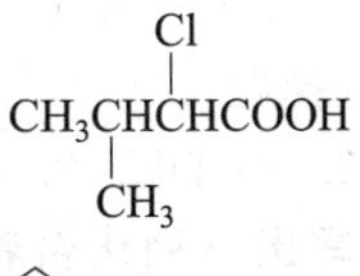 CH₃CH(Cl)CH(CH₃)COOH
4. HOCH₂COOH
5. CH₃CH=CHCOOH
6. 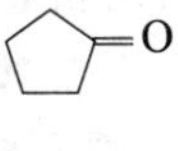 环戊酮
7. C₆H₅CH₂COCl
8. 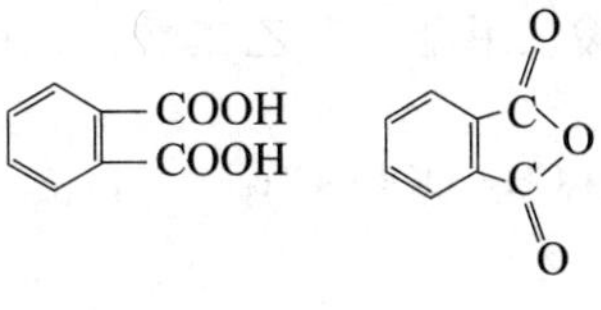 邻-C₆H₄(COOH)₂   邻苯二甲酸酐
9. 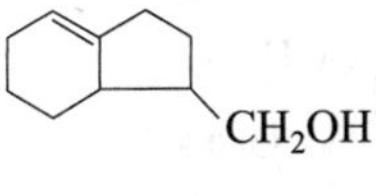 四氢茚-CH₂OH

四、区分下列各组化合物

1. 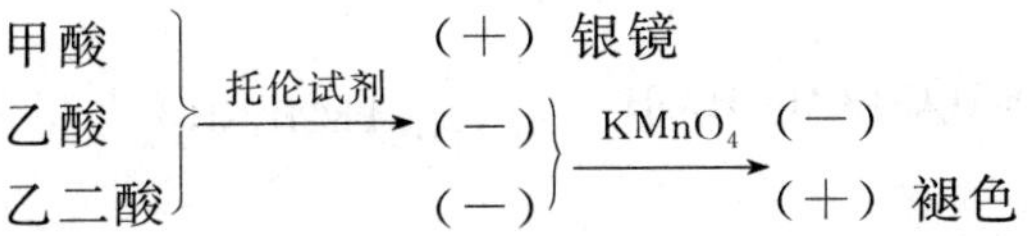 甲酸 / 乙酸 / 乙二酸 —托伦试剂→ （+）银镜 / （-） / （-） —KMnO₄→ （-） / （+）褪色

$$\begin{matrix}\text{水杨酸}\\ \text{2. 苯甲醛}\\ \text{苯甲酸}\end{matrix}\xrightarrow{FeCl_3}\begin{matrix}(+)\ \text{紫色}\\ (-)\\ (-)\end{matrix}\bigg\}\xrightarrow{\text{托伦试剂}}\begin{matrix}\\ (+)\ \text{银镜}\\ (-)\end{matrix}$$

五、利用所给的有机物（无机试剂任选）合成下列化合物

1. $HC\equiv CH + H_2O \xrightarrow[H_2SO_4]{HgSO_4} CH_3CHO \begin{matrix}\xrightarrow{[H]} CH_3CH_2OH\\ \xrightarrow{[O]} CH_3COOH\end{matrix}$

$CH_3CH_2OH + CH_3COOH \xrightarrow[\triangle]{\text{浓}H_2SO_4} CH_3COOCH_2CH_3$

2. 甲苯 $\xrightarrow[H_2SO_4]{KMnO_4}$ 苯甲酸 $\xrightarrow[\triangle]{NH_3}$ 苯甲酰胺

3. $\begin{matrix}\text{乙醇}\\ \text{乙醛}\\ \text{乙酸}\end{matrix}\xrightarrow{NaHCO_3}\begin{matrix}(-)\\ (-)\\ (+)\ CO_2\uparrow\end{matrix}\bigg\}\xrightarrow{\text{托伦试剂}}\begin{matrix}(-)\\ (+)\ \text{银镜}\downarrow\end{matrix}$

六、推测结构

1. A. 2-羧基环己酮 B. 环己酮

2. A. CH_3CHCH_2COOH (OH)   B. 二乙基二内酯

C. $CH_3CH=CHCOOH$ D. $CH_3CH_2CHCOOH$ (OH)

第九章　羧酸衍生物

一、选择题

（一）单项选择题

1. B 2. D 3. C 4. C 5. A 6. C 7. D 8. A 9. B 10. B

（二）多项选择题

1. BCDE 2. ACDE 3. CDE 4. ACD

二、命名或写出下列化合物的结构式

1. 苯甲酰溴　　2. 丁二酸酐　　3. 乙酰乙酸乙酯　　4. 2-乙酰基苯甲酸苯酯

5. 氯甲酸苄酯　6. 酒石酸二甲酯　7. 乙二酸二乙酯　8. N-溴代丙酰胺

9. 邻-COOH, -OCOCH$_3$ 苯　10. $CH_3CH_2COOCOCH_3$　11. γ-丁内酯　12. $CH_3CH_2CON(CH_2CH_3)_2$

三、完成下列反应式

1. 邻-COOH, -CON(吡咯烷基)苯　2. γ-丁内酯 + $HOCH_2CH_2CH_2OH$　3. $PhCH_2NH_2$

4. C₆H₁₁-CHO (环己基甲醛) 5. (N-H 吡咯啉) 6. CH₃CH₂CH₂COCl   CH₃CH₂CH₂COOC₂H₅

7. C₆H₅N(CH₃)COCH₃ 8. CH₃CH₂CH(OH)CH₃ 9. HOOCCH₂COOCH₃

四、区分下列各组化合物

1. 乙酸 / 乙酸乙酯 / 苯甲酰氯 —硝酸银-醇溶液→ (−)/(−)/(+) 白色沉淀；(−)、(−) —碳酸氢钠溶液→ (+) 二氧化碳 / (−)

2. 丁酰氯 / 丁酰胺 / 丁酸 —硝酸银-醇溶液→ (+) 白色沉淀 / (−) / (−)；(−) —氢氧化钠溶液 加热→ (+) 氨气 / (−)

3. 乙酐 / 丁醇 —碳酸氢钠溶液 加热→ (+) 溶解，二氧化碳 / (−)

4. 乙酰氯 / 乙酸乙酯 / 乙酸 —H₂O→ 冒白烟 / 无变化 / 无变化；—NH₂—OH, FeCl₃→ 红紫色 / 无变化

五、分离、提纯下列各组化合物

1. 苯甲酸、苯甲酸乙酯 —NaHCO₃/H₂O→ 可溶: PhCOONa —H⁺/过滤→ PhCOOH (纯品)；不溶: PhCOOEt —干燥 蒸馏→ PhCOOEt (纯品)

2. 2,5-二甲基苯酚、苯甲酸苯酯、间甲基苯甲酸 (溶于乙醚中) —NaHCO₃溶液→ 水层: 间甲基苯甲酸钠 —H⁺→ 间甲基苯甲酸 (过滤得到纯品)；乙醚层: 2,5-二甲基苯酚、苯甲酸苯酯 —NaOH溶液→ 水层: 2,5-二甲基苯酚钠 —H⁺→ 2,5-二甲基苯酚；乙醚层: 苯甲酸苯酯 (蒸出乙醚)

六、利用所给的有机物（无机试剂任选）合成下列化合物

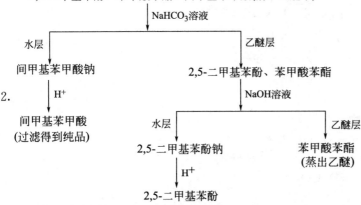

3. CH₃CH₂OH —K₂Cr₂O₇/H₂SO₄→ CH₃COOH —Cl₂/P→ ClCH₂COOH —NaCN/NaOH→ CNCH₂COOH —CH₃CH₂OH/H⁺→ CH₂(COOCH₂CH₃)₂

七、推测结构

1. A. 邻-COOH,OH苯   B. 邻-COOH,OCOCH₃苯   C. 邻-COOCH₃,OH苯

2. A. CH₃CH₂COOH   B. HCOOC₂H₅   C. CH₃COOCH₃

反应式（略）

第十章　含氮有机化合物

一、选择题

（一）单项选择题

1. D 2. C 3. D 4. D 5. B 6. B 7. C

（二）多项选择题

1. ABD 2. DE 3. ABCD

二、命名或写出下列化合物的结构式

1. 2-甲基-3-氨基戊烷　　2. 二甲基乙胺　　3. 环己基胺　　4. N-甲基苯胺

5. 溴化重氮苯　6. 对-N,N-二甲基偶氮苯　　7. $(CH_3CH_2)_3N$

8.  9. 邻-二氨基苯 10. 苯-N=N-苯-NO₂

三、比较下列各组化合物的碱性强弱顺序

1. 二甲胺＞甲胺＞三甲胺＞氨　　　　2. 环己胺＞氨＞苯胺＞二苯胺

四、完成下列反应式

1. 间-CH₃,NHCOCH₃苯　　2. 对-H₃C-苯-N₂⁺HSO₄⁻

3. HO₃S-苯-N₂⁺Cl⁻ → HO₃S-苯-N=N-苯-OH

4. 对-NHCOCH₃,CH₃苯；2-Br-4-CH₃-NHCOCH₃苯；2-Br-4-CH₃-NH₂苯

5. 苯-N(CH₃)(NO)

五、区分下列各组化合物

1. 苯胺／苯酚／苯甲酸 + NaHCO₃溶液：(−)(−)(+)CO₂↑；+ FeCl₃溶液：(−)显紫色

2. 苯胺／N-甲基苯胺／N,N-二甲基苯胺 + 苯-SO₂Cl → 苯-SO₂NH-苯↓／苯-SO₂N(CH₃)-苯／(−)；加 NaOH/HCl → 苯-SO₂N(Na⁺)-苯（水溶性盐）／(−)

3. 苄醇／苄胺／N-甲基苯胺 + NaNO₂,HCl → (−)／(+)N₂↑／(−)黄色油状物

六、利用所给的有机物（无机试剂任选）合成下列化合物

1. 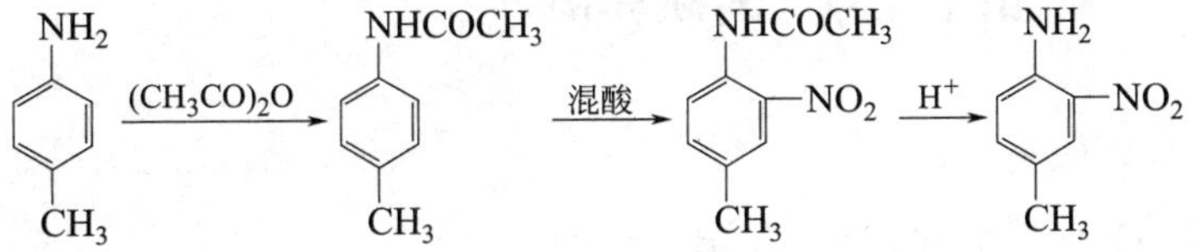 对甲基苯胺 —(CH₃CO)₂O→ 对甲基乙酰苯胺 —混酸→ 2-硝基-4-甲基乙酰苯胺 —H⁺→ 2-硝基-4-甲基苯胺

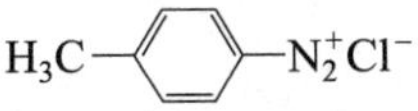

2. 对甲基苯胺 —溴水→ 2,6-二溴-4-甲基苯胺 —NaNO₂, HCl / 0~5℃→ 重氮盐 —Cu₂Br₂, HBr / Δ→ 3,4,5-三溴甲苯

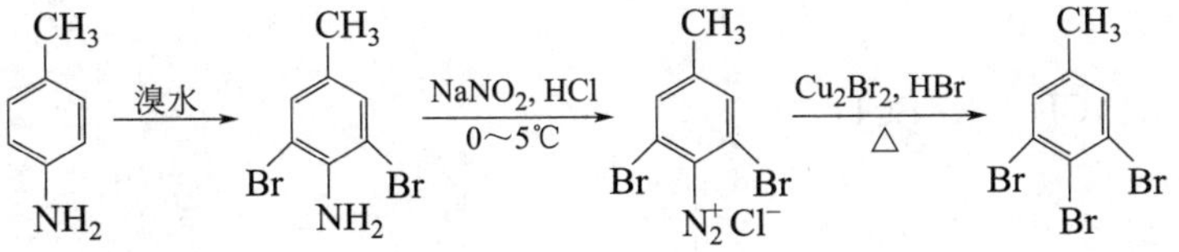

七、推测结构

A. 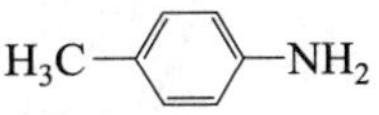 $H_3C-C_6H_4-NH_2$ B. $H_3C-C_6H_4-N_2^+Cl^-$ C. $H_3C-C_6H_4-N=N-C_6H_4-OH$

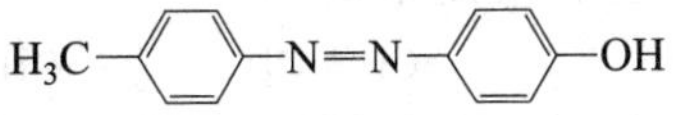

第十一章 杂环化合物和生物碱

一、选择题

（一）单项选择题

1. D 2. C 3. B 4. A 5. C 6. B 7. B 8. D

（二）多项选择题

1. ABD 2. ABCD 3. ACD 4. BC

二、命名或写出下列化合物的结构式

1. 3(或β-)-吲哚甲酸 2. 2(或α-)-呋喃磺酸 3. 4-甲基-2-乙基噻唑

4. 4-(或γ-)氨基吡啶 5. 5-硝基喹啉 6. N-甲基吡咯

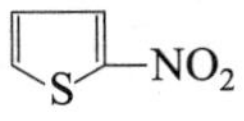

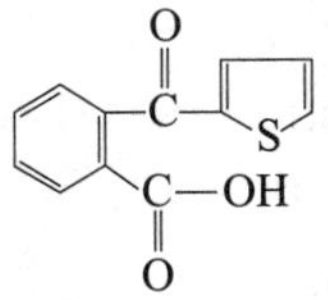

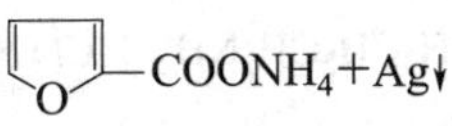

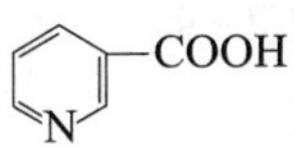

7. 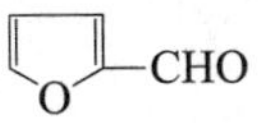 呋喃-2-CHO 8. 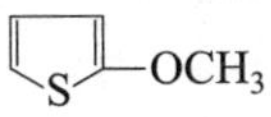 噻吩-2-OCH₃ 9. 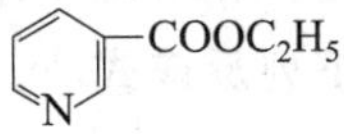 吡啶-3-COOC₂H₅

三、完成下列反应式

1. 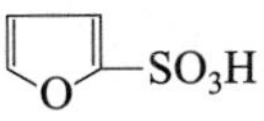 呋喃-SO₃H 2. 噻吩-NO₂ 3. 邻-(2-噻吩甲酰基)苯甲酸

4. 呋喃-COONH₄ + Ag↓ 5. 吡啶-3-COOH 6. 吡啶-2,3-二羧酸；吡啶并呋喃二酮（酸酐）

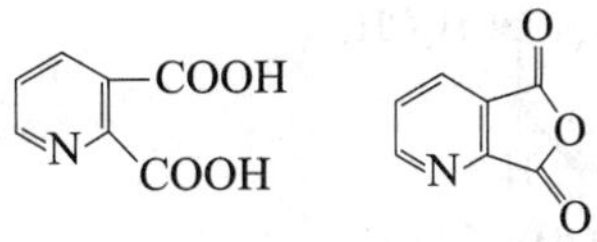

四、区分下列各组化合物

1. 吡咯／呋喃／α-呋喃甲醛 —[Ag(NH₃)₂]⁺→ (−)／(−)／(+)银镜；浓盐酸浸润过的松木片 (+)红色／(+)绿色

2. 吡啶／β-甲基吡啶 —KMnO₄/Δ→ (−)／(+)褪色

3. 吡咯／四氢吡咯 —松木片 (+)红色／(−)；浓HCl浸润

五、排列以下化合物中氮原子的碱性顺序

②＞①＞③

第十二章 对映异构

一、选择题

(一) 单项选择题

1．A 2．B 3．B 4．C 5．B 6．A 7．B 8．D

(二) 多项选择题

1．BD 2．ABCD 3．ACD 4．BCD

二、简答题

1．+52.2° 2．略

三、推测结构

1．A.
$$\text{H}-\overset{\text{CH}=\text{CH}_2}{\underset{\text{CH}_2\text{CH}_3}{\text{C}}}-\text{CH}_3 \quad 或 \quad \text{H}_3\text{C}-\overset{\text{CH}=\text{CH}_2}{\underset{\text{CH}_2\text{CH}_3}{\text{C}}}-\text{H}$$
B. $\text{CH}_3\text{CH}(\text{CH}_2\text{CH}_3)_2$

2．略

第十三章 生物有机化合物

一、选择题

(一) 单项选择题

1．D 2．C 3．D 4．A 5．C 6．B 7．C 8．B 9．A 10．D 11．B 12．A

(二) 多项选择题

1．ACD 2．BD 3．BCE 4．ABD 5．ABCE 6．DE

二、完成下列反应式

1.
$$\begin{array}{c}\text{COOH}\\\text{H}-\text{OH}\\\text{HO}-\text{H}\\\text{H}-\text{OH}\\\text{H}-\text{OH}\\\text{CH}_2\text{OH}\end{array}$$

2.
$$\begin{array}{c}\text{COOH}\\\text{HO}-\text{H}\\\text{HO}-\text{H}\\\text{H}-\text{OH}\\\text{H}-\text{OH}\\\text{COOH}\end{array}$$

3.
$$\begin{array}{c}\text{CH}=\text{NNHPh}\\\text{C}=\text{NNHPh}\\\text{H}-\text{OH}\\\text{H}-\text{OH}\\\text{H}-\text{OH}\\\text{CH}_2\text{OH}\end{array}$$

4. 吡喃型甲基糖苷 (CH₂OH, OCH₃)

5. $\text{C}_6\text{H}_5\text{CH}(\text{NH}_2)\text{COONa}$

6. $\text{CH}_3\text{CH}_2\text{CH}_2\text{NH}_2 + \text{CO}_2\uparrow$

7. $\underset{\text{CH}_3}{\text{CH}_3\text{CH}}-\underset{\text{NH}_2}{\text{CHCONH}}\underset{\text{CH}_3}{\text{CHCH}_3}$

三、区分下列各组化合物

1. 葡萄糖 $\xrightarrow{\text{托伦试剂}}$ (＋) 银镜 $\xrightarrow[\text{H}_2\text{O}]{\text{Br}_2}$ (＋) 褪色
   果糖 → (＋) 银镜 → (－)
   蔗糖 → (－)

2. 麦芽糖 $\xrightarrow{\text{碘液}}$ (－) $\xrightarrow{\text{托伦试剂}}$ (＋) 银镜
   蔗糖 → (－) → (－)
   淀粉 → (＋) 蓝色

$$\begin{matrix}蛋白质\\3.\,甘氨酸\\色氨酸\end{matrix}\Bigg\} \xrightarrow{NaOH,\,Cu(OH)_2} \begin{matrix}(+)\,紫红色\\(-)\\(-)\end{matrix}\Bigg| \xrightarrow{浓\,HNO_3} \begin{matrix}(-)\\(+)\,黄色\end{matrix}$$

四、推测结构

1. 略（提示：已知糖为 D-甘露糖，另外两种糖是 D-葡萄糖和 D-果糖）

2.

CHO	COOH	CHO	COOH
HO—H	HO—H	H—OH	H—OH
H—OH	H—OH	H—OH	H—OH
H—OH	H—OH	H—OH	H—OH
CH₂OH	COOH	CH₂OH	COOH
(A)	(B)	(C)	(D)

第十四章　萜类和甾体化合物

一、选择题

（一）单项选择题

1. B　2. D　3. C　4. A　5. C　6. B　7. D　8. B

（二）多项选择题

1. AB　2. BCD　3. ACD　4. ABCDE　5. CD

二、用系统命名法命名下列化合物

1. Δ^4-17α-甲基-17β-羟基雄甾烯-3-酮（或 17α-甲基-17β-羟基雄甾-4-烯-3-酮）
2. $\Delta^{4,6}$-6-甲基-17α-羟基孕甾二烯-3,20-二酮-17-醋酸酯（或 6-甲基-17α-羟基孕甾-4,6-二烯-3,20-二酮-17-醋酸酯）
3. 雌甾 1,3,5(10)-三烯-3,17β-二醇　　4. 孕甾-4-烯-3,20-二酮
5. 2,4-二甲基-3β-羟基胆甾-5,7,23-三烯　　6. 3α,7α,12α-三羟基-5β-胆烷-24-酸

三、划分下列化合物的异戊二烯单元，并指出它们的类别。

1. 倍半萜　2. 二萜　3. 二萜　4. 四萜

四、区分下列各组化合物

$$\begin{matrix}金合欢醇\\1.\,柠檬醛\\樟脑\end{matrix}\Bigg\} \xrightarrow{Na} \begin{matrix}(+)\,气体放出\\(-)\\(-)\end{matrix}\Bigg| \xrightarrow{托伦试剂} \begin{matrix}(+)\,银镜\\(-)\end{matrix}$$

$$\begin{matrix}睾丸甾酮\\孕甾酮\\2.\,雌二醇\\胆酸\end{matrix}\Bigg\} \xrightarrow{2,4-二硝基苯肼} \begin{matrix}(+)\,黄色沉淀\\(+)\,黄色沉淀\\(-)\\(-)\end{matrix}\Bigg| \begin{matrix}\xrightarrow{NaOI}(-)\\(+)\,黄色\\\xrightarrow{FeCl_3}(+)\,紫色\\(-)\end{matrix}$$

五、简答题（略）

第十五章　药用高分子化合物

一、选择题

（一）单项选择题

1. C　2. A　3. B　4. A　5. D　6. A　7. A

（二）多项选择题

1. AE 2. ABCD 3. ABCD

二、简答题（略）

第十六章　有机合成基础

一、选择题

（一）单项选择题

1. D 2. B 3. B 4. D 5. D 6. B 7. D 8. C

（二）多项选择题

1. BCDE 2. AE 3. ABCD

二、利用所给的有机物（无机试剂任选）合成下列化合物

1. $CH\equiv CH \xrightarrow[H_2SO_4]{H_2O,\ HgSO_4} CH_3CHO \xrightarrow[\text{干醚}]{CH_3CH_2MgBr} CH_3\underset{OMgBr}{\underset{|}{CH}}CH_2CH_3 \xrightarrow{H_3O^+} CH_3\underset{OH}{\underset{|}{CH}}CH_2CH_3$

2. (1) $CH_3-\underset{O}{\underset{\|}{C}}-CH_2COOC_2H_5 \xrightarrow[\textcircled{2}\ CH_3CH_2Br]{\textcircled{1}\ C_2H_5ONa} CH_3-\underset{O}{\underset{\|}{C}}-\underset{CH_2CH_3}{\underset{|}{CH}}COOC_2H_5 \xrightarrow{5\%\ NaOH}$

$CH_3-\underset{O}{\underset{\|}{C}}-\underset{CH_2CH_3}{\underset{|}{CH}}COONa \xrightarrow[\textcircled{2}\ \Delta]{\textcircled{1}\ H_2O,\ H^+} CH_3-\underset{O}{\underset{\|}{C}}-CH_2CH_2CH_3$

(2) $CH_3-\underset{O}{\underset{\|}{C}}-CH_2COOC_2H_5 \xrightarrow[\textcircled{2}\ BrCH_2CH_2CH_2Br]{\textcircled{1}\ C_2H_5ONa} CH_3-\underset{O}{\underset{\|}{C}}-\underset{CH_2CH_2CH_2Br}{\underset{|}{CH}}COOC_2H_5 \xrightarrow{C_2H_5ONa} CH_3-\underset{O}{\underset{\|}{C}}-\underset{\triangle}{\underset{|}{C}}COOC_2H_5$

$\xrightarrow{40\%\ NaOH} CH_3-\underset{O}{\underset{\|}{C}}-\underset{\triangle}{\underset{|}{C}}COONa \xrightarrow{H_2O,\ H^+} \triangle-COOH$

三、试用逆向合成分析法，推测合成 (δ-内酯) 的原料

(δ-内酯) $\overset{\text{切断}}{\Longrightarrow}$ (烯醇酸) $\overset{\text{切断}}{\Longrightarrow}$ (含CHO的中间体) $+ CH_2(COOC_2H_5)_2$

$\Longrightarrow$ $(CH_3)_2CHCHO + HCHO$

参 考 文 献

[1] 唐伟方，芦金荣. 有机化学 [M]. 南京：东南大学出版社，2010.
[2] 刘斌，陈任宏. 有机化学 [M]. 第2版. 北京：人民卫生出版社，2013.
[3] 屠呦呦. 青蒿素及青蒿素类药物 [M]. 北京：化学工业出版社，2015.
[4] 尤启东. 药物化学 [M]. 北京：人民卫生出版社，2016.
[5] 陈任宏. 有机化学 [M]. 北京：中国医药科技出版社，2018.
[6] 国家药典委员会. 中华人民共和国药典（2015版）[M]. 北京：中国医药科技出版社，2015.